専門医のための
眼科診療クオリファイ

シリーズ総編集
大鹿哲郎
筑波大学
大橋裕一
愛媛大学

14

網膜機能検査 A to Z

編集
近藤峰生
三重大学

中山書店

シリーズ刊行にあたって

　21世紀はquality of life（生活の質）の時代といわれるが，生活の質を維持するためには，感覚器を健康に保つことが非常に重要である．なかでも，人間は外界の情報の80％を視覚から得ているとされるし，ゲーテは「視覚は最も高尚な感覚である」（ゲーテ格言集）との言葉を残している．視覚を通じての情報収集の重要性は，現代文明社会・情報社会においてますます大きくなっている．

　眼科学は最も早くに専門分化した医学領域の一つであるが，近年，そのなかでも専門領域がさらに細分化し，新しいサブスペシャリティを加えてより多様化している．一方で，この数年間でもメディカル・エンジニアリング（医用工学）や眼光学・眼生理学・眼生化学研究の発展に伴って，新しい診断・測定器機や手術装置が次々に開発されたり，種々のレーザー治療，再生医療，分子標的療法など最新の技術を生かした治療法が導入されたりしている．まさにさまざまな叡智が結集してこそ，いまの眼科診療が成り立つといえる．

　こういった背景を踏まえて，眼科診療を担うこれからの医師のために，新シリーズ『専門医のための眼科診療クオリファイ』を企画した．増え続ける眼科学の知識を効率よく整理し，実際の日常診療に役立ててもらうことを目的としている．眼科専門医が知っておくべき知識をベースとして解説し，さらに関連した日本眼科学会専門医認定試験の過去問題を"カコモン読解"で解説している．専門医を目指す諸君には学習ツールとして，専門医や指導医には知識の確認とブラッシュアップのために，活用いただきたい．

大鹿　哲郎
大橋　裕一

序

　網膜機能検査は，幅広い眼科診療のなかでも実に奥深い分野といえる．この分野を専門にして20年たった今でも，診療中に予測しえない網膜電図（ERG）に遭遇し，感動すら覚えることがある．考えてみるとその理由は明解で，"眼底をみただけではわからない情報が得られるから"，そして"診断への道筋を大きく左右するから"，の二つである．この網膜機能検査の奥深さを，いつか何らかの形でまとめたいと考えていたが，今回本巻を編集する機会を得て実現することができた．

　そもそも網膜疾患のなかには，眼底をかなりしつこく眺めても診断できない病気がある．たとえば先天停在性夜盲，眼底所見では正常にみえる錐体ジストロフィ，オカルト黄斑ジストロフィ，AZOOR（acute zonal occult macular dystrophy），癌関連網膜症（CARやMAR）などである．これらは，以前は特殊な検査機器をそろえた専門施設でしか診断できない疾患であった．しかし現在では，ERGの錐体応答や杆体応答，また黄斑部局所ERGが市販の検査機器で直接記録できるようになり，また眼底画像検査の解像度はここ数年で飛躍的に向上した．以前はスペシャリストしか確定できなかった疾患が，今では一般の臨床眼科医でも十分に診断できる時代になったのである．今，この技術を習得しない手はない．

　本巻では，網膜機能を評価する際に重要な検査の特徴と限界について，各分野のエキスパートにわかりやすく解説していただいた．また，OCTなどの眼底画像検査は機能検査と密接に関連しており，両者を使いこなすことが網膜疾患の診断に重要であることから眼底画像検査の項目も多く含めた．その結果，かなり読み応えのある重厚な一冊になっている．なかには少し難解な項目もあるかもしれないが，どの項目から読み始めてもよい構成になっている．

　本巻は大きく5章より構成されている．1章の総論では，網膜機能検査がなぜ必要かが述べられている．2章では，視力低下，視野欠損，夜盲，羞明など，特徴的な症状からどのような疾患を想定してどの検査法を選択していくべきか，を学習することができる．3章では視野や色覚検査などの自覚的検査，4章では他覚的な網膜機能検査と画像検査の原理と使用方法を詳しく解説した．最後の5章では，具体的にどのような網膜疾患にどのような検査を使って診断・評価すべきかが記載されている．

　本書を読み終えた後，網膜の機能診断学の実力が確実にアップしていることを自覚できるはずである．難しそうにみえるが，一度理解すれば一生の武器になる，そんな"網膜機能検査ワールド"の扉をどうぞ開いてみてください．

2012年8月

三重大学大学院医学系研究科臨床医学系講座眼科学／教授
近藤峰生

専門医のための眼科診療クオリファイ
14 ■ 網膜機能検査 A to Z
目次

1 総論

網膜機能検査の威力 ………………………………………………………………… 近藤峰生　2

2 症状別にみた検査法の選択

急激な視力低下 ………………………………………………………………………… 引地泰一　14
緩徐な視力低下　カコモン読解 23 臨床 5 ………………………………… 香留　崇，三田村佳典　20
視野欠損 ………………………………………………………………………………… 辻川元一　25
夜盲　カコモン読解 23 一般 41 …………………………………………………… 國吉一樹　29
昼盲（羞明）　カコモン読解 23 一般 23 …………………………………………… 篠田　啓　37
変視症 …………………………………………………………………………………… 小池英子　43
色覚異常 ………………………………………………………………………………… 久保朗子　47

3 自覚的機能検査

動的視野検査 …………………………………………………………… 若山曉美，國吉一樹　54
静的視野検査 …………………………………………………………………………… 鈴村弘隆　63
　CQ　視野障害の判定は，どのようにすればよいのでしょうか？
　　　カコモン読解 18 一般 17　21 臨床 7　23 一般 22 ……………… 加藤　聡，柳澤美衣子　73
MP-1® …………………………………………………………………………………… 植谷留佳　78
　CQ　新しい眼底視野計，maia™ の特徴について教えてください …………… 杉本昌彦　85
コントラスト感度 ……………………………………………………………………… 平岡孝浩　88
Amsler チャート　カコモン読解 18 一般 24 ……………………………………… 松本長太　95

カコモン読解　過去の日本眼科学会専門医認定試験から，項目に関連した問題を抽出し解説する "カコモン読解" がついています．（凡例：21 臨床 30 → 第 21 回臨床実地問題 30 問，19 一般 73 → 第 19 回一般問題 73 問）
試験問題は，日本眼科学会の許諾を得て引用転載しています．本書に掲載された模範解答は，実際の認定試験において正解とされたものとは異なる場合があります．ご了承ください．

CQ　"クリニカル・クエスチョン" は，診断や治療を進めていくうえでの疑問や悩みについて，解決や決断に至るまでの考え方，アドバイスを解説する項目です．

M-CHARTS®	松本長太	99
色覚検査の方法と原理　カコモン読解 19臨床26 20臨床31 23一般16	市川一夫	104
色覚異常に対する検査の実際　カコモン読解 19一般67 20一般65	中村かおる	115
光覚と暗順応検査	安田俊介	123
SQ ロドプシン代謝による暗順応のしくみについて教えてください	大黒　浩	128
Watzke-Allen テスト　カコモン読解 19臨床17	山切啓太, 坂本泰二	131

4 他覚的機能検査と画像検査

全視野 ERG：記録方法と正常波形　カコモン読解 18一般5 22一般9	篠田　啓	136
全視野 ERG：さまざまな網膜疾患における ERG　カコモン読解 18一般16 19一般43 22一般41	國吉一樹	143
黄斑部局所 ERG	町田繁樹	156
多局所 ERG　カコモン読解 21臨床24 22一般37	島田佳明	167
皮膚電極による ERG　カコモン読解 18臨床27	近藤峰生, 船田英明	176
眼球電図　カコモン読解 18臨床25	上野真治	181
CQ 小児の ERG を記録するよい方法を教えてください	近藤峰生	185
CQ VEP が診断に有効な場合を教えてください	溝田　淳	187
MRI による視機能評価	吉田正樹, 井田正博, 野田　徹	190
瞳孔反応	石川　均	197
CQ 網膜疾患と視神経疾患の瞳孔反応の違いについて, 研究的知見を含めて教えてください	石川　均	202
OCT　カコモン読解 21臨床5	伊藤逸毅	205
functional OCT の進歩	角田和繁, 鈴木　航	215
CQ 手持ちの OCT 装置は有用でしょうか？	伊藤逸毅	219
CQ OCT 検査の際に陥りやすい落とし穴について教えてください	大谷倫裕	221
蛍光眼底造影（FA, IA）	佐藤　拓	224
眼底自発蛍光　カコモン読解 20一般40	河野剛也	233
眼底自発蛍光での網膜機能評価の実際	石龍鉄樹	244
共焦点レーザー眼底観察装置（F-10®）	石子智士	247
網膜循環測定装置	長岡泰司	252
脈絡膜循環測定装置	山田義久	256
補償光学による視細胞の観察	大音壮太郎	260
Retinal Function Imager	野崎実穂	264

SQ "サイエンティフィック・クエスチョン"は，臨床に直結する基礎知見を，ポイントを押さえて解説する項目です．

5 網膜疾患にどの検査をどう使う？

糖尿病網膜症	北野滋彦	270
加齢黄斑変性	佐藤　拓	276
網膜静脈閉塞と網膜動脈閉塞	﨑元　晋, 瓶井資弘	282
裂孔原性網膜剥離	川村　肇	287
網膜色素変性	池田康博	292
錐体（杆体）ジストロフィ	林　孝彰	298
黄斑ジストロフィ　カコモン読解 23臨床23	藤波　芳	303
中心性漿液性脈絡網膜症　カコモン読解 22臨床22	丸子一朗	311
黄斑円孔，黄斑上膜　カコモン読解 22臨床47	大谷倫裕	320
AZOORとAZOOR complex　カコモン読解 23一般42	齋藤　航	325
CQ 視神経疾患と網膜疾患を鑑別する検査法を教えてください	長谷川　茂	331
CQ 小児の網膜疾患に有用な検査について教えてください	仁科幸子	339
CQ 視力・視野異常の原因が不明のときはどう検査を進めたらよいでしょう？	近藤峰生	342
CQ 癌関連網膜症を疑うべき所見について教えてください　カコモン読解 21一般45	大黒　浩	345
CQ 心因性視力障害が疑われるときは，どうしたらよいでしょうか	南雲　幹	348
CQ 詐盲が疑われるときは，どうすればよいでしょうか	南雲　幹	351

文献* 355

索引 369

*"文献"は，各項目でとりあげられる引用文献，参考文献の一覧です．

編集者と執筆者の紹介

シリーズ総編集	大鹿　哲郎	筑波大学医学医療系眼科
	大橋　裕一	愛媛大学大学院医学系研究科視機能外科学分野（眼科学講座）
編集	近藤　峰生	三重大学大学院医学系研究科臨床医学系講座眼科学
執筆者 (執筆順)	近藤　峰生	三重大学大学院医学系研究科臨床医学系講座眼科学
	引地　泰一	大塚眼科病院
	香留　崇	徳島大学大学院ヘルスバイオサイエンス研究部眼科学分野
	三田村佳典	徳島大学大学院ヘルスバイオサイエンス研究部眼科学分野
	辻川　元一	大阪大学医学部眼科学教室
	國吉　一樹	近畿大学医学部眼科学教室
	篠田　啓	帝京大学医学部眼科学講座
	小池　英子	近畿大学医学部堺病院眼科
	久保　朗子	紀南病院眼科
	若山　曉美	近畿大学医学部眼科学教室
	鈴村　弘隆	中野総合病院眼科
	加藤　聡	東京大学大学院医学系研究科眼科・視覚矯正科
	柳澤美衣子	東京大学大学院医学系研究科眼科・視覚矯正科
	植谷　留佳	名古屋大学大学院医学系研究科眼科学
	杉本　昌彦	三重大学大学院医学系研究科臨床医学系講座眼科学
	平岡　孝浩	筑波大学医学医療系眼科
	松本　長太	近畿大学医学部眼科学教室
	市川　一夫	社会保険中京病院眼科
	中村かおる	東京女子医科大学眼科学教室
	安田　俊介	名古屋大学大学院医学系研究科眼科学
	大黒　浩	札幌医科大学医学部眼科学教室
	山切　啓太	鹿児島大学大学院医歯学総合研究科眼科学
	坂本　泰二	鹿児島大学大学院医歯学総合研究科眼科学
	町田　繁樹	岩手医科大学眼科学教室
	島田　佳明	藤田保健衛生大学坂文種報徳会病院眼科
	船　英明	株式会社トーメーコーポレーション
	上野　真治	名古屋大学大学院医学系研究科眼科学・感覚器障害制御学教室
	溝田　淳	帝京大学医学部眼科学講座
	吉田　正樹	東京慈恵会医科大学眼科学講座
	井田　正博	東京都保健医療公社荏原病院放射線科
	野田　徹	東京医療センター眼科
	石川　均	北里大学医療衛生学部視覚機能療法学
	伊藤　逸毅	名古屋大学大学院医学系研究科眼科学分野
	角田　和繁	東京医療センター感覚器センター／理化学研究所脳科学総合研究センター
	鈴木　航	東京医療センター感覚器センター／理化学研究所脳科学総合研究センター／国立精神・神経医療研究センター神経研究所
	大谷　倫裕	群馬大学医学部眼科学教室
	佐藤　拓	群馬大学医学部眼科学教室
	河野　剛也	大阪市立大学大学院医学研究科視覚病態学
	石龍　鉄樹	福島県立医科大学眼科学講座
	石子　智士	旭川医科大学医工連携総研講座

長岡　泰司	旭川医科大学眼科学教室
山田　義久	長崎大学大学院医歯薬学総合研究科医療科学専攻展開医療科学講座眼科・視覚科学教室
大音壮太郎	京都大学大学院医学研究科眼科学
野崎　実穂	名古屋市立大学大学院医学研究科視覚科学
北野　滋彦	東京女子医科大学糖尿病センター眼科
﨑元　　晋	大阪大学医学部眼科学教室
瓶井　資弘	大阪大学医学部眼科学教室
川村　　肇	滋賀医科大学眼科学講座
池田　康博	九州大学大学院医学研究院眼科学
林　　孝彰	東京慈恵会医科大学眼科学講座
藤波　　芳	東京医療センター感覚器センター／英国 Moorfields Eye Hospital
丸子　一朗	福島県立医科大学眼科学講座
齋藤　　航	北海道大学大学院医学研究科眼循環代謝学講座
長谷川　茂	新潟眼科クリニック
仁科　幸子	国立成育医療研究センター眼科
南雲　　幹	井上眼科病院

1. 総論

網膜機能検査の威力

診断への第一歩：特徴的な症状に注意

　たとえば原因不明の視力低下や視野異常の原因を突き止めていく場合，患者の症状と基本的な眼科検査の結果から，次にどのような検査をオーダーすればよいかを考えなければいけない[*1]．その際には，まず患者の症状を正確に把握することが第一歩である．表1に問診のポイントをまとめる．これらの内容について十分に聞き出していく．

　たとえば主症状が夜盲[*2]であった場合，出生後からずっと進行していないのであれば，小口病，白点状眼底，先天停在性夜盲のような病気を考える必要がある．この三つは眼底検査で鑑別できる．さらに白点状眼底は，時間をかければ暗所でも見えてくる患者が多い．もしも徐々に進行してきた夜盲であれば，網膜色素変性とその類縁疾患を考えて，眼底に色素がないかじっくり観察する．もし眼底に色素がなければ，まず無色素性網膜色素変性を考えるが，高齢であれば，癌関連網膜症[*3]の可能性も，また栄養障害や腹部手術の既往があれば，ビタミンA欠乏も念頭に置かなければいけない．

　また，眼底がまったく正常な若年者が，急激に片眼の大きな視野欠損を主訴に受診した場合，球後視神経炎やAZOOR（acute zonal

[*1] 患者の主症状からどのような疾患を想定し，どの検査をオーダーするかについては，本巻 "2. 症状別にみた検査法の選択" を参照．

[*2] p.29を参照．

[*3] p.345を参照．

表1　原因不明の視力・視野異常の問診のポイント

その症状はいつから始まったか
その症状は進行しているか，止まっているか，改善しているか
片眼性か，両眼性か
見にくい部位は中心か，周辺か，全体か
明るい場所での見にくさ（羞明）や暗い場所での見にくさ（夜盲）は，ほかに症状はないか（色覚異常，眼球運動痛，複視，変視など）
全身症状や全身疾患はないか
家族に眼疾患はないか，両親は近親婚ではないか

occult outer retinopathy；急性帯状潜在性網膜外層症）をまず疑う．この場合も，前者であれば眼球運動痛を，後者であれば羞明や光視症を伴うことが多いことを知っておくと，問診だけでおおよその診断の検討をつけることができる．

視機能評価における視野の重要性

視機能検査の基本は，"患者がどのように（どの程度）見えているか"を正確に理解することから始まる．その意味で，どのような網脈絡膜疾患であれ視野の情報を得ることは重要であり，疑われる病気の性質や障害されている部位を考慮して適切な視野検査[*4]をオーダーする．たとえば原因不明の視野欠損でまず視野全体の情報が得たい場合には，動的視野検査[*5]が施行されるであろう．一方で，加齢黄斑変性のように黄斑に限局した疾患とわかっていれば，静的視野検査[*6]が適している．さらに中心部の異常をより正確に検出したければ，10°以内に限局した視野（たとえばHumphrey 10-2プログラムなど）まで施行すべきである．たとえばオカルト黄斑ジストロフィ[*7]では，Goldmann視野検査ではほぼ正常で，10°以内に絞った視野でない明らかな異常が検出されないことがある．

視野の異常部位と実際の網膜部位がどのように対応しているかを知りたいときには，従来の視野検査では限界がある．さらに，視力が低下した患者では本当に中心で固視ができていたのかどうか確認が難しい．そこで，視標を直接眼底に投影するタイプの"眼底視野計"の開発が進められてきた．固視が不良なLeber先天盲の遺伝子治療の効果判定にMP-1®[*8]が用いられたのは記憶に新しい．さらに，最近発売されたmaia™[*9]では，高コントラストの眼底画像を観察しながら36 dB幅の眼底視野検査が短時間で行えるようになっている（図1）．

日常診療に広く役立つOCTと眼底自発蛍光

眼底画像検査は網膜の機能を直接みているわけではないが，網脈絡膜の形態や代謝・循環動態の異常を検出するうえで欠かせない検査である．特にスペクトラルドメインOCT（spectral-domain OCT；SD-OCT）[*10]は，網膜外層の層構造を明瞭に観察できる（図2）うえに，最近では脈絡膜の厚みの変化をみることもできる．さらに最近の研究では，OCTで網膜の機能変化を検出する試み[*11]も行われており興味深い．

[*4] p.25を参照.

[*5] p.54を参照.

[*6] p.63を参照.

[*7] 最近では三宅病とも呼ばれる．眼底も蛍光眼底造影も正常であるが，両眼の黄斑機能が徐々に低下する黄斑ジストロフィである．

[*8] p.78参照.

[*9] p.85参照.

[*10] p.205参照.

[*11] p.215参照.

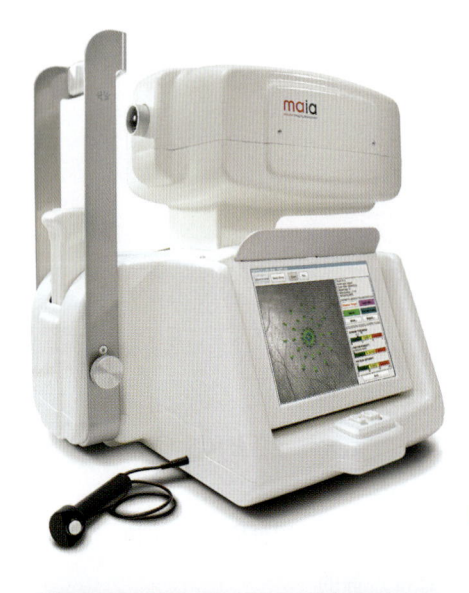

図1 新しい眼底視野計 maia™ の外観

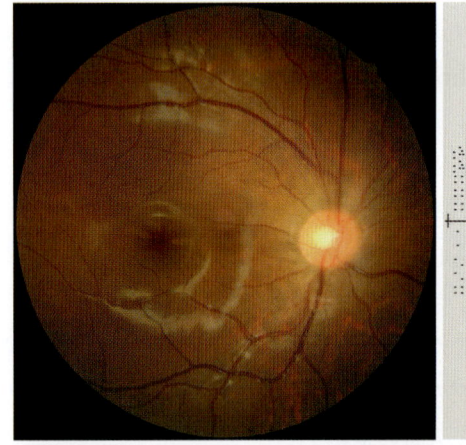

a. 眼底所見
b. Humphrey 視野計の結果 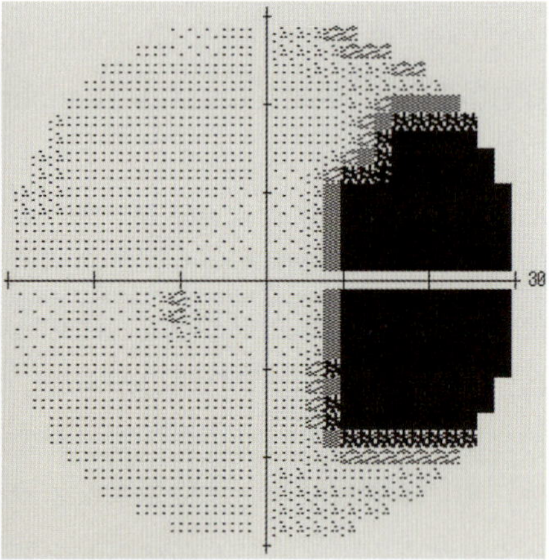
c. スペクトラルドメイン OCT（SD-OCT）の所見 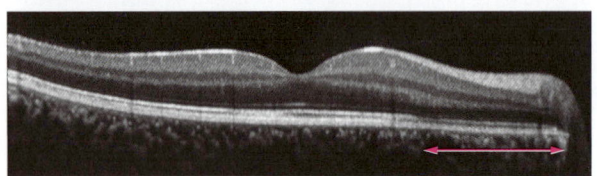

図2 AZOOR 患者の所見
視野欠損の部位に一致して，SD-OCT では IS/OS ラインが不明瞭になっていることがわかる．
AZOOR：acute zonal occult outer retinopathy（急性帯状潜在性網膜外層症）

　眼底自発蛍光（fundus autofluorescense；FAF）[*12] も日常臨床にぜひ使用してほしい検査である．FAF は網膜色素上皮のリポフスチンが発する蛍光を観察して，網膜色素上皮の状態を推測できる検査であり，広い意味で網膜機能検査の一つといえる．造影剤を使用しないのでショックとは無縁であり，検査中のまぶしさ以外にはまっ

[*12] p.233 参照．

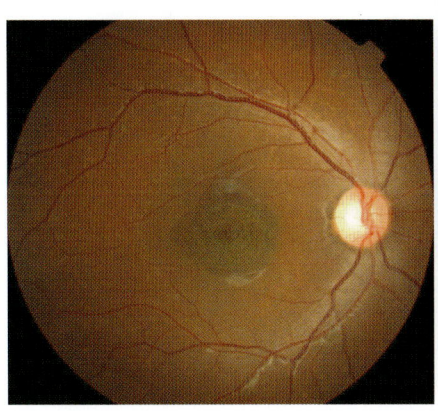

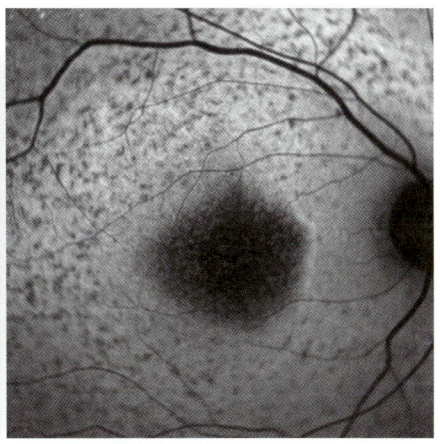

a. 眼底カラー所見　　　　　　　　　　b. 眼底自発蛍光

図3　Stargardt病の眼底所見（12歳，男子）
Stargardt病の眼底自発蛍光（b）では全体に過蛍光となるが，萎縮した黄斑と黄色斑の部位は低蛍光になる．

たく非侵襲的な検査である．現在，さまざまな黄斑疾患の診断と評価に欠かせない検査となっているほか，原因不明の視力低下や視野異常に遭遇した場合にも，ぜひとも行いたい検査である（図3）．

網膜電図（ERG）の利点を理解する

　網膜機能検査を語る際に，網膜電図（electroretinogram；ERG）を欠かすことはできない．ERGは，網膜全体の機能を層別・細胞別に評価することができる優れた検査であり，ERGを理解しておくと網膜疾患の理解は飛躍的に向上する．

　最も基本的なERGは，暗順応後に強いフラッシュ刺激で記録する，いわゆる"フラッシュ最大応答"[*13]である．このERGは，疾患によって特徴的な変化を示す（図4）．律動様小波のみが減弱する疾患としては糖尿病網膜症が有名で，ほかにも網膜内層に広範囲な虚血性疾患（たとえば網膜中心静脈閉塞など）があれば，このパターンになりうる．a波が正常であるにもかかわらずb波が減弱する"陰性型（negative ERG）"は，視細胞が正常で双極細胞以降の機能が障害されている場合にみられ，先天停在性夜盲，若年網膜分離症，網膜中心動脈閉塞，などが代表的である．ERG反応がまったく平坦（non-detectable ERG）になるのは，視細胞機能が広範囲に障害された場合にみられ，網膜色素変性，眼動脈閉塞などで起こりうる．

[*13] このERG応答は，英語では"maximal response"や，"mixed rod and cone response"と呼ばれる．

図4 "フラッシュERG"の正常波形（最上段）とさまざまなタイプの異常波形の例

"フラッシュERG"は，暗順応後に強いフラッシュ刺激で記録する網膜電図．

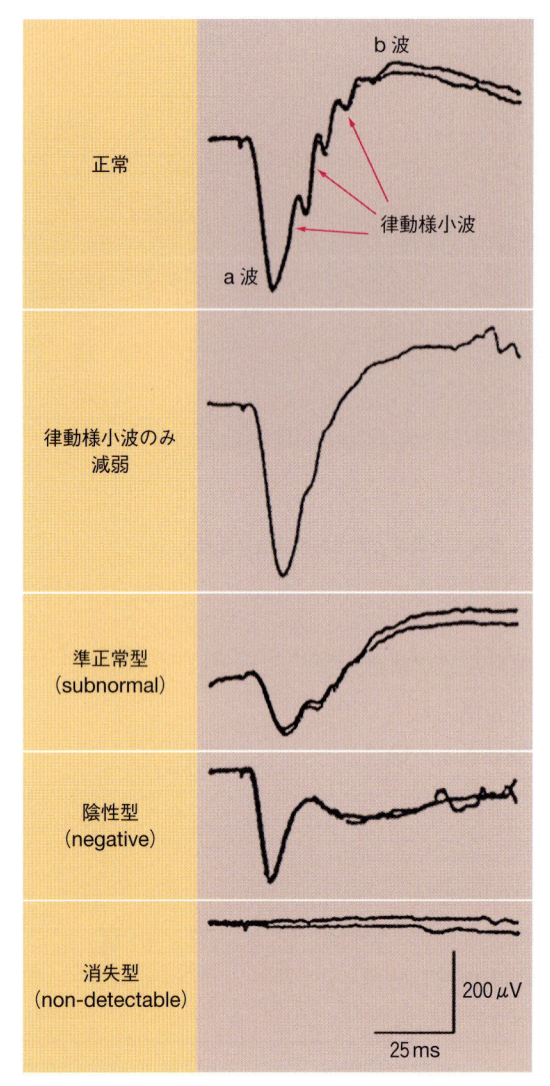

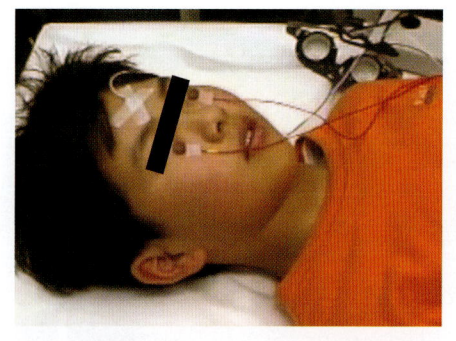

図5 電極を貼り終えた皮膚電極ERG装置

ERGの基本5波形（ISCEV標準ERG）を知る

網膜疾患のなかには，錐体機能だけが障害される病気（錐体ジストロフィなど）や，逆に杆体機能だけが障害される病気（小口病など）がある．しかし，図4の"フラッシュ最大応答"は錐体の反応と杆体の反応が混合した反応[*14]であるので，片方だけが障害された病気を正確に診断することができない．そこで，杆体系反応と錐体系反応をとり分けることを意識した，標準記録条件が定められている．これは国際臨床視覚電気生理学会（ISCEV）[*15]が定めており，ISCEV標準ERG（p.138 図3）[*16]と呼ばれている．現在，わが国で広く市販されているERGの装置（たとえばトーメーコーポレーシ

[*14] 実際には80％以上は杆体系細胞の応答であり，錐体系細胞の関与は少ない．

[*15] International Society for Clinical Electrophysiology of Visionの略で"アイセフ"と呼ばれている．

[*16] p.136参照．

ョンの LE シリーズ）では，この記録条件があらかじめ装置に設定されており，ボタンを順番に押していくだけで，この五つの ERG 反応をすべて記録することができる．

小児や角膜疾患に使いたい，皮膚電極 ERG

ERG を記録したいが，相手が小児であるのでコンタクトレンズ電極を挿入するのはためらう，という場合がある．手術の前日や，角膜にびらんや感染を伴った症例からも ERG 記録は躊躇するであろう．最近では，このような症例のためにノイズ除去機能を搭載した皮膚電極 ERG[*17] が発売された（LE-4000 に搭載，図 5）．この装置では，電極を角膜に接触させる必要がなく，下眼瞼縁付近の皮膚に皿状の電極を貼るのみでよい．実際に使用してみると記録は簡便で，今後，一般臨床に広く普及していく可能性が高いと思われる．

[*17] p.176 参照．

全視野 ERG は黄斑部の診断には弱い

網膜全体を刺激して記録する，上記の"全視野 ERG"は臨床に有用な検査であるが，黄斑部疾患の診断や評価にはほとんど無力である．その理由は，網膜全体の面積に対して黄斑部の面積が非常に小さいためであり，"全視野 ERG"の大部分は，黄斑部より周辺網膜の反応の寄せ集めであると理解することが大切である．

黄斑部には錐体が密集しているので，黄斑機能が障害されれば錐体応答やフリッカ応答（＝ともに錐体系の ERG 反応）は，低下するのではないかと思うかもしれないが，黄斑全体の錐体をすべて合計しても網膜全体の錐体の 20％ にも満たない．そのために黄斑部が全滅した場合でも，周囲の網膜が正常に機能していれば錐体応答の振幅は正常範囲に入ってしまう．黄斑部の機能を ERG で評価しようとすると，やはり局所 ERG や多局所 ERG が必要なのである．

局所 ERG と多局所 ERG

黄斑部から ERG を記録する方法は，黄斑部局所 ERG と多局所 ERG の二つがある．黄斑部局所 ERG[*18] は，赤外線カメラで眼底を観察しながら確実に目的とする黄斑部を刺激することが可能で，a 波，b 波，律動様小波，d 波という錐体応答のすべての ERG 成分を記録することができる（図 6）．この装置は長らく限られた施設でのみ行われていたが，最近一般に市販されて全国に普及している．固視が不安定な患者であっても眼底を観察しながら記録できるので，

[*18] p.156 参照．

a.

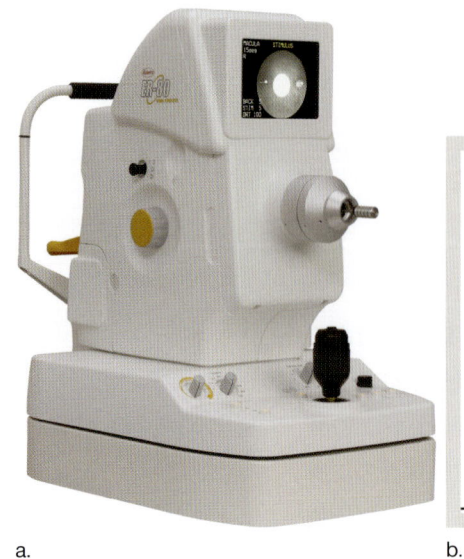

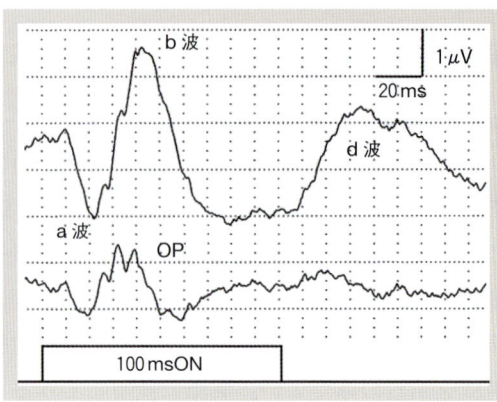

b.

図6 黄斑部局所 ERG
a. コーワ ER-80®.
b. 直径15°の円刺激で正常者から記録した黄斑部局所 ERG の波形.
OP：律動様小波

結果の信頼性を確認することができる.

　一方で, 多局所 ERG[*19] は1回の検査で100個以上の局所 ERG を一度に記録でき, また検査できる範囲も広い（図7）[*20]. 多局所 ERG は現在世界中で広く使用されているが, 律動様小波を記録できないことや, 眼底を観察しながら記録できないことが欠点である.

[*19] p.167 参照.
[*20] 半径20〜30°の範囲まで記録可能である.

症状によって使い分ける機能検査

　もちろん, 患者の症状によっては特殊な機能検査を使い分けていかなければいけない. "物が歪んで見える", いわゆる歪視（変視）の症状には, Amsler チャート[*21] や M-CHARTS®[*22] が有用である. 特に M-CHARTS® は, 変視の程度を定量することができるので, 治療前後の評価にも有用である.

　以前に小学校で義務づけられていた色覚検査が2003年度に廃止され, 最近では眼科医が色覚異常の患者を診察する機会が減っている. しかし, 色覚異常の患者は一定の割合で存在しており, 眼科医は色覚異常の特性[*23] とその検査法[*24] を十分に理解して, 患者に正しい知識を説明できるようにしておかなければいけない（図8）. 先天色覚異常以外にも, 疾患によっては特徴的な色覚異常を示す場合がある. 色覚検査は, 専門医認定試験にも, 毎年ほぼ出題される傾向がある重要項目である.

[*21] p.95 参照.
[*22] p.99 参照.

[*23] p.115 参照.
[*24] p.104 参照.

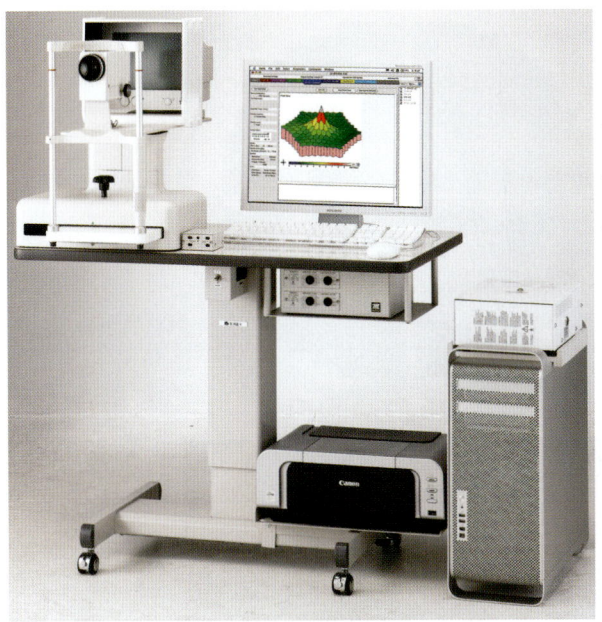

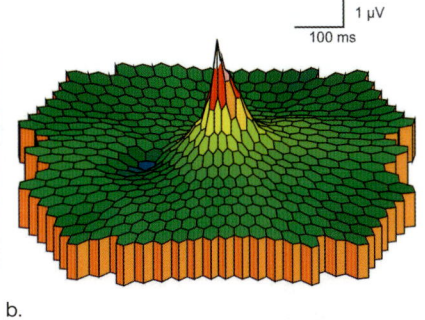

図7 多局所 ERG
a. 装置の外観.
b. 正常者から記録した多局所 ERG の波形と振幅のカラーマッピング. 矢印は Mariotte 盲点を示す.

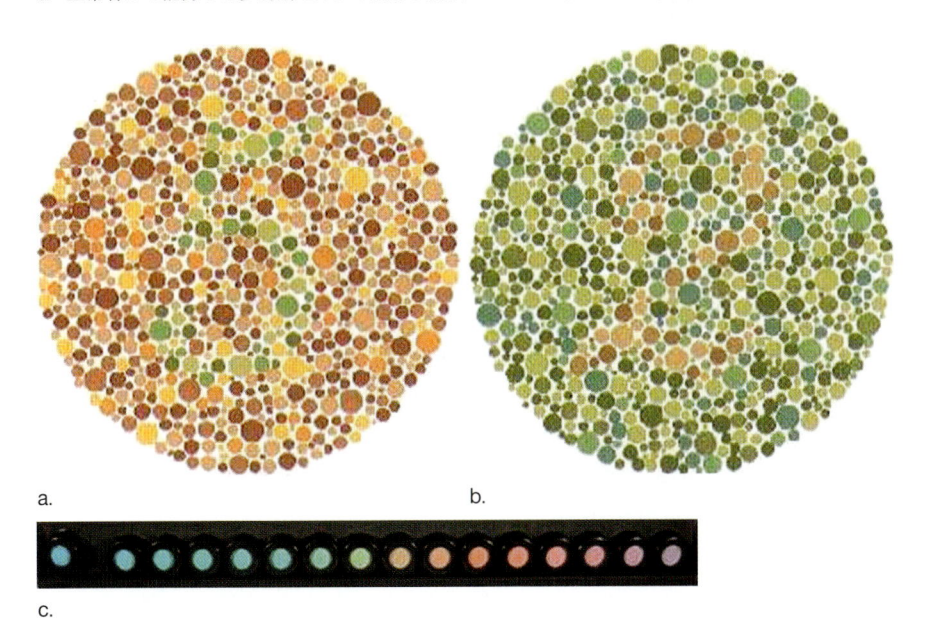

図8 石原色覚検査表 (a, b) とパネル D-15 テスト (c)

機能検査でしか診断できない症例がある

　最後に，診断に網膜機能検査が有用であった1例を示す．症例は69歳の男性で，2か月前から両眼がかすんで見えるようになり，昼

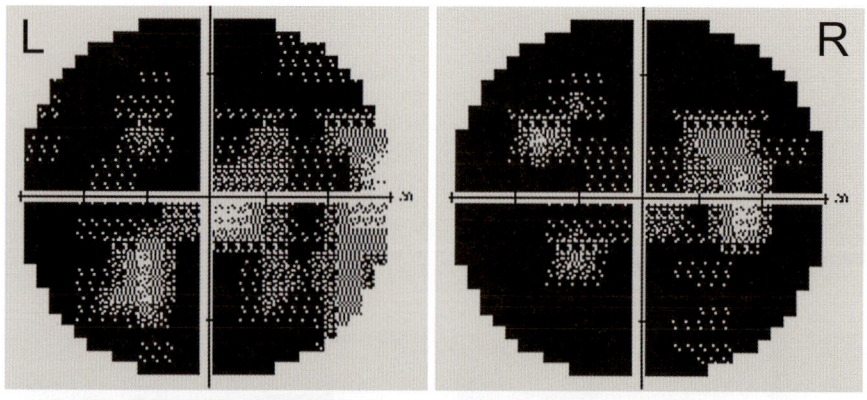

a. 静的視野（左図：左眼，右図：右眼）

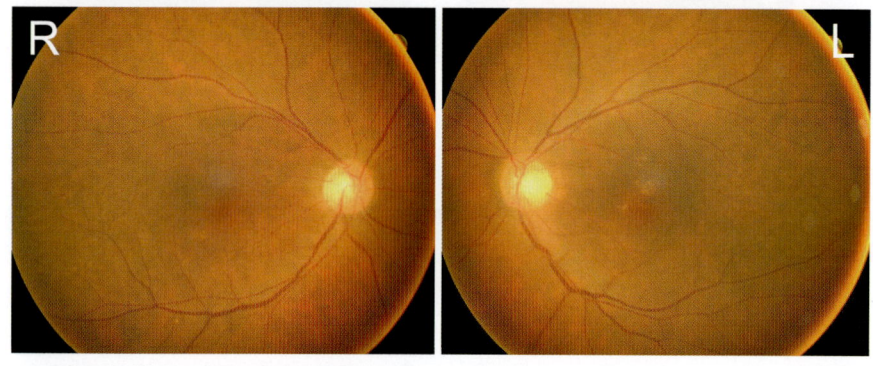

b. 眼底写真（左図：右眼，右図：左眼）

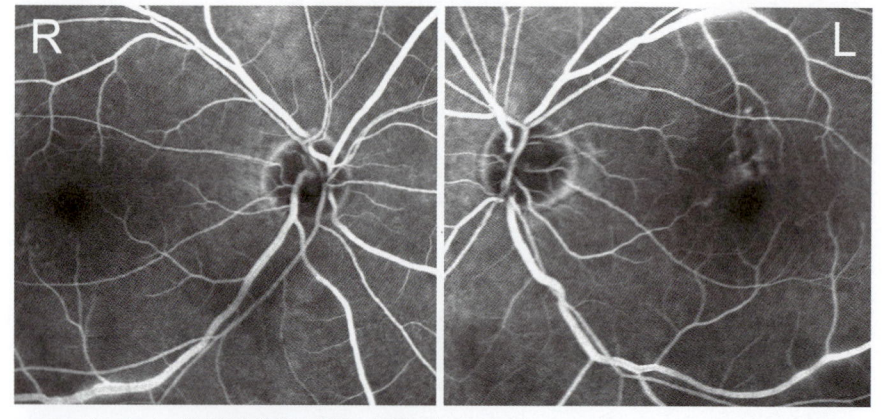

c. フルオレセイン蛍光眼底造影（左図：右眼，右図：左眼）

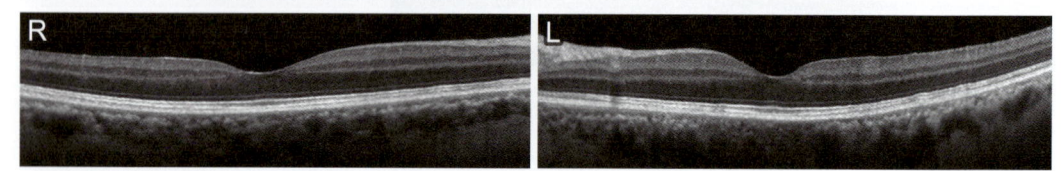

d. スペクトラルドメインOCT（水平断，左図：右眼，右図：左眼）．網膜構造は正常であった．

図9　ある患者の診察記録

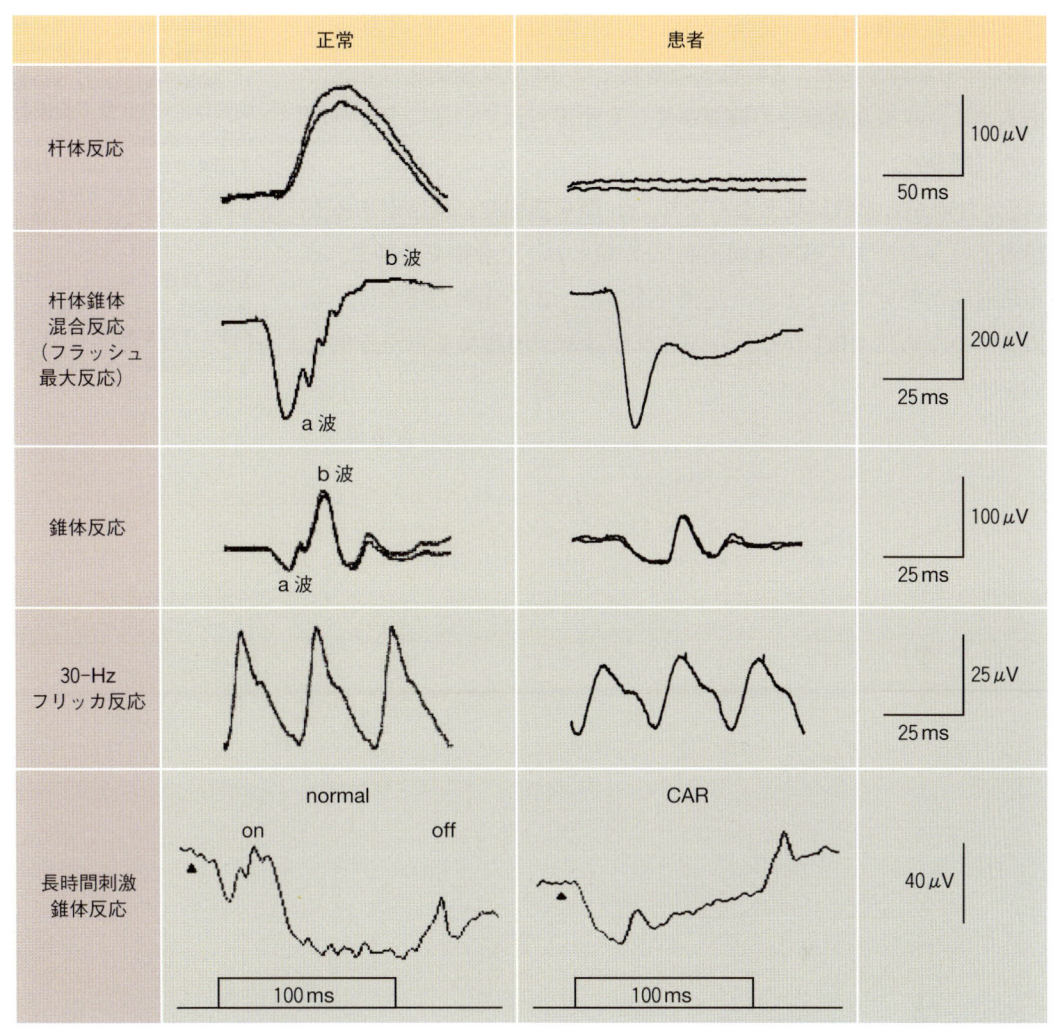

e. ISCEV 標準 ERG と長時間刺激錐体 ERG. 杆体応答は消失し，フラッシュ最大応答は陰性型である．長時間刺激錐体 ERG で on 反応だけ消失していることから，この患者は on 型双極細胞の機能のみ障害されていることがわかった．
CAR：cancer-associated retinopathy（癌関連網膜症）

（図 9 のつづき）

はまぶしく，夜は歩けなくなった．矯正視力は右が (0.9)，左が (0.6) で，静的視野検査では全体的に感度が低下していた（図 9a）．眼底は正常であったが，フルオレセイン蛍光眼底造影ではわずかに網膜静脈の staining がみられるのみで（図 9b, c），この患者の見にくい原因は不明であった．SD-OCT を施行したが，網膜の外層も内層も構造は正常であり，当初は網膜に大きな異常はないかのようにみえた（図 9d）．

しかし，この患者から ISCEV 標準 ERG を記録すると，杆体応答は平坦で，フラッシュ ERG は陰性型を示した．さらに on 型双極細

胞と off 型双極細胞の機能を分けて評価する長時間刺激錐体 ERG*25 を記録すると，この患者の網膜では off 型双極細胞は正常であるのに，on 型双極細胞の機能が著しく障害されていることが判明した（図 9e）．

　2 か月前から急激に見えなくなり，on 型双極細胞に異常がある高齢者ということより癌関連網膜症*26 が疑われ，全身検査の結果，肺小細胞癌が発見されたという症例であった．この症例の場合は，原因検索のために ERG が行われなければ診断が困難であった症例といえる．

（近藤峰生）

*25 200 ms 程度の長い刺激で記録する錐体応答であり，刺激が点灯したときの陽性波は主に on 型双極細胞由来で，刺激が消灯したときの陽性波は主に off 型双極細胞由来であることがわかっている．

*26 腫瘍に伴って自己抗体が産生され，その抗体が網膜に作用することによって起こる網膜症．p.345 参照．

2. 症状別にみた検査法の選択

急激な視力低下

さまざまな原因疾患と重篤性

　眼科外来では，視力低下を主訴として来院される患者はとても多い．視力低下の原因となる疾患は，屈折異常や老視のように眼鏡装用により対応できるものから，失明の危険性がある状態まで，その重篤性はさまざまであり，かつ病変部位は角膜や結膜といった前眼部から網膜，視神経さらには頭蓋内にまで及ぶ．また，視力低下といっても，その程度，進行速度，片眼性か両眼性か，充血や痛みなどの随伴症状の有無など，視力低下の状況はさまざまである[*1]．

鑑別すべき疾患

前眼部疾患：角膜炎などの角膜疾患，閉塞隅角緑内障発作や血管新生緑内障の高眼圧による角膜浮腫，内眼炎による前房混濁などが挙げられる．水晶体や眼内レンズの脱臼・亜脱臼，"急激な視力低下"を主訴とする疾患としてはまれではあるが，白内障も念頭に入れておく必要がある．

硝子体混濁を来たす疾患：増殖糖尿病網膜症や網膜静脈分枝閉塞症などによる硝子体出血（図2），裂孔原性硝子体出血，内眼炎による硝子体混濁（図3）がある．

網膜疾患：黄斑に出血や浮腫を来たす疾患，すなわち糖尿病網膜症や網膜静脈閉塞症（図4），加齢黄斑変性に代表される脈絡膜新生血管を発症する疾患（図5），網膜細動脈瘤破裂，さらには裂孔原性網膜剥離が中心窩にも及んだ症例などが鑑別の対象となる．

その他：視神経疾患や一過性黒内障も念頭に置かなければならない．穿孔性眼外傷や眼内異物による感染性眼内炎患者も，外傷既往の自覚に乏しい症例では"急激な視力低下"を主訴に来院する場合がある．

検査の進め方（1）問診の留意点（表1）

　ほかの主訴と同様に，"発症はいつか"，"片眼なのか，それとも両

[*1] この項は"急激な視力低下"がテーマであり，患者は明確に視力低下を自覚し，しかも視力低下の発症時期が比較的明確な症例が対象となると思われる．本巻のタイトルは"網膜機能検査 A to Z"であり，本来なら本項で取り扱うべき疾患は，急激な視力低下を来たす網膜疾患である．しかし，一般眼科外来においては，網膜のみならず種々の部位に原疾患を有する急激な視力低下を呈する患者が来院する．ここでは，これらの疾患との鑑別にも触れながら，問診から診断までの診療の流れについて解説する（図1）．

表1　問診のポイント

1. いつからか？ 何をしていて気がついたか？
2. 片眼性か両眼性か？
3. 視力低下の程度は？
4. 進行中か？
5. 全体が見えないのか？それとも部分的か？
6. ほかの眼症状は？
7. 全身疾患の既往は？

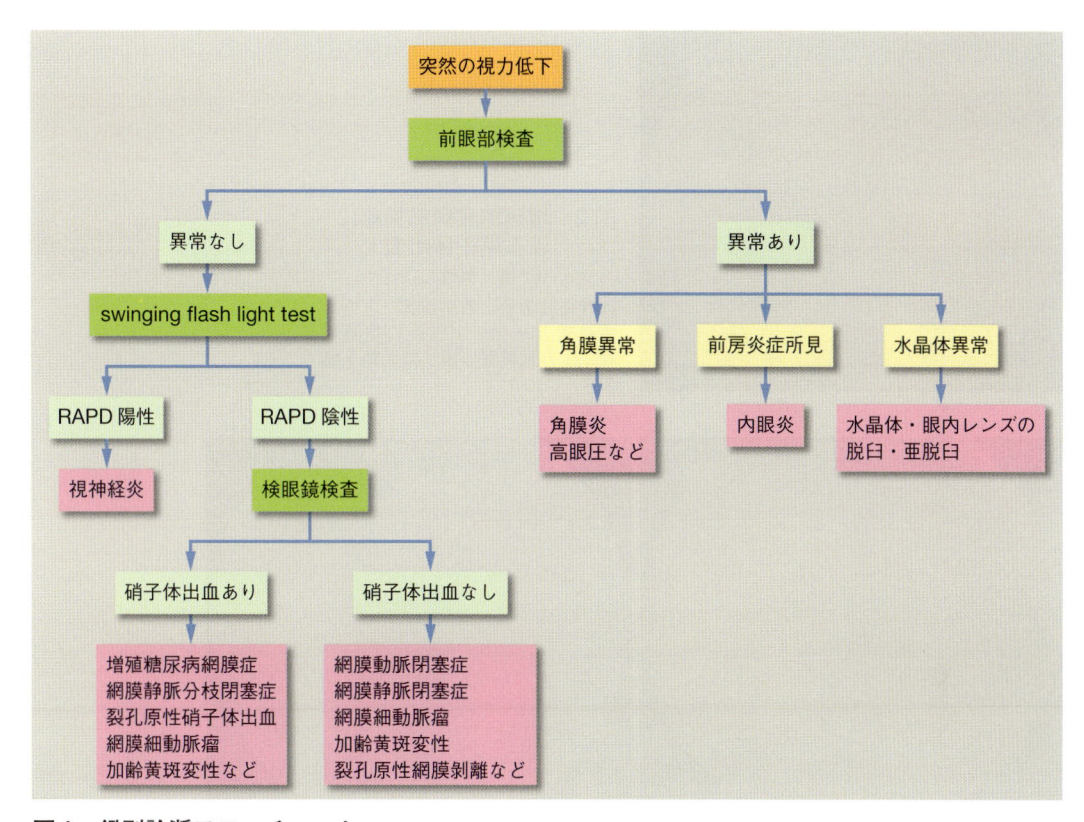

図1 鑑別診断フローチャート
RAPD：relative afferent pupillary defect

　眼か"を聴取する．次に視力低下の程度を確認し，"視力低下は進行しているのか，それとも発症直後から現在まで，さほど変化がないのか"を尋ねる．さらに視力低下の性状，すなわち"全体にぼやけているのか，それとも中心部あるいは下半分など部分的に見づらいのか"，"飛蚊感や変視症などといった随伴症状はないか"などの情報を聴取する．あわせて，糖尿病や高血圧，虚血性心疾患など，全身の既往症について確認することも重要である．

　"急激な視力低下"といっても，その中身はさまざまである．また患者の自覚症状の受けとり方や表現の仕方もさまざまである．片眼性の視力低下の場合，長期間をかけて次第に視力低下が進行した疾患であっても，その異常に気づくことなく経過し，ある日，たまたま片眼を閉じる，あるいは遮閉した際に視力低下を自覚し，"急激な視力低下"を主訴に来院する症例もある．しっかりと症状を聞きとり，考えられる疾患を念頭に必要な検査を計画する必要がある．

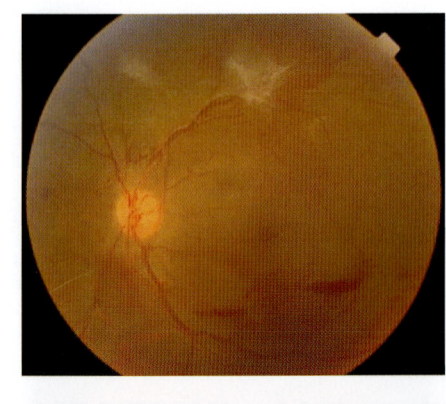

図2 増殖糖尿病網膜症による硝子体出血
(62歳,男性)
視神経乳頭状に新生血管,上方耳側血管アーケード付近に増殖組織,下方黄斑部に硝子体出血を認める.

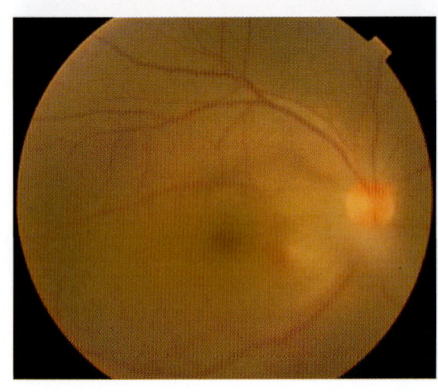

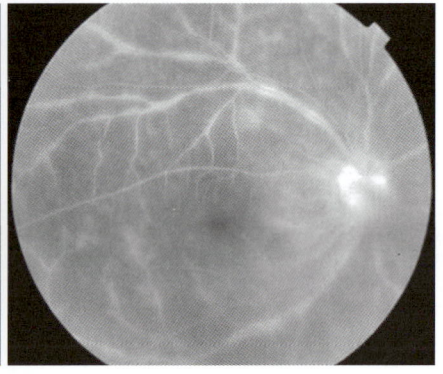

a.
b.
図3 内眼炎による硝子体混濁(48歳,女性)
a. 眼底写真.硝子体が全般にやや混濁しており,視神経乳頭耳側および下方で著明である.
b. フルオレセイン蛍光造影検査.網膜静脈からの蛍光漏出を認める.

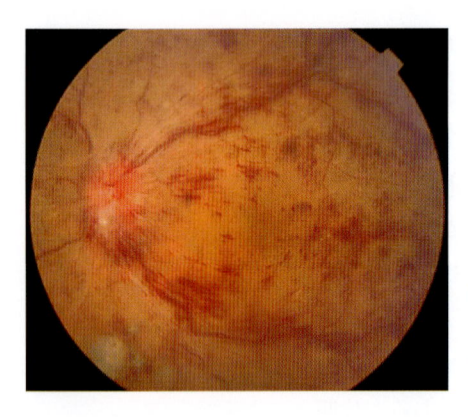

図4 網膜中心静脈閉塞症
(84歳,女性)
網膜全体に表層出血を認め,黄斑浮腫も示唆される.

検査の進め方(2)視力検査

"急激な視力低下"を主訴とする患者では,ほとんどの場合,裸眼視力はもとより矯正視力も低下している.しかし,まれに矯正視力が正常であっても"視力低下"を訴える症例がある.たとえば,中

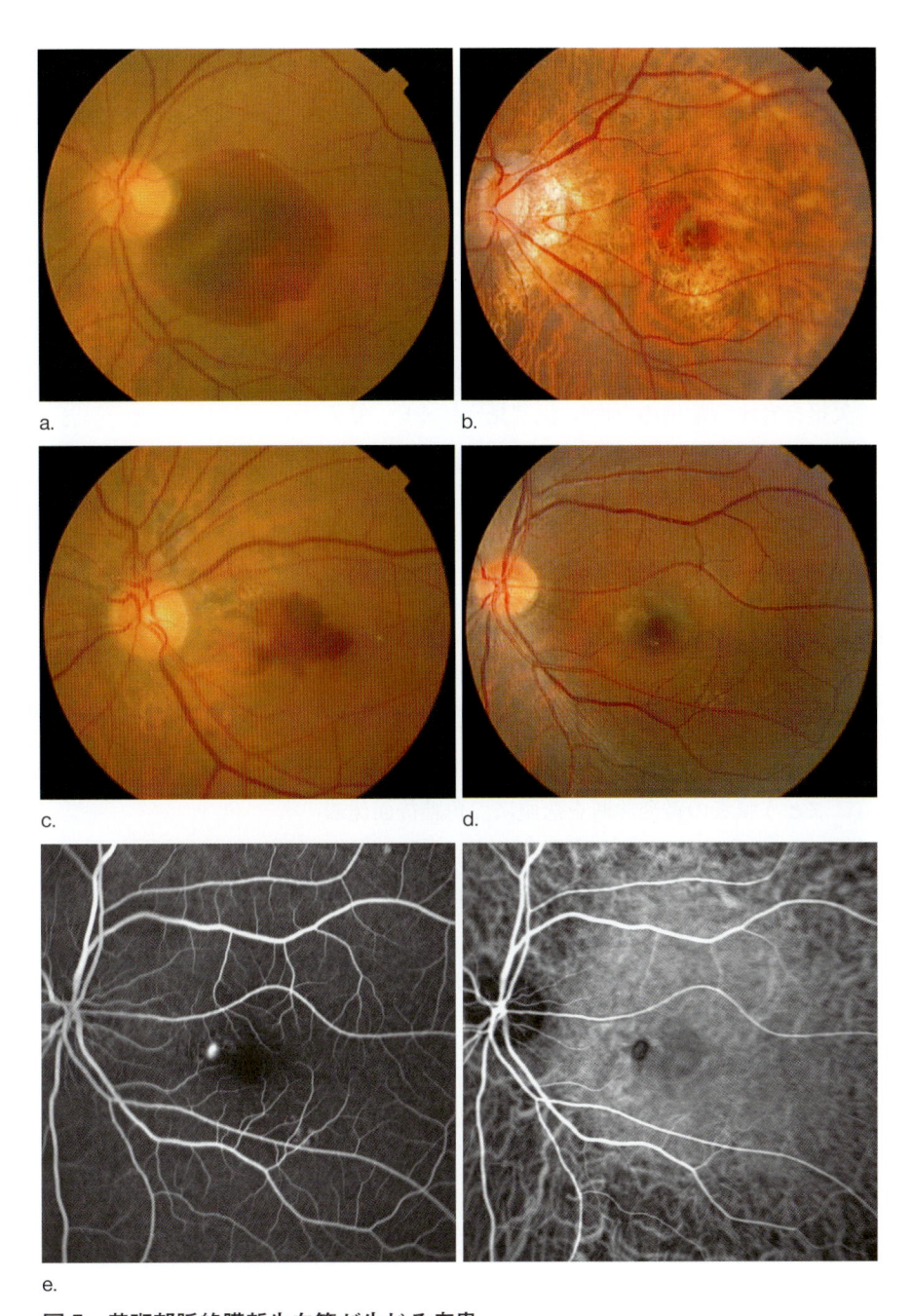

図5 黄斑部脈絡膜新生血管が生じる疾患

a. 76歳，男性．滲出型加齢黄斑変性．黄斑部に2.5乳頭径大の網膜下出血を認める．下耳側黄斑部に橙赤色隆起病変が確認され，ポリープ状脈絡膜血管症と診断される．
b. 58歳，女性．強度近視脈絡膜新生血管．黄斑部に0.5乳頭径大の出血を認める．豹紋状眼底を呈している．
c. 51歳，男性．網膜色素線条症による脈絡膜新生血管．黄斑部に1乳頭径大の出血を認め，視神経乳頭周囲から放射状に走る網膜色素線条が確認される．
d. 22歳，男性．特発性脈絡膜新生血管の眼底写真．中心窩鼻側に小さな脈絡膜新生血管とその周囲に網膜浮腫を認める．
e. dの症例のフルオレセイン（左図）およびインドシアニングリーン（右図）蛍光造影検査．中心窩鼻側のextrafoveaにclassic typeの脈絡膜新生血管が描出されている．

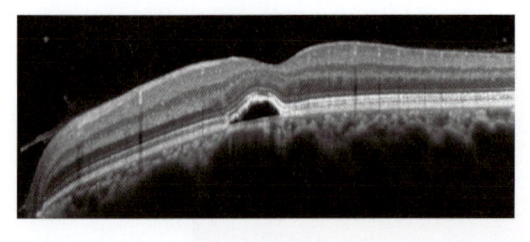

図6 中心窩下に網膜色素上皮剥離を認めた症例
(53歳，男性)

心窩の小さな色素上皮剥離を有する症例では，良好な矯正視力であるにもかかわらず視力低下を訴える症例がある（図6）．また，頭蓋内腫瘍のため視野欠損を有する症例のなかにも，"見えにくい，見え方がおかしい"といった自覚症状を「視力が低下した」と表現することがある．

検査の進め方（3）細隙灯顕微鏡検査・眼圧測定・対光反射

細隙灯顕微鏡検査：まず，結膜充血の有無，角膜や前房，虹彩の状態，瞳孔領の水晶体混濁について観察する．前房に炎症所見を認めれば，散瞳後の眼底検査では硝子体混濁の程度や網脈絡膜炎，炎症に随伴する黄斑浮腫の有無を念頭に置き，検査を進めることとなる．もちろん，散瞳前にぶどう膜炎の鑑別診断を念頭に，角膜後面沈着物の性状，虹彩表面を観察し，隅角検査も行う．

　鋭利な小物体が眼球に当たり小さな穿孔創が生じたり，小異物が眼内に飛入したような外傷では，外傷時の自覚症状に乏しく，眼科受診を怠り，感染性眼内炎の発症を契機に"急激な視力低下"を主訴に外来を受診する場合がある．結膜充血，前房炎症，前房蓄膿を診たら，ここ数日間の眼外傷について問診し，受傷状況を明らかとし，問診から得られた情報をヒントに，再度，角膜と結膜，結膜下の強膜を丹念に観察し，創部の確認に努める．

眼圧測定：頭痛や嘔吐を伴わない高眼圧症例も"急激な視力低下"を主訴に来院する可能性があり，角膜浮腫が視力低下の誘因となる．角膜浮腫を診たら，眼圧上昇を疑い，非接触型眼圧計のみならずGoldmann型眼圧計でも眼圧を確認する．

対光反射：網膜疾患を専門とする眼科医にとって，"急激な視力低下"を訴える患者が散瞳前の細隙灯顕微鏡検査において，何ら異常所見を呈さないのはごく普通のことである．しかし，ここで必ず確認しておかなければいけないのが対光反射である．"急激な視力低下"を訴える患者のなかには，視神経炎などの視神経疾患の症例も含まれている．散瞳後の眼底に明らかな網膜疾患が認められなかっ

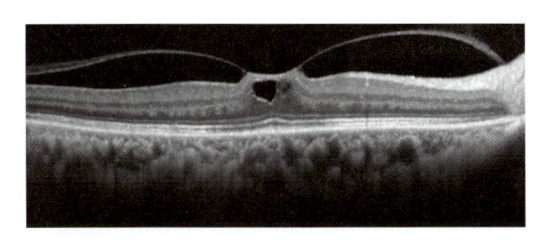

図7　Stage 1 の黄斑円孔
（67 歳，女性）
光干渉断層計検査．中心窩近傍に硝子体が接着し網膜を牽引しており，網膜内層に囊胞が形成されている．

たときに悔やまないように，散瞳前に忘れずに対光反射を確認することを怠ってはいけない．直接・間接対光反射を調べ，swinging flashlight test（交互点滅対光反射試験）を行い，afferent papillary defect（求心性瞳孔反応欠損）の有無を確認する．

検査の進め方（4）散瞳後の細隙灯顕微鏡検査，眼底検査

散瞳後の細隙灯顕微鏡検査：まず水晶体の状態を観察する．白内障の程度や水晶体あるいは眼内レンズの脱臼，亜脱臼などを確認する．さらに水晶体後方の前部硝子体を観察し，硝子体混濁や炎症所見の有無を確認する．次に，前置レンズを用いて黄斑部網膜や視神経乳頭の観察を行う．さらに周辺部網膜の観察や硝子体剝離の有無などを評価する．

眼底検査：その後，検眼鏡検査へと移り，眼底の全体像を把握する．眼底に明らかな異常がなければ，一過性黒内障のような循環障害を疑い，網膜血管の狭細化や動静脈交差現象を観察する．さらに必要に応じて，光干渉断層計（OCT）検査や蛍光眼底造影検査，超音波Bモード検査，視野検査，電気生理学的検査を行う．特にスペクトラルドメイン OCT（spectral-domain OCT；ST-OCT）は解像度が 5 μm 程度までに向上しており，網膜あるいは網膜硝子体界面の微細な構造変化（図 7）をとらえることができ，有用である．

〔引地泰一〕

緩徐な視力低下

　視力低下の原因は，細隙灯顕微鏡検査や眼底検査で一見して診断できるものから，種々の検査を行うことにより初めて診断が下せるものまでさまざまである．本項では，緩徐な視力低下を伴う網膜疾患として代表的な網膜・黄斑ジストロフィを中心に，検査法の選択のポイントと代表症例について解説したい．

網膜疾患を疑う前に

　細隙灯顕微鏡，眼底検査で前眼部・中間透光体に異常がなく網膜病変を認めた場合，それが視力障害に見合う程度のものでなければ網膜以外の疾患の除外診断を行っておくのが重要である．たとえば，視神経疾患や頭蓋内疾患などの除外診断が必要となってくる．光干渉断層計（optical coherence tomography；OCT）や網膜電図（electroretinogram；ERG）などを組み合わせて，病変が網膜に存在することを証明することができる．同時に必要に応じて瞳孔反応，視野，限界フリッカ値などの一般検査，MRI・CTなどの画像所見，視覚誘発電位（visual evoked potential；VEP）を用いた電気生理検査，Leber病などでは遺伝子検査なども活用して，視神経疾患や頭蓋内疾患の可能性を除外しておく．

網膜疾患診断のための検査（1）問診

　網膜疾患に限らず問診を詳細に行うことにより，診断に重要な情報が得られる．まず，視機能障害が停止性か進行性か，また発症の好発年齢が疾患により異なるため，発症時期がいつごろかどうかも診断のポイントになる．
　遺伝性網膜疾患を疑う場合は，家族歴の聴取が重要である．たとえばoccult macular dystrophy（オカルト黄斑ジストロフィ）などでは，症状が軽微な患者が家系にいることもあり，疑わしい家族例は実際に眼科的に精査することも必要である．先天停在性夜盲などのX連鎖劣性遺伝の多い疾患では，家族歴などを聴取することにより診断がつきやすくなる．また，杆体系の異常がある場合は夜盲を，

錐体系の異常の場合には昼盲や色覚の異常を訴えるので，これらは問診の際の重要なポイントである．また，ジギタリスやクロロキンなどの投薬によっても網膜機能障害を生じるため，投薬歴を把握しておくことも重要である．

網膜疾患診断のための検査（2）視力，視野，色覚

網膜疾患に限れば，黄斑部の障害がなければ視力低下はみられない．すなわち視力が良好な症例では，網膜疾患が見落とされやすいことを念頭に置く必要がある．

視野検査は，網膜機能障害の範囲を知るうえで重要な検査である．網膜変性が局所的な場合では，視野検査で障害部位を正確に知ることができる．障害が網膜全体にわたる場合は全体の感度低下を来たすが，Goldmann 視野で評価する際，V-4 のイソプタは比較的保たれていても，I-4 のイソプタが狭くなることが多い．

色覚は錐体機能を評価する重要な検査法の一つであり，錐体ジストロフィや杆体 1 色覚などの疾患の鑑別に有用である．

網膜疾患診断のための検査（3）OCT

もはや OCT は網膜・黄斑ジストロフィの診断のみならず，網膜疾患には必須の検査機器となっている．近年，OCT の解像度が飛躍的に向上し，微細な網膜構造の異常もとらえられるようになってきた．occult macular dystrophy など，元来は眼底が正常で局所 ERG でしか異常が検出できないと考えられていた疾患も，OCT を用いるとほとんどの症例で COST ライン[*1] や IS/OS ラインに異常が認められることが報告されてきている（図1）[1,2]．また，緑内障や視神経疾患においては網膜神経線維層の厚さが変化することが知られており，これらの疾患の鑑別にも有用である．

網膜疾患診断のための検査（4）蛍光眼底造影検査，眼底自発蛍光

蛍光眼底造影検査：フルオレセイン蛍光眼底造影検査（fluorescein angiography；FA）は網膜ジストロフィで網膜色素上皮の萎縮を window defect という形でとらえることができる．また，糖尿病網膜症などの血流障害による網膜機能障害の鑑別にも役立つ．Stargardt 病では，背景低蛍光所見（dark choroid）と呼ばれる脈絡膜背景蛍光のブロック所見があり，初期の Stargardt 病にて眼底異常を示さない段階での診断には非常に有用となる．

[*1] IS/OS と RPE（retinal pigment epithelium；網膜色素上皮）の間の高反射ラインについては当初第 3 のラインと呼ばれ，その実態が議論されてきたが，Srinivasan[5] らの研究により，第 3 のラインが錐体外節の終末端（cone outer segment tips；COST）であると結論づけられている．近年，黄斑疾患において視力と COST ラインの相関が数多く報告されてきている．

文献は p.355 参照．

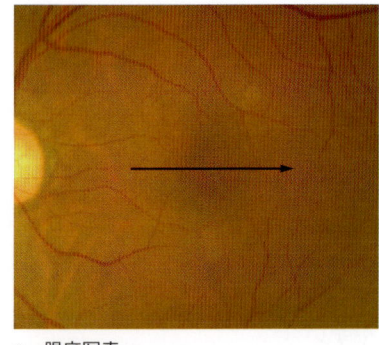

図1　occult macular dystrophy 症例
（27歳，男性，左眼）

眼底写真では明らかな異常を認めないが，OCT上，矢頭間において COST ラインが不明瞭になっている．
ELM：external limiting membrane
COST：cone outer segment tip
RPE：retinal pigment epithelium

a．眼底写真

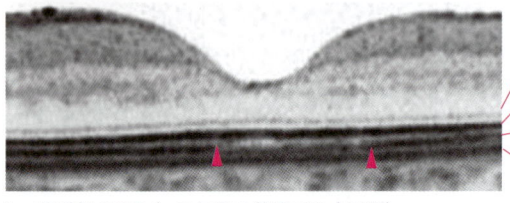

外境界膜（ELM）
視細胞内節外節接合部（IS/OS）
視細胞錐体外節端（COST）
網膜色素上皮（RPE）

b．黄斑部 OCT（a の矢印の位置での水平断）

眼底自発蛍光：近年，眼底自発蛍光（fundus autofluorescence；FAF）を診断や経過観察に利用する報告がなされてきている[3,4]．FAF 検査は非侵襲的に網膜色素上皮（retinal pigment epithelium；RPE）におけるリポフスチンの分布を描出することができる．リポフスチンは視細胞外節の生理的な貪食に伴う代謝産物であり，FAF は RPE の代謝機能を反映しているといえる．たとえば，視細胞の障害により異常な視細胞外節が増加すればリポフスチンが蓄積し過蛍光となるが，RPE が変性し視細胞が消失するとリポフスチン産生能力が低下し，自発蛍光は減弱・消失するので，網膜ジストロフィの診断には有用である．

網膜疾患診断のための検査（5）ERG

ERG はさまざまな網膜疾患の診断に有用であるが，特に網膜ジストロフィの診断には必須の検査である．網膜ジストロフィには，錐体ジストロフィや杆体ジストロフィなど錐体と杆体が分離して変性するもの，黄斑ジストロフィなど変性部位が黄斑部に限局するものなどがある．ERG は錐体と杆体の機能を区別して評価でき，多局所 ERG では網膜の部位別の機能評価をすることができる．

ERG にはいくつかの記録法があるが，網膜全体から発生する電位を記録するいわゆる全視野 ERG（full-field ERG）と，網膜の局所の電位を記録する多局所 ERG（multifocal ERG，図2）に大別される．全視野 ERG は，一般臨床でよく用いられている暗順応後にフラッ

＊2　全視野 ERG では一般的に四つの応答を記録するが，記録する順番を間違えないようにする．以下の順番である（図3）．

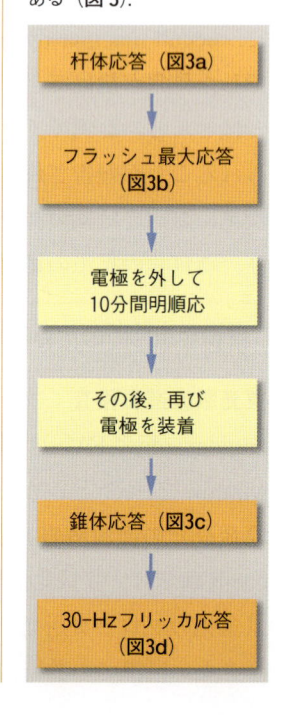

杆体応答（図3a）
↓
フラッシュ最大応答（図3b）
↓
電極を外して10分間明順応
↓
その後，再び電極を装着
↓
錐体応答（図3c）
↓
30-Hzフリッカ応答（図3d）

a.   b.

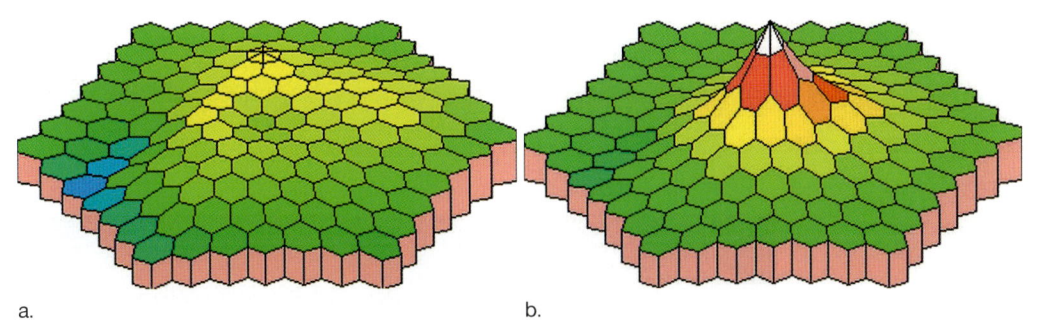

図2 図1と同一患者での多局所ERG
a. 多局所ERGの振幅を示すトポグラフィ．健常人と比較し，中心部の振幅が減弱している．
b. 健常人のトポグラフィ．

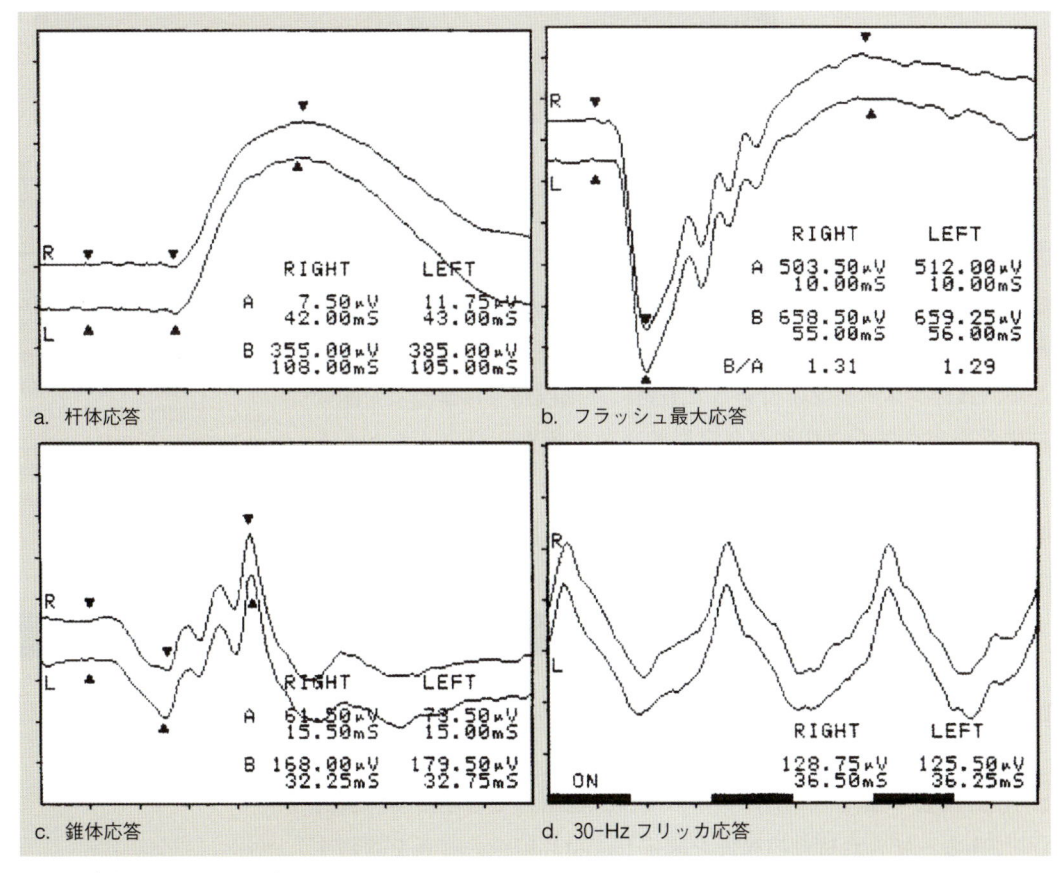

a. 杆体応答　　　　　　　　　　　　　　b. フラッシュ最大応答

c. 錐体応答　　　　　　　　　　　　　　d. 30-Hzフリッカ応答

図3 全視野ERGの記録

シュ刺激にて記録される方法のほかに，より精密に錐体系と杆体系の機能を分離して評価する方法がある[*2]．

*2 は p.22 参照

> **カコモン読解** 第 23 回 臨床実地問題 5

37 歳の男性.両眼の視力低下を自覚して来院した.両眼の眼底写真を図 A,B に示す.診断に必要な検査はどれか.2 つ選べ.

a ERG
b VEP
c 視野検査
d Watzke-Allen スリット・ビームテスト
e インドシアニングリーン蛍光眼底造影

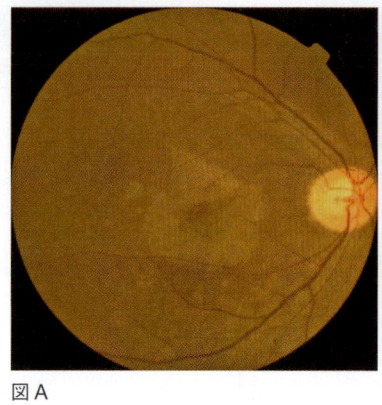

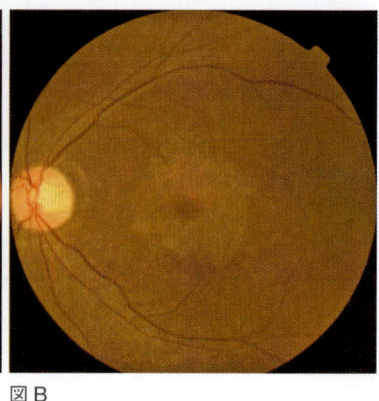

図 A　　図 B

解説　ポイントとなるのは両眼の視力低下の自覚と,眼底写真にみられる両眼の黄斑部に存在する境界鮮明な軽度の脈絡膜萎縮である.このような網脈絡膜萎縮を標的病巣（bull's eye maculopathy）*3 と呼び,錐体ジストロフィに特徴的な所見とされている.しかしながら,錐体ジストロフィであっても特に初期段階ではまったく眼底に異常を来たさない症例や非定型的な黄斑萎縮を呈することもあり,診断確定にはさまざまな検査が必要である.

a. **ERG**：全視野 ERG で著しい錐体反応の低下と,杆体反応障害がないか軽度であれば,錐体ジストロフィの確定診断を下すことができる.今回のような錐体ジストロフィを疑う症例の場合に,ERG 検査は必須である.

b. **VEP**：今回の症例では明らかに黄斑部に異常所見がみられており,VEP による評価は必須ではない.

c. **視野検査**：錐体ジストロフィの場合,症状は中心暗点が特徴的である.できれば動的視野を測定し,中心暗点の有無を評価する必要がある.

d. **Watzke-Allen スリット・ビームテスト**：黄斑円孔の鑑別に必要な検査であるが,本症例では不要である.

e. **インドシアニングリーン蛍光眼底造影**：加齢黄斑変性（ポリープ状脈絡膜血管症）を疑わせる所見はなく,不要と思われる.

模範解答　a,c

*3 標的病巣としての bull's eye maculopathy
錐体ジストロフィに特異的ではなく,網膜色素変性やクロロキン網膜症などでもみられるものであり,網膜ジストロフィの代表的眼底所見のひとつととらえるべきものである.

（香留　崇,三田村佳典）

視野欠損

　視視野は視路の神経回路すべて，視細胞から（大脳皮質）までの異常が反映される自覚的な検査である．したがって，視野に異常が認められる場合，一体どのレベルでの異常が反映されているのかをまず，判定すべきであるが，これらの異常部位にある程度特異的な異常所見が知られており，また，その臨床症状とあわせて判定されることが多い．

症状の発現

　視野の障害は，その現れる位置によって患者の訴え方も当然変わってくる．たとえば中心暗点では「見ようとしたものが見えずに，少しずらすと見えるが，はっきり見えない」という訴えになると考えられるし，周辺の視野障害では「ものにぶつかりやすい」あるいは，はっきり「視野がせまい」といった訴えになる．このような訴え，あるいは予想される疾患から，視野検査が必要であるかどうかを判断することとなる．

暗点の状態による分類 (1) 中心暗点 (visual field defect)

　患者の訴えとしては，視野欠損という言葉が訴えのなかにない場合のほうが，網膜疾患では重要な視野欠損である．中心性漿液性網脈絡膜症・加齢黄斑変性・黄斑円孔などの黄斑疾患，錐体変性などが網膜疾患としては挙げられる．網膜疾患以外では視神経・視路疾患が問題で，視神経炎，視神経症などが挙げられる．

　まず，網膜疾患においては，視野検査の前で異常を検出できることが多い．特に黄斑部が侵されることとなる網膜疾患においては矯正視力が正常であるとは考えにくく，視野障害の前に，視力障害が問題となるであろう．また，網膜疾患では眼底検査により，眼底黄斑部に異常所見を認めることが圧倒的に多い．さらに，近年では光干渉断層計（optical coherence tomography；OCT）が網膜黄斑部の断面像を詳細に描画できるようになっており，視野検査を行うまでもなく診断がつくことが圧倒的に多い．つまり，中心視野を示す網

膜疾患の診断においては，視野の検査は二次的なものである．また，網膜疾患においては経過観察や治療効果判定においてもまた，中心暗点の測定自身が必ずしも容易ではないということも影響していると思われる．たとえば，impending macular holes の存在を視野で証明する場合，以前はマイクロペリメトリーなどの眼底上の微小視野計での測定を行っていた．これと OCT を比較すれば，経過観察の判定においても視野検査を行うことは網膜疾患ではまれである．

これに対して視神経・視路の疾患では視力が低下し，視神経に所見が認められること（網膜疾患より頻度は低いが）は同様であるが，診断として，中心暗点の存在を示す必要がある場合があること，また，視神経の所見の変化が網膜疾患に比較し，劇的でないことが多く，このため，経過観察や治療効果の判定に使用することが多く，網膜疾患よりも視野の臨床に占める位置は高い．

暗点の状態による分類（2）半盲

半盲は，①水平半盲，②両鼻側半盲，③両耳側半盲，④同名半盲に分類されるが，一般に半盲は視路のなかの投射部位が選択的に障害されることから起こるため，上記のような特徴的な半盲の状態は網膜疾患ではなく，視路の各部位の障害を反映していることが多い．たとえば，両耳側半盲であれば，視交叉部の上方からの圧迫を反映し，下垂体腫瘍，Willis ring の動脈瘤などを疑うこととなる．このうち，①の水平半盲は網膜動脈閉塞症（hemi CRAO；central retinal artery occlusion）でも起こりうるが，この場合は激烈な症状の発生と中心暗点の場合と同様，眼底所見により，診断されることが多く，視野は回復（回復すればだが）の指標として使われることはあっても，診断的に重要であるとは考えにくい．また，上記のような分類は患者の訴えより分類できることは多くなく，実際には Goldmann 視野計で初めて検出される場合が多い．このことをあわせれば，網膜疾患においては半盲においても視野検査の診断における価値はさほど高くない．

暗点の状態による分類（3）その他の視野異常

上記の中心暗点や半盲でない暗点はいわば不定形の暗点であるが，視野が視路に投射される前の異常であるため，不定形となると考えれば，これには緑内障と網脈絡膜疾患が多くなる．また，緑内障も基本的に乳頭での障害位置により投射される線維が決まってく

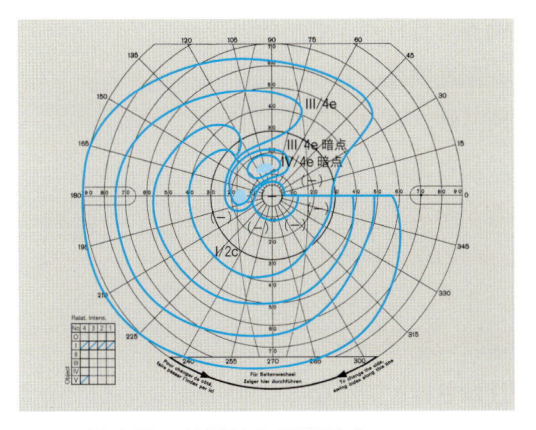

図1　緑内障に特徴的な視野障害
Bjerrum暗点などの特徴的な暗点を示すことが多い．

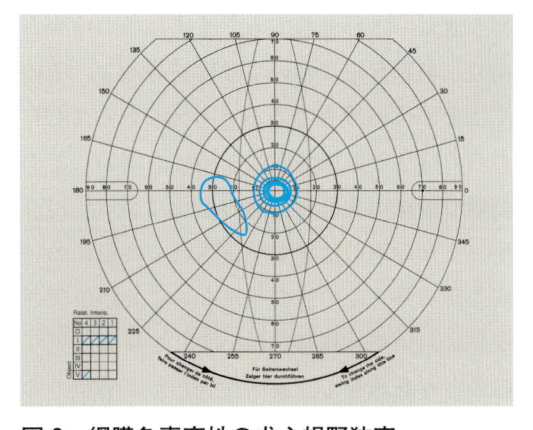

図2　網膜色素変性の求心視野狭窄
輪状暗点を示し，さらに周辺視野の全喪失と進行し，さらには中心視野および視力を喪失する．

るため，Bjerrum暗点など特徴的な暗点を示すことが多い（図1）．これに対して，網膜病変はどの部位が異常を示すかにより視野のパターンは大きく変わることとなる．網膜疾患での代表的疾患は網膜剝離，網膜分離症，網膜色素変性，全身疾患にかかわる糖尿病網膜症や高血圧性網膜症である．網膜剝離は進行する視野障害が最大の自覚症状であり，重要である．この場合，暗点は剝離部分に対応するが，これにおいても視野測定によって症状を確認する必要は必ずしもなく，やはり，眼底検査により，剝離部位や裂孔の位置の確認のほうが重要である．また，復位というはっきりとした治療目標が存在し，多くの場合達成できることからも，視野をもって経過をみていくという必要性はやはりない．これに対して網膜色素変性は輪状暗点を示し，さらに周辺視野の全喪失と進行し，さらには中心視野および視力を喪失する（図2）．もちろんこの場合も，家族歴や眼底検査を含めた臨床検査，特に網膜電図により診断が確定するが，網膜電図は比較的初期から消失するため，視野が進行をみる指標として使用される．特に中心視野をHumphrey視野計で把握しておくことは，患者のQOLに最も関連があると考えられるため重要である．臨床的に多く認められる糖尿病網膜症や高血圧網膜症においては，視野にまで異常が来るのはかなり後期に入った状態であり，やはりその前に眼底検査や蛍光眼底造影検査により適切な介入がされるべきであり，これら疾患においても視野検査の重要性は低い．

網膜病変においての視野検査の意義

こうしてみると，一般的な眼科診療において患者が明確に視野障

害を訴えてきたとしても，まずは視力検査，眼底検査を行うべきであり，網膜疾患においては前述の通り，その多くが眼底検査，もしくはその付随検査であると考えられる OCT で鑑別され，かつ，そちらのほうが臨床診断的な価値も高いことが多い．たとえば，網膜剝離や黄斑円孔など病態の悪化によって視野の異常を来たすが，治療により効率の治癒が期待される疾患においては，その際の視野の回復があり，その後変化がないことが予想される．また，これらの疾患においては視野を用いずとも眼底所見などで病状の把握ができることもあわせて，臨床検査としての視野の重要性はさほど高くない．対して視野が頻繁に使用され，重要な検査項目である緑内障や視路の疾患において考えてみると，まず，視路の疾患においては病変を直接みることはできず，画像診断が発達していなかった当時においては，病変の位置を推測するほぼ唯一の方法であったと考えられる．また，緑内障においては，視神経乳頭陥凹という形で病変を観察できるものの，その小さい対象から病変の進行度や重症度を分類するのは難しいといったことが考えられる．また，これら疾患においてはスポットで重症度を判定するという目的でも使用されるが，最も重要な使用目的は，視野を用いて経過を観察し，病態の進行を判定するという使用方法である．

　このことを考えれば，長年の進行が問題となる疾患，たとえば，網膜色素変性を中心とする，遺伝性網膜疾患においては，網膜疾患であっても緑内障と同様，視野の臨床における重要性は高い．この場合も，視野の進行具合を予想しながら検討していくのが重要である．たとえば，中年で視野を含めた初診時所見より網膜色素変性を考えた患者が，半年後急速に視野障害が進行した場合は色素変性の進行とは考えにくく，やはり癌関連網膜症（cancer-associated retinopathy；CAR）などを疑うべきである．つまり，網膜疾患において視野異常を来たし，それを検査として検討する場合は，病状の進行の把握として必要かどうかを吟味して，オーダーを出せばよいのではないかと考える．

〔辻川元一〕

夜盲

夜盲性疾患に必要な検査

　夜盲性疾患の診断に必要な検査は，通常の視力，眼圧，眼底検査に加えて，①網膜電図（electroretinogram；ERG）検査，②視野検査，③造影検査，特にフルオレセイン蛍光眼底造影検査（fluorescein fundus angiography；FA），④暗順応検査である．そして，必要に応じて⑤色覚検査を行う．

1. ERG検査：夜盲性疾患の確定診断にはERG検査が重要である．ERG検査は，国際臨床視覚電気生理学会（ISCEV）[*1]により規定された方法[1]で行えば，杆体系，錐体系の機能評価が正確に行われる[*2]．わが国で一般に普及しているERG検査器械では，フラッシュ（flash）ERGとフリッカ（flicker）ERGのみ記録できるものが多いが，この二つの組み合わせでも夜盲性疾患を含むほとんどの網膜疾患の診断ができる（図1～5）．

2. 視野検査：夜盲性疾患の多くは視野狭窄を伴う．夜盲性疾患に対する視野検査は，Goldmann動的視野が最も適切である．詳細は，本巻"動的視野検査"の項を参照のこと．

3. 造影検査：夜盲性疾患の多くは眼底に異常所見を伴うが，病初期には眼底所見がはっきりしないことがある．しかし，この時期においても，FAは網膜色素上皮の異常を鋭敏にとらえることができるので有用である（図6）．

4. 暗順応検査：暗順応検査は，現在，検査機器が少なくなり，また，検査時間が長いので敬遠されがちである．しかし，夜盲をもつ患者の自覚症状を客観的に評価できる唯一の検査である．通常は50～60分間行うが，小口病や白点状眼底では長時間の暗順応検査が有用である（図4,5）．

5. 色覚検査[*3]：夜盲性疾患は杆体のみならず，しばしば錐体機能の異常を伴う．この場合は，視力低下に加えて色覚異常を来たす．網膜変性疾患の色覚異常には，パネルD-15テストが簡便で適しているが，検査の鋭敏さに欠ける．100-hue testが最も鋭敏な色覚検査

[*1] **ISCEV**
International Society for Clinical Electrophysiology of Vision の略．

文献はp.355参照．

[*2] SCEVの規定に従えば，フラッシュERGは20分以上の暗順応の後で記録を行う[1]．フラッシュERGの検査前暗順応が不足すれば，フラッシュERGのb波振幅が小さくなって，正常眼からもnegative型（陰性型）のERGが記録されることがあり，誤診する恐れがある．なお，negative ERGの定義については，本巻"全視野ERG：さまざまな網膜疾患におけるERG"の項を参照されたい．

[*3] なお，通常の仮性同色表の多くは，先天色覚異常の検出に主眼を置いているものが多く，夜盲性疾患を含む網膜変性疾患の色覚検査としては不適当である．

であるが，検査が煩雑で時間がかかる．

網膜色素変性と鑑別を要する疾患

　網膜色素変性は遺伝性網膜変性症のひとつで，夜盲性疾患のなかで最も頻度が高く，わが国での有病率は約2,000人に1人である．眼底所見では，網膜血管の狭細化，中間部から周辺部網膜に骨小体様色素の沈着を認め，末期には視神経乳頭の蒼白化を来たす．主な症状は，夜盲と視野狭窄である．

　網膜色素変性は，単一の疾患ではなく，さまざまな遺伝型と表現型をとる．代表的な症例は本巻"動的視野検査"の項で挙げたので，そちらを参照されたい．

　網膜色素変性の多くは，視野狭窄や眼底変化が軽度な病初期からERGが減弱し，FAで異常所見を伴う（図6）．風疹網膜症などの一部のぶどう膜炎では色素上皮に著しい異常所見を呈し，一見，網膜色素変性との鑑別が難しいことがある．しかし，ERG検査や視野検査を行うと両者の鑑別は容易である（図1, 2）．

先天停在性夜盲

　先天停在性夜盲（congenital stationary night blindness）とは，先天性でかつ進行しないか，進行が非常にゆっくりである夜盲症をいう．先天停在性夜盲には，眼底に異常を伴わないもの（かつては狭義先天停在性夜盲；Schubert-Bornschein型と呼ばれた）と，異常を伴うものに分類される．

　これらはいずれもフラッシュERGのb波の振幅が低下してa波の振幅よりも小さくなり，いわゆる"negative型"を呈することが特徴である．

　眼底に異常を伴わない（狭義）先天停在性夜盲は，Miyakeら[2]により"完全型"と"不全型"に分類された．これらの先天停在性夜盲は，視力が（0.3）～（1.0）程度を示し，眼底所見は正常か近視性の変化のみであるので，弱視との鑑別が問題になることがある．一方，眼底に異常を伴う先天停在性夜盲には，小口病や白点状眼底が挙げられる．

先天停在性夜盲・完全型（図3）：眼底が正常か近視眼底を呈する夜盲症で，X連鎖劣性遺伝あるいは常染色体劣性遺伝形式をとり，近視を伴うことが多い[2]．フラッシュERGがnegative型であることから診断される．本症でISCEV規格のERG[1]を記録すると，杆体系

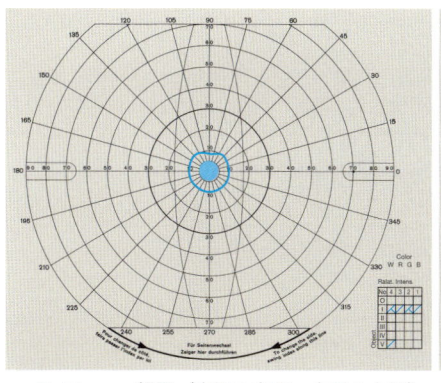

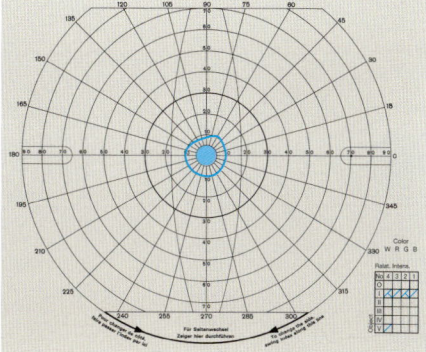

a. Goldmann 視野（左図：左眼，右図：右眼）

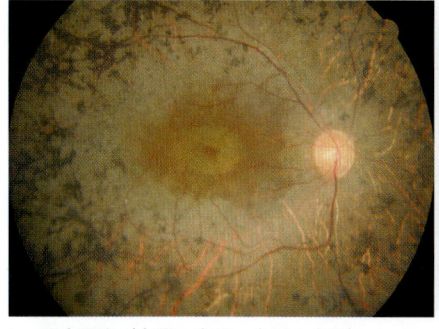

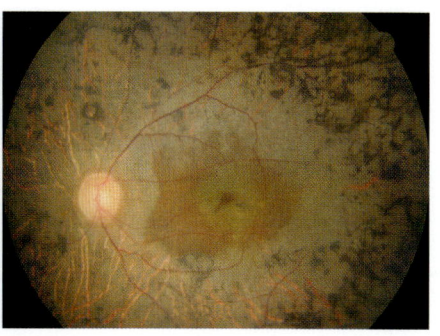

b. 眼底写真（左図：右眼，右図：左眼）

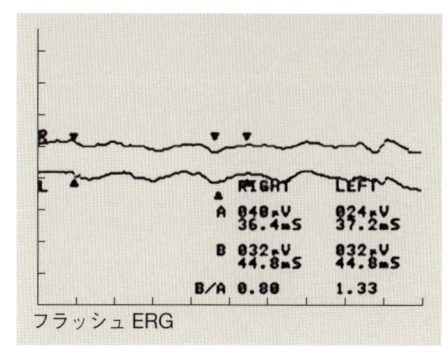

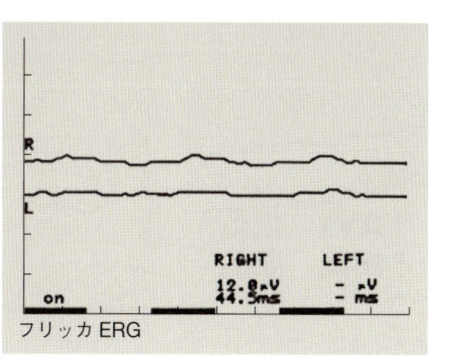

c. ERG

図1　網膜色素変性
64歳，男性．標的黄斑症を伴っていた．Goldmann 視野（GP）は著しい求心性視野狭窄を示し，ERG は non-recordable であった．

ERG は non-recordable，フリッカ ERG を含む錐体系 ERG は正常振幅を示す．先天停在性夜盲・完全型の本態は on 型双極細胞の機能不全であり，光刺激時間を 100 ms 以上の長く設定して記録した ERG では，on 応答の b 波が著しく減弱していることが特徴である（**図3**）[3]．
先天停在性夜盲・不全型（図3）：眼底が正常か近視眼底を呈する X 連鎖劣性遺伝あるいは常染色体劣性の夜盲症で，完全型と同じくフラッシュ ERG が negative 型を呈する[2]．完全型との違いは，フリッカ

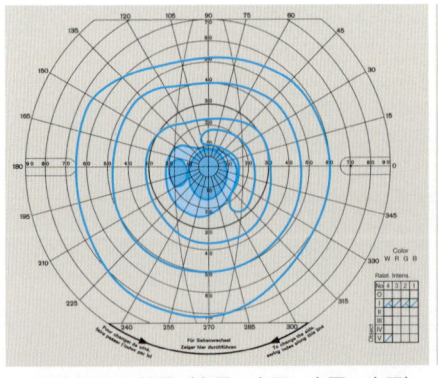

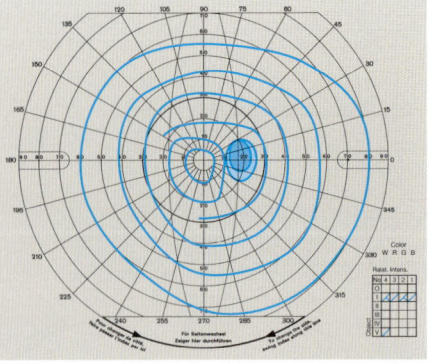

a. Goldmann 視野（左図：左眼，右図：右眼）

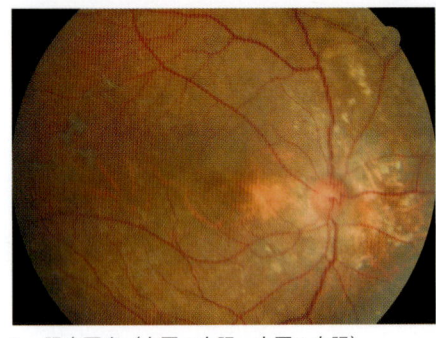

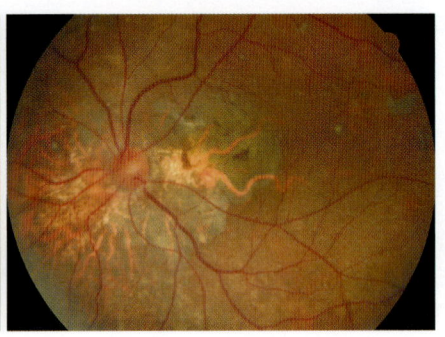

b. 眼底写真（左図：右眼，右図：左眼）

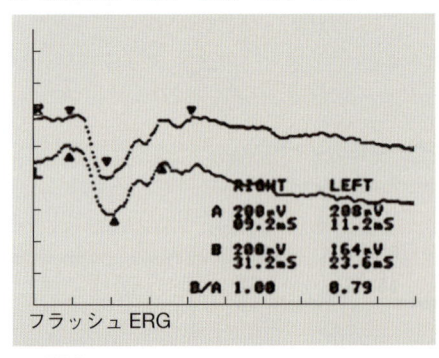

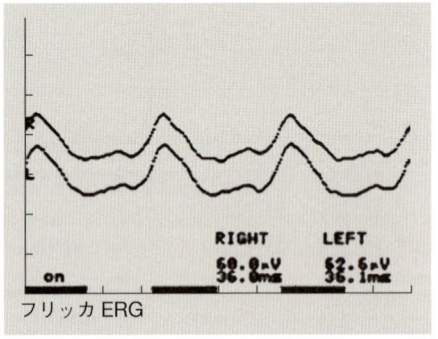

c. ERG

フラッシュ ERG　　　フリッカ ERG

図2　風疹網膜症
49歳，男性．視野狭窄が軽度でありERGは記録可能であった．なお，この風疹網膜症のケースは両眼に円錐角膜があり，左眼に血管新生黄斑症を伴っていた．GPにおける左視野の中心暗点は，血管新生黄斑症に伴うものである．

ERGが減弱していることである[2]．ISCEV規格のERG[1]では，杆体系ERGは減弱してはいるが記録可能で，錐体系ERGは著しく減弱している（図3）．先天停在性夜盲・不全型の本態はon・off両経路の機能不全であり，光刺激時間を100ms以上の長く設定して記録したERGでは，on応答もoff応答も減弱していることが特徴である（図3）[3]．

小口病（図4）：眼底が"金箔様反射"を示すことで有名な常染色体劣性遺伝の先天夜盲である[4]．アレスチン（arrestin）およびロドプ

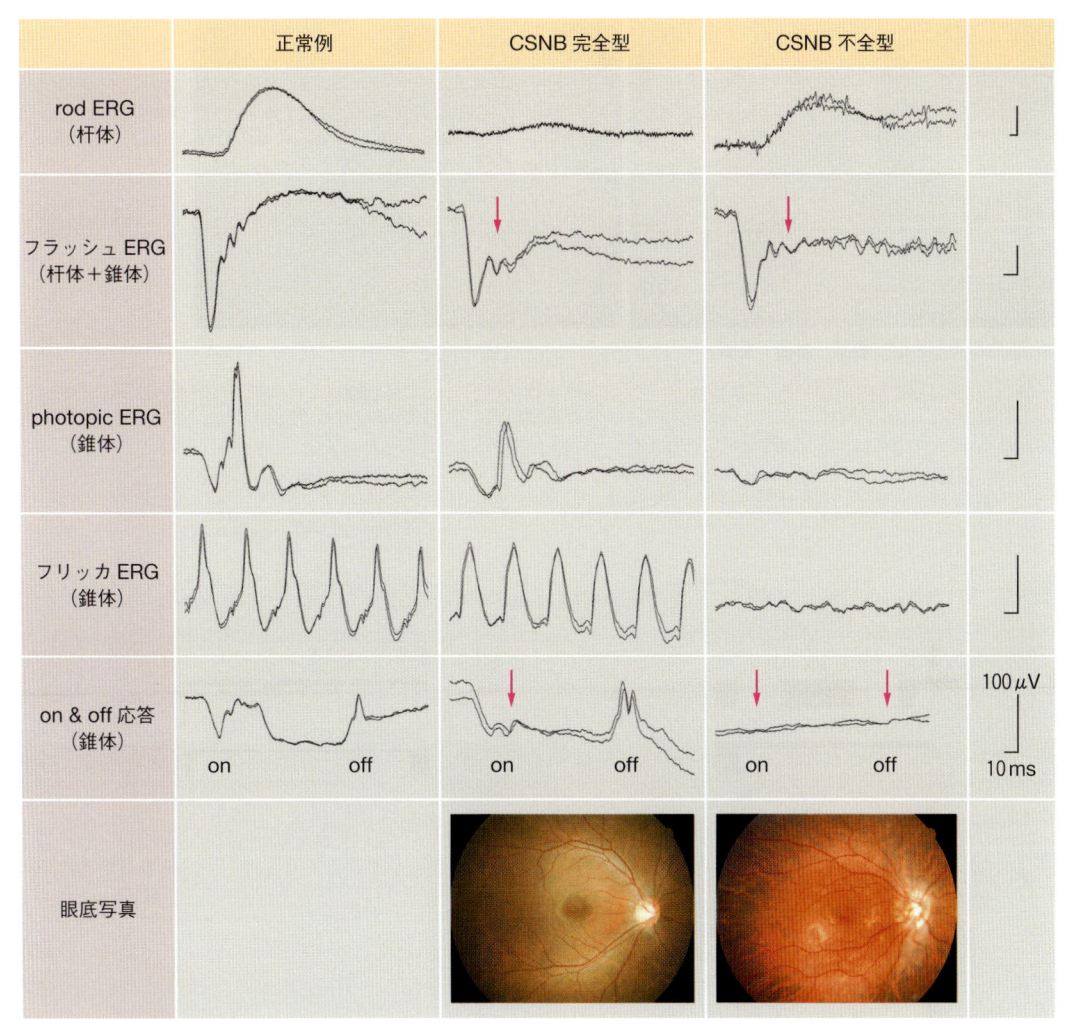

図3 先天停在性夜盲 (congenital stationary night blindness; CSNB) 完全型と不全型

完全型 CSNB は 22 歳,女性.視力は右 (0.9),左 (1.0).不全型 CSNB は 14 歳,男性.視力は右 (0.6),左 (0.4).両眼に円柱が −5D 程度の強い混合乱視を伴っていた.CSNB 完全型と不全型は,フラッシュ ERG の b 波が減弱して negative 型を呈することが特徴である(矢印).完全型では杆体系 ERG は non-recordable であるが,不全型では subnormal である.また,完全型では on 応答の b 波が選択的に減弱するのが特徴で,不全型では on 応答も off 応答も著しく減弱する(矢印).

シンキナーゼ遺伝子の異常が報告されている.フラッシュ ERG は小さな negative 型を呈し,杆体系の反応はまったくでない(図4).しかし,10〜40 時間以上の暗順応を行うと杆体系 ERG が記録可能となる.また,"金箔様の眼底反射"は,数時間以上の暗順応後には目立たなくなる(水尾・中村現象).

小口病は若年者では典型的な"金箔様眼底"を示すが,中年以上ではこの眼底反射は目立たなくなり,代わって網膜変性を呈することがある.したがって,小口病は完全な停止性ではなく,ゆっくり進行する可能性がある.

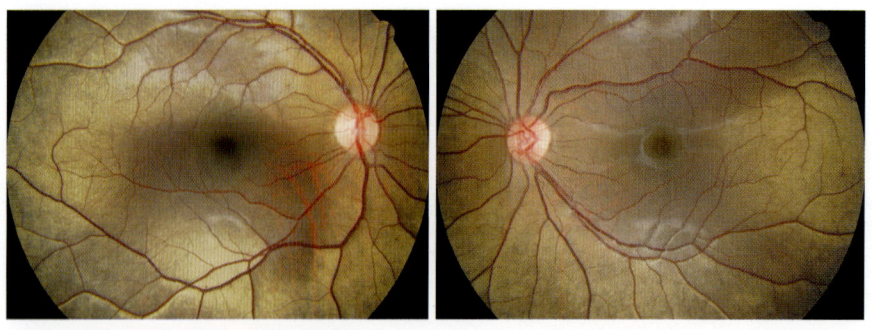

a. 眼底所見（左図：右眼，右図：左眼）

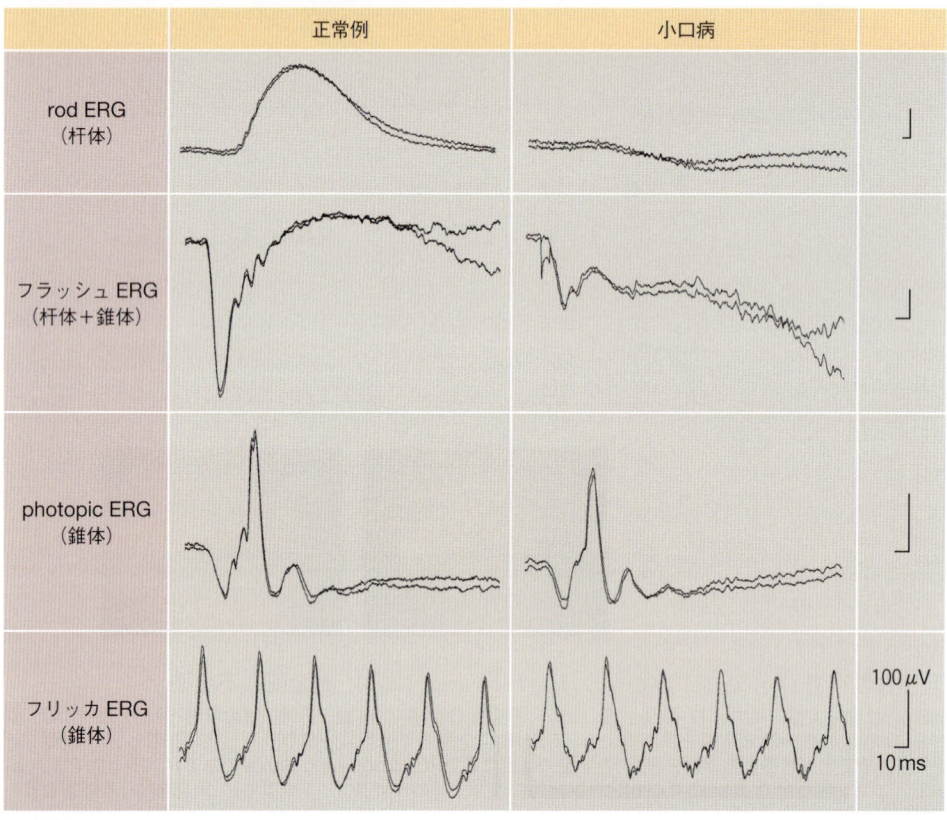

b. ERG

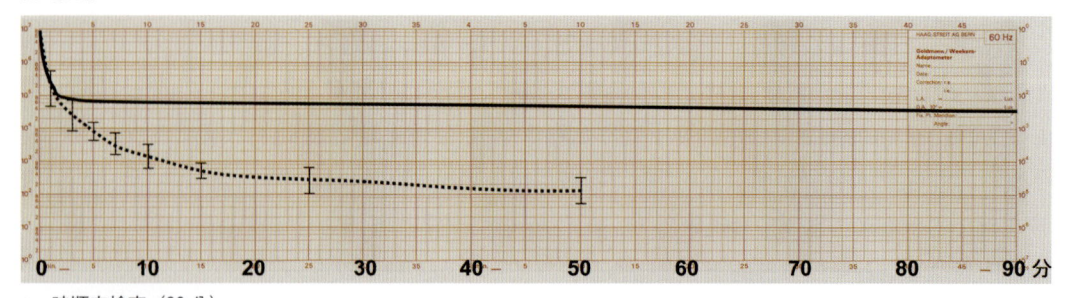

c. 暗順応検査（90分）

図4　小口病

8歳，女児．視力は両眼とも（1.0）．暗順応検査は90分間行ったが，暗順応曲線は錐体相を示すにとどまった．暗順応検査の結果の中で，破線は正常の暗順応曲線を示す．

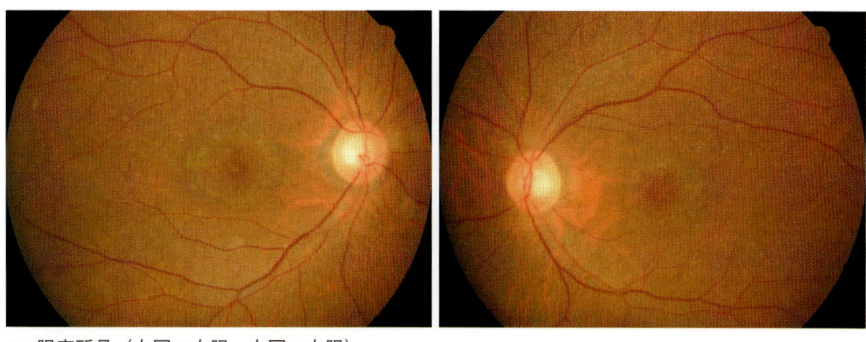

a. 眼底所見（左図：右眼，右図：左眼）

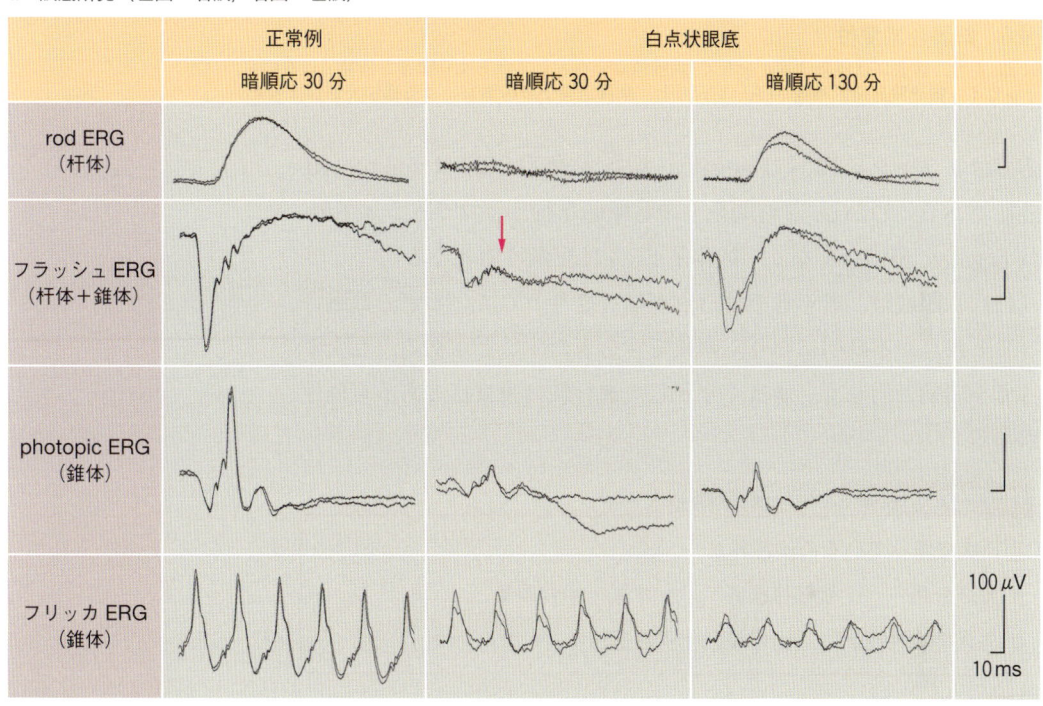

b. ERG

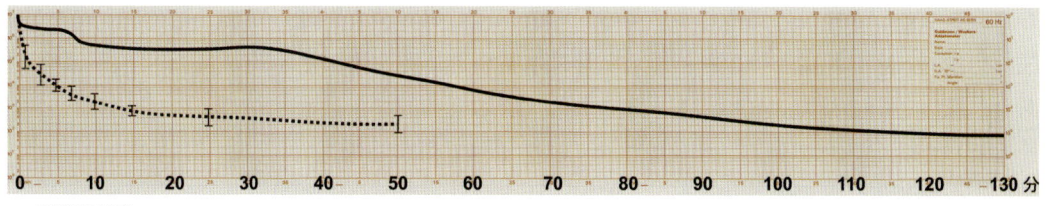

c. 暗順応検査

図5 白点状眼底

62歳，男性．眼底の白点はやや不鮮明で，標的黄斑症を伴っていた．視力は，右 (0.2)，左 (1.0)．
30分の暗順応後に記録したERGでは，杆体系ERGは non-recordable，フラッシュERGは negative 型であったが（矢印），130分間暗順応を行った後に記録したERGでは，杆体系ERGは記録可能で，フラッシュERGのb波振幅は増大して negative 型でなくなった．暗順応検査では，130分後には正常の閾値に達した．暗順応検査の結果中の破線は正常の暗順応曲線を示す．

白点状眼底（図5）：眼底の中間周辺部に小さな白点が多数みられる常染色体劣性遺伝の先天夜盲で，小口病と同じく，30分程度の暗順

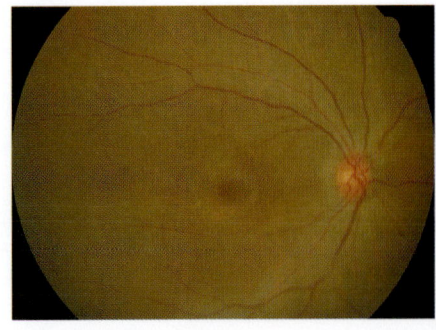

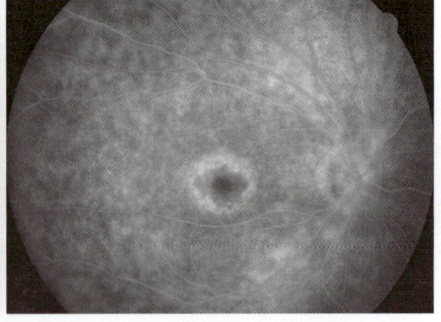

a. 眼底所見 b. フルオレセイン蛍光眼底造影検査所見

図6 網膜色素変性
64歳，女性．眼底には色素沈着が少なく，網膜色素変性としてはあまり顕著な所見ではないが，フルオレセイン蛍光眼底造影検査（FA）を行うと，網膜色素上皮の障害による過蛍光が目立った．

応ではフラッシュ ERG は negative 型で，杆体系 ERG は non-recordable である．しかし，2時間以上の暗順応を行うとフラッシュ ERG は negative 型でなくなり，杆体系 ERG は記録可能となる[5]．

　白点状眼底は，若年者では白点がはっきりとしているが，高齢になると白点が不鮮明になり，網膜変性を来たすことがある．したがって小口病と同じく，ゆっくりとした進行性の夜盲症である可能性がある．

カコモン読解　第23回　一般問題41

小口病で誤っているのはどれか．
a 黄斑分離　　b 金箔様眼底　　c 水尾・中村現象
d 先天停在性夜盲　　e 常染色体劣性遺伝

解説　小口病は先天停在性夜盲の一つであり，"金箔様反射"といわれる特有の眼底所見で知られる．この眼底所見は暗順応により消失し，水尾・中村現象と呼ばれる．遺伝形式は常染色体劣性遺伝であり，原因遺伝として *SAG*（アレスチン）と *GRK1*（ロドプシンキナーゼ）が報告されている．症状は生来の夜盲が主症状で，視力，視野，色覚検査では異常を認めない．暗順応検査では正常の最終閾値に達するまでに5～10時間以上必要とする．30分程度の暗順応後に施行した全視野 ERG では rod（杆体）ERG は消失し，フラッシュ（杆体・錐体混合）ERG は a 波よりも b 波の振幅が小さくなる negative（陰性型）ERG を示す．黄斑分離は，若年網膜分離症に特徴的な所見で，小口病にはみられない．

模範解答　a

（國吉一樹）

昼盲（羞明）

患者の訴えは多様である．昼盲や羞明も「見えにくい」（視力低下）という症状のなかに含まれていることがある．ここでは「明るい場所や状況で見づらい」（昼盲），「まぶしい，まぶしくて見づらい」（羞明），「光る，光が走る」（光視症），「明るく光って見づらい」（虹視症，虹輪視，閃輝暗点）などの症状について述べる．

昼盲（day blindness, hemeralopia）

高照度（明所）での視力が，低照度（暗所）での視力より悪いこと．昼盲を生じるのは，以下の場合がある．羞明と重複する部分も多い．

1. 角膜や水晶体の中心部，すなわち瞳孔領に混濁がある場合．明所では縮瞳するため混濁が光をさえぎって見づらく，暗所では瞳孔が大きくなるため混濁の周囲から光が入り，かえって見やすくなる（図1）．
2. 錐体ジストロフィ，杆体1色覚，白子症など，錐体細胞の減弱や機能異常を来たす疾患．後述する"羞明"と同様の機序が考えられる．

羞明（photophobia）

いわゆる"まぶしい"状態．あるいは，健常者には苦痛のない程度の輝度に接した際に，不快感，眼痛，流涙などを生じる症状で，時に開眼できないほどに及ぶ場合もある．以下のように眼性のものと中枢性のものに分けられる．

眼性（1）瞳孔異常：Adie症候群，動眼神経麻痺による散瞳，散瞳薬点眼，外傷などによる非可逆性散瞳，先天無虹彩症など．

眼性（2）中間透光体の混濁などによるもの：昼盲"1"と類似した状態．混濁は瞳孔領とは限らない．

1. 角膜混濁（図2），点状表層角膜症やびらんなどの角膜上皮障害（紫外線角膜炎，ドライアイ，コンタクトレンズによる上皮障害，角膜異物，眼瞼・睫毛内反，など，図3），角膜上皮浮腫（急な眼圧上昇，"虹視"の項参照）．

a. b.

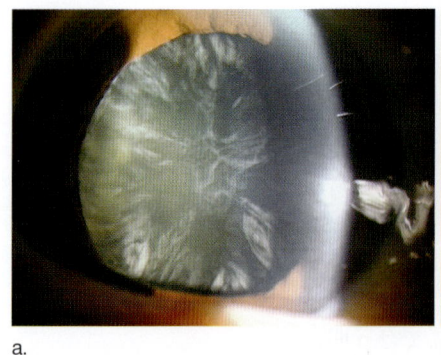

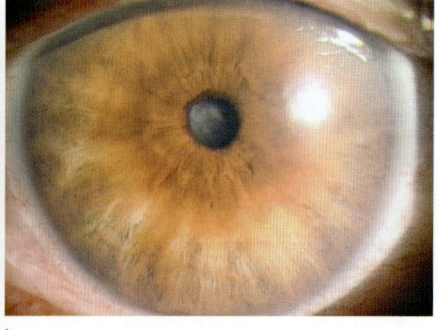

図1　瞳孔領に混濁を有する白内障
患者は，羞明と昼盲を訴える．明所では縮瞳するため混濁が光をさえぎって見づらく，暗所では瞳孔が大きくなるため混濁の周囲から光が入り，かえって見やすくなる．矯正視力は（0.3）であるが，散瞳すると（0.9）と改善する．

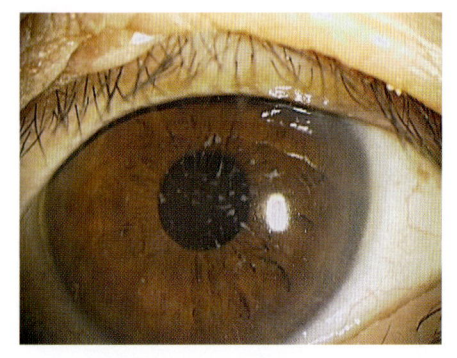

図2　角膜混濁を伴う顆粒状角膜変性症
実質の顆粒状混濁により羞明を訴える．

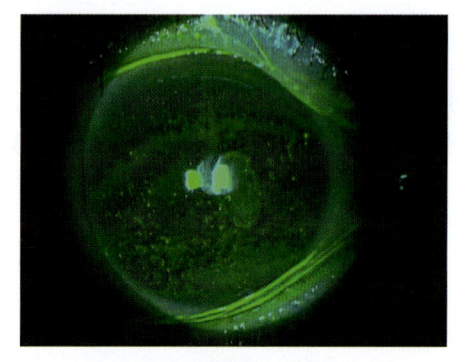

図3　Sjögren 症候群に伴うドライアイのため点状表層角膜症
患者は強い羞明を訴える．

2. 白内障（主に皮質白内障や後嚢下白内障），眼内レンズ（散乱光や入射光量変化）などにより羞明を生じることがある．
3. 虹彩毛様体炎，強膜炎，上強膜炎（散乱光の影響のほかに三叉神経刺激の関与も考えられている）などがある．

眼性（3）網膜の機能異常によるもの：昼盲"2"と類似した状態．
1. 錐体ジストロフィ（cone dystrophy，図4），杆体1色覚（rod monochromatism）．二種類の視細胞は相互に抑制しあっており（杆体-錐体相互作用；rod-cone interaction），これが羞明にも関与していると考えられている[1]．錐体ジストロフィでは二種類の視細胞のうち明所で働く錐体細胞がないか，機能が選択的に減弱するために，明所において杆体細胞が高感度になるためといわれている．
2. 網膜色素変性（retinitis pigmentosa；RP，図5）．杆体細胞の機能が選択的に減弱するために，二種類の視細胞のバランスが崩れて

文献は p.355 参照.

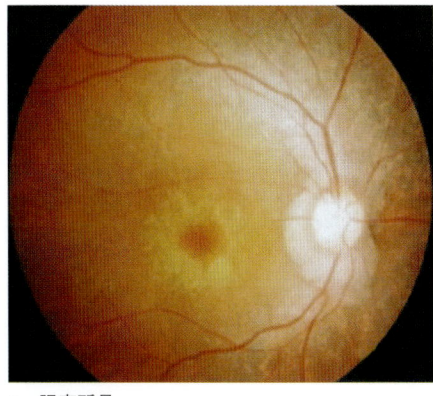

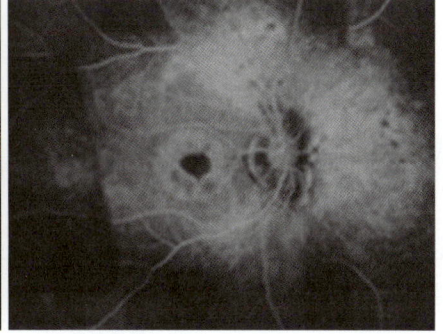

a. 眼底所見　　　　　　　　　　　　　　b. 蛍光眼底造影所見

図4　錐体ジストロフィ
二種類の視細胞は相互に抑制しあっており（杆体-錐体相互作用；rod-cone interaction），二種類の視細胞のうち明所で働く錐体細胞が選択的に減弱するために，明所において杆体細胞が高感度になり羞明を生じるといわれている．

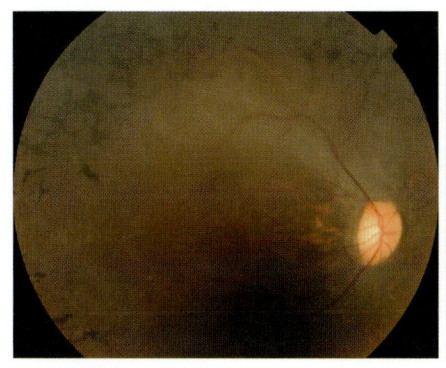

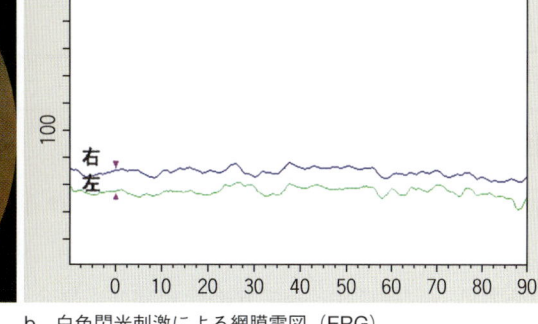

a. 眼底所見　　　　　　　　　　　　　　b. 白色閃光刺激による網膜電図（ERG）

図5　網膜色素変性
眼底所見は乳頭蒼白，血管狭小化，骨小体様色素沈着を認める（a）．ERGは，早期から消失型を示す（b）．杆体細胞の機能が選択的に減弱するために，杆体-錐体視細胞のバランスが崩れて羞明を生じると考えられている．

羞明を生じると考えられている．

3．白子症（albinism，図6）．虹彩や網膜色素上皮の色素減弱によると考えられている．または，程度はさまざまであるが黄斑部の錐体密度が低いことが多く（黄斑低形成），1と同様の機序の可能性がある．

4．薬剤の副作用．ボリコナゾール（on双極細胞の選択的障害），ジギタリス（錐体系の障害），バイアグラ®（PDEホスホジエステラーゼ阻害 → cGMPの分解↓ → 光カスケードの阻害）などは，網膜への薬剤の作用により羞明を生じる．

中枢性のものなど

1．交通事故後に強く羞明を訴える場合がある．原因は不明で，しば

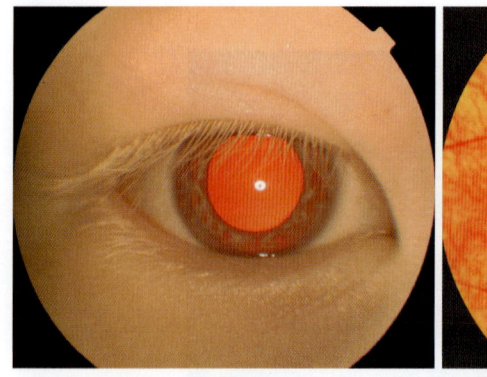

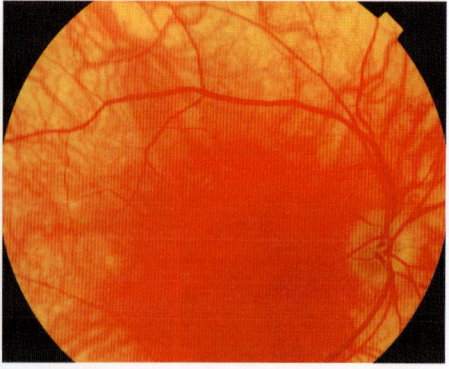

a. 前眼部写真　　　　　　　　　　b. 眼底写真

図6　白子症
虹彩および網膜色素上皮の色素減弱を認める．

しば不定愁訴としてとらえられる．
2. 眼瞼けいれんや三叉神経痛．三叉神経の刺激を介して羞明を生じるといわれている．
3. 片頭痛，髄膜炎，神経症など．

光視症（photopsia）

　光が見える現象．暗所や閉瞼時でも生じる．色を伴う場合もある．一瞬にして消失するが不規則に再発することが多い．中枢性と末梢性に分けられる．一眼に起こって左右を自覚する場合と，左右眼の鑑別が困難な場合がある．
中枢性：しばしば，頭痛，視野異常などの症状を伴う．
末梢性：硝子体と網膜の癒着部位で網膜が牽引されることにより，傷害電流を自覚する現象．多くは後部硝子体剝離に伴う生理現象の一つで，網膜剝離の前徴として，あるいは手術後に出現する場合もある．患者は左右眼を自覚している場合が多い．また，急性帯状潜在性網膜外層症（acute zonal occult outer retinopathy；AZOOR）や多発消失性白点症候群（multiple evanescent white-dot syndrome；MEWDS）などのAZOORの類縁疾患（AZOOR-complexと呼ばれる）では，「ちらちらする」などの光視症を訴えることが多く，本疾患を疑うポイントの一つである．

虹視，虹輪視（halo）

　電灯の光を見たときに，そのまわりに虹のように色のついた輪が見える現象．角膜上皮浮腫が生じた場合の特有な現象で，緑内障な

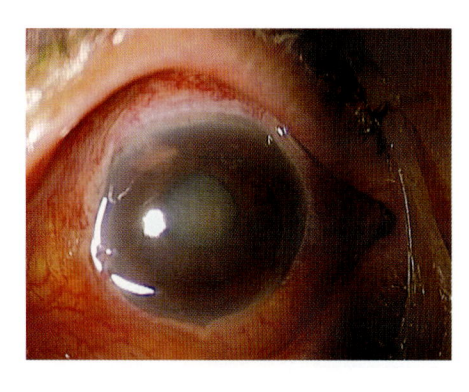

図7 急性緑内障発作でみられる上皮浮腫
上皮下に貯留した水面にプリズム効果が生じ、そのために虹視を生じると考えられている。

表1 光視症と閃輝暗点の特徴

	光視症		閃輝暗点
	眼球に起因するもの	眼球外に原因のあるもの	
左右	片眼	区別できない	区別できない
訴え	パッパッと光る、ピカッと光る、閃光が走る、など	閃光が走る、幾何学模様を訴えることもある	ギザギザの光、プリズムを通した光、波のようなジグザグの光、歯車のような光、など
視野上の位置	端のほうが多いが、さまざま	半側視野のみのこともある	中心から半側の視野に広がることがある
併発症	飛蚊症を伴うことがある	頭痛を伴うこともある	典型例は閃輝暗点消失後に暗点の対側に頭痛が出現、頭痛を伴わないこともある
機序	硝子体牽引による視細胞の興奮 後部硝子体剥離	上位視覚伝導路の興奮	血管のれん縮による視覚野の血流低下
疾患	打撲、網膜裂孔、硝子体出血、ぶどう膜炎	動静脈奇形、脳梗塞、てんかん	片頭痛

どで急激な眼圧上昇を来たした場合（図7）などにみられる。

閃輝暗点（scintillating scotoma）

　片頭痛（migrane）の前徴（aura）として見られる現象で、光視症の一種として分類されることもある。ここでは狭義として述べる。患者の訴えは多様であるが、典型的な経過は、歯車あるいは波のようなジグザグの光、プリズムを通したような光が、視野の中心あたりから次第に左右のどちらかに同名半盲様に広がり、数分〜数十分で消失する。光は色のついていることもあり、また、中心部はその向こう側が見えず暗点と自覚されることもある。その後、閃輝暗点の対側の後頭部に拍動性の頭痛が生じる。しかし、前頭部や両側などに起こることもある。また頭痛を伴わない場合もある。脳過敏と呼ばれる現象で、しばしば音や光をきっかけにして一連の片頭痛や

前徴のみが生じることがある．光視症と閃輝暗点の特徴を**表1**に示した．

> **カコモン読解** 第23回 一般問題23
>
> 羞明を訴えないのはどれか．
> a 角膜混濁　　b ドライアイ　　c 星状硝子体症
> d 虹彩毛様体炎　　e 錐体ジストロフィ

解説　羞明を生じる原因として，①角膜，水晶体などの混濁による散乱が原因となる場合，②網膜に原因がある場合，③三叉神経刺激による場合，そして，④中枢性の場合がある．選択肢のうち，aの角膜混濁は①に相当する．bのドライアイでは角膜上皮障害を生じ，①の機序で羞明を訴えることがある．cの星状硝子体症では一般に羞明を訴えない．dの虹彩毛様体炎では，前房炎症により①の機序で羞明を訴える．eの錐体ジストロフィでは錐体細胞が障害される．一般に二種類の視細胞はお互いに抑制しあっていることがわかっていて，この杆体-錐体相互作用のバランスが崩れて，杆体の感度が高くなり羞明を生じると考えられている．

模範解答　c

（篠田　啓）

変視症

変視症とは

　変視症とは，物がゆがんで見える自覚症状のことであり，日常診療上，多くの黄斑疾患症例において変視症を訴える．変視症は，視力や視野と同様に，患者の視機能の質を大きく左右する重要な要因である．

　黄斑上膜，黄斑円孔，加齢黄斑変性，中心性漿液性網脈絡膜症などの各種黄斑疾患では，視力低下，中心視野障害のほかに変視症を訴える．変視症は黄斑部における視細胞や，視細胞外節の配列の乱れによって生ずると考えられる．

　変視症を検出および定量化することにより，患者の日常生活における変視症の自覚をより把握することができ，また，従来は視力のみで評価していた硝子体手術前後での患者の視機能評価が，さらに充実したものになると考えられる[1]．

文献は p.355 参照．

変視症検出・定量化検査

Amsler チャート[2]：10 cm×10 cm からなる四角い表で，視距離 30 cm で固視点から 10°の円に外接する正方形に相当する．Amsler チャートは 7 種類のシートからなり（p.96 図 1），被験者に変視症の有無，形状を記載してもらう．変視症の検出には，主に第 1 表が広く用いられている．この検査は，変視症の検出には大変優れているが，定量化は困難である．

M-CHARTS®[3]：1 本の直線および視覚 0.2°から 2.0°の点の間隔からなる点線 19 本からなるシートで，1 本線からなるものと 2 本線からなるものの二種類ある（p.99 図 1，p.100 図 2）．

　変視を認知するには，ある一定の長さの連続した直線による網膜面への刺激が必要であり，この直線を間隔の狭い点線から徐々に間隔の広い点線に変えることにより，次第に被験者は変視を認知しなくなる．M-CHARTS® は，この原理に基づき作成された．

測定方法：検査距離 30 cm，近見矯正にて被験者に間隔の狭い点線

a. 眼底写真

b. SLO

c. OCT

d. Amslerチャート

e. M-CHARTS®

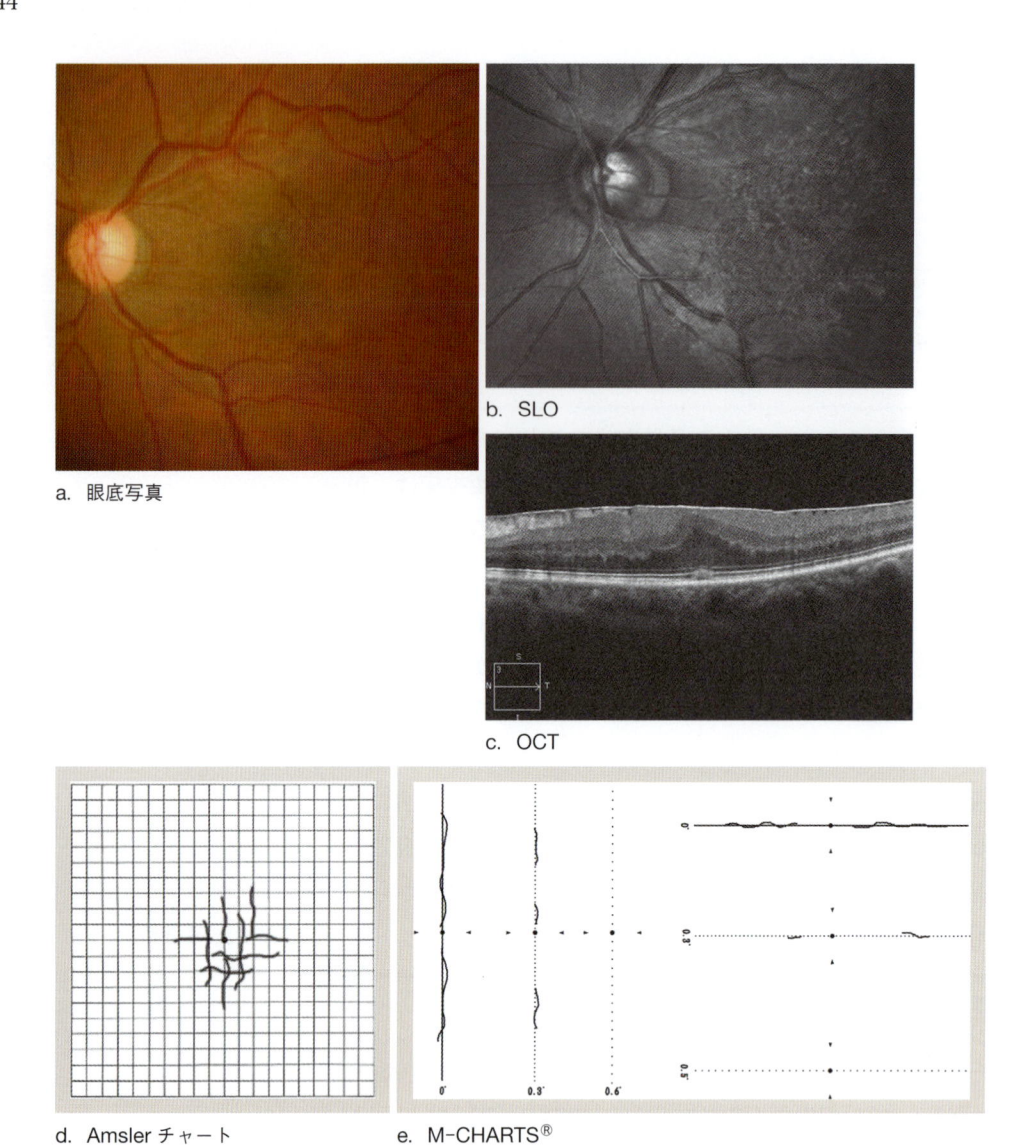

図1 変視症を自覚し，眼底に黄斑上膜を認めた症例（57歳，女性，左眼）

から間隔の広い点線を順に呈示し，変視を自覚しなくなった点線の視角をもって変視量をする．縦方向，横方向それぞれ別々に測定を行い，縦線の変視量（metamorophosia score for vertical line；MV）と横線の変視量（metamorphopsia score for horizontal line；MH）を求める．被験者は記載することなく点線を順に追うことで定量でき，非常に簡便である．

黄斑上膜[4]

長期にわたり変視症を有する代表疾患である．比較的視力良好な

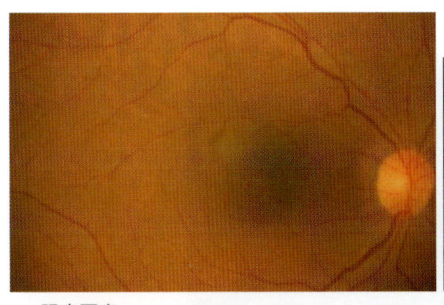

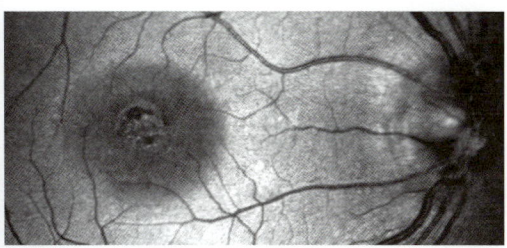

a. 眼底写真　　　　　　　　　　b. SLO

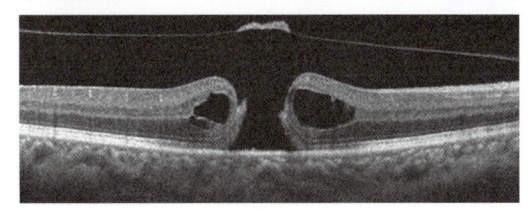

c. OCT

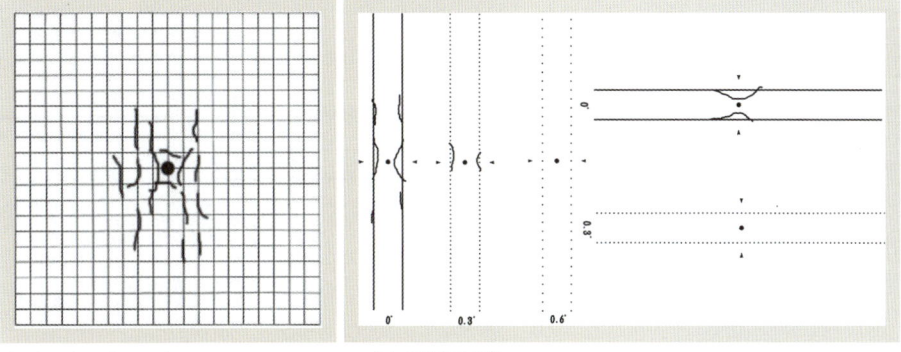

d. Amsler チャート　　　　　　　e. M-CHARTS®

図2　黄斑円孔を認めた症例の術前所見（61歳，男性，右眼）

患者が，その合併する変視症のため日常生活で不自由を感じることがしばしばある．左眼での変視症を自覚し来院，眼底に黄斑上膜を認めた症例を示す（図1a, b, c）．LV＝（0.8×S－4.5D），Amsler チャートにて変視症を認め，M-CHARTS® による変視量は，MV＝0.6，MH＝0.5であった（図1d, e）．

黄斑円孔[5]

　黄斑円孔では，中心暗点とともに中心部に引っ張られるような特有の変視症を自覚する．黄斑円孔患者には2本線の M-CHARTS® を用いて測定する．右眼に黄斑円孔を認めた症例を示す（図2a, b, c）．術前の視力は，RV＝（0.1×S－0.75D◯C－0.75D Ax60°）であった．Amsler チャートにて，中心暗点と黄斑円孔特有の変視を認

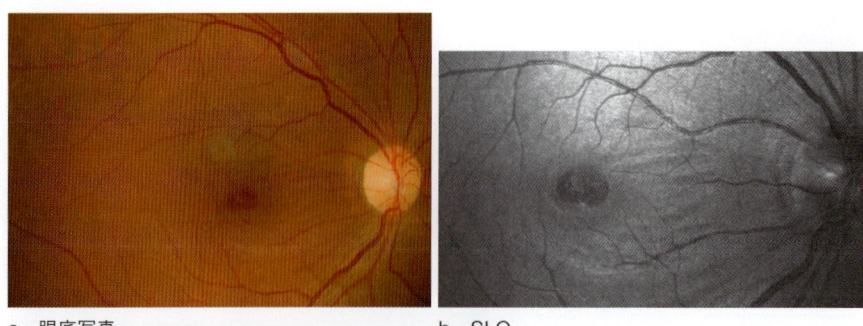

a. 眼底写真　　　　　　　　　b. SLO

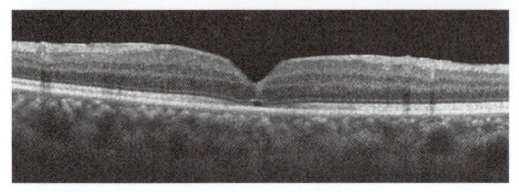

c. OCT

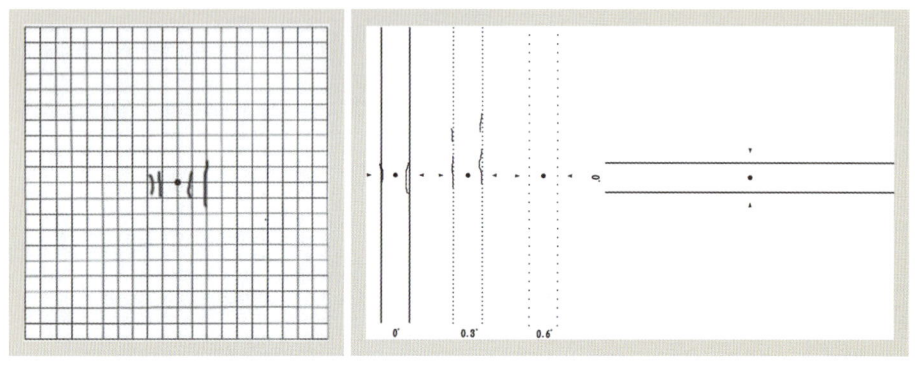

d. Amsler チャート　　　　　　e. M-CHARTS®

図3　図2の症例の術後所見

めた（図 2d, e）．M-CHARTS® による測定でも同様の特有の変視を認め，変視量は，MV＝0.6，MH＝0.3 であった．

　硝子体手術後，黄斑円孔は閉鎖を認めた（図 3a, b, c）．矯正視力は，RV＝(0.5×S−1.0D◯C−1.0D Ax 80°) に改善し，Amsler チャートでの変視症も軽減していた．変視量は MV＝0.6，MH＝0 であった（図 3d, e）．

（小池英子）

色覚異常

網膜疾患における色覚異常検索の意義

　網膜は外層に光受容細胞である視細胞を，中・内層に神経回路を有し，色覚の主要な情報処理の場としての働きをもつため，いかなる網脈絡膜疾患においてもその病巣が網膜中心部に波及した場合には，錐体系あるいはその神経回路の障害による後天色覚異常を生じることとなる．そこで，色覚異常を局所診断の基準にするという試み[*1,2]が，古くからさまざまに行われてきた．しかし実際には，1種類の錐体細胞や1対の色チャネルのみが選択的に障害されることはまれであるため，同一疾患においても障害の程度や経過によって色覚異常の様相は異なり，色覚異常のパターンから網膜疾患を分類し，鑑別診断を行うことは不可能である．

　後天色覚異常では，短波長感受性錐体（S-錐体），あるいは青黄チャネルが障害されやすいという性質があるため，早期には比較的典型的な青黄異常を呈することが多い．S-錐体系は本来，良好な視力には関与していないため，視力障害に先行して色覚の異常がみられ（図1），視力が完全に回復したのちも，長期にわたり青の感度低下などが残存していることがある．そのため色覚異常の検索は，疾患の早期発見や予後の判定に有用と考えられる．

　また，後天色覚異常においては，中間透光体の着色など加齢に伴う色覚の変化や，先天色覚異常の合併の可能性を常に念頭に置き，検査結果の評価を行うことが重要である．

問診の進め方

　網膜疾患では，視力や視野の異常のために眼科を受診する症例に比べ，色覚異常を主訴とする症例は少ない．しかし，慎重に聞きとりを行えば，色の見え方の変化や色覚の左右差などを自覚している場合が多い．視力低下，視野障害，夜盲などの合併があるか，色覚の変化がいつから始まったか，変化は急激なものか緩徐なものか，片眼性か両眼性か，部分的なものか全体かなどを確認するとともに，

[*1] **Koellner の法則**[1)]
網膜外層の疾患では青黄異常を，網膜内層の疾患および視神経疾患においては赤緑異常を呈する．

文献は p.356 参照．

[*2] **Verriest の分類**[2)]
色相混同軸と明所視比視感度によって特定の混同軸を有さないもの，赤緑異常（Type 1, 2），青黄異常（Type 3）に大別した．

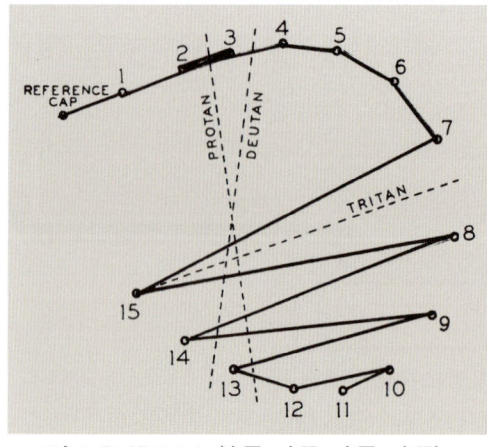

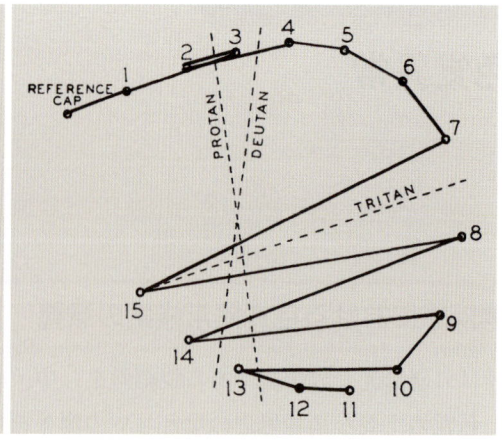

a. パネル D-15 テスト（左図：右眼，右図：左眼）

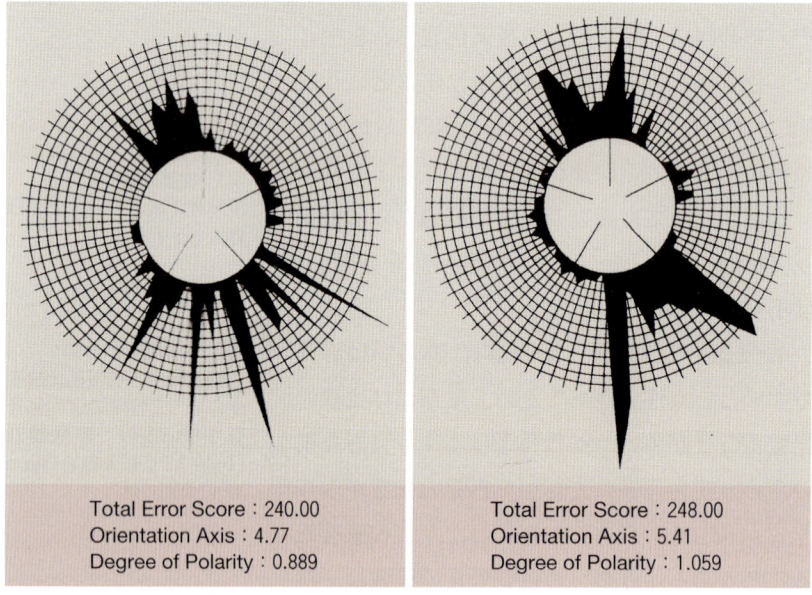

b. 100-hue テスト（左図：右眼，右図：左眼）

図1　色覚異常が初発症状であった錐体ジストロフィの症例

53歳，男性．35歳ごろより徐々に青と緑の判別が困難になってきたという主訴で受診．視力は両眼とも（1.2）で眼底には明らかな異常はみられず，視野は輪状暗点を呈した．
a. パネル D-15 テスト．tritan 軸に平行な誤りを呈する，典型的な青黄異常を示した．
b. 100-hue テスト．右眼の総偏差点 240，色相混同軸 4.77，左眼の総偏差点 248，色相混同軸 5.41 と典型的な青黄異常を示した．
（北原健二ら：Farnsworth-Munsell 100-Hue Test の解析青黄異常の判定基準．日本眼科学会雑誌 1986；90：229-232．）

　具体的に色の見え方について聞きとりを行うことが望ましい．注意が必要なのは，先天色覚異常の存在である．先天色覚異常者では出生時より色覚に変化はないため，他人との色覚の差異を自覚するか，他人に色覚の異常を指摘されて初めて色覚異常を認識する（**表1**）．現在，学校での色覚のスクリーニング検査は行われていないため，本人が先天色覚異常であることを認識していない場合も多い．さら

表1　先天色覚異常と後天色覚異常の比較

	先天色覚異常	後天色覚異常
色覚の変化の自覚	なし	あり
色覚の左右差	なし	あり
視力など，ほかの視機能の障害	なし	あり
色覚異常のタイプ	赤緑異常	青黄異常，赤緑異常，暗所視型など

表2　視神経疾患と大脳性色覚異常の色覚異常の傾向

視神経疾患	大脳性色覚異常
網膜疾患と同様に視力低下に先行して，青黄異常を呈し，進行とともに赤緑異常から，明所視型へと変化する場合が多い．そのため，色覚異常のタイプから両疾患を鑑別することは不可能である．アノマロスコープによる pseudoprot-anomaly の確認が唯一の色覚検査による両疾患の鑑別である．また，網膜疾患では，時に陽性の反応，すなわち"紫色の光が見えた"，"白い壁の一部が黄色く見えた"などという訴えが聞かれることがあるが，視神経疾患ではそのような訴えはなく，彩度や明度の低下の訴えとなることが多い．	典型例では，外界が視力障害を伴うことなしにモノクロームの世界に変化するという．しかし典型例はまれであり，一般的には彩度と明度が低下したという訴えが多い．色覚の変化は突発することがあり，その発症時期やエピソードを正確に記憶する場合が多い．異常の程度は原疾患の回復進行につれて変化し，色相配列検査では異常が顕著に現れるが，典型的なパターンをとらない．また，随伴症状として相貌失認や地誌的失見当識を伴いやすい．

に先天色覚異常者に後天色覚異常が合併すると，色覚の変化はより重篤で，複雑になる．

網脈絡膜疾患により，S-錐体系の反応が完全に障害された場合には，緑の感覚が消失し，青，赤および白が主たる色感覚となると考えられるが，臨床上は完全に S-錐体系の反応のみが障害されるとは限らないことから，色覚の変化の様相は複雑である．よく聞かれる自覚症状は，黄色が白っぽくなり，緑と青，青と黒の判別が困難になったという訴えである．また，すべての色がくすんで暗く見えたり，灰色がかったりというように，彩度や明度が低下して感じられると推察される訴えも多い．

後天色覚異常を呈することの多い疾患である視神経疾患と，大脳性色覚異常について，表2で色覚異常の傾向を示す．

眼科一般検査

後天色覚異常は，角膜から大脳皮質視覚中枢に至るどの部位の障害によっても，また，いかなる要因によっても引き起こされる可能性のある症状である．さらに心因性色覚異常，ヒステリーの色視症など心理的要因によるものも存在する．視力，眼圧，細隙灯検査，眼底検査のみならず，疑われる疾患に応じて，視野検査，網膜電図，画像検査など必要な検査を施行することが重要である．また，高度

に視力の低下した症例や，偏心視となる中心暗点を呈する例では，色覚検査の結果から後天色覚異常の解析を行う意味は少ない．

色覚検査

　色覚検査は左右差を考慮し，健眼より片眼ずつ行う．常に先天色覚異常の合併を念頭に置き，視力が良好であるにもかかわらず，典型的な赤緑異常を呈した場合には，アノマロスコープや遺伝子解析などにより先天色覚異常の存在を否定することが必要である．

　網膜疾患における色覚検査結果の特徴は，早期には青黄軸主体の色弁別能障害があり，進行とともに種々のパターンを呈することであり，疾患に特異的な形はない．いずれの疾患においても極度に進行した場合には錐体系の機能が全般的に障害され，赤緑異常から暗所視型色覚に移行する．また，網膜疾患による色覚異常では，視力や視野異常を伴う場合が多く，検査法の選択は視機能障害の程度に準じて行うことが大切である．色覚検査が最も有用であると思われるのは，ほかの視機能障害のみられない，ごく早期の網膜疾患における青黄異常の検出である．

　臨床で色覚検査に使用される仮性同色表，色相配列検査，アノマロスコープなどは，先天色覚異常のスクリーニングや程度判定，分類などを目的に開発されたものである．そのため，後天色覚異常の検査に使用するためには，いくつか注意すべき点がある．

仮性同色表：スクリーニング目的に使用される仮性同色表では，多くの施設で使われている石原色覚検査表には青黄異常に対応する検査表は含まれていないため，青黄異常の検出表を含む，標準色覚検査表第2部後天異常用（以下，SPP Part II）とAO-H-R-R（以下，H-R-R表）の使用が望ましい．しかし，これらの表を使用した場合でも，色覚異常の程度のみならず，視力や視野の障害に検査結果が影響されることを念頭に置いて検査を進めることが必要である（図2）．

色相配列検査：色覚異常の程度や識別能が低下した領域（色相混同軸）についての検索が可能である．主に使用される色相配列検査はFarnsworth dichotomous test for color blindness Panel D-15（パネルD-15テスト）と，Farnsworth-Munsell 100-hue（100-hueテスト）である．パネルD-15テストは検査が簡便であり，ある程度の視力，視野障害を有する場合にも検査ができ，さらに赤緑異常だけではなく，青黄異常，暗所視型などの色相混同軸の判定も可能なことから一般に使用されている．注意すべきは，先天色覚異常と異な

＊3 **pseudoprotanomaly**
Rayleigh均等が1型の均等側に移行するもの，すなわち黄と等色するために赤の割合を多く必要とする現象．成因は視色素の光子を吸収する効率，すなわち光学濃度（optical density）の減少により説明される[5]．したがって，この現象が色覚検査により網膜疾患と視神経疾患を鑑別できる唯一の検査法といえる．

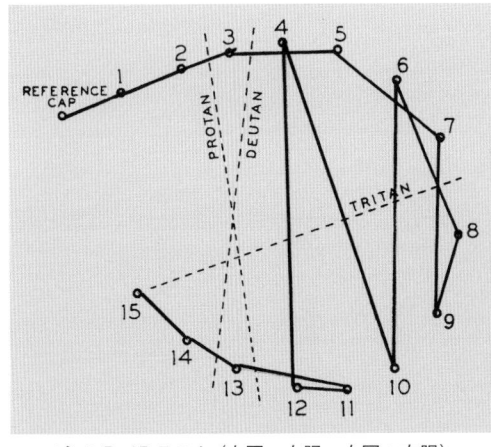

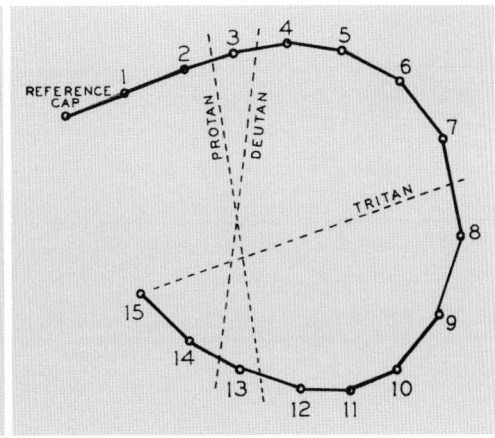

a. パネル D-15 テスト（左図：右眼，右図：左眼）

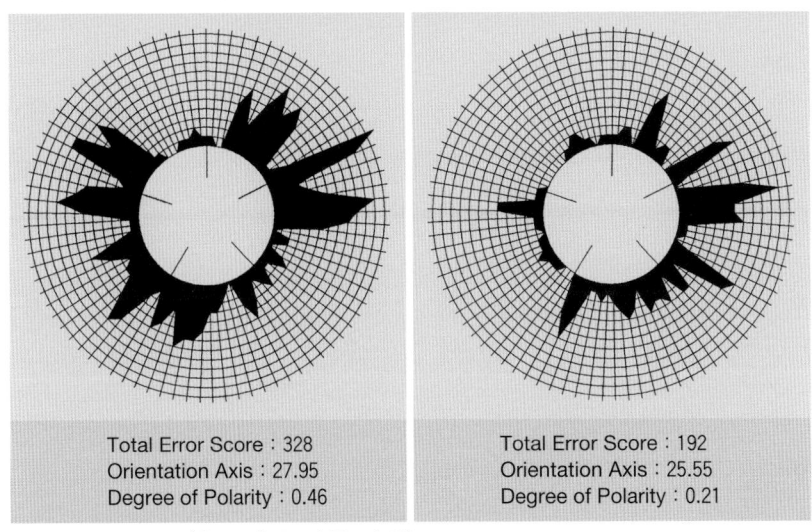

b. 100-hue テスト（左図：右眼，右図：左眼）

図2　視野障害の合併にて仮性同色表による検査が不可能であった錐体ジストロフィの症例

25歳，女性．18歳ころよりの視力低下にて受診．視力は右（0.3），左（0.6）で，眼底には検眼鏡的に異常はみられず，視野は中心部の感度低下を認めた．

仮性同色表：両眼とも検査不能と判定．　　　　　　　　　H-R-R 表：説明用の図形も見つけられず．
石原色覚検査表：第1表のみ正読し，ほかの表は判読不能．　　SPP Part II：説明用のページの数字も見つけられず．
a. パネル D-15 テスト．右眼は混同軸不明で，左眼は pass．
b. 100-hue テスト．右眼の総偏差点は 328，色相混同軸 27.95，左眼の総偏差点 192，色相混同軸 25.55 と赤緑異常を呈した[4]．

り，後天色覚異常において色相配列検査で赤緑軸の混同を認めた場合には，すでに S-錐体系も著しく障害されていることを意味している点である．

アノマロスコープ：先天色覚異常の除外のために施行するほか，網脈絡膜疾患の特徴といわれる pseudoprotanomaly[*3] の検索に有用であるが，視力や視野の障害の程度によっては施行が困難である．

*3 は p.50 参照．

（久保朗子）

3. 自覚的機能検査

動的視野検査

概念

　Goldmann 視野計に代表される動的視野検査は，一定の背景輝度に設定されたドーム内に視標を呈示し，視標の大きさや輝度が同じ視標を視認できた点を線で結ぶことで，視覚の感度分布をイソプタ（isopter；等感度曲線）として求める検査法である．この動的視野の基本であるイソプタの考え方は，Traquair の"視野の島（visual island）"をみるとよく理解できる（図1）[1]．視野検査には大きく分けて動的視野検査と静的視野検査があるが，"見えない"領域の感度を検出する静的視野検査に対して，動的視野検査はイソプタを求めることで，主に"見える"範囲を検出することができる．

文献は p.356 参照.

Goldmann 視野計による測定

　Goldmann 視野計による動的視野検査では，背景輝度 31.5 asb の白色背景に大きさと輝度を組み合わせた視標を呈示することによって測定する．基本的には V-4e, I-4e, I-3e, I-2e, I-1e と進め，"視野の島"の頂点についてはその症例が見える最も小さい，または暗

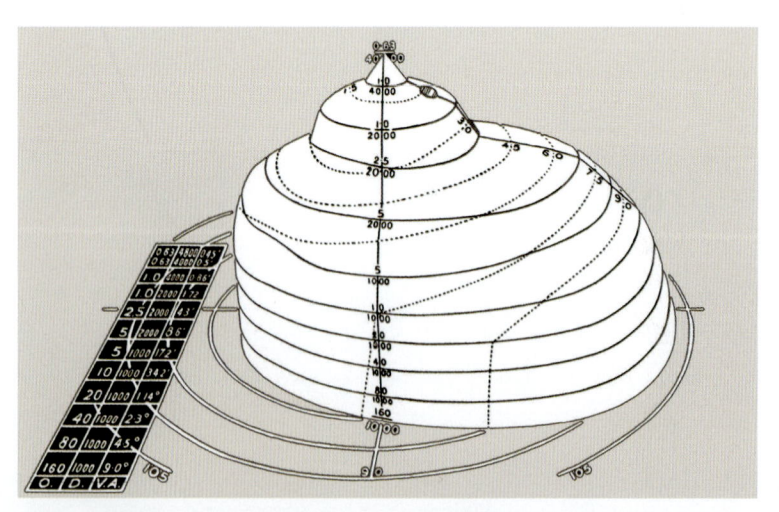

図1　Traquair の"視野の島（visual island）"
(Scott GI：Traquair's clinical perimetry. London：Henry Kimpton；1957.)

い視標を用いて測定する．

　Goldmann 視野計による視野検査では，調和現象が成立する視標サイズ（0～V）と輝度（1～4）の組み合わせがある．視標サイズが小さい場合は視標輝度を明るく，視標サイズが大きい場合は視標輝度を暗くすることによって同等な刺激量を得ることができる．たとえば I-4e，II-3e，III-2e，IV-1e のこれらの視標ではほぼ同じイソプタを検出する．基本的なイソプタ以外を測定する場合は，この調和現象を考慮した視標の選択が必要となる．検査用紙には患者氏名，検査日，測定眼（測定眼の順序も含む），検査に用いたレンズ度数，瞳孔径，上眼瞼の挙上の有無，検者名が記載されており，さらに"固視が定まらない"，"疲労が強い"などのコメントが記載されている場合の検査結果の判定には，この点も含めて評価する必要がある．

検査結果に影響する因子

　動的視野検査の結果に影響する因子には次のものがある．
背景輝度：動的視野検査の背景輝度は，通常 31.5 asb に設定されており中心が高い視野の島となる．背景輝度が低くなると視野の島は平坦化する．これは錐体細胞と杆体細胞の順応による働きが異なることによる．さらに暗順応の状態では，中心よりも周辺が高い視野の島になる．
瞳孔径：散瞳した状態では眼内に入る光の量が多く（網膜照度が高く），高次収差が増大する．このため周辺視野である V-4e のイソプタは大きくなるが，中心部のイソプタは小さくなる．縮瞳した状態（2.0 mm 以下）では網膜照度が低く，回折が起こる．このため全体のイソプタは小さく，中心部ほどその影響が大きくなる．
反応時間：視標が求心的に動いて呈示されるため，視標が見えてから被検者がブザーを押すまでの時間である反応時間が影響する．高齢者で反応時間が遅い場合は実際の視野の広さよりも狭く，また，暗点は遠心的に視標を動かすため広く評価される場合がある．
検者の技量：Goldmann 視野計に代表される手動の視野計では視標の呈示速度を一定に保つことが難しく，また検者の経験が測定戦略に影響するため，検者間での信頼性の違いが生じることが問題となる．この点を踏まえて検査結果を評価する必要がある．

正常視野

　片眼で1点を固視したときに見える正常範囲は，上方60°，下方70°，耳側100°，鼻側60°である．固視点から耳側15°付近には生理的な暗点であるMariotte盲点が存在し，この暗点は視神経乳頭に相当する．上方視野は上眼瞼の影響を受けるため，特に高齢者では上眼瞼を挙上して測定しているかを確認し評価する必要がある．

網膜疾患と視野異常（動的視野検査が有用な網膜疾患）

　網膜疾患では病変の部位に一致した視野異常を呈する．そのため動的視野検査は，網膜機能の障害の範囲や視野全体の形状として進行状態を判断することに有用である．また網膜疾患における中心10°内の視野と中心窩閾値の評価には静的視野検査が適している．本項では，動的視野検査が有用な網膜疾患として網膜色素変性と急性帯状潜在性網膜外層症（acute zonal occult outer retinopathy；AZOOR）について述べる．

網膜色素変性：網膜色素変性は代表的な遺伝性網膜変性疾患で，両眼性，進行性の網膜変性を来たす．定型的網膜色素変性では夜盲と視野狭窄を自覚し，進行すると視力低下を来たす．代表的な視野異常としては求心性視野狭窄や輪状暗点がある（図2〜4）．求心性視野狭窄の進行過程において，上方視野の狭窄が下方視野の狭窄よりも先に進行することがあり，下方に残存視野が検出されることがある（図3）．輪状暗点や周辺部の残存視野の検出といった周辺視野の評価には動的視野検査が有用である．さらに求心性視野狭窄が進行すると，視野の島の頂点である最高感度のイソプタが視野計の固視観察筒内（Goldmann視野計では2°）となる場合がある．この場合には付属の固視点投影器を用いて測定する．また，固視点投影器を使用しなくても固視観察筒の近傍に視標を呈示し，被検者にはイソプタ測定時に固視していた固視点ではなく，投影された視標を固視するように指示する．検者は呈示した視標が見えなくなるまで視標の輝度を暗くしていき，中心感度を測定する．測定結果は"視標を固視すると中心部はI-1cまで視認可能"といった表現で検査結果を記載する．中心視野がわずかでも残存しているときには比較的視力は保たれているが，視力低下が始まると2〜3年の間に急速に視力は0.1未満に低下する[2]．網膜色素変性における進行の判断は，視力値と視野の中心感度とをあわせて検討する必要があり，中心のイ

a. 眼底所見（左図：右眼，右図：左眼）

b. ERG

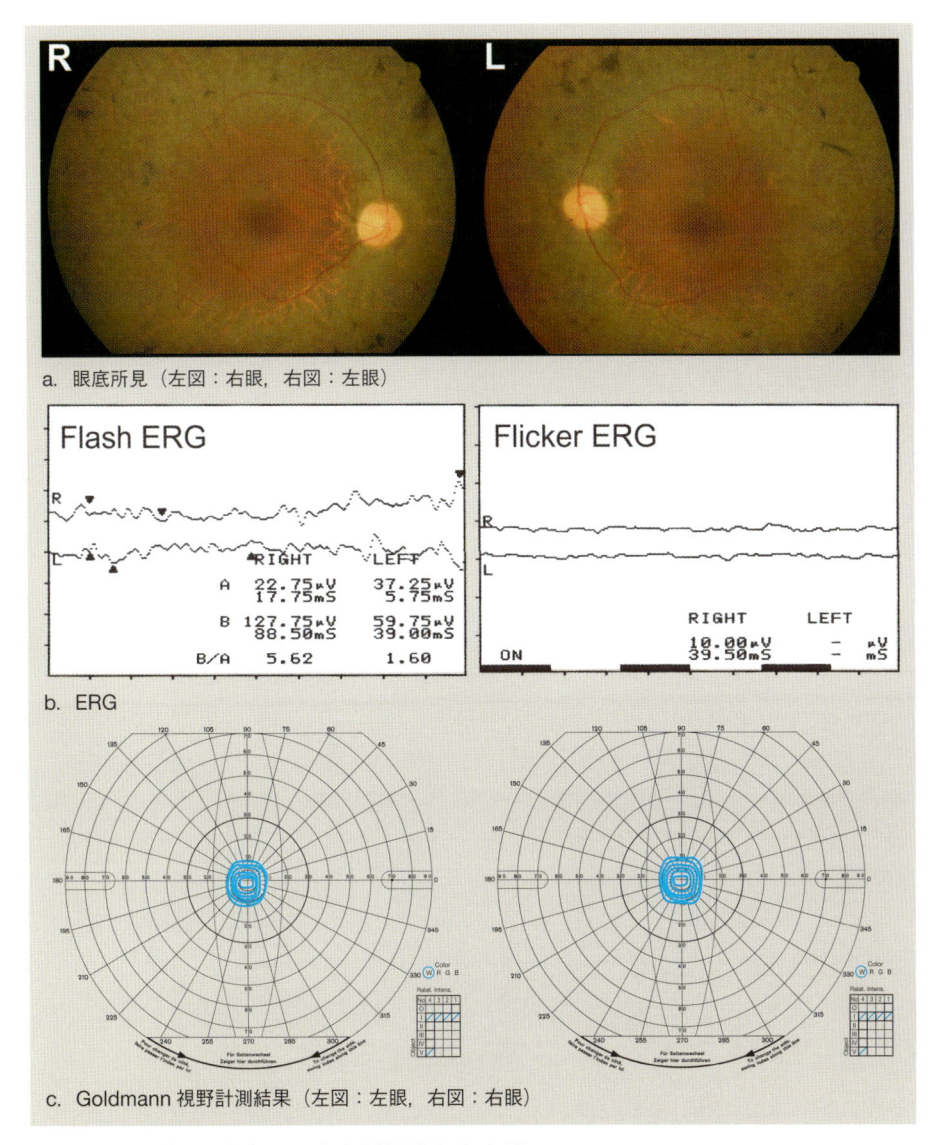

c. Goldmann 視野計測結果（左図：左眼，右図：右眼）

図2 求心性視野狭窄を示す定型網膜色素変性
42歳，男性．矯正視力は左右とも（1.0）であった．動的視野検査では求心性視野狭窄を示し，中心感度は左右眼ともに I-1a であった．

ソプタや最高感度の評価が重要となる．また中心 10° 内の詳細な感度を検討するためには静的視野計による閾値測定を行う．

網膜変性のなかには初期に弓状暗点を示すものがあり，検眼鏡的変化が明瞭でない場合には，正常眼圧緑内障と鑑別が必要となる[3]．弓状暗点を示す網膜変性を網膜色素変性に含めるかについては議論がある．

急性帯状潜在性網膜外層症（AZOOR）：1993年に Gass ら[4] によっ

a. 眼底所見（左図：右眼，右図：左眼）

b. ERG

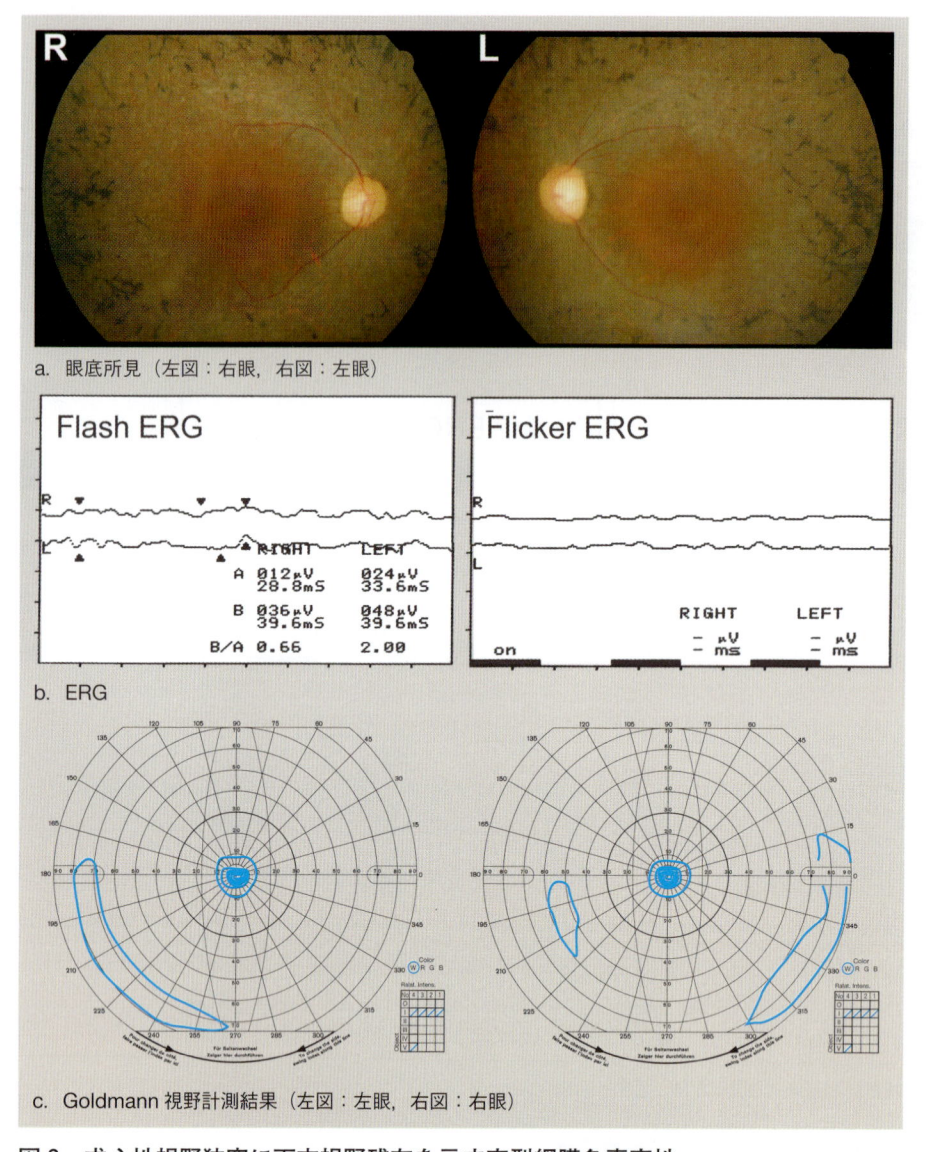

c. Goldmann 視野計測結果（左図：左眼，右図：右眼）

図3 求心性視野狭窄に下方視野残存を示す定型網膜色素変性
43歳，女性．矯正視力は右（1.0），左（0.9）で，動的視野検査では求心性視野狭窄に加えて下方に V-4e のイソプタが島状に残存していた．中心感度は右眼 I-1a，左眼 I-1b であった．

て報告された疾患概念である．急性発症の視野異常を特徴とし，20～40歳代に発症することが多い．病因は不明で，確立した治療方法はない．発症初期には検眼鏡的所見が正常であることが多いが，視野に暗点を認め，暗点の部位に一致して多局所 ERG（electroretinogram；網膜電図）反応の低下があることから診断される．光干渉断層計の所見では，視野の暗点部で視細胞内節外節接合部（IS/OS）ラインが不整または欠損することが報告されている[5]．AZOOR の視野異常は Mariotte 盲点が拡大した形をとることが多く（図5）[4,6]，暗

a. 眼底所見（左図：右眼，右図：左眼）

b. ERG

c. Goldmann 視野計測結果（左図：左眼，右図：右眼）

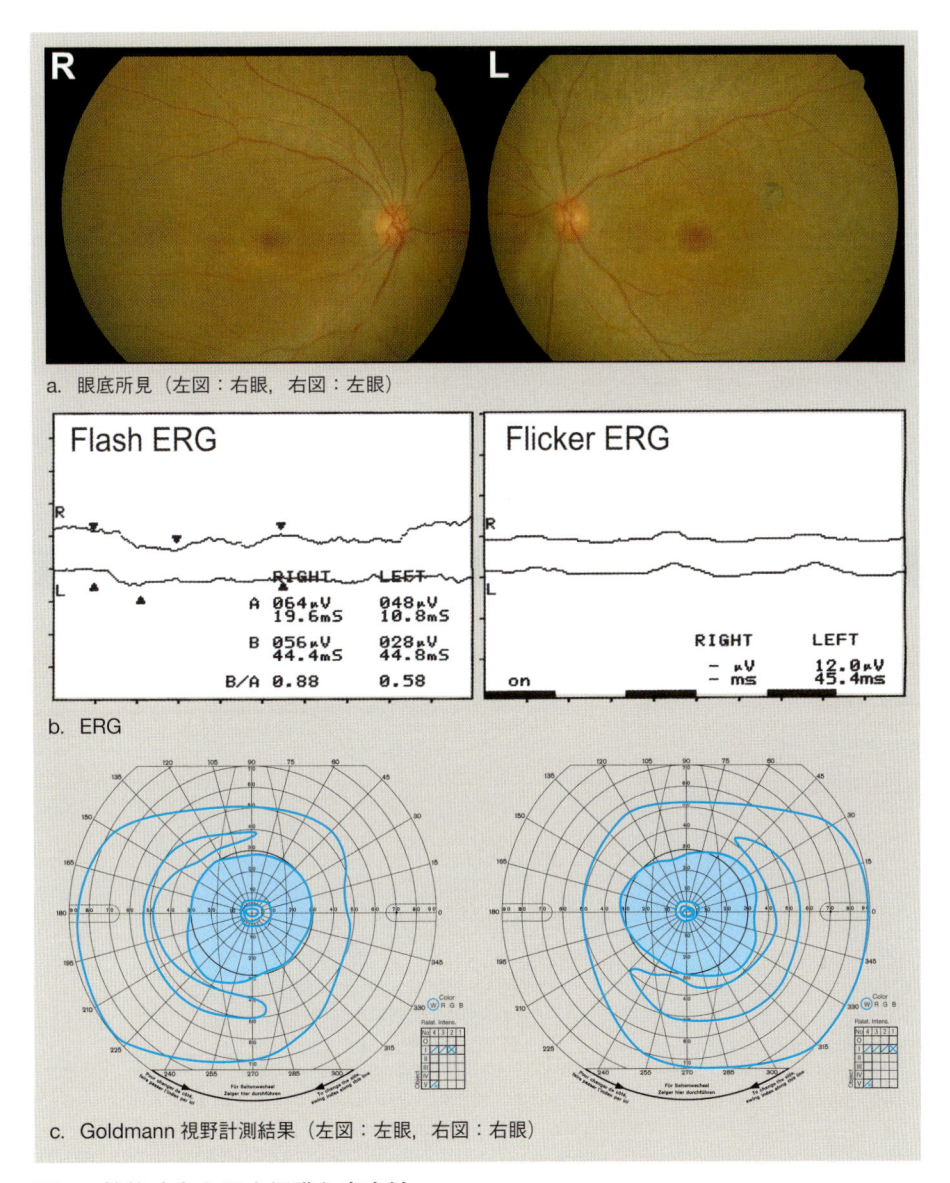

図4　輪状暗点を示す網膜色素変性
64歳，女性．矯正視力は右（0.6），左（0.8）であった．眼底所見は血管アーケード付近に目立つ網膜変性と標的黄斑症を合併していた．動的視野検査では V-4e の輪状暗点を示し，中心感度は右眼 I-2e，左眼 I-3e で，視標を固視すると中心部は右眼 I-1e，左眼 I-1d まで視認が可能であった．

点が中心部に及んだ場合には，視力低下を来たす．AZOOR の視野異常は中心 30° を超えることが多く，動的視野検査が有用である．

　鑑別すべき疾患として，視神経・頭蓋内疾患がある．特に中心暗点型をとる AZOOR の場合は，眼底が正常であることから臨床所見は視神経疾患に類似し，その鑑別には多局所 ERG 検査が必須となる．AZOOR の暗点は完全に消失しないものが過半数で，慢性期には網膜変性を来たすことがある[6]．

a. 眼底所見（左図：右眼〈患眼〉，右図：左眼）

b. Goldmann 視野計測結果（左図：左眼，右図：右眼）

c. 多局所 ERG（左図：左眼，右図：右眼）

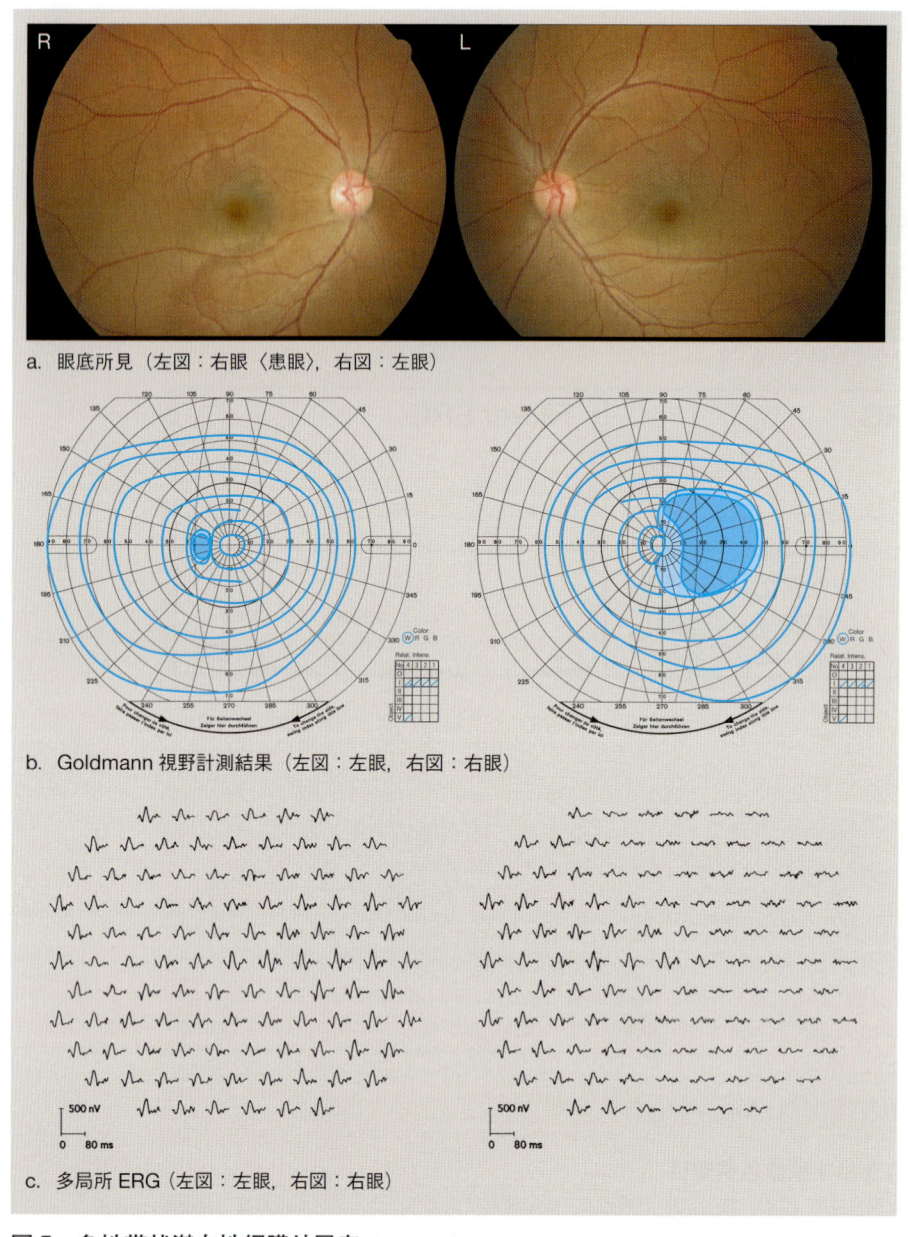

図5　急性帯状潜在性網膜外層症（AZOOR）

36歳，男性．矯正視力は左右とも（1.5）であった．3日前から急に右視野の右半分が"ギラギラと光って"見えなくなった．眼底所見は正常であったが，動的視野検査では右眼にMariotte盲点が拡大した形の大きなV-4eの暗点が検出された．多局所ERG検査では視野異常に一致して反応が低下しており，AZOORと診断された．

網膜疾患以外に動的視野検査が有効な症例

　動的視野検査は網膜色素変性，後期緑内障，視神経・視路疾患など，周辺視野を含めた視野全体の広さや残存視野の評価を行う場合には静的視野検査よりも有用である．また高齢者や小児では，静的

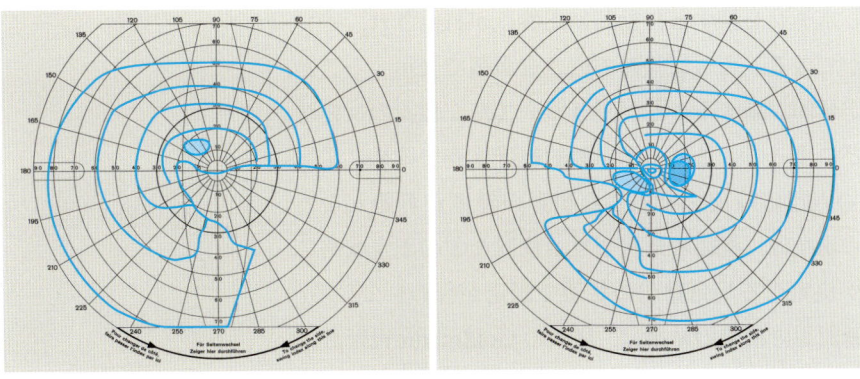

a. Goldmann 視野計による計測結果（左図：左眼，右図：右眼）

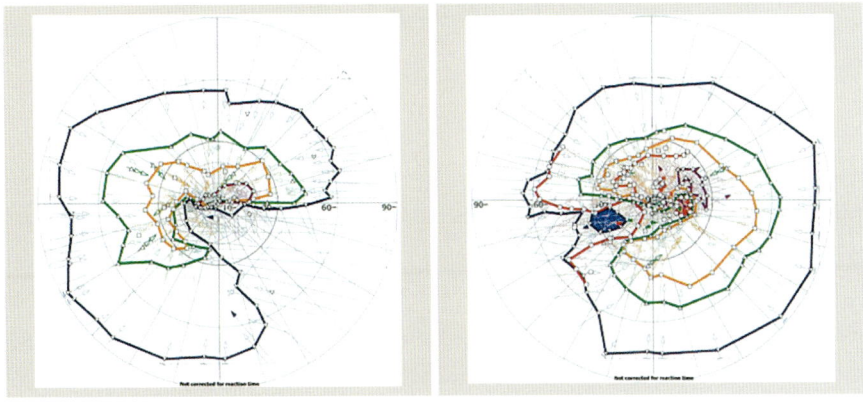

b. Octopus 101 GKP™ による計測結果（左図：左眼，右図：右眼）

図6　Goldmann 視野計と Octopus 101 GKP™ による視野
66歳，女性．原発開放隅角緑内障で，Octopus 101 GKP™ による視野検査においても，Goldmann 視野計による結果とよく一致した視野異常を検出している．
（橋本茂樹：理解を深めよう視野検査．東京：金原出版；2009．p.32．）

視野検査で実施困難な症例であっても検者が患者の状態にあわせて検査を実施することができる．さらに動的視野検査の結果は，視野障害が進行した症例では，ロービジョンケアにおいて本人が自己の残存視野を理解することや，家族にとっては患者をどのように援助すればよいかを理解することに役立てることができる．

自動動的視野検査

　Goldmann 視野計を代表とする動的視野検査は，測定が手動で検者の技量や経験が結果に影響することが問題となる．この点を解決するために完全自動化を目指し，自動動的視野計の開発が進んでいる[7]．代表的な自動動的視野計として Octopus 101/900 GKP™（Haag-Streit）がある．測定条件は Goldmann 視野計と同様であるが，検者が設定した速度に従って視標を呈示することができ，被検

者が視標を視認しボタンを押すと自動的に応答点が打点され，イソプタを描くことができる．さらに視野の広さを面積で表示することができ，経過を定量的評価することができる．また，個々の反応時間を測定することによって，これまでの動的視野検査で結果に影響するといわれていた反応時間を考慮した視野の評価が可能となった．しかしながら現在は，視標の選択や呈示位置などの測定戦略については，検者が決定する半自動化の状態で測定が行われている．半自動化による動的視野検査の結果は，従来のGoldmann視野計による測定結果とも一致している（**図6**）．

（若山曉美，國吉一樹）

静的視野検査

自動視野計測の意義

　網膜疾患では，診断のために視野検査を行うことは多くはないが，それらの機能異常や quality of vision を判断するために，視野検査は有用な手段と考えられる．自動視野計による静的視野検査（automated static perimetry）は定量化がしやすく，経過観察もしやすい．さらに，検者の技量に左右されにくいため，データの比較もしやすく，検査の標準化がしやすい．すでに，オリジナルの Goldmann 視野計が製造中止となり，わが国の身体障害者等級もすでに自動視野計による判定が認められている．また，硝子体手術や光線力学的治療（photodynamic therapy；PDT）などの治療技術の進歩により，種々の網膜疾患で機能を維持・改善できるようになり，形態的改善の評価とともに機能的改善も精確に評価することが必要となってきている．これらのことから，自動視野計による網膜疾患の機能評価はさらに重要になってくるものと考えられる．

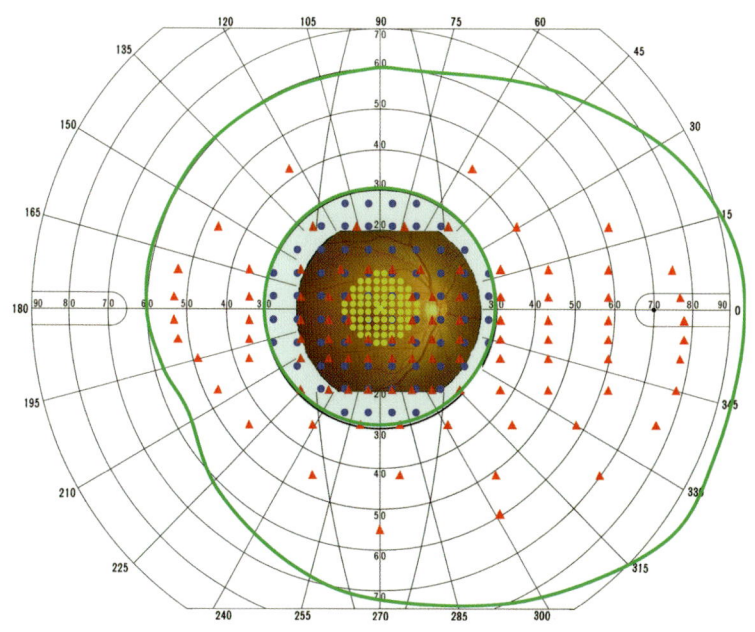

図1　検査点配置と領域
HFA C10-2 プログラム，C30-2 プログラム，Esterman test（片眼）の各検査点配置．C10-2 プログラムは中心 10°内に 68 点，C30-2 プログラムが 30°内に 76 点が格子状に，Esterman test は，視野のほぼ全域に 12 本の水平経線上に 1〜14 点，合計 100 点の検査点が配置されている．
●：C10-2 プログラム
●：C30-2 プログラム
▲：Esterman test（片眼）

そこで，自動視野計による静的視野検査ための基礎的事項と，代表的な網膜疾患の視野異常について考えてみたい．

測定領域の選択

網膜疾患の多くは，眼底所見から異常部位をおよそ推察することができるため，必要としている視野の情報とあわせて測定領域を決定する（図1）．

網膜の全域に異常を示す疾患であれば，まず視野の全体像を把握し，その後必要な部位の詳細な検査を行う．視野の全体像を把握するには，中心視野と周辺視野を別個に測定するよりも，周辺部まで検査点配置のあるスクリーニングプログラムを使用するのも一法である．逆に黄斑変性のように眼底後極部に限局した異常であれば，黄斑部を中心とした10°内の検査を行う．糖尿病網膜症や網膜中心静脈分枝閉塞症などのように眼底後極部を越え，周辺に向かって病変が広がっているのであれば，中心30°内の検査を行ってみるのがよい．中心窩感度は，中心窩機能を評価するために測定しておく．

測定法（strategy）の選択

視野検査に何を求めるかで選択する測定法，すなわちstrategyは二つに大別される．一つがスクリーニングといわれる視野をクラス分けする方法，もう一つは各検査点の詳細な網膜感度を知るための閾値検査である．

視野の存否，disabilityの確認をするのであれば，単一輝度によるスクリーニング法や単一レベル法が簡便である．視野の質的評価も求めるのであれば，スクリーニング法のゾーン法や閾値測定を行う．しかし，ゾーン法のなかでも3-ゾーン法や4-ゾーン法は，検査時間が閾値検査のなかの時間短縮プログラムとほぼ同等にもかかわらず，得られる情報が閾値検査ほど多くなく，経過観察のための解析も難しいことから，中心視野の検査では閾値測定を初回から行うほうが得策と考えられる．

一方，閾値測定としては基本のstrategyであるfull threshold法のほかに，自動視野計の代表であるHumphrey Field Analyzer（HFA）やOctopus®にはそれぞれ特有の時間短縮strategyがある．すなわち，HFAでは，Fastpac, SITA Standard（SITA-S）, SITA Fast（SITA-F）が，Octopus®では，dynamic strategy, Tendency Oriented Perimetry（TOP）である．このうちTOPは検査時間がきわめて短いもの

の，各検査点は一度しか検査されず，閾値決定に周囲の結果を使用するので，小さな異常や浅い暗点は検出しづらく，判定には注意を要する．SITA-S や SITA-F も検査時間短縮に効果的であるが，緑内障に特化したアルゴリズムであることに留意しなければならない．したがって，時間短縮アルゴリズムのなかでどの疾患にも使用可能なものは，Fastpac と dynamic strategy のみということになるが，この両者は閾値を視標が1回しか交叉しないため，結果のばらつきが大きくなることが知られている．しかし，短時間で視野検査が行えることは臨床的に大きな魅力があり，近年，網膜疾患の網膜感度評価でも SITA の使用がみられる[1]．また，通常の視野検査で使用される白色背景に白色視標で検査を行う white-on-white perimetry（W/W）のほかに，余剰性の少ない S-錐体（青錐体）系の異常を検出する blue-on-yellow perimetry（B/Y）が，初期糖尿病網膜症の機能異常検出に使用されるようになっている[2]．しかし，B/Y では，通常の full threshold 法での検査に多大な時間を要するため，時間短縮アルゴリズムとの組み合わせの網膜疾患への評価が今後の課題であろう[3]．

また，経過観察を考慮すれば，できる限り同じプログラム，同じ straregy で検査を行っていくべきであり，異なるプログラムや測定法では結果の正確な比較ができないことに留意し，測定範囲や strategy を選択していく．

文献は p.356 参照．

症例

網膜色素変性（retinits pigmentosa；RP，図2）：RP の視野障害は一般に，中心から 20〜50°の中間周辺部から始まり，中心および周辺に拡大していく．中間周辺部での視野異常が高度になると中心視野と周辺視野が分離し，いわゆる輪状暗点を呈する．したがって，視野検査では，視野の全体像と中心機能の評価を行う必要がある．これには，単一輝度によるスクリーニング検査を視野全体に行って残存視野の評価をし，その後中心視野の閾値計測を行い，視機能を詳細に評価する．中心視野の測定領域は，スクリーニング検査の結果を参考に選択すればよい．HFA700 型では Esterman test[4] によるスクリーニングと C10-2 プログラムでの閾値検査が日常の生活不自由度も評価でき，効率がよいと考えている．

網膜静脈分枝閉塞症（branch retinal vein occulusion；BRVO，図3）：血管閉塞部位の網膜感度は，非虚血型では比較的軽度の低下であるが，虚血型では虚血部位に相当する著しい感度低下を示し，絶

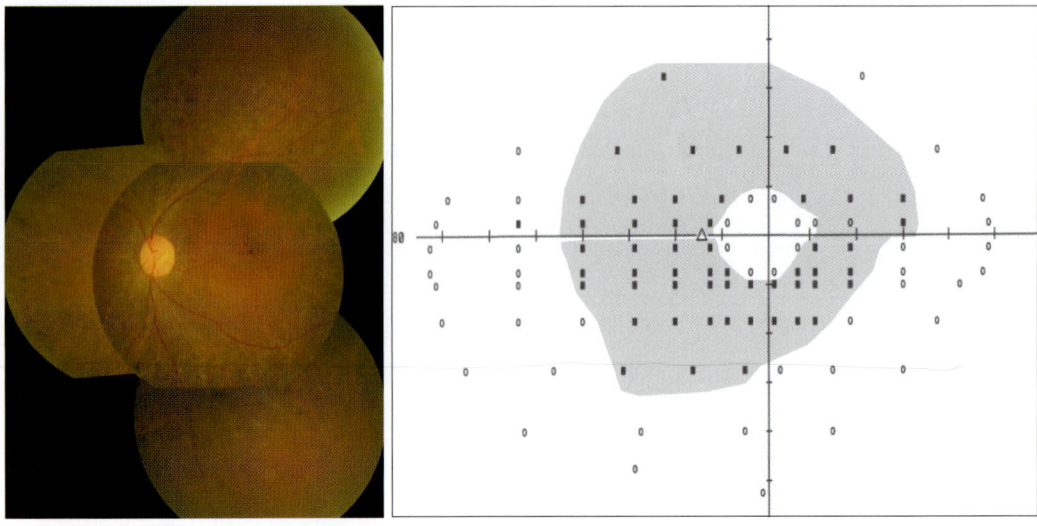

a. 眼底写真（左眼）　　　　b. Esterman test

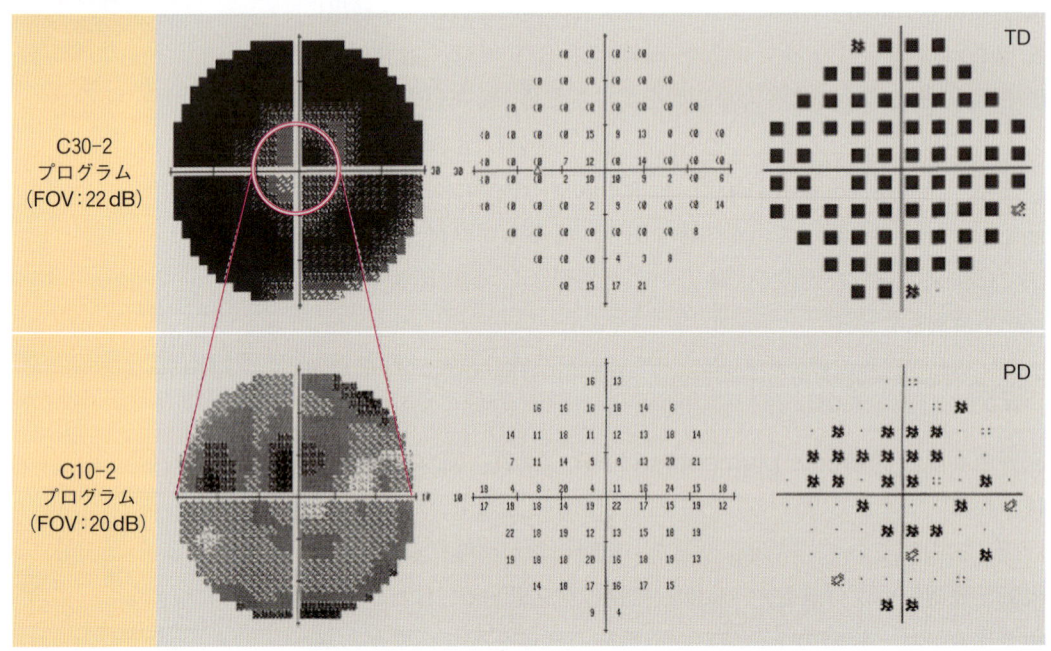

c. HFA

図2　網膜色素変性（74歳，女性．左眼）

a, b. Esterman test により，中心10°付近と周辺部に視野が残存し，輪状の絶対暗点を形成していることがわかる．網掛け部は沈下点で，眼底の色素変性部位とよく対応している．

c. C30-2 プログラムでは，ほぼ中心10°内と下耳側周辺にのみ感度が残る．トータル偏差（TD）では30°内全域に強い感度低下があるのがわかる．C10-2 プログラムでは，感度低下はあるものの，全域に感度が残存しているのがわかる．パターン偏差（PD）により残存感度に高低差があることがわかる．中心視野は10°までの求心性狭窄を示し，中心窩感度（foveal sensitivity；FOV）も 20〜22 dB と低下している．FOV を含む可視域全体も網膜感度が低下していることがわかる．

対暗点に近くなるものもある（図4）．このため静的視野検査で，ある程度両者を判別可能である[5]．また，本症は，類嚢胞様黄斑浮腫を起こしやすいので，その評価のためにも中心窩感度は毎回測定する．

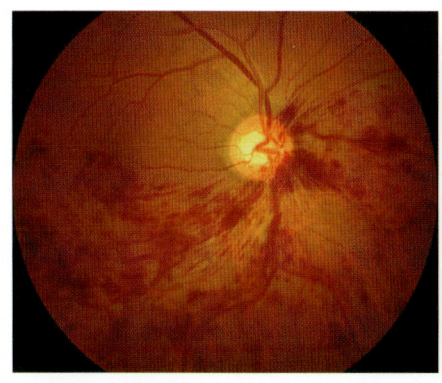

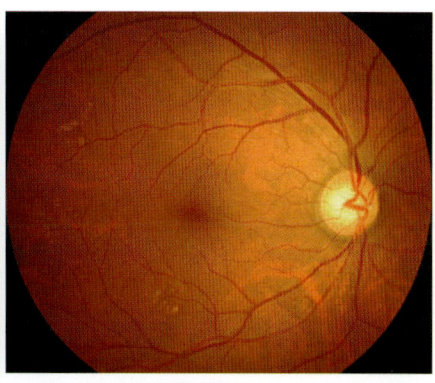

a. 発症時の眼底所見　　b. 出血吸収後の眼底所見

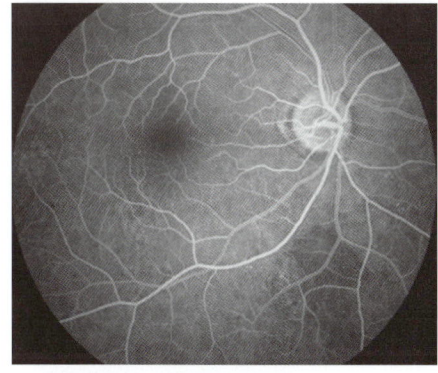

c. 出血吸収後のFA所見（22秒）　　d. 出血吸収後のFA所見（8分42秒）

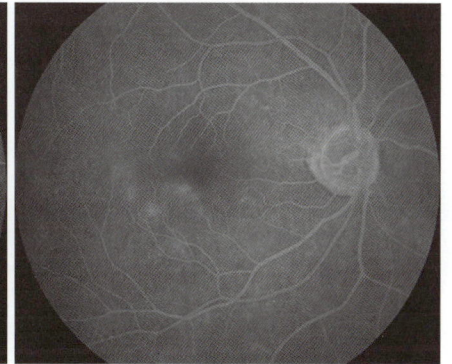

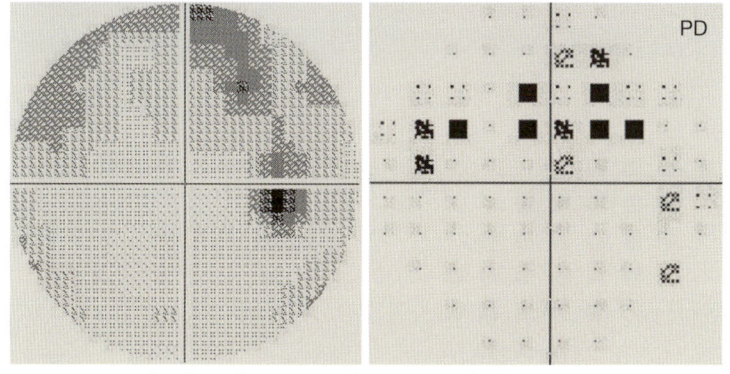

e. HFA C30-2 プログラム（FOV：36 dB）　f. パターン偏差

図3　網膜静脈分枝閉塞症
（69歳，男性．右眼）

1年前にBRVOを発症．網膜出血は自然吸収し，出血吸収後のFAでは黄斑部周囲に軽度の蛍光漏出を認めるものの無血管野はみられず，C30-2プログラムでは黄斑周囲の軽度感度低下と初期脈絡膜充盈遅延に相当する部位に感度低下がみられ，パターン偏差（PD）でも確認できる．非虚血型BRVOでの網膜感度低下は，比較的軽度である．

網膜動脈分枝閉塞症（branch retinal artery occulusion；BRAO，図5）：視野は，動脈の閉塞領域に対応した著しい網膜感度を低下を示し，眼底所見が改善しても改善しない．

糖尿病網膜症（diabetic retinopathy；DR，図6）：BRVO同様，網膜に血管閉塞部位が生じるが，その部位は必ずしも一定せず動的測定で異常を検出するのは難しく，自動視野計による検査が最も威力を発揮する．

視野は，網膜無血管野や軟性白斑の部位で感度低下がみられ，網

a. 発症時眼底所見

b. 発症時FA所見（1分35秒）

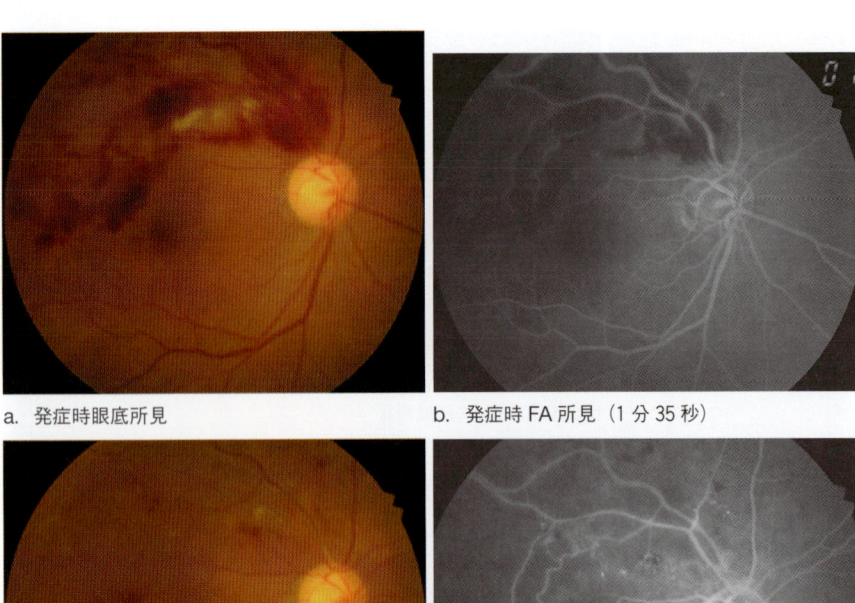

c. 出血吸収後の眼底所見

d. 出血吸収後のFA所見（1分33秒）

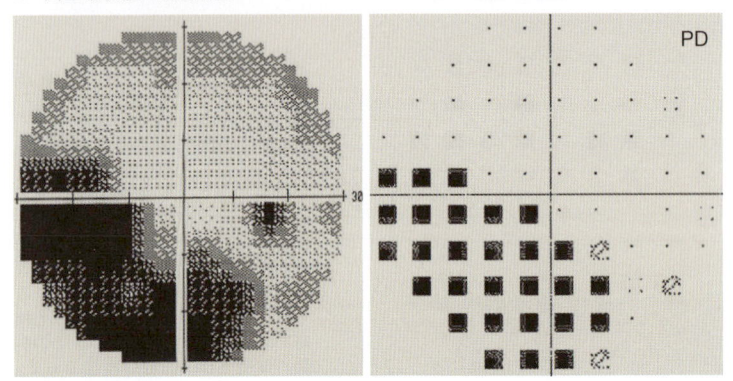

e. HFA C30-2プログラム（FOV：34dB）　f. パターン偏差

図4　網膜静脈分枝閉塞症（80歳，女性．右眼）
出血がほぼ吸収した時期のFAでは，上耳側に広がる無血管野がみられる．中心窩付近はBRVOの影響を受けていない．HFAでは無血管野に相当する部位の深い感度低下がみられるが，中心窩感度（FOV）は34dBと正常感度を示し，出血の影響が及んでいなかったことがわかる．虚血型BRVOでは，視野に絶対暗点を含む深い網膜感度低下がみられる．

膜感度は網膜症の悪化とともに徐々に低下する．無血管野のなかでも種々の程度の感度低下があり，15～30°の耳側部では，網膜感度低下は無血管野占有率とよく相関[6]するが，蛍光眼底造影検査（fluorescein angiography；FA）だけでは視機能を完全に予測することは

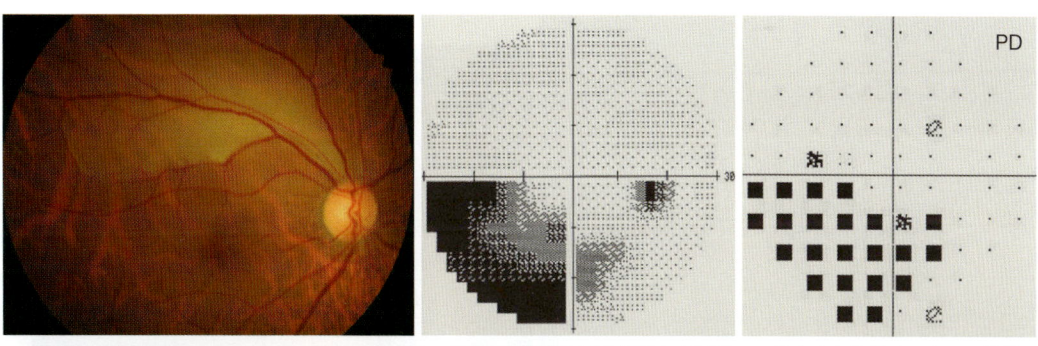

a. 発症時の眼底所見　　b. 発症1か月後のHFA(FOV：39 dB)　　c. 発症1か月後のパターン偏差

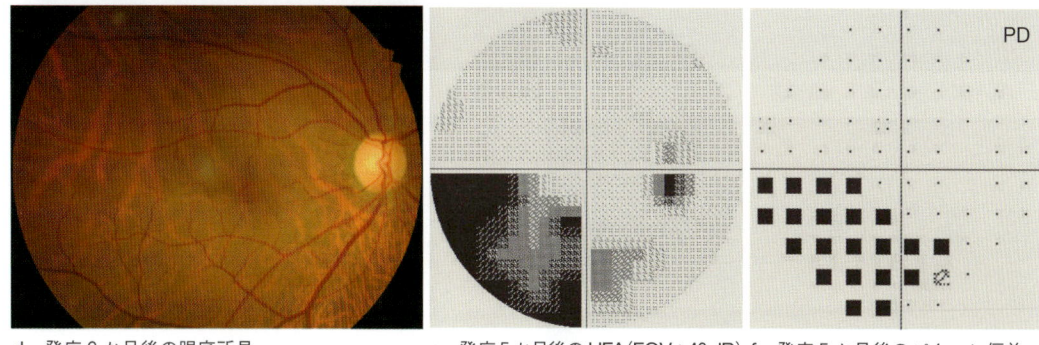

d. 発症2か月後の眼底所見　　e. 発症5か月後のHFA(FOV：40 dB)　　f. 発症5か月後のパターン偏差

図5　網膜動脈分枝閉塞症（60歳，男性．右眼）
aの眼底写真は発症当日のもの．上段視野は発症1か月後のもので，発症時の網膜浮腫に相当する領域の深い感度低下を残すが，浮腫のない中心窩の感度は39 dBを保っている．dの眼底写真は発症後約2か月のもので，網膜浮腫はほぼ吸収しているが，5か月後でも網膜感度は改善していない（e, f）．

不可能である．網膜症を認めない糖尿病でも中心30°以内の平均感度は有意に低下を認め，中心20～45°の中間周辺部は感度低下を起こす最も危険の高い領域である[2]．このため，視野検査はまず中心視野を測定する．ただし，通常使用する検査点が6°間隔のプログラムでは網の目が粗いため，検査点の配置と網膜の異常部位の対応を十分考慮して判定評価する必要がある．また，黄斑部を中心とした領域の詳細な評価にはC10-2プログラムがよく，Esterman testによるDRのdisabilityの評価とあわせて全体の機能を評価できる．網膜光凝固の視野への影響は，凝固の範囲と程度によりさまざまであるが，重症では強い視野狭窄を示すこともある．

黄斑部変性症（macular degeneration）：加齢黄斑変性の滲出型では，網膜浮腫や出血，漿液性網膜剥離などの変化に対応して種々の感度低下を示すが，瘢痕期になり網膜色素上皮萎縮が現れると深い感度低下を示す．滲出型のclassic typeでは，光凝固などの治療が中心暗点拡大の防止に意義があるため，視野検査は治療効果判定の一助になる[7]．ポリープ状脈絡膜血管症（polypoidal choroidal vas-

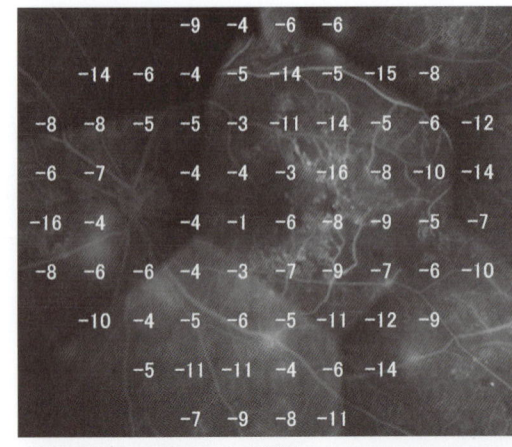

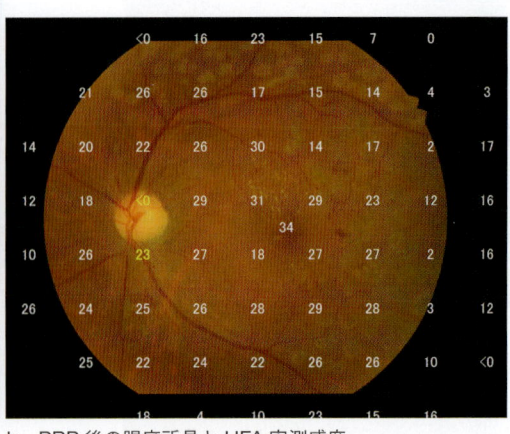

a. FA 所見と HFA トータル偏差

b. PRP 後の眼底所見と HFA 実測感度

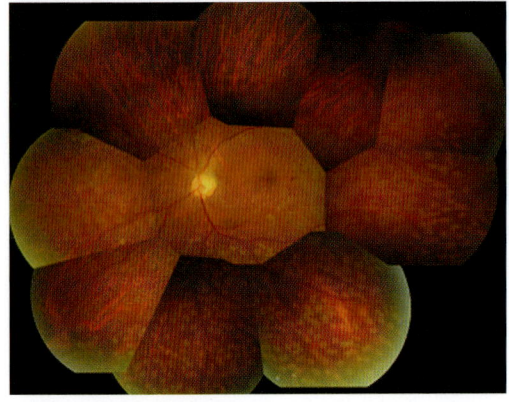

c. PRP 後の広角眼底所見

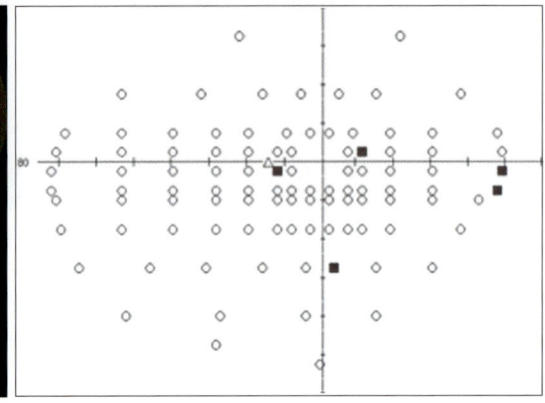

d. Esterman test

図6 糖尿病網膜症（38歳，男性．左眼）
人工透析中の糖尿病患者．FA により広範囲な無血管野を認めた（a）．FA の無血管野に相当するように，C30-2 プログラムで傍中心部に深い感度低下がみられる．広範囲な無血管野ため汎網膜光凝固（panretinal photocoagulation；PRP）を施行したが，中心視野では網膜光凝固部に一致した感度低下がみられるものの，Esterman test では，中間周辺部まで深い網膜感度低下はほとんどみられていない（図 b, c, d）．このように残存視機能の評価には Esterman test が簡便でよい．Esterman test の III/10 dB という視標は，空間和が成立すれば，Goldmann 視野計の V-4 に相当する．

culopathy；PCV）でも PDT 後に視野の改善がみられることがあり，PDT 前の視野検査で術後の機能回復の有無をある程度予測しうる[5]．錐体ジストロフィでも進行性に中心暗点を示すが，中心窩周囲の回避を示すこともあるといわれる．微細な変化は，視標サイズを I にして測定するとよい（図7）．

中心性漿液性網脈絡膜症（central serous chorioretinitis；CSC）：
CSC は自然治癒する傾向があり，視力予後は概して良好といわれているが，漿液性網膜剝離の程度により，網膜感度低下の程度も変化する．患者は中心部の暗さと変視を訴えることが多く，変視の検出には Amsler チャートなどが有用だが，中心視野の評価には，網膜

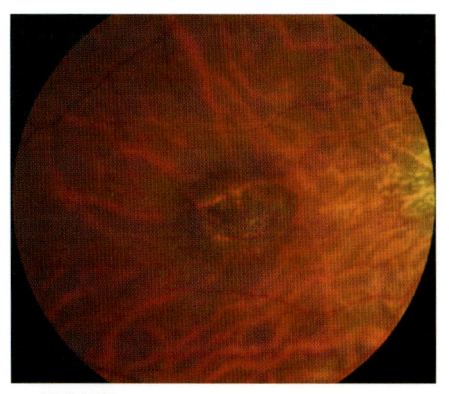

a. 眼底所見

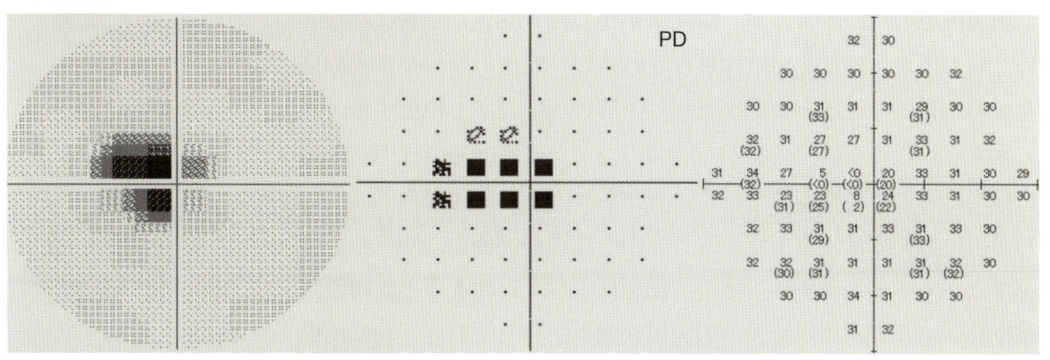

b. C10-2 プログラム視標 III による結果（FOV：23 dB）

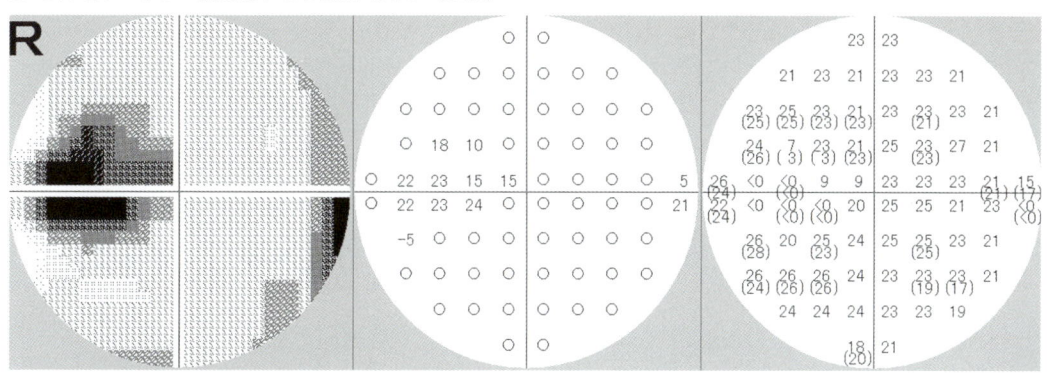

c. C10-2 プログラム視標 I による結果（FOV：17 dB）

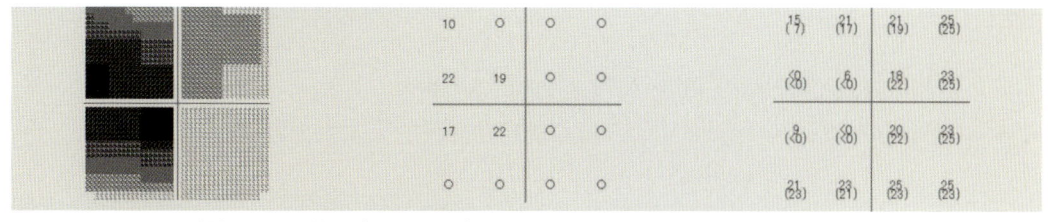

d. macula program 視標 I による結果（FOV：0 dB）

図7 錐体ジストロフィ（55歳，女性．右眼）
若年時よりの視力不良を訴え，38歳時に受診．矯正視力（0.2）．中心窩感度（FOV）はC10-2プログラム視標サイズI でも23〜17dBを示すが，macula programではFOVは0dB．視標サイズはIIIよりもIが微細な変化をとらえやすい が，IIIに比べ感度の変動は大きくなることに留意する．

感度の軽微な変化をとらえるために，C10-2プログラムやB/Yが有用である．また，漿液性網膜剥離が消失し，視力が回復したあとも網膜感度は正常に復さないといわれ，軽度の異常や予後判定に有用[8]である．

網膜剥離，黄斑円孔：本症は時に視野異常を訴えて受診することもあり，網膜感度が視機能回復の指標として有用で[9]，術前後の機能検査の一つとして施行する価値がある．

結果の解釈

網膜疾患の視野障害には，眼底所見から視野異常が容易に推察しにくいものが以外に多いのに驚かされるが，眼底の所見や蛍光眼底造影の結果との対応をチェックし，矛盾のないことを確認する．患者本人も自覚のない，発症から時間のたった網膜静脈分枝閉塞症では緑内障と似た視野障害を示すことがあり，正常眼圧緑内障の多いわが国においては注意を要する[10]．中心窩機能評価のため，中心窩感度は必ずチェックする．また，疾患によっては検査中の固視維持が難しい場合もあり，検査中の固視状態を記録しておくと判定の助けになる．

（鈴村弘隆）

クリニカル・クエスチョン

視野障害の判定は，どのようにすれば よいのでしょうか？

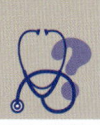

Answer 視野（周辺視野）は，基本的には Goldmann 動的視野計の I-4 の視標により判定します．ただし，I-4 の視標により判定不能の場合は V-4 の視標を用いて，求心性視野障害の有無を確認します．I-4 の視標による求心性視野狭窄により両眼の視野がそれぞれ 10°以内の場合は，I-2 の視標による中心視野の視能率による損失率を求め，障害等級を認定します．

クエスチョンの背景

身体障害者手帳の等級は，障害の種類や程度によって 1～6 級までに区別される．視覚障害は"視力障害"と"視野障害"とに区分して判定（表 1）し，重複する場合，重複障害認定の原則（表 2）に基づき認定する．視力の屈折異常があるものは，眼科的に最も適当な矯正眼鏡（コンタクトレンズ，眼内レンズを含む）を選び，矯正後の視力によって判定する．視野は Goldmann 視野計および自動視

表 1 障害程度等級表

等級	視力（矯正視力）	視野
1 級	両眼の視力の和が 0.01 以下のもの	
2 級[1]	両眼の視力の和が 0.02 以上 0.04 以下のもの	両眼の視野がそれぞれ 10°以内[2] で，かつ，両眼による視野について視能率による損失率[3] が 95％ 以上のもの
3 級	両眼の視力の和が 0.05 以上 0.08 以下のもの	両眼の視野がそれぞれ 10°以内[2] で，かつ，両眼による視野について視能率による損失率[3] が 90％ 以上のもの
4 級	両眼の視力の和が 0.09 以上 0.12 以下のもの	両眼の視野がそれぞれ 10°以内のもの
5 級	両眼の視力の和が 0.13 以上 0.2 以下のもの	両眼による視野の 2 分の 1 以上欠けているもの[4]
6 級	1 眼の視力が 0.02 以下，他眼の視力が 0.6 以下のもので，両眼の視力の和が 0.2 を超えるもの	

[1] 2～4 級の視野判定は，原因疾患にかかわらず，診断医が求心性視野狭窄と判断した場合に行う．
[2] "視野 10°以内"とは Goldmann 視野計の I-4 視標か，それ以外の測定方法でのこれに相当する視標が全周 10°以内の意である．
[3] "視野の視能率・損失率"は，同上視野計の I-2 視標か，それ以外の測定方法でこれに相当する視標で計算する．
[4] "視野が 2 分の 1 以上の欠損"は同上視野計の I-4 視標．それ以外の測定方法では，これに相当する視標で判定する．

表2 等級別指数表と重複する障害の合計指数表

（等級別指数表）

障害等級	指数
1級	18
2級	11
3級	7
4級	4
5級	2
6級	1
7級	0.5

（重複する障害の合計指数表）

合計指数	認定等級
18以上	1級
11〜17	2級
7〜10	3級
4〜6	4級
2〜3	5級
1	6級

視力障害と視野障害を別々に等級判定し，両者それぞれに相当する指数を加えて，その合計指数から視覚障害としての等級を認定する．
視覚障害以外の障害を合併している場合も，上記と同様に合算し，合併認定される．

野計，またはこれらに準ずるものを用いて測定する．Goldmann視野計を用いる場合，中心視野の測定にはI-2の視標を用い，周辺視野の測定にはI-4の視標を用いる．それ以外の測定方法によるときは，これに相当する視標を用いることとする．

アンサーへの鍵

視力障害：等級表中（**表1**）の"両眼の視力の和"とは両眼視によって累加された視力の意味ではなく，両眼視力を別々に測定した数値の和のことである．視力（0.01）に満たないもののうち，光覚弁と手動弁のものは視力（0）として計算し，指数弁（50 cm以下）は（0.01）として計算する．両眼を同時に使用できない複視の場合は，非優位眼の視力を（0）として取り扱う．視力の測定には矯正視力によることとされているが，眼科的に最も適正に常用しうる矯正眼鏡（コンタクトレンズ，眼内レンズなどを含む）をもって，測定されているかどうかの確認を行う必要がある．

視野障害：視野障害の判定基準は**表1**に示す．"両眼の視野が10°以内"とは，求心性視野狭窄の意味であり，輪状暗点があるものについて中心の残存視野がそれぞれ10°以内のものを含む．視野の正常域の測定値は，内・上・下内・内上60°・下70°・上外75°・外下80°・外95°であり，合計560°となる．両眼の視能率による損失率は，各眼ごとに8方向の視野の角度を測定し，その合計した数値を560で割ることで各眼の損失率を求める．さらに次式により，両眼

の損失率を計算し，百分率で表す（各計算における百分率の小数点以下は四捨五入として，整数で表す）．

$$\frac{3 \times 損失率の小さいほうの眼の損失率 + 損失率の大きいほうの眼の損失率}{4}$$

"両眼による視野の2分の1以上が欠けているもの"とは，両眼で一点を注視しつつ測定した視野の生理的限界の面積が2分の1以上欠損している場合の意味である．したがって，両眼の高度の不規則性視野狭窄または同名半盲性視野欠損などは該当するが，異名半盲性の視野欠損は該当しない場合もある．この場合の視野の測定方法は，片眼ずつ測定し，それぞれの視野表を重ね合わせることで視野の面積を測定する．その際，面積は厳格に測定しなくてもよいが，診断書には視野表を添付する必要がある．

眼瞼下垂による開眼が困難で，実効的視力が確保できない場合，眼瞼下垂をもって視覚障害と認定することは適当ではない．

カコモン読解　第18回　一般問題17

身体障害者福祉法に基づく視野判定で誤っているのはどれか．
a 周辺視野は I/4 視標で測定する．
b 周辺視野が10度以上あれば中心視野の測定は不要である．
c 中心視野は I/2 視標で測定する．
d 視能率の計算には8方向の視野測定を行う．
e 両眼の視能率による損失率は左右眼の平均で求める．

解説　身体障害者意見書における視野障害の判定方法は，大きく二つに分けられる．すなわち，求心性視野障害により2～4級に該当する場合と，求心性視野障害がなく視野の2分の1以上が欠けている場合に該当する5級に相当する場合である．その際の視野（周辺視野）は，基本的にはGoldmann動的視野計のI-4の視標により判定する．

視能率による損失率の求め方：視能率を測定するのは，求心性視野狭窄により両眼の視野（I-4の指標で測定）がそれぞれ10°以内の場合である．逆にいえば，片眼でも周辺視野（I-4で測定）が10°以上あれば，中心視野での議論は不要となる．
1. 初めに周辺視野が両眼とも10°以内であることを確認する．
2. 一眼について8方向の残存視野の角度を測定し合計する．視野の測定にはGoldmann視野計，または自動視野計，またはこれらの準

ずるものを用いて測定する．Goldmann 視野計を用いる場合，中心視野の測定には I-2 の視標を用い，周辺視野の測定には I-4 を用いる．

3. 両眼それぞれの視能率を計算する．

$$\frac{残存視野の角度の合計}{560} \times 100 \,(\%)$$

4. 両眼それぞれの損失率を計算する．

$$100 - 視能率 \,(\%)$$

5. 両眼による損失率を計算する．

$$\frac{3 \times 損失率の小さいほうの眼の損失率 + 損失率の大きいほうの眼の損失率}{4} \,(\%)$$

模範解答　e

カコモン読解　第 21 回　臨床実地問題 7

40 歳の男性．Goldmann 視野を図 A，B に示す．視力は右 0.01（矯正不能），左 0.02（矯正不能）．視野は両眼とも全方向同角度であり，V/4 視標が 12 度，I/4 が 8 度，I/3 が 6 度，I/2 が 3 度である．ただし正常者の全 8 方向視角合計は 560 度とする．身体障害者福祉法に基づく視野障害の程度判定で，この患者の視能率による損失率はどれか．

a 75％以上〜80％未満　　b 80％以上〜85％未満　　c 85％以上〜90％未満
d 90％以上〜95％未満　　e 95％以上

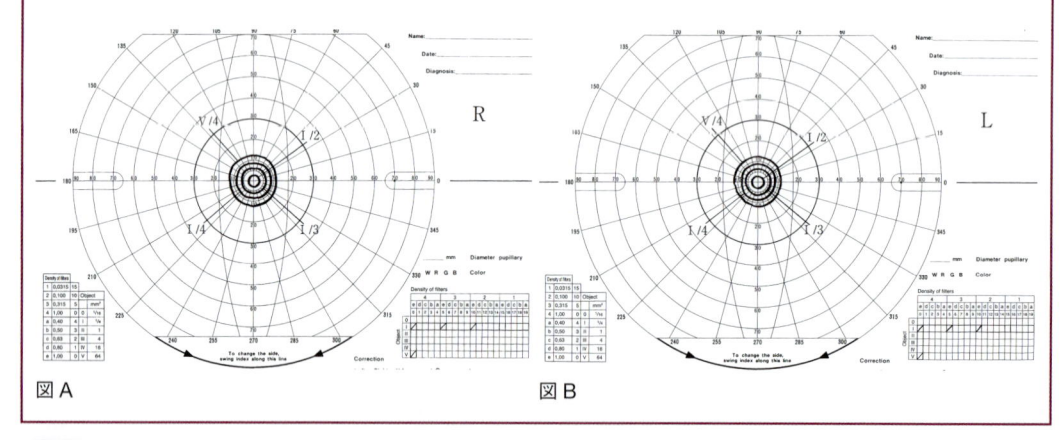

図 A　　　　　　　　　　　図 B

解説　周辺視野を測定する I-4 の残存視野が 8° と 10° 以内であるため，求心性視野狭窄として視能率による損失率を求める．I-2 の残存視野の全方向 3° である．

右眼の視能率：$\dfrac{3° \times 8 方向}{560} \times 100 = 4 \,(\%)$

右眼の損失率：$100 - 4 = 96 \,(\%)$

左眼の視能率：$\dfrac{3°\times 8\,方向}{560}\times 100 = 4\,(\%)$

左眼の損失率：$100-4 = 96\,(\%)$

両眼による損失率：$\dfrac{96+96\times 3}{4} = 96\,(\%)$

模範解答 e

カコモン読解 第23回 一般問題22

身体障害者福祉法で定められた視覚障害の程度判定で正しいのはどれか．2つ選べ．
a 6級には視野障害の項目はない．
b 視覚障害は1級から7級まである．
c 正面視での複視は6級に相当する．
d 10°以内の求心性視野狭窄では視能率を算出する．
e Goldmann視野計を用いる場合，周辺視野測定にはI/2の視標を用いる．

解説 視野障害の判定基準を表1に示す．視能率を測定するのは，求心性視野狭窄により両眼の視野がそれぞれ10°以内の場合である．視野の測定には，Goldmann視野計または自動視野計，またはこれらの準ずるものを用いて測定する．Goldmann視野計を用いる場合，中心視野の測定にはI-2の視標を用い，周辺視野の測定にはI-4を用いる．

認定基準に"両眼を同時に使用できない複視の場合は，非優位眼の視力を0として取り扱う"との規定を準用する．つまり非優位眼の視力0，優位眼の視力に準じて認定される．ただ，斜視などにより両眼視のできない場合の視野の判定には，特別な基準はない．

模範解答 a, d

（加藤　聡，柳澤美衣子）

MP-1®

MP-1® とは

　マイクロペリメーター MP-1®（NIDEK）は，視野（網膜視感度）を測定するマイクロペリメトリー機能と，無散瞳デジタルカラー眼底カメラの二つの機能を有するファンダスペリメーターである．通常は散瞳後に測定を行うが，無散瞳でも測定が可能である．特徴は，① 自動トラッキング機能を備え，固視微動が自動的に補正される，② カラー眼底写真上に結果が表示できる，③ 検査プログラムが編集可能，④ Follow-up モードがあること，である．この項では MP-1® の特性を生かした有用な使用方法について，実際の症例を提示しつつ検討したい[*1]．

病態に則した測定プログラムの作成

　網脈絡膜疾患の機能評価は主に視力で行われるが，視力は中心窩もしくはその付近の固視点の機能を反映するものであり，病変部位が固視点から離れている場合，必ずしも病態を反映するとは限らない．MP-1® は病変部位にあわせて任意の範囲に測定点をプロットすることが可能（図 1）であり，病態の理解に有用である．また測定点の密度も任意に設定でき，病変部位は周囲より密に測定するといったプログラムの作成が可能である（図 2a）．また Follow-up モードを用いて測定することで，同一部位の網膜感度の経時変化を観察できる（図 2b）．Follow-up モードで検査を行うと，Follow-up 前後の Differential Map が作成でき，各ポイントの差ならびに全体の感度差の平均と標準偏差を算出できる（図 2c）．

眼底撮影の際の注意点

　MP-1® は検査の前に基本となる白黒眼底画像の取得を行う．この眼底画像は網膜感度の結果表示や，後にランドマークを決定するのに使用されるため，鮮明な画像を取得することが検査の精度を上げることにつながる．鮮明な画像を取得するために，近赤外光の観

[*1] 実際の測定方法の詳細については，本シリーズ "4. 加齢黄斑変性：診断と治療の最先端" の "マイクロペリメーター（MP-1®）による微小視野検査[1]" の項を参照されたい．

文献は p.357 参照．

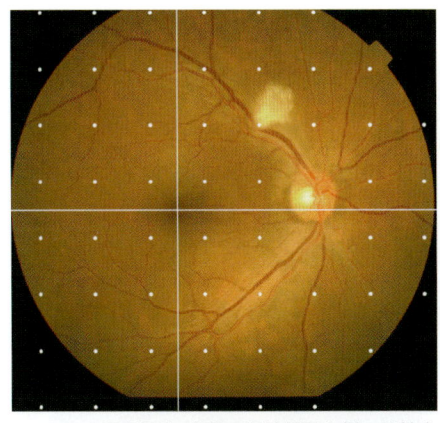

a. カラー眼底写真．右眼の視神経耳上側に軟性白斑がみられた．Humphrey 視野計（30-2 プログラム）の測定点を白丸で示した．

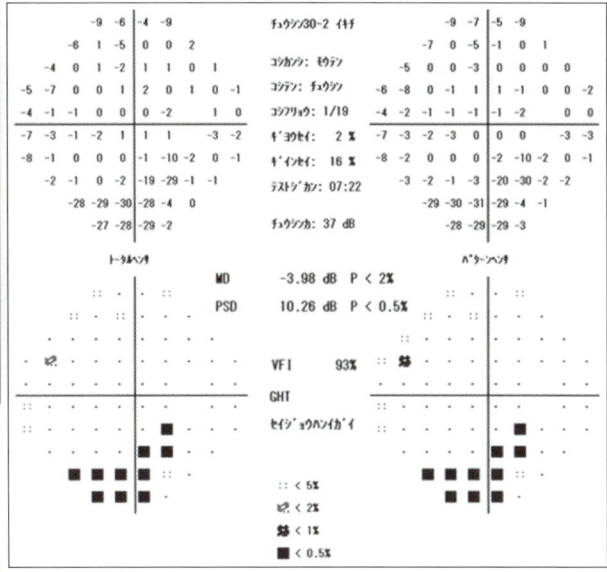

b. Humphrey 視野計（30-2 プログラム）の視野検査結果

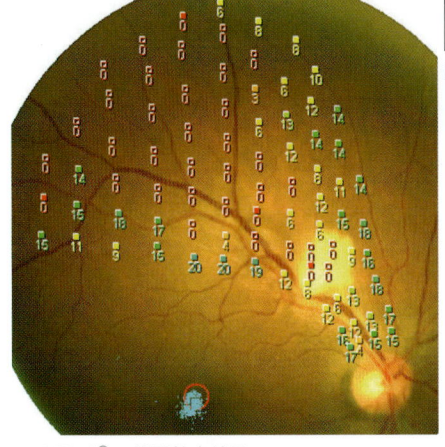

c. MP-1® の視野検査結果

図1 網膜動脈分枝閉塞症

46 歳，男性．狭心症の心臓カテーテル治療後に，右眼の下方の視野欠損を主訴に受診．右眼視力（1.0）．Humphrey 視野検査で Mariotte 盲点に連続した感度低下がみられた．Humphrey 視野計は測定点が固定されており，MP-1® を用いて視神経耳上側の網膜感度を弧状に密に測定したところ，感度低下は網膜神経線維の走行に沿って軟性白斑より周辺に顕著であることがわかり，網膜動脈分枝閉塞症と診断した．

察光量や屈折値を調節する（図3）ことが重要である．

検査結果の解釈

MP-1® は刺激光呈示方法が液晶ディスプレイ制御であるため，刺激強度に限界があり，0 dB の感度がなかった場合でも，その部位が絶対暗点であるとは限らない（図4）．

カラー眼底写真上へ結果を表示する際の注意点

カラー眼底写真の撮影の際の注意点：MP-1® の観察光源は近赤外フィルタつきのハロゲンランプとカラー眼底撮影用のキセノンランプである．検査結果は，まず近赤外光で撮影された白黒眼底写真上に表示される．カラー眼底写真上に結果を表示させる場合は，その後カラー眼底撮影を行い，重ね合わせの作業を行うが，撮影直後に

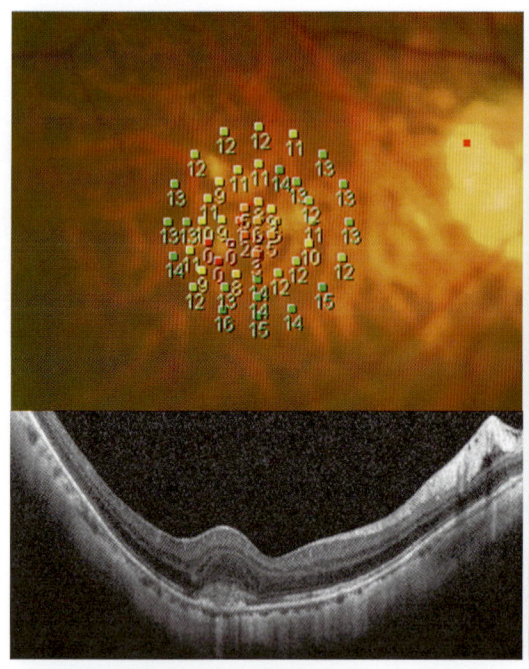

a. 治療前の視野検査結果と OCT 画像

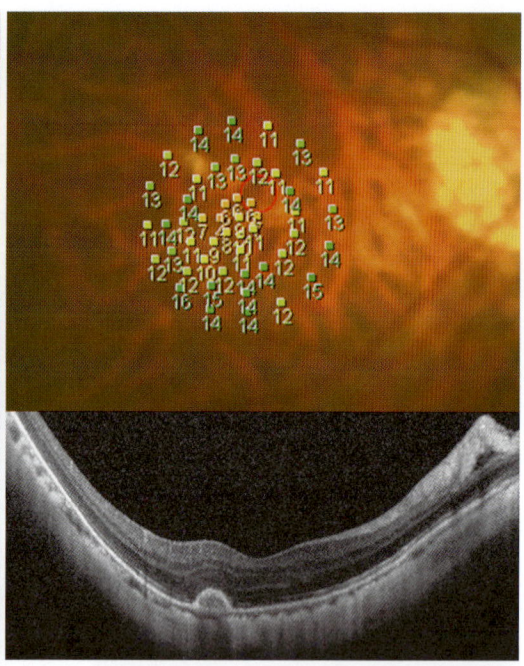

b. ベバシズマブ硝子体注射 1 か月後の視野検査結果と OCT 画像

Average Difference 1.4 dB
Standard Deviation 3.0 dB

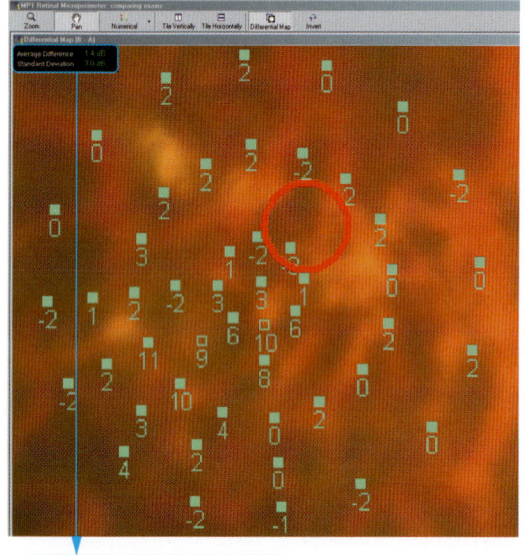

c. a と b の Differential Map (b-a). 脈絡膜新生血管の部位に一致した網膜感度の改善がみられた.

図2 近視性脈絡膜新生血管
62歳, 女性. 右眼視力 (0.6). 黄斑部耳下側に近視性脈絡膜新生血管がみられ, 同部位の網膜感度の低下がみられた. ベバシズマブ硝子体注射 1 か月後, 視力は変化しなかったが, 滲出性変化の消失と, 病変部位の網膜感度の改善がみられた.

重ね合わせを行うと, カラー眼底写真のみの画像は保存されない. カラー眼底写真単独の結果を残したい場合は, カラー眼底写真を保存する作業が必要になる (**図5**). カラー眼底写真は 1 枚あれば, 同日に行った複数の検査との重ね合わせが可能である. 無散瞳下で微

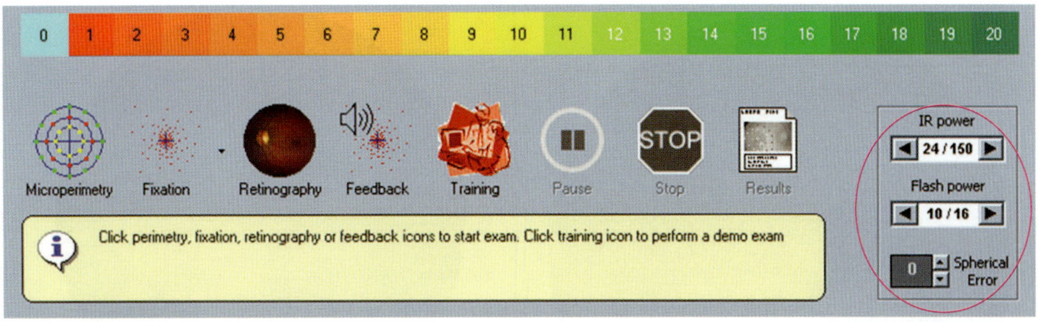

図3 検査画面
赤丸（〇）部分の入力が重要である．上から順に，近赤外光の観察光量，カラー眼底写真の撮影光量，屈折値の入力箇所である．

小視野検査と固視検査など，複数の検査を連続して行う場合は，途中でカラー眼底撮影を行うとフラッシュ光で縮瞳が起こり，次の検査が困難になる．また散瞳下でも，フラッシュ光がもたらす次の検査への影響を考慮して，カラー眼底撮影はすべての検査終了後に行ったほうがよい．

カラーと白黒の眼底写真の重ね合わせの際の注意点：作業には，semi-automatic と manual の2通りの方法があり，2か所のランドマークを指標にして重ね合わせを行うが，特に manual でランドマークを設定した場合は，測定点の表示位置にずれが生じる場合がある．カラー眼底写真上に結果を表示させた後は，白黒眼底写真と見比べて，固視目標や測定点のずれがないかを確認したほうがよい．

Follow-up 検査時の注意点—ベースラインは白黒眼底写真を選択

Follow-up 機能を用いると，固視目標と測定点の位置，また測定方法を過去と同一にして検査を行うことができる．Follow-up 検査の際は，最初に過去の眼底写真と現在の白黒眼底写真の重ね合わせが行われる．過去の眼底写真はカラーでも白黒でも選択可能であるが，前述のようにカラー眼底写真上の結果は，本来の白黒眼底写真上の結果とずれが生じている場合がある．そのため Follow-up 検査時は，ベースラインとしてカラー眼底写真を選択するより，白黒眼底写真を選択するほうが，過去の検査により忠実に固視目標と測定点の位置を再現できると考えられる．

固視検査

MP-1® は微小視野検査と独立して，固視検査を単独で行うことができる．固視の安定性を評価する以外に，被検者が固視目標をな

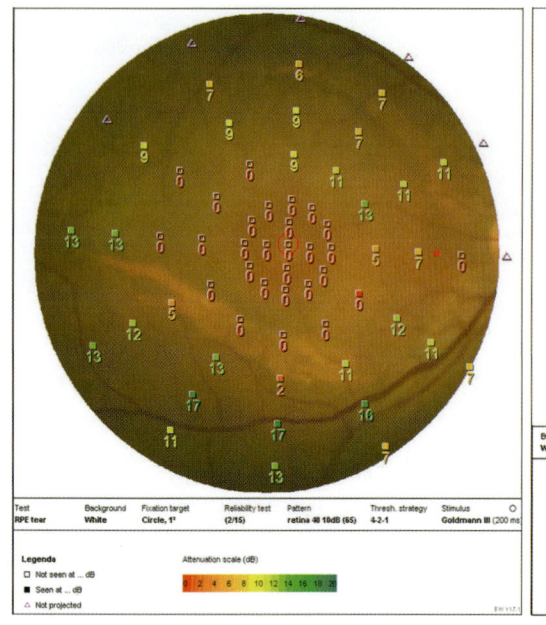

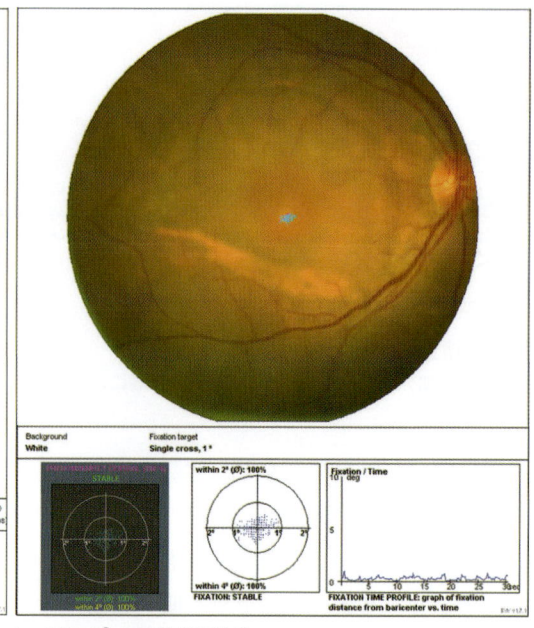

a. MP-1® の視野検査結果

b. MP-1® の固視検査結果

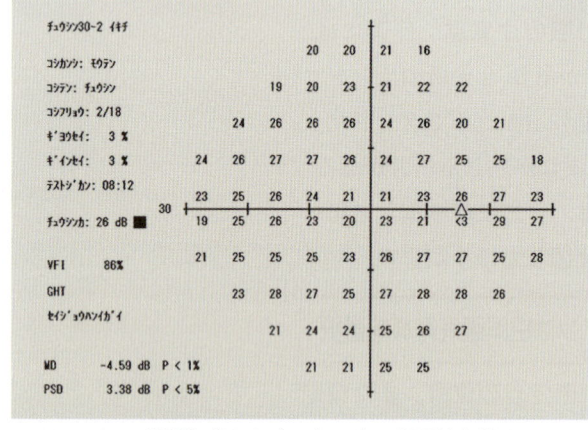

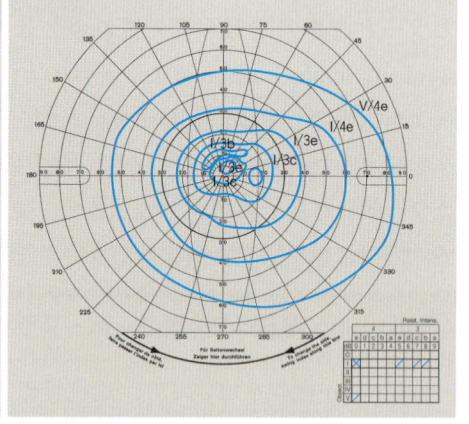

c. Humphrey 視野計（30-2 プログラム）の視野検査結果

d. Goldmann 視野計の視野検査結果

図4　加齢黄斑変性
74歳，女性．右眼視力（0.5）．MP-1® の視野検査では黄斑部は 0 dB の感度がなかったが，固視点が中心窩にあり，固視の安定性も良好であり，絶対暗点ではないことが推察された．Humphrey 視野計と Goldmann 視野計ではともに黄斑部に絶対暗点はみられなかった．

ぞった固視点の軌跡を表示したり（リーディングテスト），固視点を動かす訓練（フィードバック検査）を行うことも可能である．

固視点の確認：MP-1® の固視検査は，斜視の症例や弱視眼の固視点の描出に有用である[2]．筆者の使用経験を図6に示す．

偏心視訓練：黄斑疾患や視神経疾患で後天性に両眼の中心暗点が形成されると，偏心視域を使用してものを見るようになるが，患者が自分で獲得した偏心視域が，必ずしも最良の視機能をもたらすとは

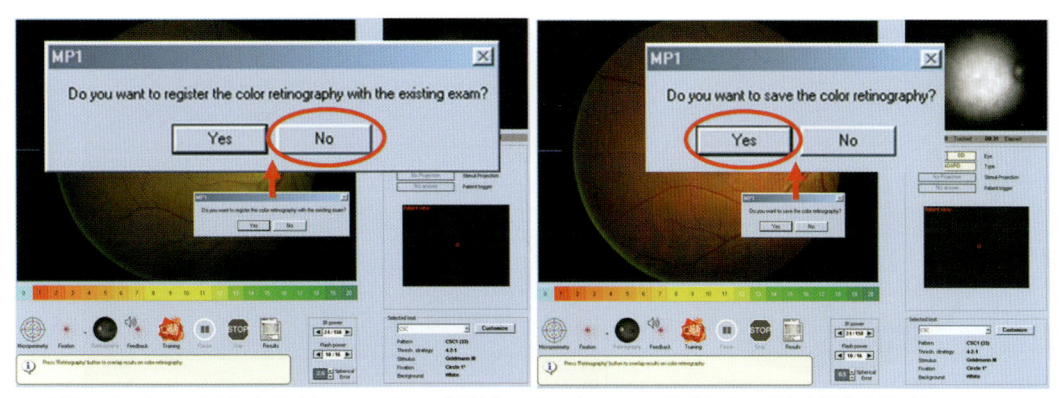

a. 最初に重ね合わせを問う表示が出るので"No"を選択する．　b. 次にカラー眼底写真の保存を問う表示が出るので"Yes"を選択する．

図5　カラー眼底写真を単独で保存する方法

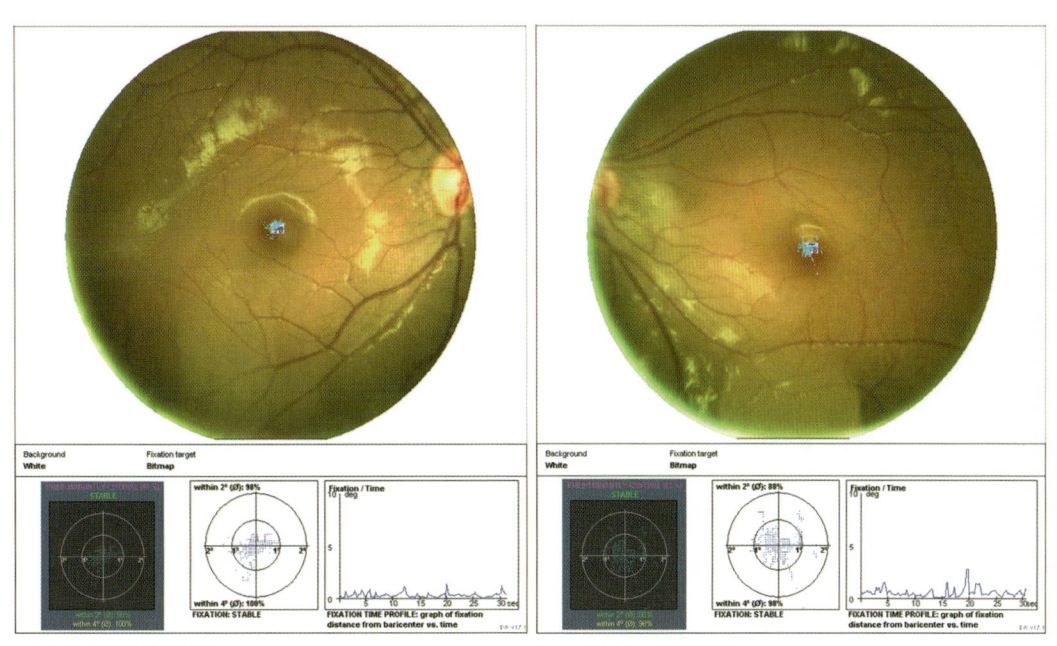

a. 右眼の固視検査結果　　　　　　　　　　　　　　　　b. 左眼の固視検査結果

図6　左上斜筋麻痺
8歳，男児．左上斜筋麻痺による左上斜視がみられた．右眼視力（1.0），左眼視力（0.6）であり，左眼の斜視弱視も合併していた．左眼の固視点を確認する目的で固視検査を行った．両眼とも固視点は中心窩にあることが確認できた．左眼は右眼と比較し，やや固視の安定性が不良であった．

限らず，訓練によって新たな偏心視域が形成され，視機能が向上することがある[3]．MP-1®には正面以外の位置に固視点を動かす訓練をするフィードバック検査という機能が備わっている．訓練中はビープ音が鳴り，固視点が指定された固視目標位置に近づくにつれ，音の間隔が短くなる．これを用いて偏心視の確立を促すことができる．筆者の使用経験を図7に示す．

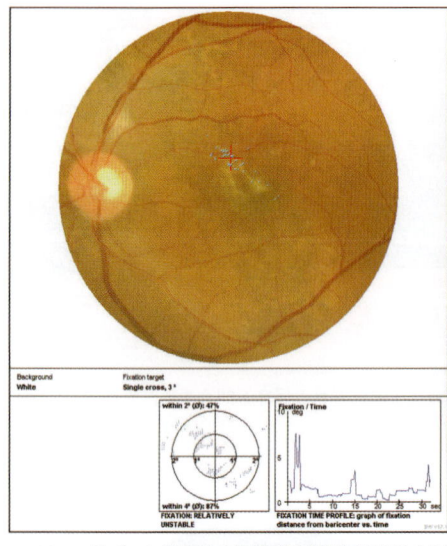

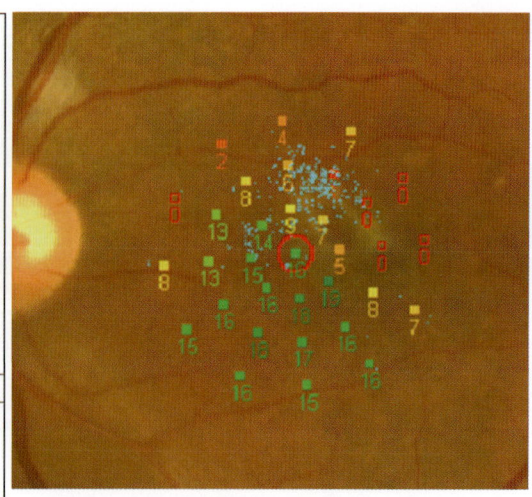

a. フィードバック検査前の固視検査結果．黄斑鼻上側に固視点があり，固視の安定性は不良であった．

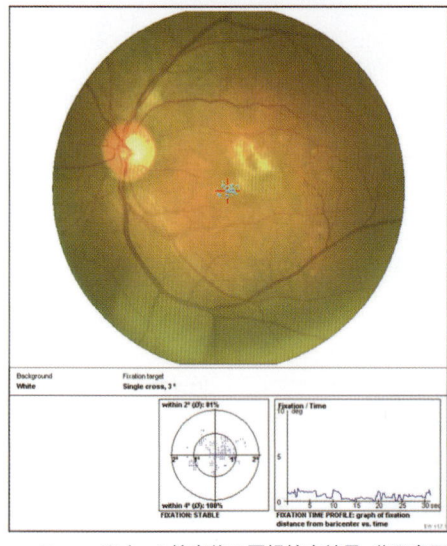

b. 視野検査結果．黄斑鼻下側の網膜感度が良好であった．

c. フィードバック検査後の固視検査結果．黄斑鼻下側の感度良好な網膜領域に固視点が移動し，固視の安定性が改善した．

図7　多発性後極部色素上皮症
62歳，男性．左眼視力（0.1）．中心窩を含む黄斑耳上側に変性がみられた．フィードバック検査を用いて網膜感度のよい領域に固視を誘導する訓練を行ったところ，固視の安定性が改善し，視力も（0.2）に改善した．

固視目標の工夫：固視目標は3種類の標準固視目標（single cross, circle, 4 crosses）から選択可能であるが，その他にビットマップ形式で作成した図（図8）を取り込んで使用することもできる．小児が被検者の場合は，車や花などの図柄を固視目標にしたほうが，検査への協力が得られやすい．

（植谷留佳）

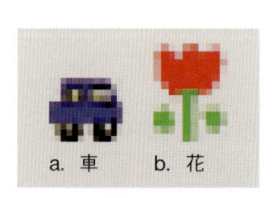

a. 車　　b. 花

図8　名古屋大学医学部附属病院眼科で作成し，使用している固視目標

3. 自覚的機能検査　85

クリニカル・クエスチョン

新しい眼底視野計, maia™ の特徴について教えてください

Answer maia™ は従来の微小視野計の欠点を大幅に改善した器械で，網膜機能を簡便かつ詳細に評価することが可能です．今後，種々の疾患の原因解明や治療評価などへの応用が期待されています．

maia™ の特徴

近年，黄斑浮腫や加齢黄斑変性において，さまざまな新しい治療法が開発され，視機能改善の可能性が増している．しかし，黄斑部の解剖学的形態改善が視機能改善を必ずしも意味しておらず，詳細な網膜機能評価が必要である．

眼底微小視野検査（microperimetry）とは，眼底を直視下に観察しながら網膜感度を評価する検査であり，主に黄斑疾患での網膜機

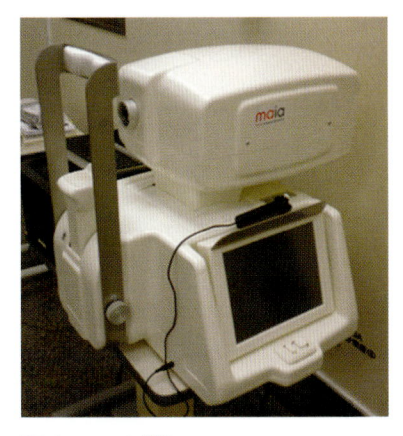

図1　maia™
本体に解析 PC が組み込まれており，コンパクトな外観である．

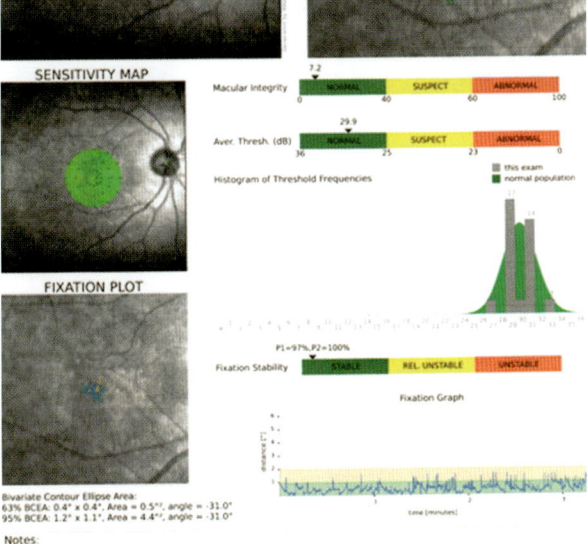

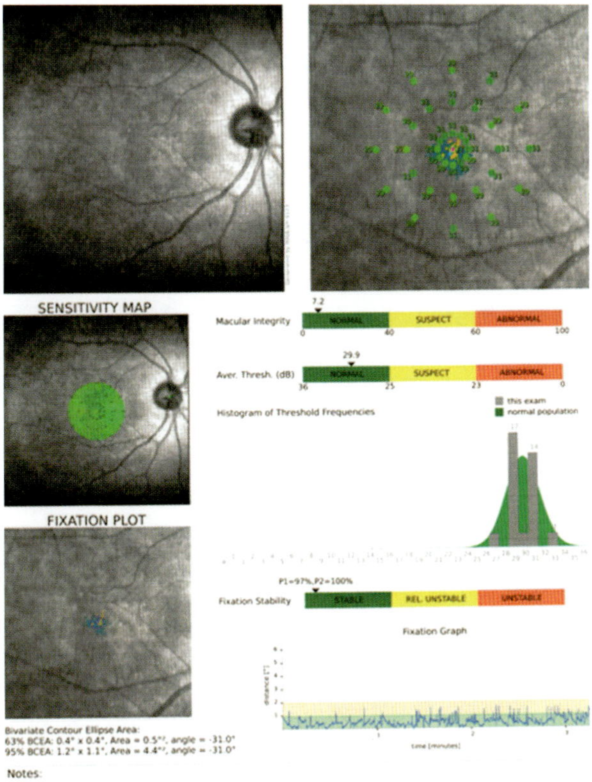

図2　解析結果
61 歳，女性．網膜感度低下は認めない．解析結果が，Average threshold, Fixation stability, Macular integrity の三つの指標で示される．

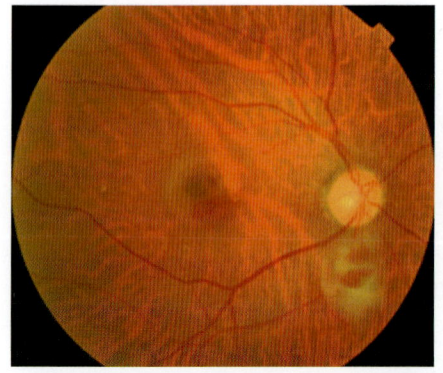

a. 眼底写真

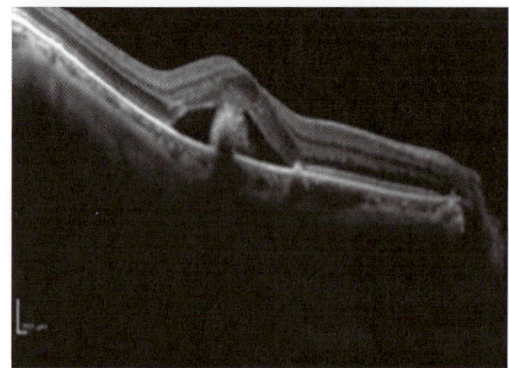

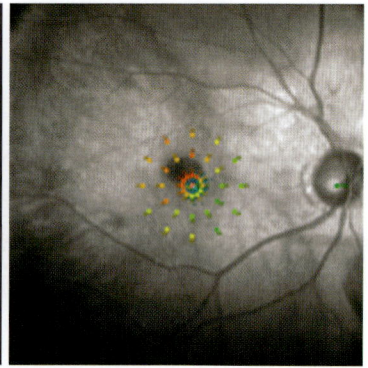

b. OCT像

c. maia™ 結果

図3 ポリープ状脈絡膜血管症
67歳，男性．眼底写真（a）とOCT像（b）より，ポリープ状脈絡膜血管症が疑われる．maia™では，病変部に一致した感度の低下を認める（c）．

能評価に用いられている．一般的な視野検査と比べ，病変部を確認しながら機能評価できる点が優れている．走査レーザー検眼鏡（Rodenstock）やMP-1®（NIDEK）が知られているが，近年発売されたmaia™（TOPCON，図1）は，操作性や検出精度において従来の機種よりも優れている．眼底画像はMP-1®では近赤外眼底カメラであったが，maia™では共焦点ライン走査となり，画像が鮮明となった．また，オートトラッキング機能が搭載され，常に眼底の同じ部位に視標を呈示できるため，固視評価や経過観察にとても有用である．また，maia™での視標輝度は刺激幅0～36 dBとなり，MP-1®が4～20 dBであることと比較すると，より深い暗点や初期の微細な変化が検出可能となっている．加えて，最大輝度が1,000 asbあることからも検出感度の向上が期待されている．また，種々の視標呈示パターンが選択可能で，疾患に応じて検査ができる．検査時間は，スクリーニングに用いるFast Examで約2分，Follow up検査が可能なExpert Examでも5～6分程度と非常に短く，被験者

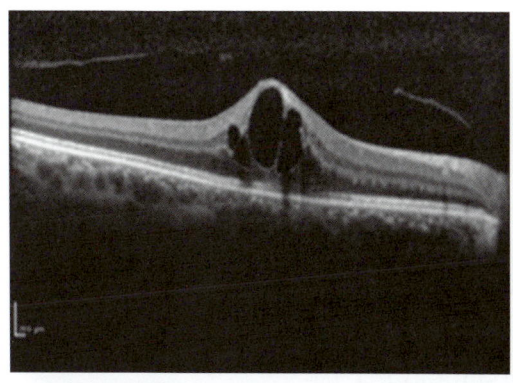

a. 発症時 OCT 像　　　　　　　　　　b. 発症時 maia™ 結果

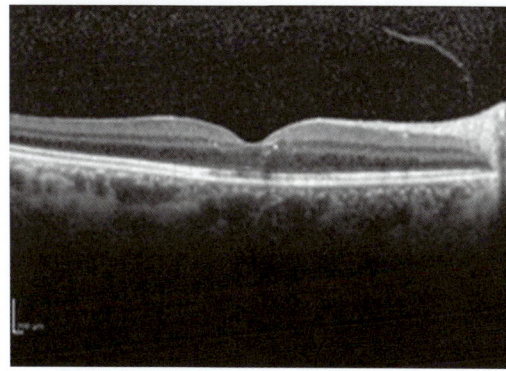

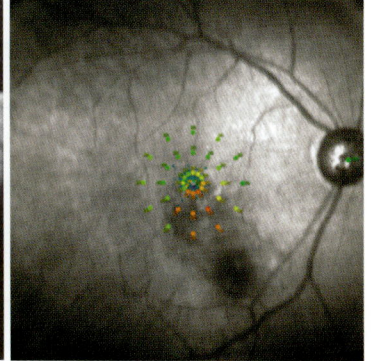

c. ベバシズマブ注射 7 日後 OCT 像　　d. ベバシズマブ注射 7 日後 maia™ 結果

図4　網膜静脈閉塞症を伴う黄斑浮腫
67歳，男性．網膜静脈閉塞症に伴う黄斑浮腫を認める（a）．maia™ では，浮腫と出血に一致した感度低下を認める（b）．ベバシズマブ注射 7 日後，浮腫は著明に改善した（c）．maia™ では，網膜感度の改善を認める（d）．

へのストレスが大幅に軽減している．

　maia™ には正常 500 眼と加齢黄斑変性 300 眼をもとにしたデータベースが組み込まれており，これをもとにして解析結果は，Average threshold, Fixation stability, Macular integrity の 3 項目で固視状態も含めて定量評価される．また，各ポイントの数値結果はカラーコードで提示される．あわせて，カラーマッピングも呈示され，判定者にもわかりやすい結果が提示される（図2）．

症例提示

　実際の症例による解析例を提示する．図3では，ポリープ状脈絡膜血管症を示す．病変部に一致した網膜感度低下がみられる．図4では，網膜静脈閉塞症に合併した黄斑浮腫症例を示す．加療に伴い病変部の感度が改善している．

（杉本昌彦）

コントラスト感度

視覚の質の評価の重要性

近年，白内障手術や屈折矯正手術における裸眼視力の向上は，非常に精度の高いものとなった．網膜硝子体手術の進歩も著しい．もはや単に失明を防ぐ目的ではなく，高い視覚の質（quality of vision；QOV）を達成することが求められるようになってきている．しかし，術後に（1.0）以上の視力が得られている症例であっても，「なんとなく見えにくい」と訴えることは少なくない．視力だけで視機能を説明することができないのは誰もが感じるところである[*1]．通常の視力検査に用いるランドルト（Landolt）環は白背景に黒字のきわめて明瞭な視標であるが，日常生活においては濃淡がはっきりしない不明瞭なものを見る機会のほうがむしろ多い．特に雨・霧の日や日没に伴い不鮮明さは増す．このような状況下での視機能評価としてコントラスト感度測定が行われるようになってきた．この検査は，空間周波数特性（modulation transfer function；MTF）という，カメラなどの画像光学分野で応用されていた概念を視覚系に応用したものであり，形態覚全体を定量的に評価することが可能な検査法である．したがって視力に比べて視機能異常を鋭敏に反映すると考えられ，QOVを評価するためのツールとして近年広く用いられるようになってきている[*2]．また，夜間の視機能を評価する検査として薄暮時コントラスト感度測定，さらにグレア光が存在する状況下での視機能もさまざまな機器で評価できるようになってきた．

コントラスト感度とは

コントラスト感度検査とは，すなわち視覚系のMTFを測定・評価することである．図1に示すように，画像光学系のMTFはLow-Pass型といって右下がりのパターンとなるが，視覚系のMTFは通常Band-Pass型という山型の曲線を示す．つまりヒトの視覚においては，低空間周波数においてもコントラスト感度は低くなり，この点がカメラなどの光学機器と異なる．

[*1] 視機能には，光覚，色覚，形態覚，視野，立体視，変視と，さまざまなものが含まれる．なかでも形態覚が重要とされるが，従来の視力検査は形態覚の一部を評価しているにすぎない．

[*2] 非球面や多焦点眼内レンズなど，新しい光学特性をもつレンズが臨床に導入された現在，コントラスト感度検査は，QOVを評価するための非常に重要性の高い検査法として浸透しつつある．

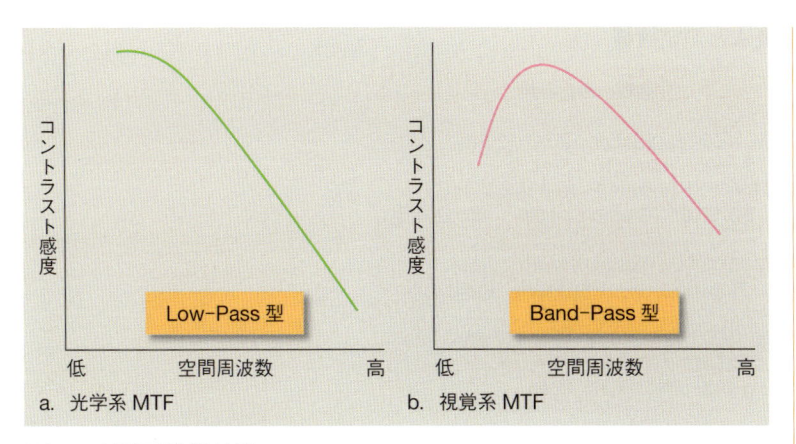

図1 空間周波数特性（MTF）

a. 光学系 MTF （Low-Pass 型）
b. 視覚系 MTF （Band-Pass 型）

眼球光学系での MTF も理論上は Low-Pass 型になるのだが，網膜以降の視覚伝達情報処理の過程で，側抑制（lateral inhibition）などが関与することにより，高周波数と低周波数域での応答が弱くなり，その中間（6 cpd 近傍）で最も識別感度が高くなる．その結果，視覚系 MTF は山型の Band-Pass 型特性を示す．

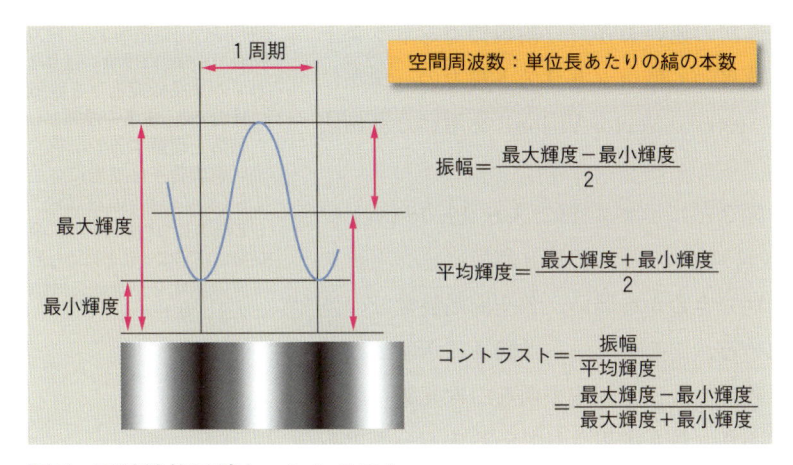

図2 正弦波格子縞とコントラスト

空間周波数：単位長あたりの縞の本数

$$振幅 = \frac{最大輝度 - 最小輝度}{2}$$

$$平均輝度 = \frac{最大輝度 + 最小輝度}{2}$$

$$コントラスト = \frac{振幅}{平均輝度} = \frac{最大輝度 - 最小輝度}{最大輝度 + 最小輝度}$$

　通常，MTF の評価には正弦波格子縞が視標として用いられる．正弦波格子縞とは正弦波曲線に従ってその輝度が変化する縞模様で，その最大輝度と最小輝度からコントラストを求めることができる（**図2**）．要するに正弦波の振幅が大きくなれば（白黒の濃淡が強くなれば）コントラストは大きくなる．正弦波格子縞を識別できる最小コントラストをコントラスト閾値といい，コントラスト閾値の逆数がコントラスト感度となる．また，空間周波数は単位長（視覚1°）あたりの縞の本数で定義され，cycles/degree（cpd）という単位で表される[*3]．そして縦軸にコントラスト感度を，横軸に空間周波数をとり，縞として見分けられた点を結んだものが視覚系の MTF，すなわちコントラスト感度曲線となる．

[*3] 空間周波数が低いと1本1本の縞は太く間隔は広いが，空間周波数が高くなるにつれ縞が細くなり間隔も狭くなっていく．

表1　コントラスト感度評価法と測定機種

コントラスト感度の評価法	機種：測定距離
縞視標コントラスト感度	CSV-1000® E (Vector Vision)：2.5 m VCTS 6500® (Vistech)：3 m MCT-8000® (Vistech)：覗き込み型 OPTEC 6500® (Stereo Optical)：覗き込み型
文字コントラスト感度	CSV-1000® LV (Vector Vision)：2.5 m Pelli-Robson チャート® (Haag-Streit)：1 m
低コントラスト視力	CSV-1000® Lan C10% (Vector Vision)：2.5 m 10% ETDRS チャート：2.5 m Wang-Katsumi® (興和)：3 m

コントラスト感度測定の実際[*4]

　現在，コントラスト感度の評価方法にはさまざまなチャートが考えられているが（**表1**），評価法の違いより，①縞視標コントラスト感度，②文字コントラスト感度，③低コントラスト視力の三種類に大別される．ここでは CSV-1000®（Vector Vision）を用いた評価法を解説する．

縞視標コントラスト感度：図3左に示すように，3, 6, 12, 18 cycles/degree の四つの空間周波数に対して，それぞれ8段階にコントラストを変化させ，どこまで判別できるかを問い，各空間周波数でのコントラスト閾値・感度を求める．このチャートは図4に示すような空間周波数とコントラスト感度で規定される平面を二次元的に広い範囲で調べることが可能であり，最も汎用されているチャートである．

文字コントラスト感度：すべて同じ大きさの計24文字で構成されるチャートを用いて測定する．コントラストは8段階に設定されており，3文字ごとに低くなっていく（**図5**）．文字の大きさは 2.4 cpd で，2.5 m の距離で約 0.08 のランドルト環の大きさに相当する．ある一定の空間周波数において，どの程度のコントラストまで判別できるかを評価している（**図4**）．

低コントラスト視力：従来のETDRSチャートの視標のコントラストを100%から10%に低下させたものである．各列に同じ大きさのランドルト環が五つずつ配置されており，下方にいくにつれ視標が小さくなる（**図6**）．ある一定のコントラストにおいて，どの程度の空間周波数まで判読可能かを調べている（**図4**）．

　測定自体は通常の視力検査とほぼ同様であるが，結果の表記が異

[*4] コントラスト感度検査はさまざまな疾患で応用されており，その意義が広く確認されている．屈折矯正手術後や初期の円錐角膜など，視力検査では検出できないようなわずかな視機能低下を鋭敏に検出でき，患者の漠然とした愁訴を理解するのに役立つ．網膜硝子体疾患においてもQOVの有用な評価法として浸透しつつあり，特に術前後に応用することにより形態覚の変化を総合的に評価することができる．

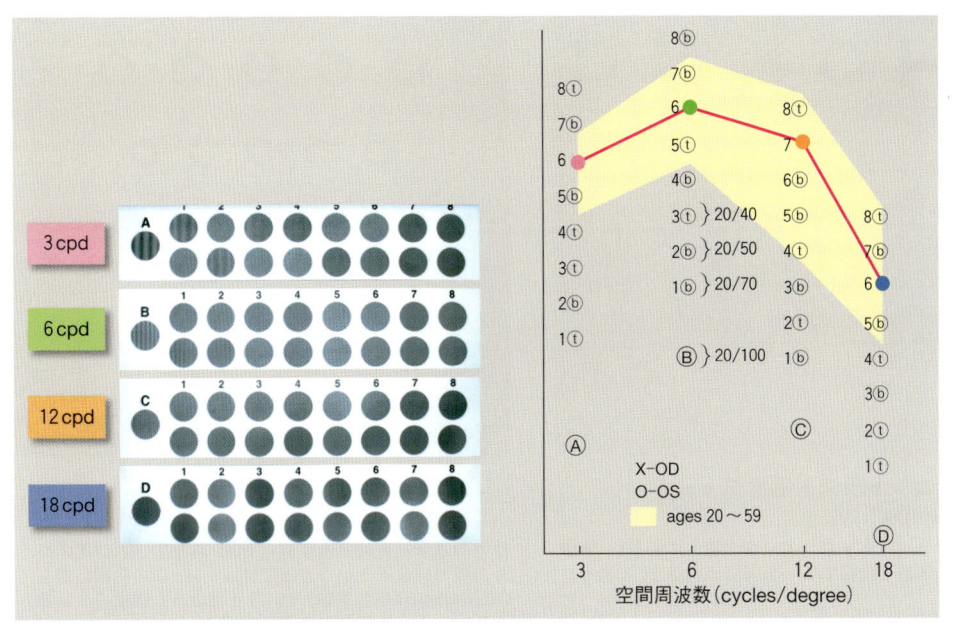

図3 縞視標コントラスト感度チャート(CSV-1000® E)
左端にAからDのサンプル視標があり，下にいくほど空間周波数が高くなる．そして各サンプル視標の右側に1から8までの縞視標が二段に並んでおり，上下どちらかが縞視標，もう一方が単色視標となっている．右にいくほどコントラストが低くなり，視標が淡くなる．各周波数で判別できた最も低いコントラストを，右の記入用紙にプロットし，これらの点を結んだものがコントラスト感度曲線となる．正常範囲はうすい黄色のゾーンで表示されている．

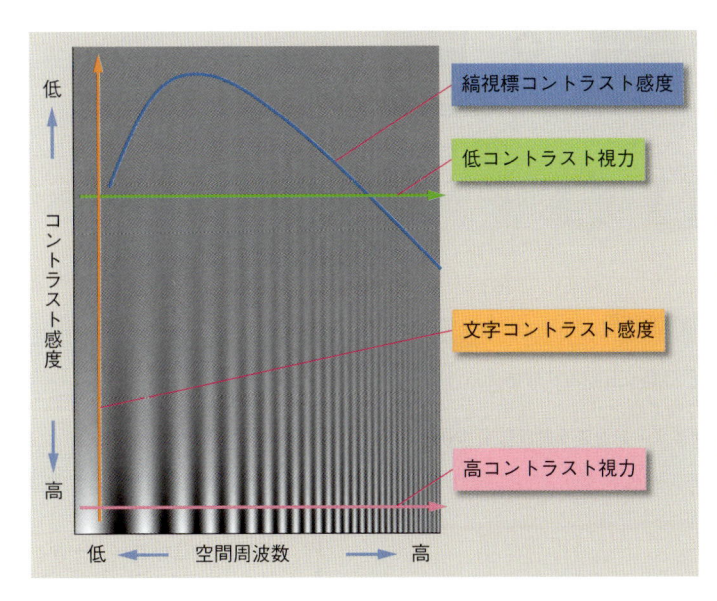

図4 各種コントラスト感度検査の測定領域

縞視標コントラスト感度はいくつかの空間周波数（CSV-1000®では3, 6, 12, 18 cpd）において，さまざまにコントラストを変化させることにより，その判別限界点を問う検査法であるため，空間周波数とコントラストで規定される平面のきわめて広い範囲を検査していることになる（結果は，青線のような曲線で表示される）．文字コントラスト感度は一つの空間周波数（2.4 cpd）に固定した状態でコントラスト感度を評価している（黄線）．低コントラスト視力は10％まで低下させた一定のコントラスト視標を用いて（緑線），また，高コントラスト視力は100％コントラストに固定したきわめて明瞭な視標を用いて，判別できる空間周波数の限界を調べている（赤線）．

なる（図6）．各列で一つでも二つでも判読できる視標があれば，その結果が総合判定に反映される算出法であり，より詳細な評価ができる．

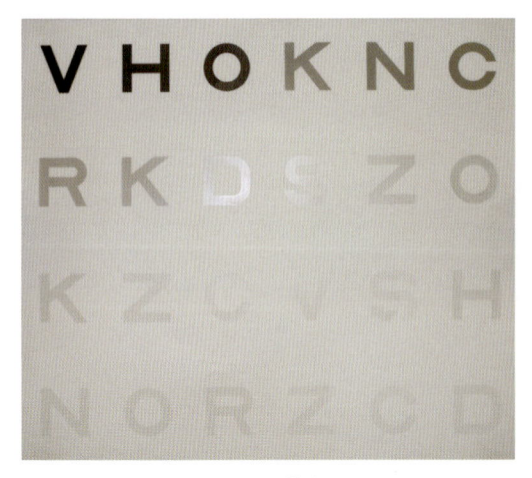

図5　文字コントラスト感度チャート
（CSV-1000® LV）
測定はアルファベットを左上より順に答えてもらい，判読できた視標の個数を記録する．全部読めれば 24 である．

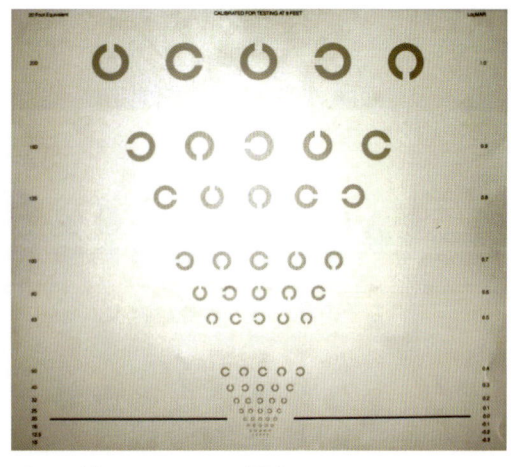

図6　低コントラスト視力チャート
（CSV-1000® LanC 10％）
視力のように各列で過半数（3個）判読できればそのレベルの視力になるという方法ではなく，一つの視標に対して 0.02 logMAR 単位を割り当て，正答できた視標の合計数から算出する．正答個数を N とすると，
　logMAR 値 ＝ ＋1.1－0.02×N
となる．

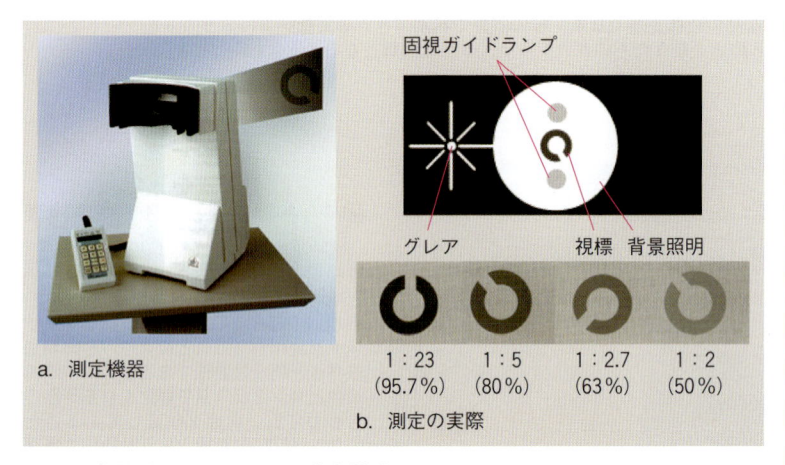

図7　薄暮時コントラスト感度検査（Mesotest II®〈Oculus〉）
暗順応下で行う非常に難しい検査である．夜間近視といって，暗所では －0.5～－1.5D 屈折が近視側に推移するので，症例ごとにマイナスレンズを適度に追加矯正して測定する必要がある．

夜間・薄暮時視機能

　屈折矯正手術後，昼間の視機能に満足していても，夜間運転時には視機能低下を自覚している症例は珍しくない．夜間や薄暮時の視機能は明視時と大きく異なり，分けて考える必要がある[*5]．現代の夜間交通量増加など社会的背景もあり，夜間視機能を評価する重要性が近年広く認識されるようになってきた．

[*5] 夜間は瞳孔径が大きくなるが，その結果，収差や散乱が増加するため視機能に大きな影響を及ぼす．また，照度低下に伴いコントラスト感度は悪化し，特に高周波数域が著明に低下することが知られている．さらに背景が暗くなる夜間は，グレアの影響を受けやすくなる．

夜間・薄暮時視機能の評価には，主にコントラスト感度検査を応用したものが使用されている．代表的な測定機器として Mesotest II®（Oculus）*6，MCT-8000®（Vistech），CAT-2000®（Neitz），CGT-1000®（タカギセイコー）などがある．これらの機器はすべてグレア光*7 を負荷できるようになっており，つまりグレア検査を行うことも可能である．ただし，これらの検査に関しては国際的な基準がなく，各機種で使用している視標や背景輝度がさまざまであるため，結果の単純な比較はできない．

各疾患への応用

さまざまな網膜硝子体疾患において，コントラスト感度は低下する*8 ことが知られており，治療により有意に改善することが増殖糖尿病網膜症，糖尿病黄斑浮腫，網膜静脈分枝閉塞症，黄斑円孔，黄斑上膜，網膜剝離などの疾患において確認されている[1-5]．また，近年では視覚関連 quality of life（QOL）との関わりも広く研究されており，コントラスト感度と視覚関連 QOL が相関する疾患が知られるようになった．たとえば，糖尿病網膜症[1] や網膜剝離術後[2]，Birdshot retinopathy[6] においては，コントラスト感度と QOL が相関したと報告されている*9．しかも，網膜剝離術後の患者では，視力と QOL に関連はなく，コントラスト感度のみが QOL と相関することが明らかとなった[2]．つまり，網膜剝離術後には視力よりもコントラスト感度を測定したほうが，その人の生活の質を類推するのに有用であることが示唆されたわけである．

コントラスト感度以外の視機能パラメータが QOL と相関する疾患もあり，たとえば黄斑上膜や黄斑円孔では，変視が最も QOL に影響を及ぼす因子であることがわかっている[3,4]．さらに網膜色素変性[7] や緑内障[8]，下垂体腫瘍[9] の患者は視野と QOL に関連があるとされている．その他，Basedow 病では複視の存在が QOL を低下させることが知られており，各疾患それぞれ特有の因子があることは非常に興味深い．これらの事実は視機能にはさまざまな側面があることを代弁しているともいえ，従来の視力検査の結果を視機能評価の代表値とすることには限界があることを意味している．コントラスト感度を含めた総合的な視機能評価を行うことによって，各疾患の特徴や患者の細かな愁訴を理解することができる．多忙な日常診療において，すべての症例に詳細な視機能検査を行うことは不可能であるが，疾患ごとに QOL に影響する特有の視機能因子を理解し，

*6 Mesotest II® はドイツ眼科学会が定めた基準に従った測定装置であり，対向車のヘッドライトを想定したグレア光の負荷も可能である．実際にドイツでは本装置が運転免許の取得基準として使用されている．覗き込みタイプであり，薄暮時を想定した $0.032\,cd/m^2$ の暗い背景輝度のなかにランドルト環が呈示される．ランドルト環のコントラストは四段階に変化し，高コントラストから順次低下させ，正答が可能であった最も低いコントラストレベルを検出する（図7）．

*7 グレアとは時間的・空間的に不適切な輝度の分布や極端な対比により，見え方が低下したり不快感を覚えたりする現象を指す．

*8 基本的に高空間周波数での感度低下は光学的要因に由来し，低空間周波数での感度低下は神経的要因に由来すると考えられている．

文献は p.357 参照．

*9 軽度の白内障では主として高周波数域，視神経疾患では低周波数域，中心性漿液性網脈絡膜症では全空間周波数でコントラスト感度が低下するとの報告がある．また，緑内障の初期ではほぼ正常であるものの，進行してくると高周波数域が低下することが知られている．このように疾患や病変部，さらに進行度により，影響を受ける空間周波数が異なる点も興味深い．

重要なファクターに関しては積極的に検査を行う努力をするべきであろう．

外来診療への組み入れ

　QOVを評価する際，特に時間の制約がないならば，縞視標コントラスト感度を用いてさまざまな空間周波数におけるコントラスト感度を測定すべきである．多少時間はかかるが，より詳細なデータが得られ形態覚の総合的な評価が可能となるからである．ただし，かなり難しい視標を判別しなければならないので，矯正視力が（0.3）を下回るような症例では，サンプル視標さえ判別できず検査を遂行することが困難である．疾患別に考えると，黄斑上膜や軽度の黄斑浮腫においては十分に測定が可能であるが，増殖糖尿病網膜症や加齢黄斑変性などでは一部の軽症例以外は測定できない．そのような場合には，文字コントラスト感度チャートが有用である．ほかのチャートよりも視標が大きいので，視機能がかなり悪化している症例でも検査が可能となることが多い（もちろん，著しい視力低下を来たしていれば検査不能であるが）．縞視標コントラスト感度ほど広い領域を評価できないものの，視力とは異なる質の形態覚を評価しているので，QOVの1指標として有用な情報が得られる．測定時間も短くてすむ．網膜硝子体疾患の診療においてはお奨めのチャートである．

　　　　　　　　　　　　　　　　　　　　　　　（平岡孝浩）

Amsler チャート

文献は p.357 参照.

検査の意義

Amsler チャートは，視野の中心 10°内に対応する部位の視野異常を簡便に検出することを目的とした検査表である．Amsler チャートの大きな特徴は，中心暗点，傍中心暗点のみならず変視症を検出することができる点にある．黄斑疾患ではしばしばその病変により，視細胞やその外接に配列の乱れが生じる．すると，外界と視中枢の間で確立していた精密な空間的対応にさまざまな乱れが生じ，物体の形状が変形してみえる．Amsler チャートを用いると定性的ではあるが，この変視症を非常に簡便に検出することができる．

Amsler チャートの構成

Amsler チャートは一般的に用いられている基本表を含め，全7表から構成されている．各表の特徴と用途を図1にまとめる．

対象疾患

黄斑部疾患（中心性漿液性網脈絡膜症，新生血管黄斑症，黄斑変性症，特発性黄斑円孔，黄斑上膜など），視神経疾患（球後視神経炎など），その他，中心視野異常を呈するすべての疾患が対象となる．

検査方法

片眼を遮閉し，必要ならば矯正レンズを装用し 28～30 cm の距離で検査表の中心を固視させ，次の設問に従って順次検査を進めていく．

問1．固視点がみえるか？（中心暗点の有無）
問2．外周の四角が全部みえるか？（中心 10°内視野から周辺へ穿破する暗点の有無）
問3．内部の編み目が完全にみえるか？（傍中心暗点の有無）
問4．線が歪んでいないか？ 編み目の大きさが均一か？（変視症の有無）
問5．動き，揺れ，輝き，色の変化はないか？（神経眼科疾患や，網

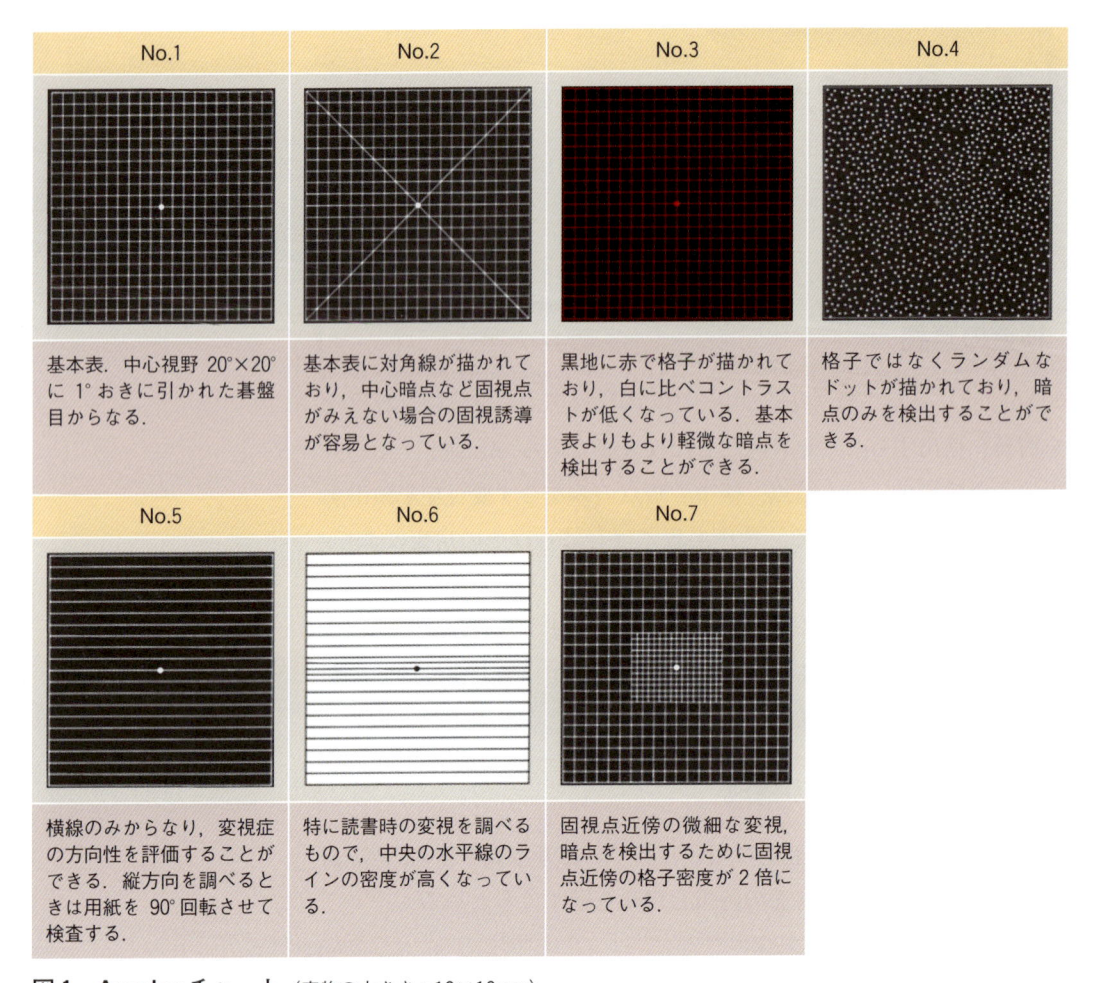

No.1	No.2	No.3	No.4
基本表．中心視野 20°×20° に 1°おきに引かれた碁盤目からなる．	基本表に対角線が描かれており，中心暗点など固視点がみえない場合の固視誘導が容易となっている．	黒地に赤で格子が描かれており，白に比べコントラストが低くなっている．基本表よりもより軽微な暗点を検出することができる．	格子ではなくランダムなドットが描かれており，暗点のみを検出することができる．

No.5	No.6	No.7
横線のみからなり，変視症の方向性を評価することができる．縦方向を調べるときは用紙を 90°回転させて検査する．	特に読書時の変視を調べるもので，中央の水平線のラインの密度が高くなっている．	固視点近傍の微細な変視，暗点を検出するために固視点近傍の格子密度が 2 倍になっている．

図 1　Amsler チャート（実物の大きさ：10×10 cm）

膜疾患による軽微な暗点）

問 6．異常部位の位置は？（暗点，変視症の存在する部位の確認）

以上の 6 種の質問を，検査の目的を理解したうえで要領よく行い，付属の記録紙に書き込む．

検査結果の評価

　Amsler チャートは非常に簡便にかつ鋭敏に黄斑部の変視，暗点を検出することができる．しかし，検査方法が，被検者の自覚症状を聞きながら記録を進める自覚検査であるため，結果を客観的に定量的に表現することは困難である．検者は，患者の固視を誘導確認しながら異常部位の特徴をゆっくりと確実に問診する必要がある．

　正常では，すべての碁盤目が左右差なく歪まず鮮明にみえる．変視症が検出されたら，黄斑部疾患を強く疑う．加齢黄斑変性では，

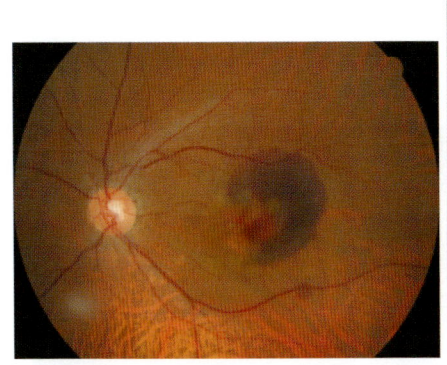

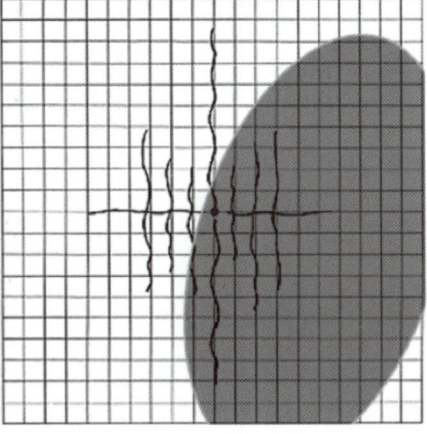

a. 眼底写真　　　　　　　　　　　　b. Amsler チャート
図2　加齢黄斑変性
Amsler チャートにて変視症，および出血部位に対応する暗点を認める．

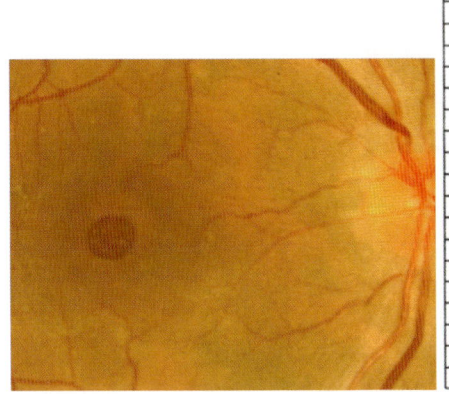

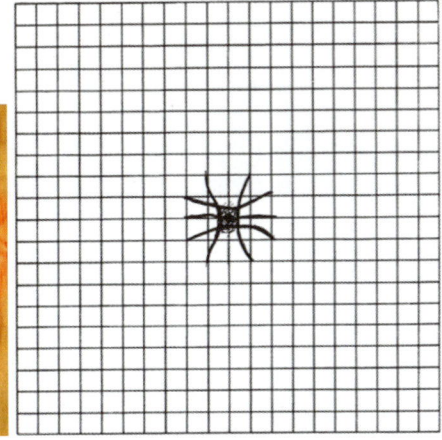

a. 眼底写真　　　　　　　　　　　　b. Amsler チャート
図3　特発性黄斑円孔
黄斑円孔では，Amsler チャートにてクッションをピンで固定したような，固視点へ引き込まれる変視を訴える．

変視のほかに中心暗点，傍中心暗点を伴うことが多い（図2）．黄斑円孔では中心部の固視点が消失するほかに，クッションをピンで固定したような中心部へ引き込まれる特有の変視を訴える（図3）．

　小型のアムスラー名刺®（はんだや）と呼ばれる簡易表が市販されており，加齢性黄斑変性などにおいて，患者自身に自宅で使用させることにより黄斑病変のわずかな変化を早期に検出できる．また，手法が非常に単純なため新聞などの広告媒体を用いたマススクリーニングに利用することもできる．

カコモン読解　第18回 一般問題24

正視眼のAmslerチャート検査時，チャートを網膜に投影したものを図に示す．正しいのは図のどれか．

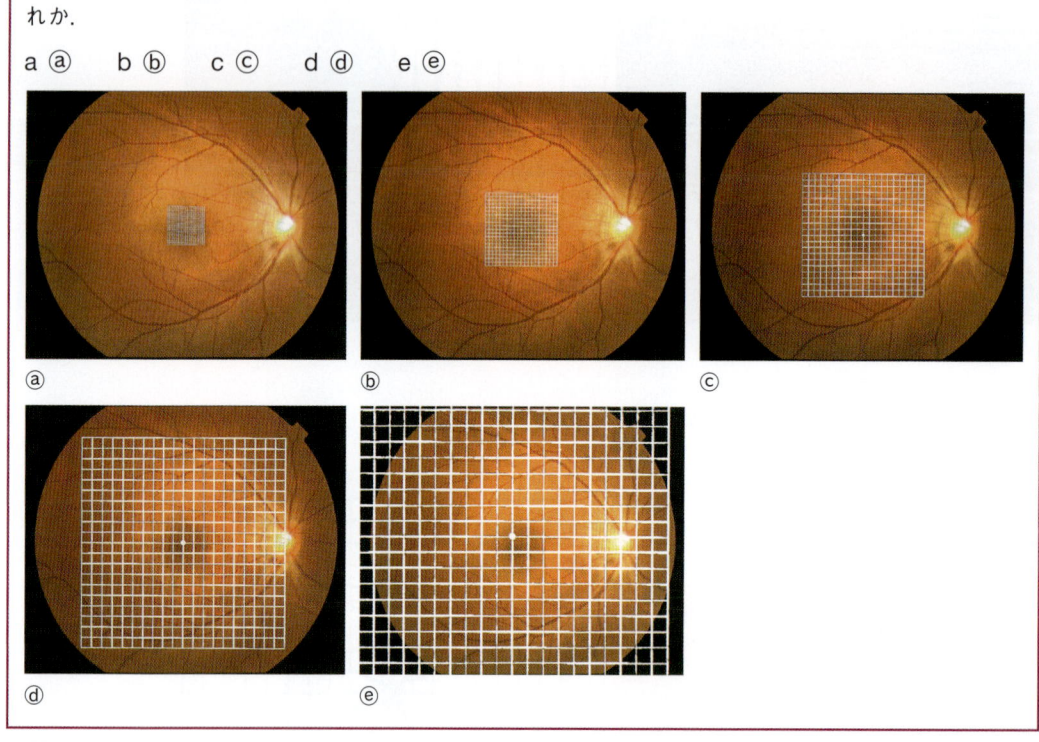

a ⓐ　b ⓑ　c ⓒ　d ⓓ　e ⓔ

解説　Amslerチャートが，眼底のどの範囲に対応するかを問う問題である．Amslerチャートは，視角で表現すると全長20°×20°で，1マス1°になる．視野でいうと，Humphrey10-2プログラムと同様に10°内視野を測定していることになる．視神経乳頭に対応する視野の盲点は，耳側約15°やや下方に位置する．黄斑と視神経乳頭の位置関係を考えると，正解はcとなる．

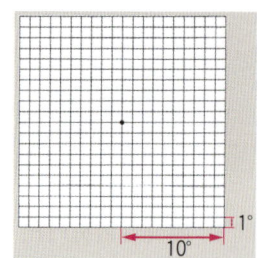

模範解答　c

（松本長太）

M-CHARTS®

文献は p.357 参照.

検査の意義

黄斑疾患において，視細胞やその外節に配列の乱れが生じると，外界と視中枢の間で確立していた精密な空間的対応にさまざまな乱れが生じ，物体の形状が変形してみえる．この現象を変視症（metamorphopsia）といい，視力と並んで黄斑病変を有する患者の quality of vision（QOV）を大きく左右する重要な臨床症状である．変視症の検出には，一般的に Amsler チャートが広く用いられている．しかし変視症には，日常生活ではほとんど自覚できない軽微なものから，非常に重篤なものまでさまざまな程度があり，Amsler チャートでこれを定量化することはできない．M-CHARTS®（イナミ）は，この変視症の程度を，短時間にしかも簡便に定量化することができる変視表である（図1)[1]．

M-CHARTS® とは

日常生活では，対象物に直線成分が含まれているほど変視を強く自覚する．たとえば，芝生の庭よりも障子の桟をみたときのほうが

図1　M-CHARTS®

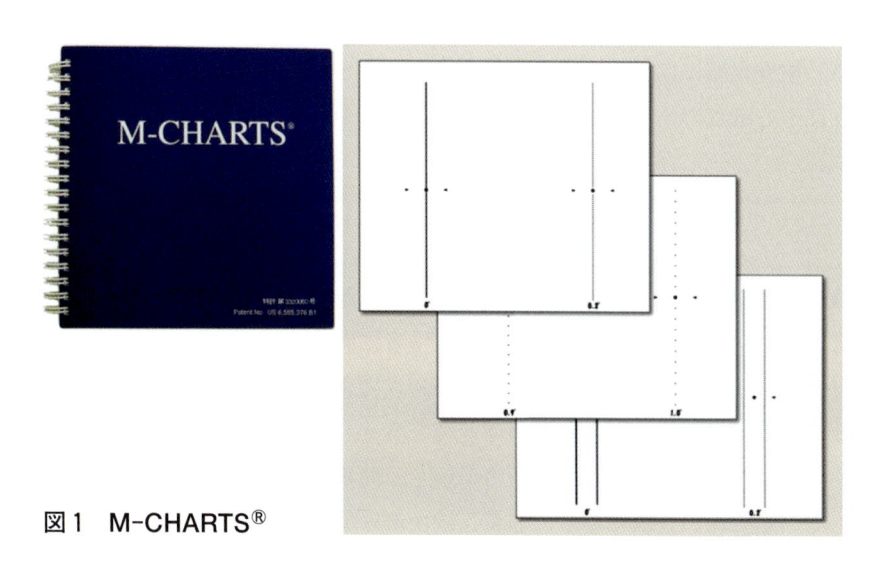

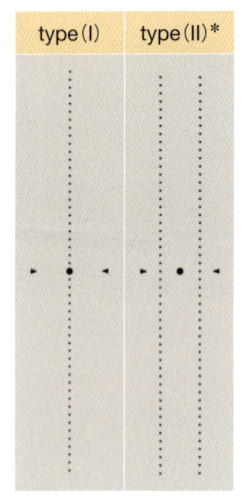

図2　M-CHARTS® の検査視標

全長：視覚20°
個々の点：視覚0.1°
点の間隔：視覚0.2°〜2.0°
固視点：視覚0.3°
固視点から点線の距離：視覚1°

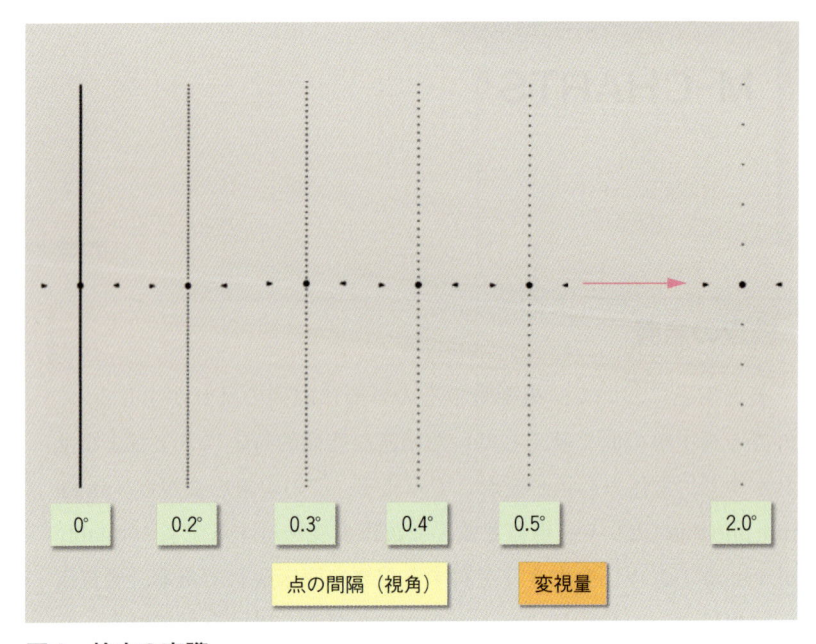

＊type（Ⅱ）：黄斑円孔など中心暗点をもつ症例を対象

図3　検査の実際
細かな点線から粗い点線になるほど，線の歪みは消失していく．最終的に歪みが自覚されなくなったときの点線の視角をもって変視量とする．

より変視を強く自覚する．しかし，この直線成分を実線から点線に変えていくと，変視は徐々に自覚しづらくなっていく．M-CHARTS®は，この現象を利用し，変視症の定量評価を行う変視検査表である．M-CHARTS®は，視角0.2°〜2.0°まで0.1°刻みに間隔を変えた19種の点線から構成されている．点線の全長はAmslerチャートと同じ視角20°（固視点から上下10°），点線の個々の点は視角0.1°，固視点は視角0.3°で構成され，固視点の左右に固視誘導のための補助視標が設けられている．検査視標には，固視点を通る1本線のタイプと，黄斑円孔のように中心暗点のある症例を対象とした固視点から1°ずつ離れた2本線のタイプの二種類からなる（**図2**）．

使い方

　測定は，明室にて検査距離30cm，近見矯正下で行う．測定に際しては，視力のよいほうの眼から片眼ずつ行う．まず，被検者に直線を呈示し，歪みが自覚されるかどうかを質問する．この時点で歪みがなければ，変視はなく変視量は0となる．直線で変視を訴えれば，次に間隔の細かい点線から間隔の粗い点線へ順に呈示し，同様に歪みの有無を確認していく．粗い点線になるほど歪みは次第に消

失していき，最終的に歪みが自覚されなくなったときの点線の視角をもって変視量とする（図3）．測定は検査視標を縦方向，横方向と別々に行い，縦線による変視量（MV）と横線による変視量（MH）をそれぞれ求める[*1]．検査中は被検者に，線の中央の固視点を注視するように誘導し，線の歪みの有無を確認していく．ただし，被検者の固視が直線上で若干動いても，点の間隔は相対的に一定であるため，最周辺部の変視以外は結果に大きな影響が出ないようにつくられている．黄斑円孔の症例では，中心暗点があるため2本線のタイプを用い，左右の補助視標を用いて固視点が消える部位をまず探し，その部位で測定を行う．

[*1] M-CHARTS® を用いて得られる変視量は，適切に検査が行われた場合，その変動は変視量として二段階以内に収まる．また，黄斑円孔を除く矯正視力が0.2以下の症例や，大きな中心暗点，傍中心暗点を有する症例は，点線そのものがまったく，あるいは部分的に見えないため検査を行うことができない場合がある．

M-CHARTS® の原理

臨床的に軽微な変視は，主に空間的に細かな高周波成分が多く含まれる．一方，重度の変視は高周波成分に加えて粗い歪み，すなわち低周波成分も多く含む．高周波数成分を主体とした細かな変視を検出するためには，サンプリングの原理からできるだけ間隔の細かい点線が必要であり，低周波数成分を主体とした粗い変視は，間隔の粗い点線でも検出される．細かな点線から粗い点線へ順次呈示していくにつれ，高周波数成分を主体とした軽微な変視は消失し，低周波数成分を主体とした重度の変視が残ることになる．

また，副尺視力など線分や図形のくい違いを識別する能力は，視力の10倍に達すると考えられており，別名 hyper acuity と呼ばれる．変視による点線のずれ（個々の点のずれ）の識別も hyper acuity が関与していると考えられる．この hyper acuity は図形の距離が広がると低下することが知られており，粗い点線（点の距離が広がる）ほど変視が自覚されにくくなることが理解できる．

各種黄斑疾患と変視症

黄斑上膜（図4）：黄斑上膜（epimacular membrane）では，膜の増殖に伴い感覚網膜の収縮が生じ，大視症（megalopsia, macropsia）や変視症が生じる．さらに，病期が進行すると，横方向の線に対する変視が縦方向の線に対する変視より大きくなることが多い．これは，解剖学的に視神経乳頭の存在により，黄斑部では横方向より縦方向の網膜の収縮が起こりやすいためと考えられる．さらに，ヒトの視覚は，縦方向に比べ横方向により鋭敏であることも，その理由として考えられる[2]．M-CHARTS® で変視量が0.5以上あると，患

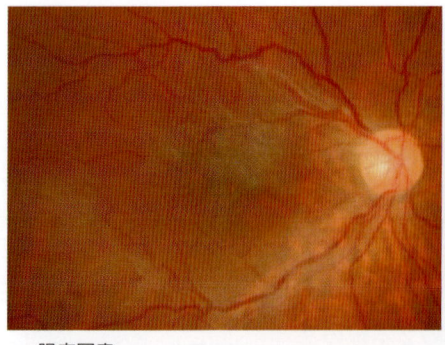

a. 眼底写真
b. SLO 所見 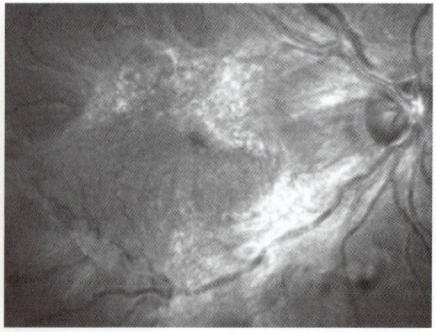
c. OCT 所見 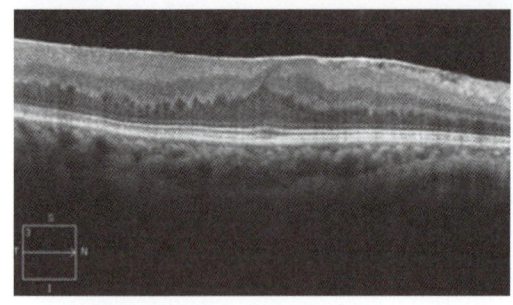
d. Amsler チャート 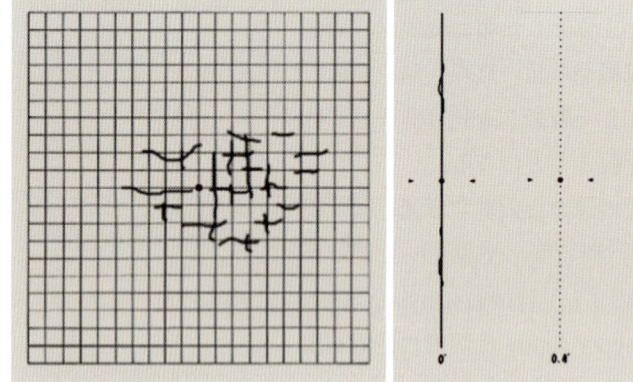
e. M-CHARTS® 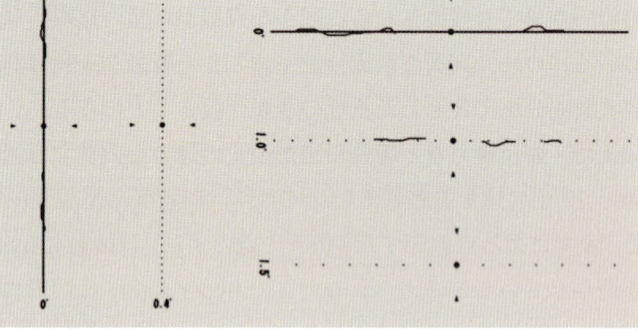

図4 黄斑上膜の検査所見
63歳，女性，右眼．視力：RV＝(0.6×C−1.5D Ax100°)
横方向に強い変視を自覚する．各画像検査において進行した黄斑上膜を認める．Amsler チャートにて変視を認め，M-CHARTS® による変視量は，縦：MV＝0.4，横：MH＝1.5 と横方向に強い変視を認める．
SLO：scanning laser ophthalmoscope（走査レーザー検眼鏡）

者は日常生活で変視を自覚し，何らかの不自由を訴える場合が多い[3]．一方，視力と変視量の間には，明らかな相関関係はないことが多い[1]．

特発性黄斑円孔（図5）：黄斑円孔では，視力低下，中心暗点のほかに，クッションをピンで固定したような中心に引き込まれる特有の変視症を訴える．M-CHARTS® の2本線を用いると，多くの症例

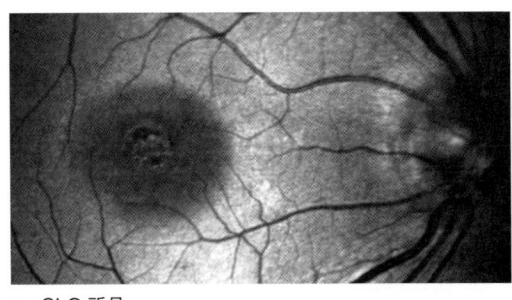

a. SLO所見 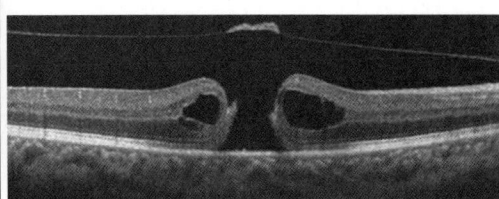　　　　　　　　　　　b. OCT所見

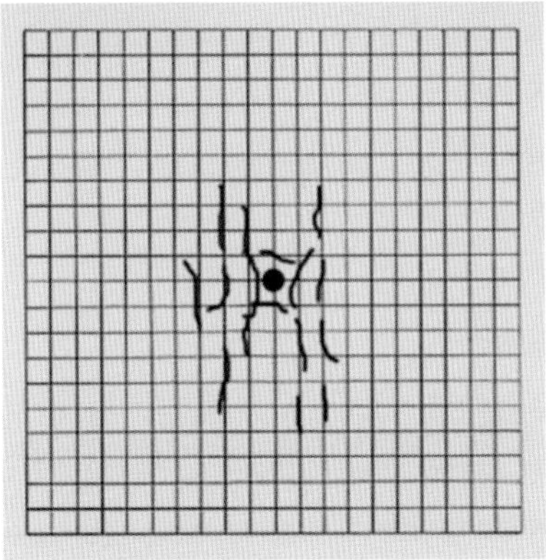

c. Amslerチャート 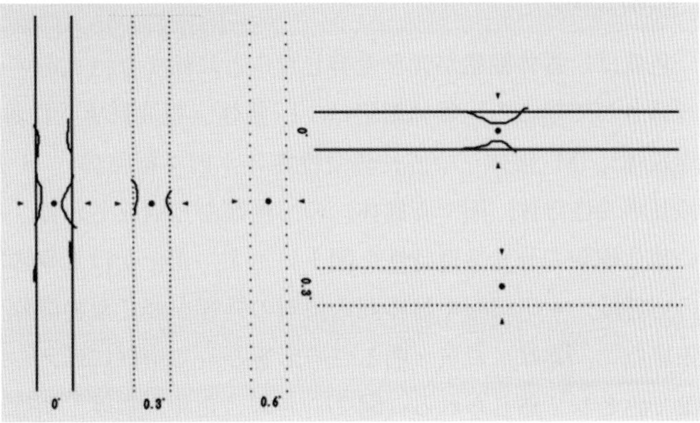　　　　　　　d. M-CHARTS®

図5　特発性黄斑円孔の検査所見
61歳，女性，右眼．視力：RV＝(0.1×S－0.75D◯C－0.75D Ax60°)
Amslerチャートにて，固視点に引き込まれるような変視を認める．2本線のM-CHARTS®でも固視点に引き込まれる変視を認め，その変視量は，縦：MV＝0.6，横：MH＝0.3である．
SLO：scanning laser ophthalmoscope（走査レーザー検眼鏡）

で2本線がX字様に内側に入り込む変視を訴える．これは視細胞が円孔形成時に欠落するのではなく，同心円状に外方へ偏位しているため生じると考えられている．さらに，円孔周囲にfluid cuffと呼ばれる限局した網膜剥離を伴っており，この広さも変視の程度に関係している．硝子体手術後，fluid cuffの消失に伴い，変視量は軽減する[3]．M-CHARTS®で得られる変視量は，黄斑円孔症例のQOVをよく反映することが報告されている[4,5]．

加齢黄斑変性：加齢黄斑変性では，ドルーゼンによるRPE（retinal pigment epithelium；網膜色素上皮）の隆起，色素上皮剥離，漿液性網膜剥離などにより視細胞配列の乱れを生じる．さらに，出血や滲出物による中心，傍中心暗点が加わり視機能的も非常に複雑な病態を呈する．加齢黄斑変性では，矯正視力が0.2以下の症例や，大きな中心暗点，傍中心暗点を有する症例では，検査視標そのものが認識できなくなり，正確な検査を行うことができない場合がある．

〔松本長太〕

色覚検査の方法と原理

文献は p.358 参照.

正常色覚

　色覚は，錐体細胞が光を受容したことに始まり，大脳の後頭葉で認識されて起こる．錐体細胞は，L-錐体（長波長感受性錐体，旧：赤錐体），M-錐体（中波長感受性錐体，旧：緑錐体），S-錐体（短波長感受性錐体，旧：青錐体）の三種類から構成される．それぞれの錐体細胞の分光感度特性を**図1**に示す．光を受けた錐体細胞からの応答は，水平細胞や錐体間の情報の処理を経て双極細胞から神経節細胞へ，赤緑・青黄・明るさの応答として中枢に伝えられ，後頭葉で色として感じられる（**図2**）．色は，色相，彩度，明度の三つの特性をもち，すべての色をこの三つの特性を軸として立体的に表現したのが色立体（**図3**）である．その中心部は色相・彩度をもたない無彩色であるが，広い意味でこの部分も色に含まれる．明度を一定にし，すべての色を平面図上に図示したのが色度図（**図4**）である．明るさは，波長別に感度が異なるので，その分光感度を示したのが比視感度（**図5**）である．これらの基本的なことを理解していれば，色覚異常やその検査・診断が容易に理解できる．

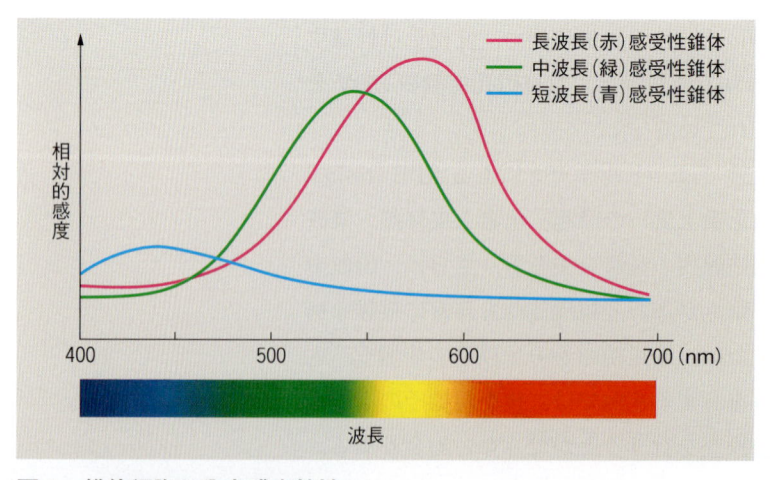

図1　錐体細胞の分光感度特性

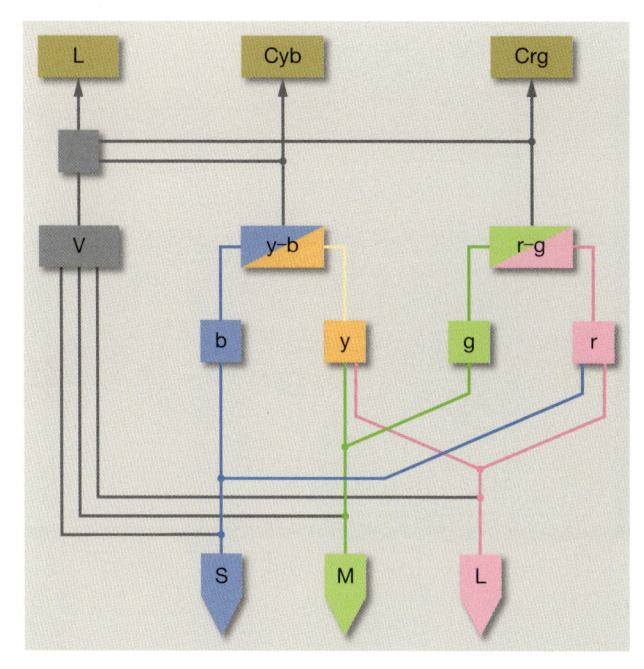

図2 色覚の段階説
双極細胞レベルから中枢は反対色応答となる.
L：輝度チャンネル
Cyb：青黄チャンネル
Crg：赤緑チャンネル
V：視感度
y：黄
b：青
r：赤
g：緑
S：S-錐体
M：M-錐体
L：L-錐体

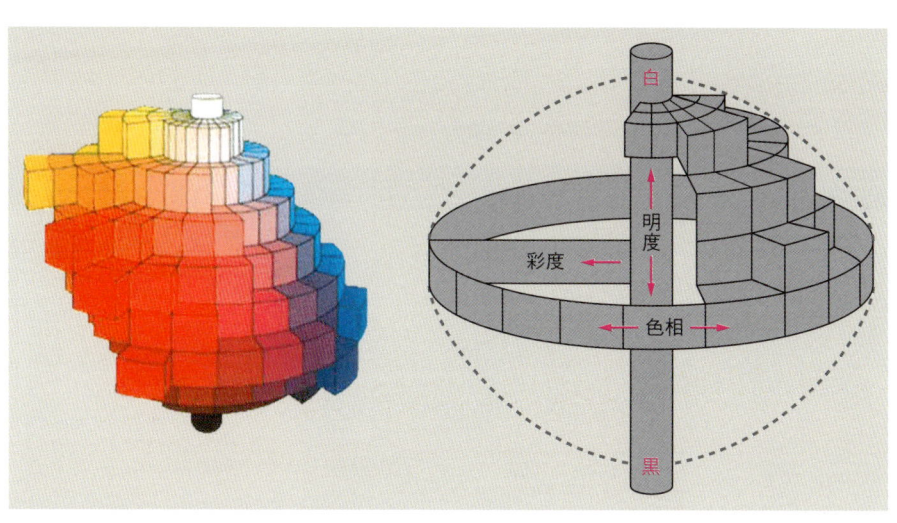

図3 色立体

色覚異常

　色覚異常には，先天色覚異常と後天色覚異常とがある（**表1**）．
先天色覚異常：それぞれの錐体の視色素の欠損・異常が病因で，色を正常者と同じように感じられない．しかし異常者には異常者なりの色の感じ方があり，これを正常者が感じることはできないが，正常の特性に当てはめて説明や理解することはできる．
　先天色覚異常は，L-錐体の異常を1型色覚，M-錐体の異常を2

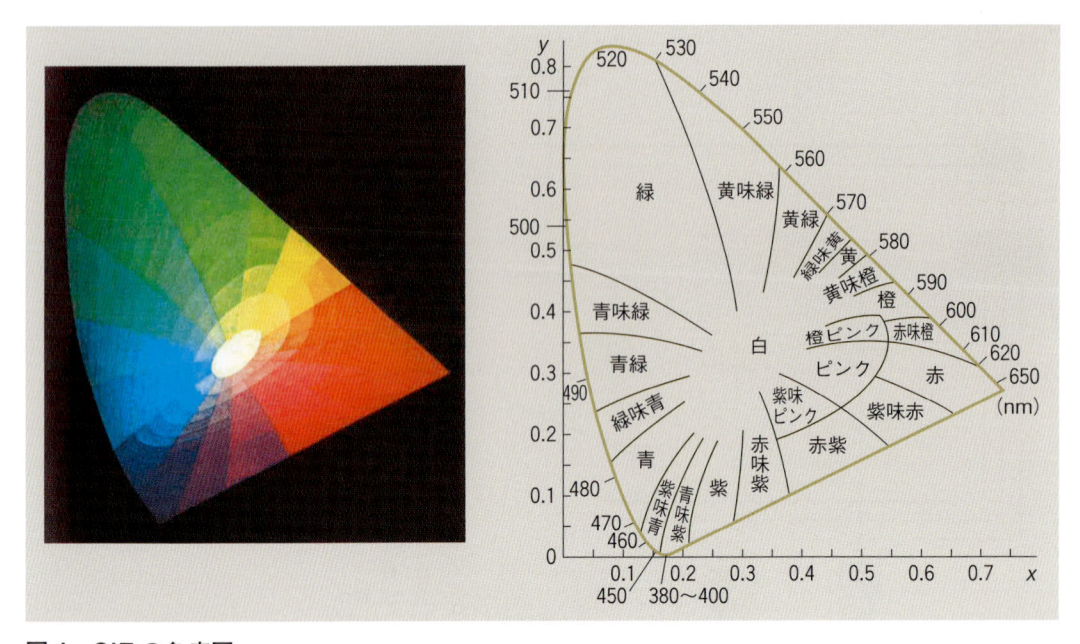

図4　CIEの色度図
CIE：Commission Internationale de Eclairage（国際照明委員会）

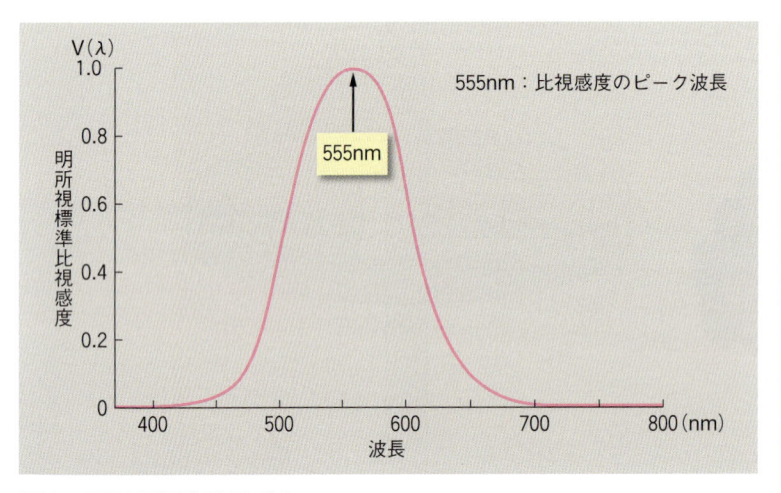

図5　明所視標準比視感度

型色覚，S-錐体の異常を3型色覚と分類されている．各錐体ごとに，その機能がないものを2色覚（旧：色盲），存在するが正常に機能しないものを3色覚（旧：色弱）と，さらに分けている．どの先天色覚異常も，異常な視機能は色覚に関してのみであり，ほかの視機能に異常はない．1型色覚と2型色覚が先天色覚異常の大多数である．いずれもX染色体上に遺伝子があり，劣性遺伝であることから男子に多く起こり，わが国では男子の約5％に起こると報告されている．1型も2型も赤緑応答系の異常を示す．3型色覚も報告されているが

表1 色覚異常

先天色覚異常 (congenital color vision defect)	(旧表記)
1色覚 (achromatopsia＝monochromatism, monochromatopsia, total color blindness)	全色盲
錐体1色覚 (cone monochromatism)	錐体1色型色覚
杆体1色覚 (rod monochromatism)	杆体1色型色覚
2色覚 (dichromatism＝color blindness)	2色型色覚
1型2色覚 (protanopia＝red color blindness)	第1色盲，赤色盲
2型2色覚 (deuteranopia＝green color blindness)	第2色盲，緑色盲
3型2色覚 (tritanopia＝blue color blindness)	第3色盲，青色盲
異常3色覚 (anomalous trichromatism)	異常3色型色覚，色弱
1型3色覚 (protanomaly)	第1色弱，赤色弱
2型3色覚 (deuteranomaly)	第2色弱，緑色弱
3型3色覚 (tritanomaly)	第3色弱，青色弱
1型色覚 (protan defect)：L-錐体の異常	第1色覚異常
2型色覚 (deutan defect)：M-錐体の異常	第2色覚異常
3型色覚 (tritan defect)：S-錐体の異常	第3色覚異常
1型色覚者 (protan)	
1型2色覚者 (protanope)	
1型3色覚者 (protanomal)	
2型色覚者 (deutan)	
2型2色覚者 (deuteranope)	
2型3色覚者 (deuteranomal)	
3型色覚者 (tritan)	
3型2色覚者 (tritanope)	
3型3色覚者 (tritanomal)	
後天色覚異常 (acquired color vision defect)	(旧表記)
後天1色覚 (acquired monochromatism)	後天全色盲
大脳性1色覚 (cerebral achromatopsia)	大脳性全色盲
後天赤緑色覚異常 (acquired red-green color vision defect)	
後天青黄色覚異常 (acquired blue-yellow color vision defect)	

まれである．杆体のみの杆体1色覚，L/M/Sの各錐体が単独で機能する錐体1色覚が存在するが，まれであり，いずれも色覚は存在しない．L-錐体1色覚，M-錐体1色覚は視力がよいが，S-錐体1色覚，杆体1色覚は視力低下を伴う．1型色覚の色感覚を示す色度図と2型色覚の色度図を**図6**に示す．**図7**に正常者の色度図上に，1型2色覚と2型2色覚者の混同色線を示したが，この混同色線上の色が同じ色に見えている．すなわち，**図6**のように色の区別できる

a. 正常　　　　　　　　　b. 1型色覚　　　　　　　　c. 2型色覚

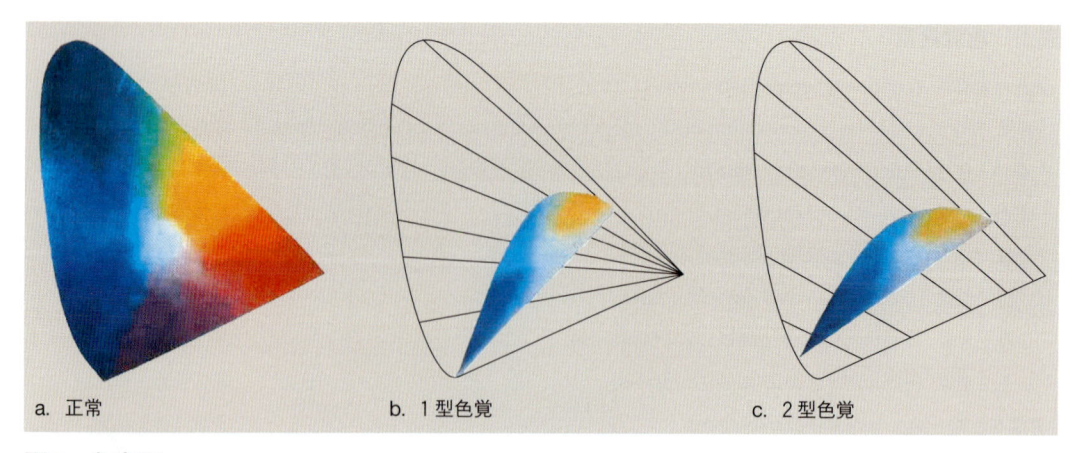

図6　色度図

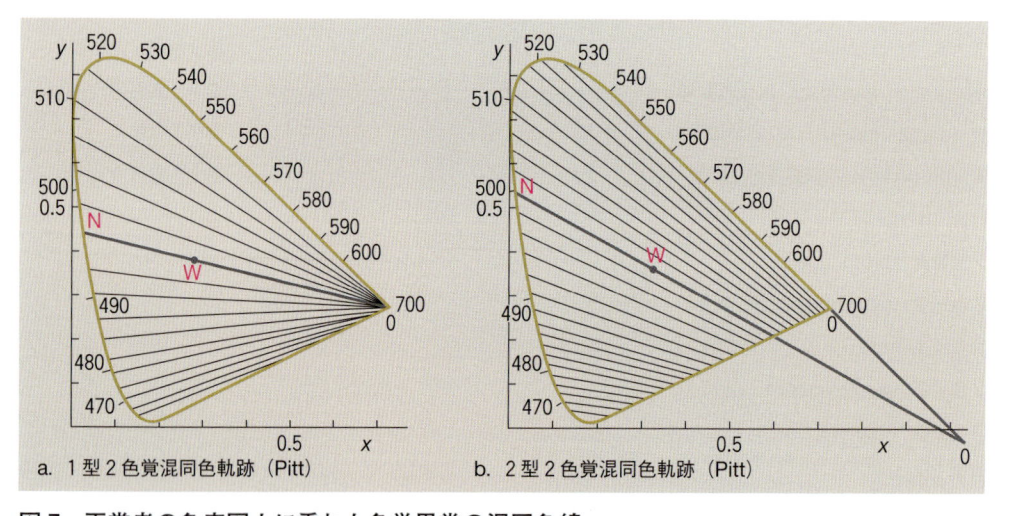

a. 1型2色覚混同色軌跡（Pitt）　　　b. 2型2色覚混同色軌跡（Pitt）

図7　正常者の色度図上に重ねた色覚異常の混同色線
N：中性色．異常者は色味を感じない．W：白色点．正常者には白色に見える点．

範囲が狭くなっているといえる．1型3色覚や2型3色覚は，この色度図の大きさが2色覚者より同じ形でより大きいと考えればよい．明るさの感度は，1型色覚では，L-錐体に異常があるため，比視感度曲線が，短波長側にシフトしているが，2型色覚は正常者に近い形である（図8）．

後天色覚異常：視細胞に入る光が変わって起こるものと，眼球内の異常で起こるもの，中枢性に起こるものがある．多くは，色の違いを自覚している．視力低下がなく色の違いのみ苦痛として訴えるのは，白内障の術後の青視症か赤視症，薬物中毒による黄視症，中枢性の色覚異常のみといってもよい．ほかの多くの眼疾患でも，色覚異常は常に存在するが，多くは視力や視野障害が強いことから色覚異常が問題になることは少ない．初期は，S-錐体系や青黄応答系に

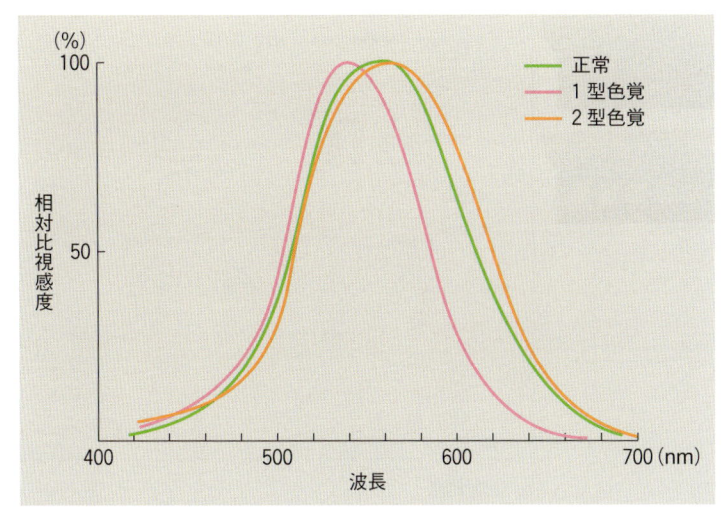

図8 正常者と色覚異常の比視感度曲線の比較

かかわる異常を示し，進行すると全色相にわたって障害されるので，錐体系を十分に検査できる全色相にわたる検査が必要である．

色覚検査法とその原理

色覚異常が問題となるのは，主に先天色覚異常とりわけ1型および2型色覚なので，その多くはこれらの診断の目的につくられている．検査方法は，①仮性同色表，②色相配列検査，③ランタンテスト，④アノマロスコープの四種類の検査がある．

仮性同色表：石原色覚検査表，標準色覚検査表（SPP[*1]）1部から3部，東京医大式色覚検査表がある．石原色覚検査表，標準色覚検査表第1部（SPP-1），東京医大式色覚検査表は，先天色覚異常1型や2型の検出用である．

検出用であり，程度判定や型別判定は有効ではない．各表とも原理は，1型や2型の混同色線上の色と無彩色やその他の色を使い，色の弁別のよい正常者と色の弁別の悪い異常者を区別できるようにつくられている．

標準色覚検査表第2部（SPP-2）や標準色覚検査表第3部（SPP-3）は全色相を使ってつくられており，後天色覚異常も検査できるようになっている．

色相配列検査：パネル D-15（**図9**）：Farnsworth dichotomous test panel D-15 といい，色覚異常者を機能的色盲とそれより軽い異常に二分するための検査として，Farnsworth が1947年に発表した．全色相にわたって検査でき，色覚異常の混同色理論に合致する検査法であることから，第3色覚異常を含む先天色覚異常の型別判定には

[*1] SPP
Standard Pseudoisochromatic Plates の略．

a. 全景

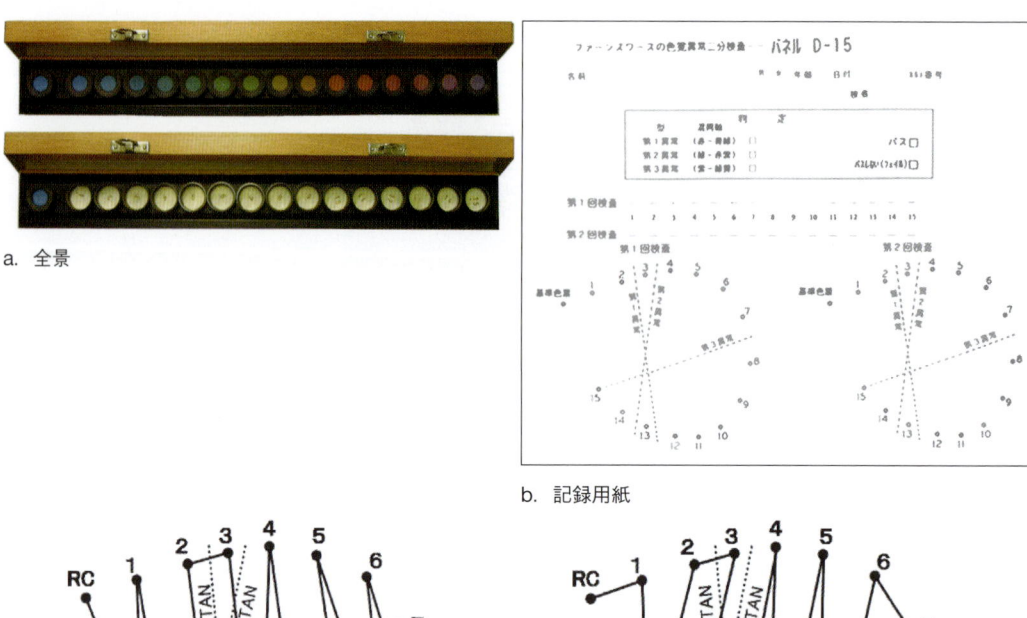

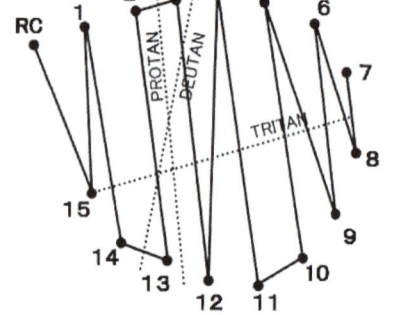

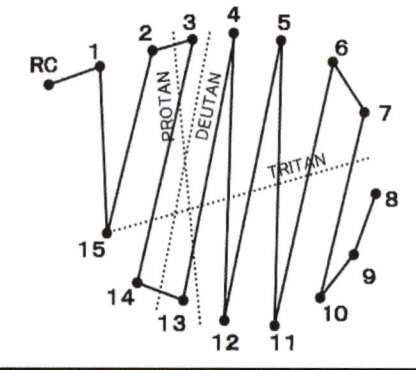

b. 記録用紙

(1型2色覚)　　　　　　　　　　　　　　(2型2色覚)

c. 検査結果

図9　パネル D-15
左端に固定の参照用色キャップがあり，それに続く15色の色キャップが入っている（a）．それぞれの色キャップを，箱からとり出し混ぜ，参照用キャップから順によく似た色になるように並べさせる．その後，箱をひっくり返して，並べたキャップの番号を確認し，記載用紙（b）に記載する．2回施行し，よいほうを採用する．1型色覚・2型色覚・3型色覚の混同線が記録用紙に書かれているので，患者が並べた順に線で結び参考にして判定する．1往復の誤りがあれば誤答とし，複数間違える場合，混同線に最も近い誤りで型別判定する．1型2色覚および2型2色覚の典型例を c に示す．

優れている．強度以外の異常は検査や検出ができない限界をもつ．1947年以後の研究により，杆体1色型色覚や後天色覚異常にも検査でき一定の評価が得られることがわかってきている．ただし，この検査は色覚異常の検出法としては感度が低く，正答したからといって色覚正常とはいえない．

Farnsworth Munsell 100-hue test：色度図上で全色相から正常者が区別できる85色を選び，四つの箱に分けて収納し，各箱の両端に参照用キャップを置き，並べさせる検査．現在，使用されている臨床的な色覚検査で最も幅広く色相配列検査ができる．主に後天色覚異

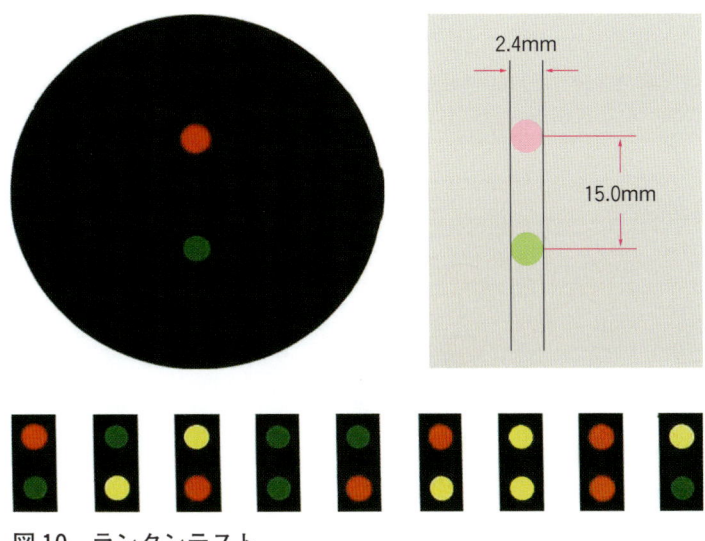

図10 ランタンテスト

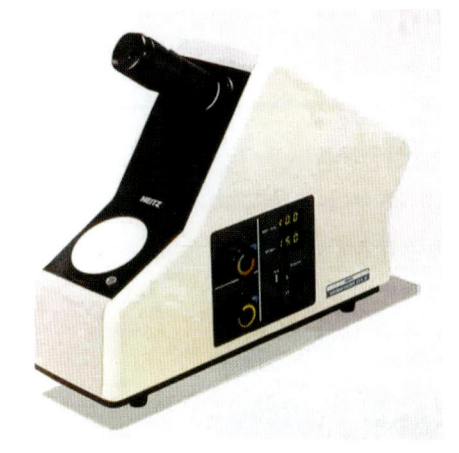

図11 アノマロスコープ

常の検査に用いられている．

ランタンテスト：図10に示した赤・緑・黄三つの色光が上下に並んで9組呈示され，その色名を答える検査である．2巡検査し，平均誤数9/4以上を誤りとする．1型・2型3色覚の程度判定に用いられ，誤りなら中等度以上と診断される．正常者は，一つも間違えることはほとんどなく，色覚異常者で一つも間違えないのもまれである．

アノマロスコープ：図11にアノマロスコープの外観を示す．円筒から覗くと，図12の図中縦軸15，横軸40で示されたような視角2°の上下に分かれた円光が見える．正常者には上も下も黄色に見えるが，上は赤と緑の色光でつくられた黄色で，下は単色光の黄色でつくられている．上の光は，目盛数値を0から73に変化させると0の緑から73の赤まで明るさが変わらず，緑と赤の割合が変わる．下の

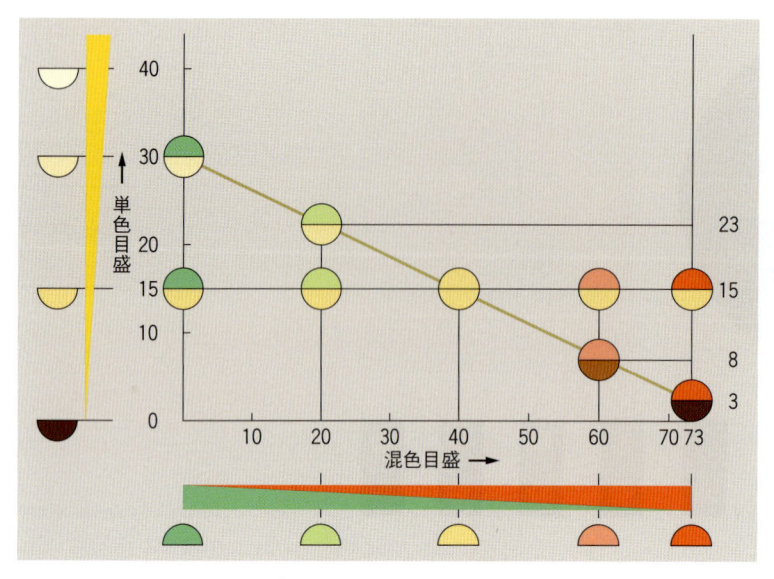

図12 アノマロスコープ測定結果（1型2色覚）

光は，黄色の単色光であるが0〜40まで目盛の数字が大きくなるに従い，真っ暗からしだいに明るくなる．混色目盛40と単色目盛15で上下は正常者が同じ色に見えるようにつくられている．1型色覚のうち2色覚者では，**図12**の単色目盛（縦軸）30と，混色目盛（横軸）73を結ぶような均等（同じ色に見える）が得られる．3色覚者では赤味が足りないので，赤味の多い混色目盛60と単色目盛8で均等する．これは，赤味が感じられないか感じ方が弱いためと，比視感度が短波長側にシフトしているため赤が暗く感じるために起こっている．2型2色覚者では，緑味が感じられないので**図12**の単色目盛15で，混色目盛が横一線になるように均等する．3色覚者では，緑味の感じかたが弱いので，緑味が多い横軸20前後で均等する．比視感度は，正常に近いので単色光は正常と同じ目盛15付近で均等する．1型および2型色覚の臨床確定診断はこの検査によりなされる．

まとめ

色覚異常の検出には仮性同色表が用いられる．臨床確定診断には，アノマロスコープが用いられ，異常3色覚者にはパネルD-15とランタンテストが施行され，パネルD-15が誤りなら強度異常，パネルD-15がパスでランタンテストが四つ以上間違えれば中等度異常，パネルD-15がパスでランタンテストの誤りが三つ以下な弱度異常に分類される．

3. 自覚的機能検査　113

カコモン読解 第19回 臨床実地問題26

11歳の男児．検査結果と記録用紙とを図A，Bに示す．検査成績はどれか．

a パス
b 1型色覚（第1色覚異常）
c 2型色覚（第2色覚異常）
d 3型色覚（第3色覚異常）
e 判定不能

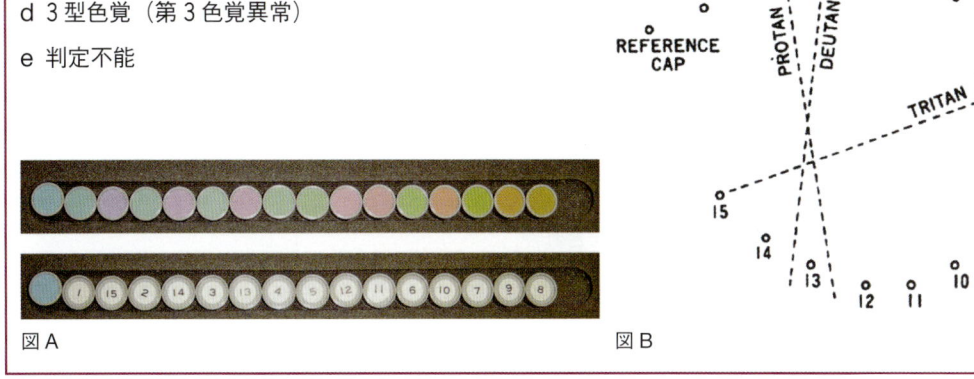

図A　図B

解説 パネルD-15の判定の問題である．参照用キャップに続き図のように並べた番号を図示する．記録用紙の混同色線DEUTANと平行に誤ることから，2型色覚と診断される．

模範解答 c

カコモン読解 第20回 臨床実地問題31

20歳の男性．色覚異常の精査を希望して来院した．アノマロスコープの結果と黒背景に色文字の標示例とを図A，Bに示す．この患者で最も見えにくいと考えられるのはどれか．

a ⓐ　b ⓑ　c ⓒ　d ⓓ　e ⓔ

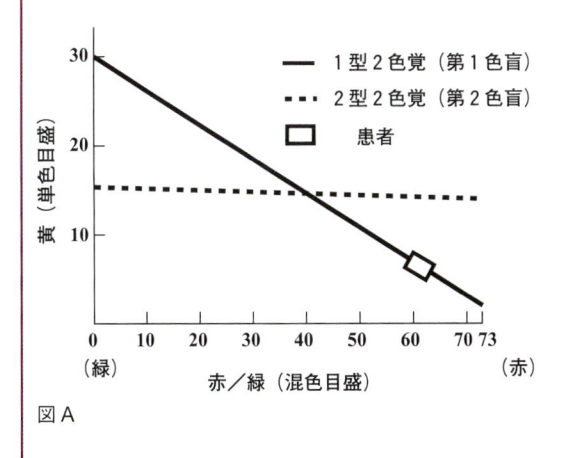

図A　図B

解説 アノマロスコープである．患者は，混色目盛60，単色目盛8で上下が均等している．混色目盛は40以上であれば赤が多く必要であることを示しており，また，単色目盛が8ということから正常より暗い光で均等している．このことから，1型3色覚であると診断される．1型色覚は，比視感度のピークが正常より短波長側にずれており，赤が暗く感じるのが特徴である．したがって，図中の文字では赤が背景の黒と区別がつきにくい．

模範解答 e

カコモン読解 第23回 一般問題16

先天赤緑異常の程度判定で最も適切なのはどれか．
a 石原色覚検査表
b 東京医大式色覚検査（TMC表）
c 標準色覚検査表（SPP表）
d パネルD-15
e アノマロスコープ

解説 石原色覚検査表，東京医大式色覚検査（TMC表），標準色覚検査表（SPP表）は，いずれも仮性同色表であり，色覚異常の検出に使われる．程度判定表がついているものがあるが，結果は不正確で信頼性はない．アノマロスコープは，先天色覚異常の臨床的確定診断に使われる機器であるが，1型および2型の診断や2色覚か3色覚の診断はできるが異常3色覚の程度判定はできない．ただし，2色覚が異常3色覚より重症であるので，程度判定にまったく使えないわけではない．パネルD-15は，間違えれば2色覚か強度の異常3色覚であり，異常3色覚の程度判定に使われる．したがって，最も適切な答えはdのパネルD-15となる．

模範解答 d

（市川一夫）

色覚異常に対する検査の実際

先天赤緑色覚異常の色覚検査と診断

　色覚異常を疑われて受診した場合，まずはスクリーニング検査として仮性同色表を読ませる．仮性同色表の精度は石原色覚検査表国際版が最も優れているが，この表を全表正読する色覚異常もまれに存在するので，標準色覚検査表第1部先天異常用や新色覚異常検査表なども組み合わせて行い，そのすべての判定基準で正常であれば，通常の診療では正常色覚としてよい．

　異常がみられたら，Farnsworth dichotomous test panel D-15（パネルD-15）とアノマロスコープ検査を行う．

石原色覚検査表の判定と留意点

　先天色覚異常の大半はほとんどの表を誤読するが，異常読が設定されている表もまったく読めないことも多い．国際版38表の場合，数字表第1〜21表のうち，8表以上を誤読すれば異常と判定する．問題は7表以下の誤読例で，弱度色覚異常者，色覚異常保因者の女性，精神的要因，検査時の環境の不整備などが考えられる．第12表や第17表は点の配置に問題があり，正常色覚でも誤読することがある．健康診断などでは，判定基準の通り，4表以下は正常と判定してよいが，眼科では必ず複数の仮性同色表を用いるべきである．

　石原色覚検査表には，先天色覚異常が正常色覚と異なる文字を読む表が用意されている（**図1**）．混同色理論[1]により異常読[*1]の仕組みを考えつつ検査を進めることは，誤読数の少ない弱度先天色覚異常を看破するのに有用である．一方，正常読でもなく，異常読と推理もできない，まったく異なる読み方をするときは，心因性要因その他を考える必要がある．

先天色覚異常に対するパネルD-15検査

　得られる結果の例を**図2**に示す．2色覚は，ほぼフェイルする．異常3色覚の多くはパスするが，一部はフェイルし，これも強度色覚

[*1] たとえば図1は第6表であるが，正常色覚には"5"と読める．先天色覚異常にはオレンジ色と黄緑が混同されて背景色になる一方，ピンクが目立ち，緑とも混同するため，若干青みがあり明度も低いピンクと緑が文字色となって"2"と読みやすい．あるいは，黄緑の一部も文字色と認識して，形の崩れた"8"に見えることもある．

文献はp.358参照．

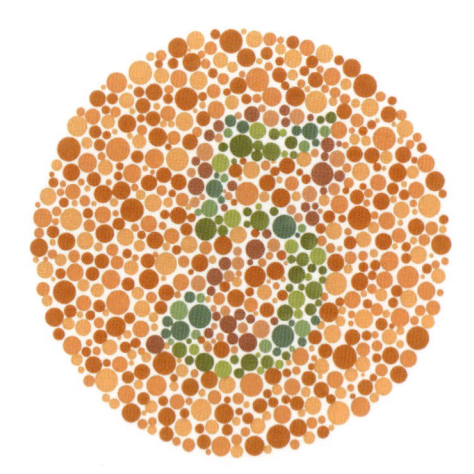

図1　石原色覚検査表の第6表

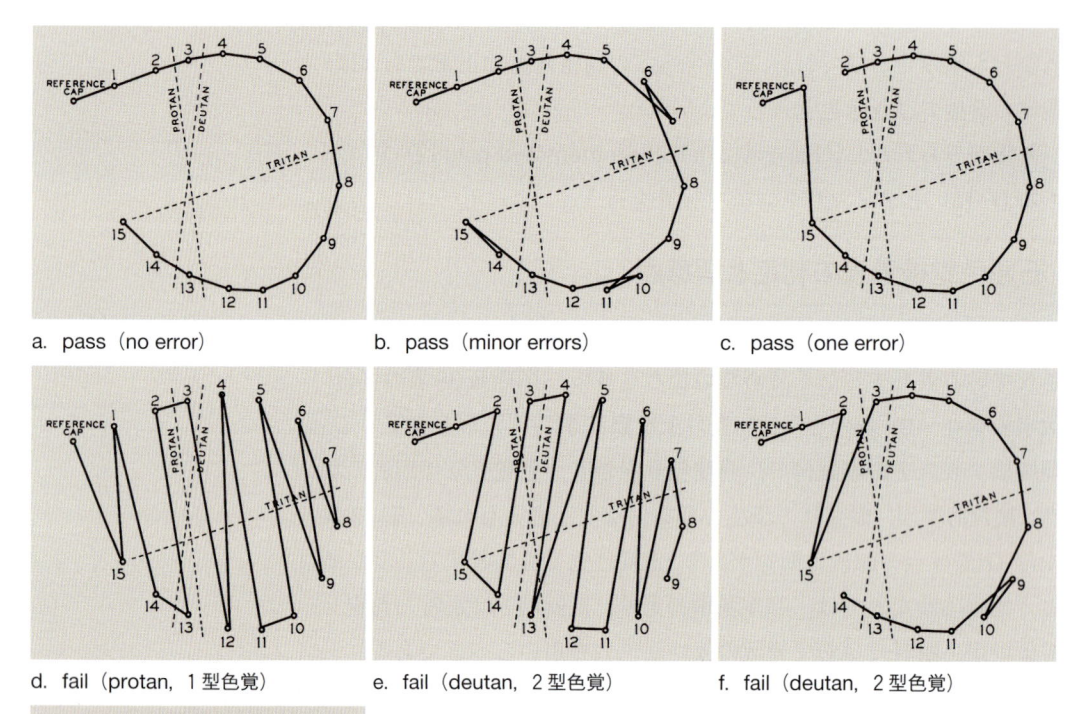

a. pass（no error）

b. pass（minor errors）

c. pass（one error）

d. fail（protan，1型色覚）

e. fail（deutan，2型色覚）

f. fail（deutan，2型色覚）

g. 杆体1色覚

図2　パネルD-15のパターン

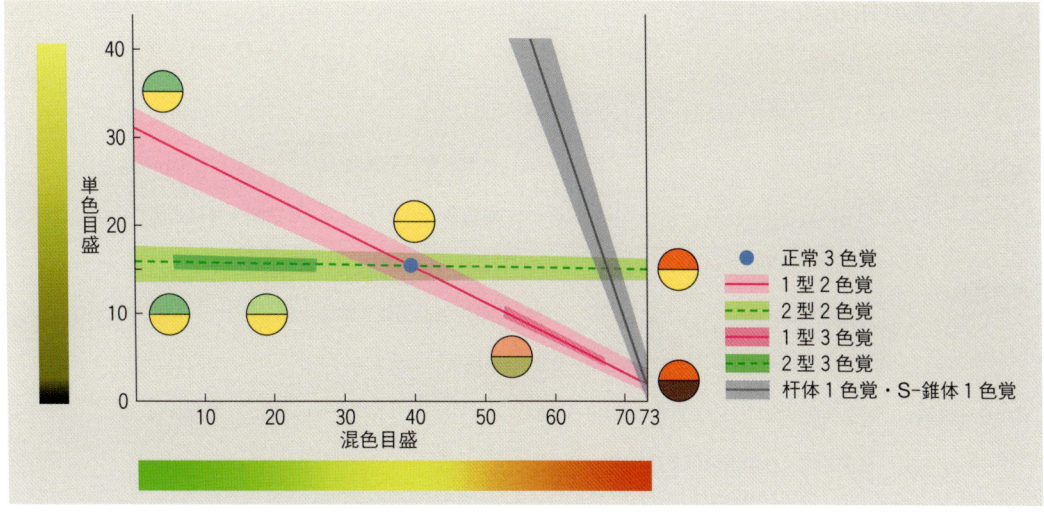

図3 アノマロスコープの等色範囲

異常とする．つまり，先天赤緑色覚異常においてパネル D-15 は，強度色覚異常と弱度色覚異常とを分類する検査と位置づけられ，パスであっても正常色覚を意味するものではない．横断線が1本のみの one error（**図2c**）は，パスと判定する．判定が難しい場合には再検査を行う．

小児では minor errors や，ランダムな横断線を呈して判定不能となることがある．1キャップずつていねいに教えるとうまく並べることも多いが，それでも難しい場合には成長を待って再検する．

アノマロスコープ[*2] 検査の実際

2色覚では，混色目盛の緑（0）から赤（73）まで，すべての範囲で黄色の単色目盛のいずれかと等色する．2型2色覚ではどの混色目盛でも単色15付近，1型2色覚では赤を暗く感じるため混色0単色 25～35，混色 73 単色 1.5～2.5 付近で等色する（**図3**）．正常等色域と，混色目盛の両端の0と73とで Rayleigh 等色[*3] が得られれば，その中間の目盛で検査をする必要はない．

1型3色覚では混色40～73で単色は1型2色覚と同様の部位，2型3色覚では混色0～40で単色は2型2色覚と同様の部位の，狭い等色域を得ることがほとんどであるが，ほかにバリエーションがある（**表1**）．

アノマロスコープを備えていない施設での先天色覚異常の診断

各種色覚検査表により，先天色覚異常の有無はおおむね判定可能であるが，程度判定はできず，色覚検査表の分類表も参考程度である．

[*2] 現在入手可能な Neitz anomaloscope OT II は，経年変化によりフィルタなどが劣化しやすいため，2年に1度程度の点検が望ましい．異なる器械間や長期間の結果の比較にはアノマロスコープ異常比を用いる．

異常比（A.Q.）
$= \dfrac{73-a'}{a'} : \dfrac{73-a}{a}$

a：正常色覚者が等色したときの混色値
a'：被検者が等色したときの混色値

[*3] **Rayleigh 等色**
アノマロスコープ検査で上半分（赤と緑の混色光）と下半分（黄色の単色光）の色相と明るさが同じに見える状態を，発見者の名前をとって Rayleigh（レイリー）等色という．

表1 3色覚のHeinsius診断基準

分類名		異常比（A.Q.）	
正常3色覚		0.8〜1.18	
準正常3色覚 （黄斑色素異常を含む）		0.6〜1.3	色素過剰 1.18〜1.3
			脱色素 0.8〜0.6（等色幅6目盛未満）
色覚減弱	色識別能低下症	0.6〜1.75 等色幅6目盛以上	
	色覚疲労症	0.7〜1.3 比較等色範囲の異常拡大	
微度色覚異常	1型3色覚型	0.8〜0.5 （単色ネジの異常あり）	
	2型3色覚型	1.8〜3.6	
	色素色型（色識別能低下症）	0.7〜1.3	
異常3色覚	1型3色覚	0.6〜0.2	
	2型3色覚	1.8〜17.0	
極度異常3色覚	極度1型3色覚	完全型	1.0〜0
		不完全型	0.5〜0
			1.0〜0.2
	極度2型3色覚	完全型	1.0〜∞
		不完全型	1.8〜∞
			17.0〜1.0

パネル D-15 でフェイルの場合は1型色覚，2型色覚のいずれかを判定できる（図4）[2]．判定にあたっては，用いた検査方法を必ず記載する．

カウンセリング用検査

最近では，先天色覚異常の受診者は，色誤認の内容，学校生活での配慮や職業選択などの知識を求めて眼科を受診する．従来の各種色覚検査は診断用につくられており，受診者の色誤認の実態についての情報がほとんどないが，『先天色覚異常の方のための色の確認表』（図5）は，どのように色を誤るか，色覚異常者自身が確認し，結果に納得しやすいように考案されており，カウンセリングの際の資料に便利である[3]．

1色覚

杆体1色覚では，色覚検査表は，デモンストレーション表以外のほとんどを読めず，パネル D-15 では deutan と tritan の中間である

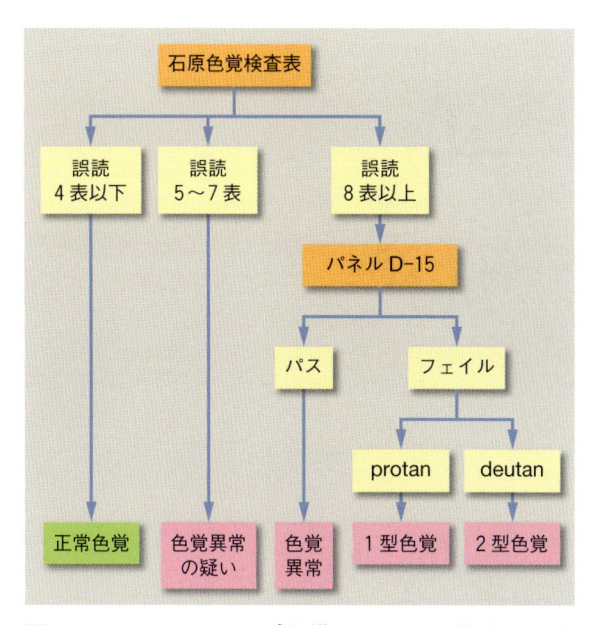

図4 アノマロスコープを備えていない施設での先天色覚異常の診断

図5 『先天色覚異常の方のための色の確認表』の第1表
先天色覚異常の多くが灰色を緑と誤る．

scotopic 軸をもつ（**図2g**）．アノマロスコープでは急峻な傾斜を示し，正常等色域を含まない（**図3**）．錐体機能は欠落しているため矯正視力は（0.1）以下で，薄暗いところでは視力が向上する．眼底を詳細に観察すると，黄斑反射の欠如や黄斑変性をしばしば認める．網膜電図では錐体系反応が消失している．

S-錐体1色覚は，矯正視力は（0.1）～（0.3）で，パネルD-15の混同軸は protan と deutan の中間にある．アノマロスコープでは杆体1色覚との鑑別は困難で，網膜電図でも錐体系反応がほとんど消失するが，青刺激の網膜電図では反応がみられ，比視感度曲線でも青感度のみが検出される[4,5]．疾患頻度はきわめてまれである．

後天色覚異常の色覚検査

標準色覚検査表第2部後天異常用（SPP-2）では疾患初期には青黄異常を呈するが，まったく読めない場合には，進行例のほか，視力障害や視野障害[*4]，大脳性視覚情報処理障害，心因性視覚障害や検査時の精神的動揺も考える．赤緑異常が際立つ場合には，先天色覚異常を合併している可能性もある．

パネル D-15 の横断線は，後天青黄色覚異常では tritan 軸に平行にみられる（**図6a, 7a**）．疾患初期や回復期には，色票番号1～5や10～15 付近の minor errors（**図6c**）がしばしば現れる．後天赤緑

[*4] 原疾患により中心視野の虫食い状視野欠損などがあると，色覚の障害が軽度であっても検査表の数字をまったく認識できないことがある．

a.

b.

c.

d.

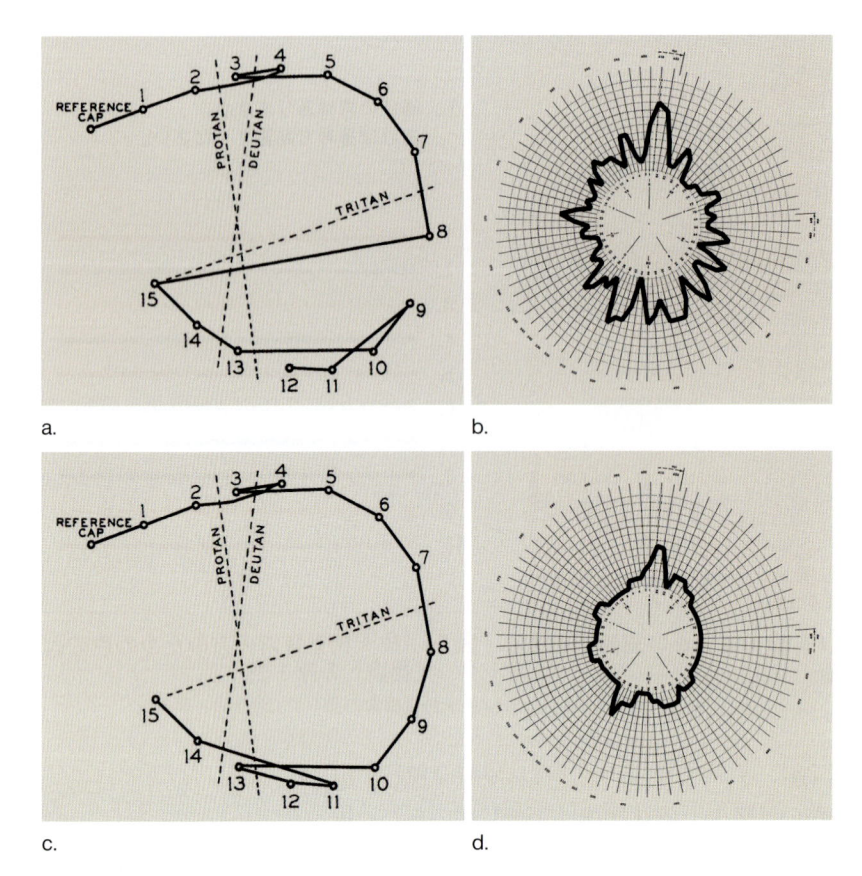

図6　中心性漿液性脈絡網膜症の1例
38歳，男性．発症時のパネルD-15（a），100-hueテスト（b，総偏差点233）．主に青黄異常．2か月後のパネルD-15（c），100-hueテスト（d，総偏差点66）．疾患改善に伴い色覚も改善している．

色覚異常の頻度は少ないが，deutan軸からprotan軸寄りの横断線を示す傾向がある．色覚障害が高度になると，青黄異常に赤緑異常が加わって後天1色覚様になり，scotopic軸に平行な横断線や無秩序な横断線も現れる（図8a）．

　Farnsworth-Munsell 100 hue-test（100-hueテスト）は総偏差点を算出できるため，疾患の増悪・軽快による色覚障害の推移の定量的な判定に用いる．

後天色覚異常を生じる疾患

　網脈絡膜疾患や視神経疾患，緑内障，大脳性疾患などによる．網膜視神経疾患の初期には後天青黄色覚異常を示す傾向がある．中心性漿液性脈絡網膜症（図6）は疾患の発症が比較的急激であるため，色覚の変化を自覚しやすい．糖尿病網膜症は検眼鏡的な異常がみられる以前に後天青黄色覚異常が出現することもある．網膜色素変性

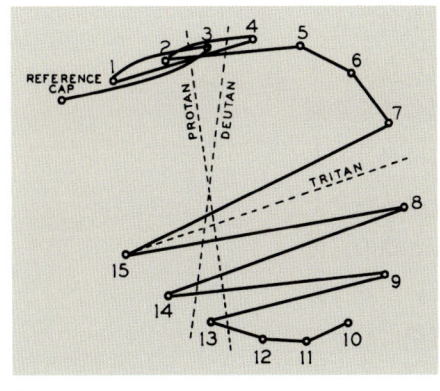

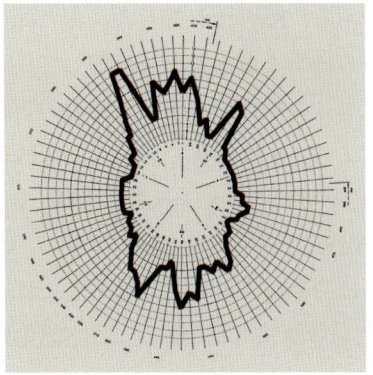

| a. | b. |

図7 網膜色素変性の1例
54歳, 男性. 右眼. パネル D-15 (a), 100-hue テスト (b, 総偏差点 236). 主に青黄異常.

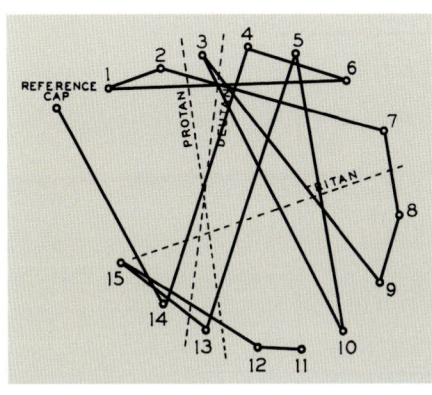

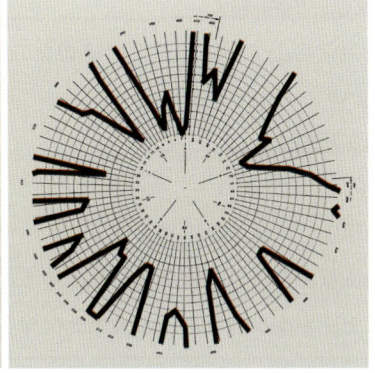

| a. | b. |

図8 網膜色素変性の1例 (進行例. 37歳, 女性. 右眼.)
a. パネル D-15. 特定の軸が認められない.
b. 100-hue テスト (総偏差点 1136). 後天1色覚と判定される.

ではパネル D-15 や 100-hue テストで明確な青黄色覚異常を示し (図7), 進行に伴い1色覚様になる (図8). 加齢黄斑変性も青黄色覚異常を生じやすい.

> **カコモン読解 第19回 一般問題67**
>
> Rayleigh 等色 (均等) が確定診断に有用なのはどれか.
>
> a 杆体1色覚 (杆体1色型色覚)
> b S-錐体1色覚 (青錐体1色型色覚)
> c 先天青黄色覚異常
> d 先天赤緑色覚異常
> e 後天色覚異常

解説 微妙な設問である．Rayleigh 等色が，赤と緑の混色によるアノマロスコープ検査の結果であることを理解していることが，まず重要である．アノマロスコープ検査がそれぞれの病態の確定診断に必要かつ十分かを考える．a は必要であり，臨床的には十分であるとされている．b は必要ではあるが，S-錐体 ERG またはスペクトル感度測定を行わないと確定できず，十分ではない．赤と緑の混色であるため青黄異常には関係なく，c と e は必要ではない．d は必要かつ十分である．"確定診断に有用"という日本語の解釈にもよるが，この種の問題の通例として，必要かつ十分を求めていると考え，a と d を正解としたい．

模範解答 a, d

カコモン読解 第20回 一般問題65

色覚異常の小児を日常生活の上で指導するのに適切なのはどれか．2つ選べ．
a 暗い環境で色識別能を訓練する．
b 「これは何色」と頻繁に色名を問う．
c 自分の衣服は明るい環境で一着ずつ確認させる．
d 鮮やかさの低い色の衣服を与えて色識別能を訓練する．
e 自分の持ち物は形状を変えるなど色以外の情報を付加する

解説 先天色覚異常では色感覚が正常色覚と異なっており，正常色覚ではまったく異なる複数の色が，非常に似て見えることがある．ある物の色がわからなかった場合に，その色名を教えられても，その感覚自体が限られているため学習が難しい．a の暗い環境や d の低彩度色では色誤認が起こりやすいが，訓練は効果がほとんどないばかりか小児に精神的負担を与えることになる．b の色名の訂正も，本人の負担を考慮し最小限にすべきである．c は左右の靴下をそろえる場合などには，明るい環境で確認する習慣をつけさせることは有用であるが，すべての衣服を色で記憶する必要はない．e のように色以外の情報を付加しておけば，色で見分ける必要がないのでわかりやすい．厳密に正しいのは e のみであるが，2つ選ぶならば以下の解答となる．

模範解答 c, e

（中村かおる）

光覚と暗順応検査

光覚とそのメカニズム

　光覚（light perception, light sense）とは，光を感じる感覚・機能のことである．光覚の評価には，光が見えたと感じる最小の光エネルギー量（強度）が用いられる．この値は閾値と呼ばれ，値が小さいほど良好な機能を反映することになる．光覚の閾値は，刺激の内容（大きさ，色，呈示時間），順応状態，刺激される網膜部位などのさまざまな要素によって変化することが知られている．

　光覚発生のメカニズムの基礎となるのは，光受容器である視細胞の種類と特性，および視物質の合成，分解，再生である．視細胞には，杆体と錐体の2種類がある．暗所視覚を担当する杆体視細胞の視物質はロドプシン（rhodopsin）1種類である一方，明所視覚を担当する錐体視細胞には3種類の錐体視物質がある．

光覚の判定とライトプロジェクションテスト

　視力検査の際に明室内で手動が弁別できない場合，暗室内で被検者の瞳孔に光を当て，明暗を判別できるか答えさせる．判別できれば光覚（＋）となる．判別できない場合は光覚（－）となり，この状態は医学的失明という．

　光覚（＋）の場合，上下左右から光を投射し，その方向を正確に判別できれば"投影確実"とし，正確に判別できなければ"投影不確実"とする．これをライトプロジェクションテストと呼ぶ．

暗順応検査とは

　光覚の測定にはさまざまな方法があるが，一般臨床で主に用いられるのは，暗順応検査（dark adaptation test）である．

　暗順応検査とは，一定の明順応後に被検者を完全な暗順応状態に置き，光覚閾値の時間経過を測定して，横軸に時間を，縦軸に光覚閾値光強度（対数値）をプロットする検査である[*1]．臨床で暗順応を測定する装置として，Nagel暗順応計やGoldmann-Weekers型暗

文献は p.358 参照.

[*1] 暗順応と光覚
明所から暗所に急に移動したときに一時的に閾値が上昇するのは，明所において杆体細胞内のロドプシンがほとんど分解してしまっており，杆体細胞が速やかに反応できない状態になっているからである．しかし，時間が経過するとロドプシンが再合成されて杆体細胞が再び反応できるようになり，暗所での閾値が徐々に低下する．この時間経過を記録するのが，暗順応検査である．

順応計が使用されてきたが，最近これらの装置が販売中止となり，入手は困難となっている．しかしながら，本検査は暗順応の時間経過を詳細に評価することができる唯一の臨床検査として，今なお重要である*2．

暗順応検査（1）目的，対象

杆体閾値や錐体閾値の異常，閾値の回復速度の異常を検出する目的で行われる．具体的には，杆体機能あるいは錐体機能が広範囲に障害される，表1のような網膜疾患が疑われる際に施行するのが有用である．

本検査は，30分以上完全な暗室で行う必要があるため，小児や協力が得られにくい患者では測定が困難となる．

暗順応検査（2）検査法

わが国および世界で使用されている暗順応検査装置のほとんどを占める，Goldmann-Weekers型暗順応計（Haag-Streit）の検査法について述べる．この装置の外観を図1に示す．本装置は，検査ドーム，記録ドラム，コントロールボックスの三つから構成されている．ドームの中央には視標がある．通常，この視標には白黒の縞模様が呈示される．装置の設置場所は完全な暗室でなければならない．

まず，非検査眼をアイパッチなどで遮閉する．次に顎台に頭部をのせた状態で，装置の明順応スイッチを入れて，約10分間の明順応を行う．その後，明順応のスイッチを消し，暗順応の測定を開始する．光量を少しずつ上げていき，縞模様の視標が少しでも見えたところで被検者に答えてもらい，その時点で閾値を紙にプロットする．その後，光量を十分に下げて同様に検査を続け，経時的な光覚閾値の変化を測定する．通常，約30分で検査を終えるが，暗順応が遅延している患者ではその程度に応じて検査時間を長くとる．

＊2 光覚の測定には暗順応検査のほかに，長時間暗順応させた後に絶対閾値（光弁別閾値）を測定する方法もあるが，臨床においてはほとんど用いられることはない．

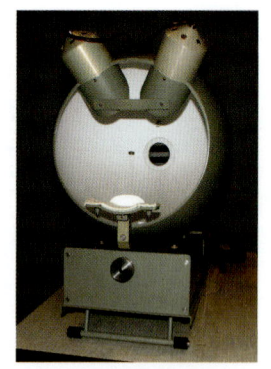

図1 Goldmann-Weekers型暗順応計の外観

表1　暗順応検査の対象となる網膜疾患

1. 進行性夜盲疾患	網膜色素変性，白点状網膜炎，コロイデレミア（choroideremia）など．	
2. 停止性夜盲疾患	小口病，白点状眼底，先天停在性夜盲*3 など．	
3. その他の夜盲疾患	ビタミンA欠乏症，癌関連網膜症など．	
4. 昼盲疾患	錐体ジストロフィ，杆体1色覚など．	

＊3 先天停在性夜盲
特徴的な陰性型ERGを呈する．Miyakeにより，CSNBは杆体機能が消失している完全型と，杆体機能が残存している不全型の二類に分類されることが示された[1]．

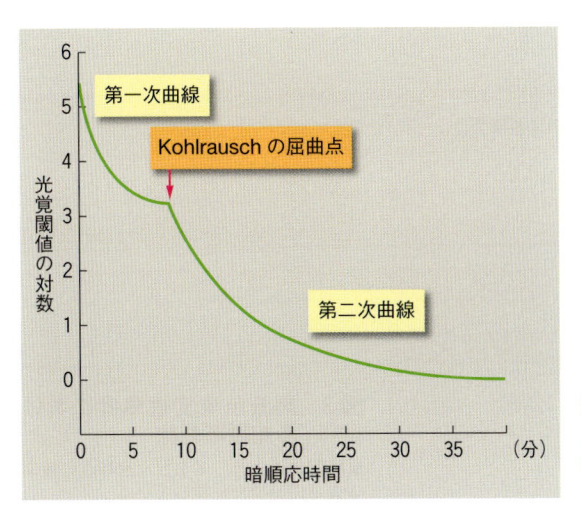

図2 正常者における代表的な暗順応曲線
最初に現れる急速相は第一次曲線といわれ，錐体の暗順応過程を反映する．その後の緩やかな曲線は第二次曲線といわれ，杆体の暗順応過程を反映する．

暗順応検査（3）結果の判定

　図2は，正常者から記録された代表的な暗順応曲線である．暗順応を開始して約5分の間に光覚閾値は急速に下降し，いったんプラトーに達する．この最初に現れる急速相は第一次曲線といわれ，錐体の暗順応過程を反映する．その後，さらに閾値は指数関数的に低下し，40分ほどで最終飽和点に達する．この第一次曲線に続く緩やかな曲線は第二次曲線といわれ，杆体の暗順応過程を反映する．この二つの曲線の交点は，Kohlrauschの屈曲点（rod-cone break）と呼ばれている．

　図3～7に，さまざまな網膜疾患における暗順応曲線を示す．
網膜色素変性：杆体機能が障害されるため，その初期では第一次曲線（錐体暗順応）は比較的保たれ，第二次曲線（杆体暗順応）の最終閾値が上昇する．また，杆体暗順応が飽和点に達するまでの時間も延長する．進行期の網膜色素変性では，Kohlrauschの屈曲点が不明瞭となることが多い（**図3**）．
小口病：第一次曲線がプラトーに達した後，その状態が長時間（2～6時間）続き，その後に第二次曲線が出現する．さらに長時間（5～10時間以上）の暗順応を行うと，最終閾値は正常範囲にまで達するものもある（**図4**）．この暗順応における光覚閾値の特異的な経過は，網膜電図において，通常の測定条件（暗順応30分）では杆体応答はまったく記録されず錐体応答のみとなるにもかかわらず，長時間の暗順応後に記録すると，杆体応答が回復傾向を示すという所見と一致するものである．

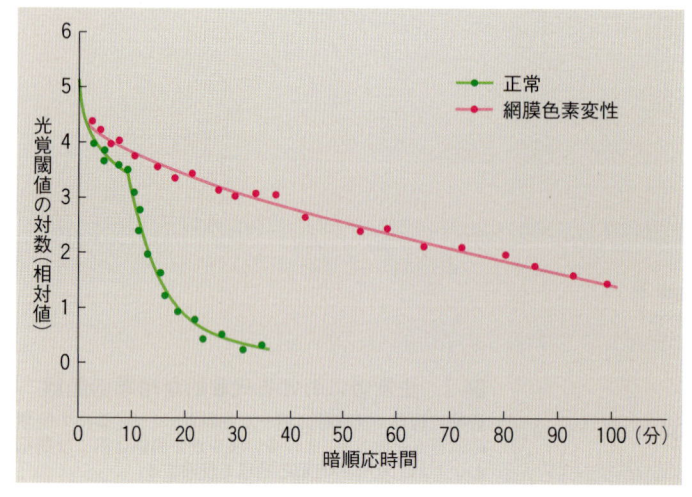

図3 網膜色素変性患者における暗順応曲線

最終閾値は上昇しており，飽和点に達するまでの時間が延長している．

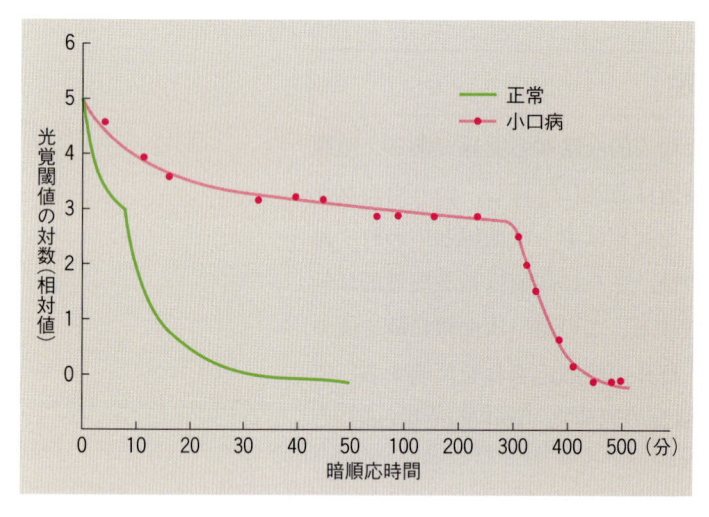

図4 小口病患者における暗順応曲線

暗順応の遅延がみられるが，最終的にはほぼ正常に近い値に達する．

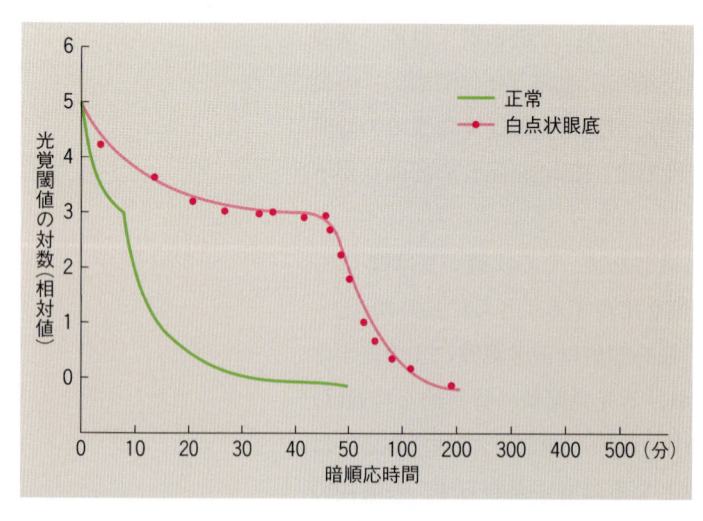

図5 白点状眼底患者における暗順応曲線

小口病と同様に暗順応の遅延がみられるが，その程度は小口病よりは弱い．最終閾値は，ほぼ正常に近い値に達する．

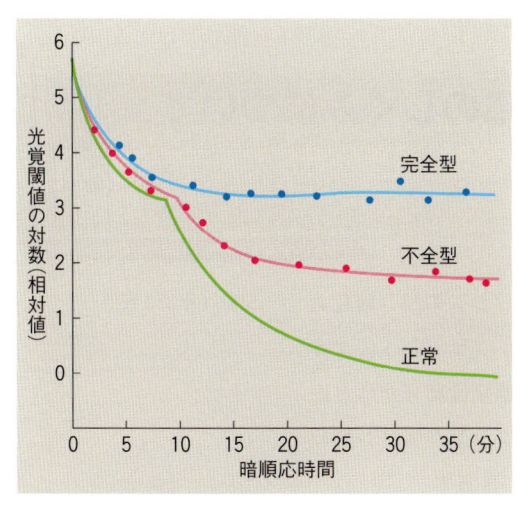

図6 先天停在性夜盲（CSNB）の完全型と不全型の暗順応曲線
完全型は第一次曲線のみとなる．不全型では，Kohlrauschの屈曲点がみられるが，最終閾値は正常より高い．
CSNB：congenital stationary night blindness

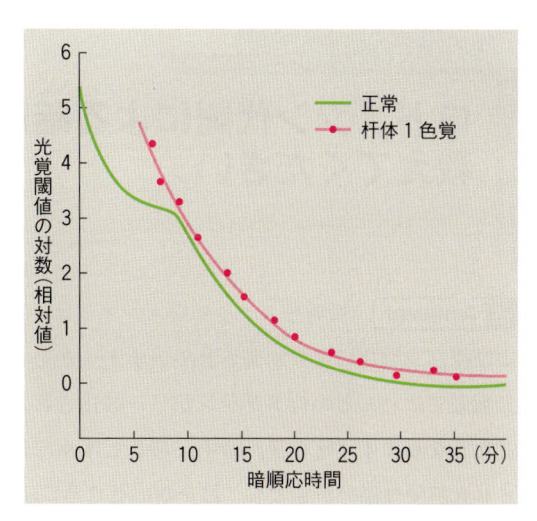

図7 杆体1色覚（全色盲）の暗順応曲線
測定開始後しばらくは，閾値が測定不能となることが多い．第二次曲線のみがみられる．

白点状眼底：暗順応過程はやはり遅延するが，その程度は小口病より軽く，2～3時間以内で最終閾値に達する（図5）．

先天停在性夜盲（congenital stationary night blindness；CSNB）：完全型では，杆体機能が完全に障害されているために第一次曲線のみとなる．一方，不全型ではKohlrauschの屈曲点がみられるが，最終閾値は正常より1～2log高い値をとる（図6）．

錐体ジストロフィや杆体1色覚（全色盲）：錐体機能の著しい障害のために測定開始後しばらくは，閾値が測定不能となることが多い．これらの疾患では一般に，第一次曲線（錐体暗順応）がみられず，緩やかな第二次曲線のみが記録される（図7）．

また，ビタミンA欠乏症では，杆体機能の著しい低下のより第二次曲線の最終閾値が上昇し，第一次曲線のみとなる症例が多い．

（安田俊介）

サイエンティフィック・クエスチョン

ロドプシン代謝による暗順応のしくみについて教えてください

Answer 視興奮スイッチのオンオフは，ロドプシンのリン酸化および脱リン酸化により制御されています．たとえば，フラッシュによる光刺激でほとんどのロドプシンがリン酸化され，光感受性部分がほとんどなくなります．その後，暗中に移ると序々にロドプシンが脱リン酸化され光感受性部分が拡大し，目が暗いところに慣れてきます．

文献は p.358 参照．

明順応と暗順応

視覚における順応には，暗所から明所に移動したときに起こる明順応と，明所から暗所に移動したときに起きる暗順応がある．網膜内で光信号はそれを直接受容する視細胞から双極細胞，神経節細胞へと受け渡される．このときに 10〜100 の視細胞での信号が最終的に一つの神経節細胞へと信号が伝えられるため，視細胞での信号は 10〜100 分の 1 に縮小される．したがって明順応は視細胞よりも双極細胞，神経節細胞，あるいはほかの網膜内神経細胞により引き起こされると考えられる．一方，網膜内で光を直接受容できるのは視細胞のみであるため，暗所で信号が停止する暗順応は，ほかの網膜内神経細胞よりも主に視細胞により，もたらされると考えられる．

視細胞の働き

脊椎動物視細胞は，光信号を視覚に変換するために高度に分化した感覚器で，その機能には，① 光刺激を電気信号に変換する（視興奮），および ② 次の光刺激に備えて視興奮を直ちに停止する（視興奮の停止）の二つよりなる．これらは，外節の光受容体であるロドプシン（杆体）を中心とする種々の視興奮関連蛋白からなるネットワーク（ロドプシンサイクル）により統制されている．

視細胞におけるロドプシンサイクル

視細胞杆体の光受容体であるロドプシンは，発色団にレチナールをもつ色素蛋白である．ウシロドプシンは，分子量 39kD でアミノ酸 348 残基からなる．視細胞杆体外節円板膜上に存在するロドプシ

ンに光が当たると，活性型の退色中間体に変化する．次に，これがG結合蛋白，ホスホジエステラーゼを順次に活性化させると細胞質中のcGMP濃度が急減し，形質膜上のcGMP依存性チャネルが閉鎖する（視興奮電位の発生）．一方，視興奮の停止は，ロドプシンキナーゼ（rhodopsin kinase；RK）によりリン酸化されたロドプシン退色中間体がアレスチンと結合するに伴い，G結合蛋白との共役が断たれることにより成立する．すなわち視興奮のスイッチのオンオフは，ロドプシンのリン酸化および脱リン酸化より制御されている．

ロドプシンのリン酸化および脱リン酸化

　ロドプシンのリン酸化はC末端に存在する9か所のセリン，スレオニン残基に起こる．筆者らはロドプシンのリン酸化数および脱リン酸化の生理的意義を調べるために，異なった光環境下に飼育させたマウスのロドプシンC末端ペプチドを単離し，それを質量分析（マススペクトロメトリー）で検討した．その結果を下記にまとめる．

1. 暗順応させたマウスからは，非リン酸化ロドプシンのみが検出された．
2. フラッシュまたは白熱灯（30分間）による光刺激を加えたものでは，非リン酸化ペプチドに加え二種類の単リン酸化ペプチド（334 Serまたは338 Ser）が検出された．
3. 両部位のリン酸化とも光強度に比例してリン酸化量が増加したが，フラッシュ刺激と白熱灯（30分間）による光刺激では二種類の単リン酸化ペプチドの比率が異なっていた（フラッシュ刺激および白熱灯では，それぞれ338 Serおよび334 Serが優位であった）．
4. 白熱灯刺激後10分間暗順応させたマウスでは，338 Serが334 Serよりも先に脱リン酸化された．
5. フラッシュまたは白熱灯（30分間）による光刺激後暗順応させたとき，338 Ser部位は20〜30分以内で完全に脱リン酸化されたのに対し，334 Serの脱リン酸化は60分間暗順応させても完全ではなかった．
6. 334 Serの脱リン酸化の時間経過は，ロドプシン退色中間体からロドプシンへの再生のそれと一致した．したがって，ロドプシンのリン酸化は二つの異なった生理機能（338 Serのリン酸化：視興奮の停止，334 Serのリン酸化：暗順応）を制御していることが示唆された．

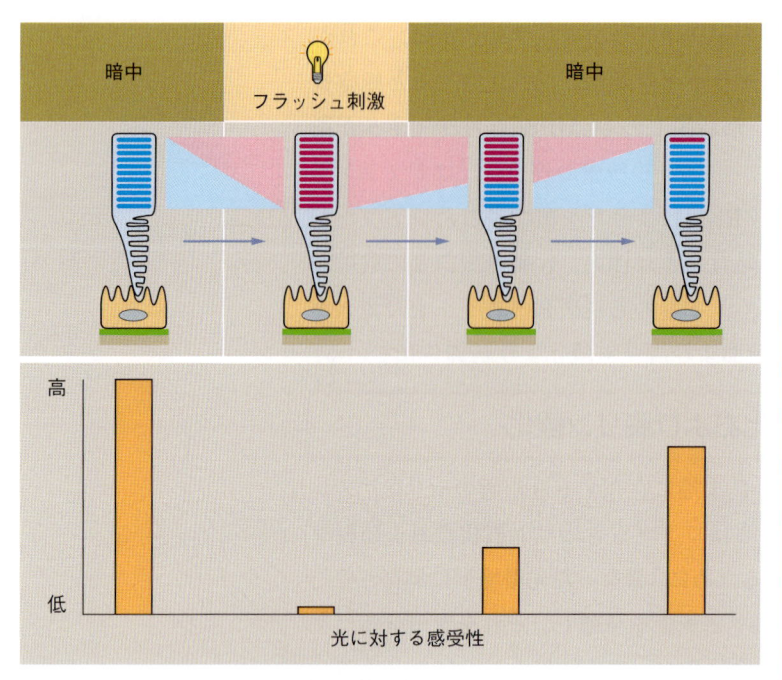

図1 ロドプシンのリン酸化と暗順応
―― ：非リン酸化 disc．光に対して感受性．
―― ：リン酸化 disc．光に対して非感受性．
暗中ではロドプシンはリン酸化されていないので，外節すべてが光に感受性である（最も感度が高い）．
フラッシュ刺激：直後はほとんどすべての外節中のロドプシンがリン酸化されているので，光感受性部分がわずかしかない（最も感度が低い）．暗順応とともに脱リン酸化が進行し光感受性部分が拡大する（感度がだんだん高くなる）．
背景光：背景光の強度に比例してロドプシンのリン酸化の度合が異なるため，感度が調節されている．

7．リン酸化されたロドプシン退色中間体を特異的に認識する抗体で脱リン酸化の様子を検討したところ，視細胞杆体外節の基底部が先端部より先に脱リン酸化されることもあわせて明らかとなった．
　以上の研究結果から，図1に示す機構を考えている．暗中ではロドプシンはリン酸化されていないので，視細胞杆体外節全体が光刺激に対して感受性をもち感度が最も高い．フラッシュ刺激により視細胞外節のほとんどがリン酸化されると，残ったわずかな部位のみ光刺激に対して感受性をもつので感度が低い．次に，再び暗中に移動し視細胞外節の基底部より脱リン酸化が進行すると，光刺激に対して感受性をもつ部位もこれに従って増加するため感度が次第に高くなる．これは，われわれが昼間，映画館のような暗いところへ入ったとき，目が暗いところに慣れる様子（すなわち暗順応）をうまく説明できる．

（大黒　浩）

Watzke-Allen テスト

　変視症は，主として黄斑における視細胞，あるいはその外節の規則正しい配列が乱されることにより，外界と視中枢の間で確立していた精密な空間的対応の乱れが生じた結果とされている．定性的評価法として Amsler チャート，定量的評価を可能とした M-CHARTS® があり，いずれも現在の黄斑疾患診療に必要不可欠なツールである[1]．ところで，黄斑円孔の自覚症状の一つに独特の変視症がある．この変視症は，Watzke-Allen テスト，もしくは slit beam sign と呼ばれる細隙灯顕微鏡観察下でのスリット光に対する患者の自覚応答の結果から得られたものであり，1969 年に Watzke と Allen によって報告された[2]．光干渉断層計（optical coherence tomography；OCT）の登場により，黄斑円孔の診断は細隙灯顕微鏡所見と OCT で十分可能である（図1）が，自覚症状を確認するうえで簡便，低

文献は p.358 参照．

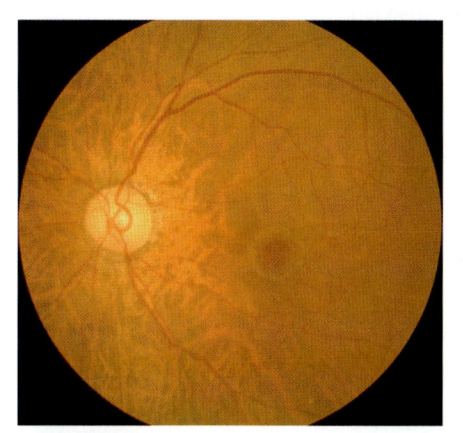

a. 眼底写真

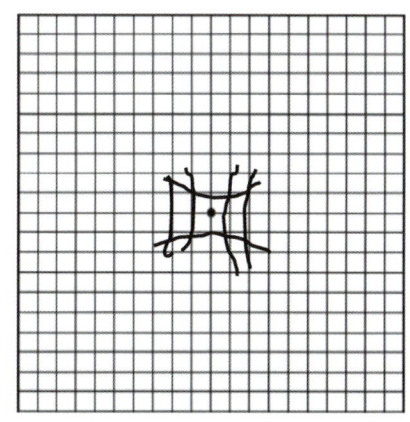

c. Amsler チャート

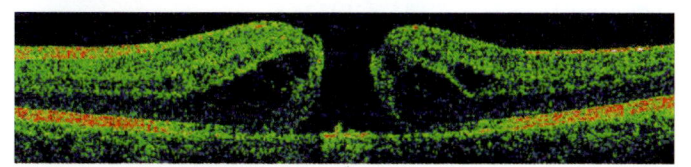

b. spectral-domain OCT

図1　黄斑円孔の所見
診断は，a，b の二つの所見で十分可能である．c は Amsler チャートによる変視所見であり，中心に向かってくびれている．

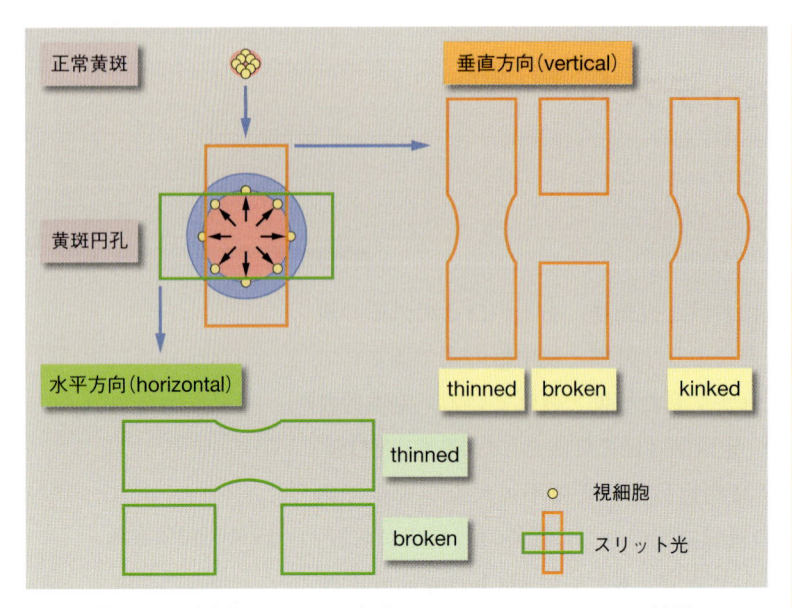

図2 黄斑円孔症例でみられる主な Watzke-Allen テスト結果
黄斑円孔症例では中心部のくびれ（thinned），とぎれ（broken），ねじれ（kinked）が特徴とされる．

侵襲であり，非常に鋭敏な検査法である．

検査の実際と結果の評価

Watzke-Allen テストは，黄斑円孔症例を対象として細隙灯顕微鏡による眼底検査時に，非接触もしくは接触の前置レンズを用いて行う．接触型レンズのほうがより正確に検査を行うことができる．スリット光を 100 μm にして黄斑を照射し，円孔のエッジにスリット光が当たるようにする．すなわち，鼻側と耳側のエッジは垂直方向のスリット光で評価し，上方と下方のエッジは水平方向のスリット光で評価する．

黄斑円孔の特徴的な変視症は，Gass の見解が一般に受け入れられている．すなわち，黄斑が離開した際には視細胞には遠心性の牽引が生じるため，全層円孔の形成に際し視細胞の消失は起こらない．視細胞は円孔形成による（本来の位置からの）ずれを認識しないため，光刺激を受けると本来の位置で光を受けたと認識することから変視症が発生する（図2）[3]．

変視のパターンは中心がくびれるもの，とぎれるもの，ねじれるものの三種類に分類される．Tanner らは 40 眼の黄斑円孔症例を対象として，OCT のステージと Watzke-Allen テストの結果を比較した．患者の応答は，中心がくびれる（thinned），ねじれる（kinked），

テスト結果	vertical	horizontal	症例数 ($n=40$)
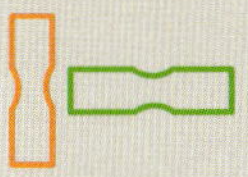	thinned	thinned	24
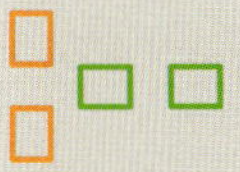	broken	broken	9
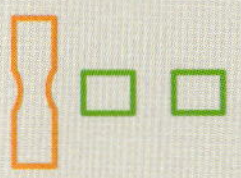	thinned	broken	5
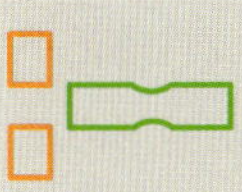	broken	thinned	1
	kinked	―	1
(集計)	thinned：29/40 = 72.5（%） broken：10/40 = 25（%） Kinked：1/40 = 2.5（%）	thinned：25/40 = 62.5（%） broken：15/40 = 37.5（%）	

図3 黄斑円孔症例のWatzke-Allenテスト結果
40眼を対象とした研究では，"thinned"が大半を占めていた．
(Tanner V, et al：Watzke-Allen slit beam test in macular holes confirmed by optical coherence tomography. Arch Ophthalmol 2000；118：1059-1063.)

とぎれる（broken）の三種類に分類されたという．Watzke-Allenテストでbrokenとなる症例はverticalで25%，horizontalで35%であり，多くの症例はthinnedであった（図3）[4]．

ガス下における術後早期の閉鎖評価のためのWatzke-AllenテストとOCTとの比較

　従来，黄斑円孔は，Goldmann三面鏡をはじめとした前置レンズ下を用いて詳細に観察を行い，視力や変視症の状況も含めて診断されていた．そのため，正確な診断には熟練を要すると考えられていた．しかし，OCTが用いられるようになってからは状況が一変し，現在ではむしろ診断は容易とされる．ただしWatzke-Allenテストの有用性が失われたわけではなく，黄斑円孔術後早期にガス下で閉鎖を確認するための手段としても有用である．

　黄斑円孔治療の最近のトピックの一つに，術後体位制限期間の短縮化が挙げられている．短縮化を行うにあたり，ガス下で円孔の状態を必ずしも観察できないことから，ガス下での黄斑円孔の閉鎖は

確認が困難であった．そのため，しばしば長期間の体位制限を要していたが，Masuyama らはガス下で OCT を用いた黄斑円孔の閉鎖判定を行い，早期体位制限の解除を判定する方法として有用であると報告した[5]．さらにガス下での判定精度をさらに高める目的で，筆者らは術後早期の Watzke-Allen テストと OCT の所見を組み合わせることにより，術後早期の閉鎖確認をより確実に行いうることを報告した[6]．

カコモン読解 第 19 回 臨床実地問題 17

68 歳の女性．1 か月前から右目の変視症と視力低下とを自覚して来院した．視力は右 0.2（矯正不能），左 1.0（矯正不能）．右眼眼底写真を図 A に示す．前置レンズを用い，図 B のように矩形の細隙光を中心窩に投影した．自覚的な見え方は図 C のどれか．

a ⓐ　　b ⓑ　　c ⓒ　　d ⓓ　　e ⓔ

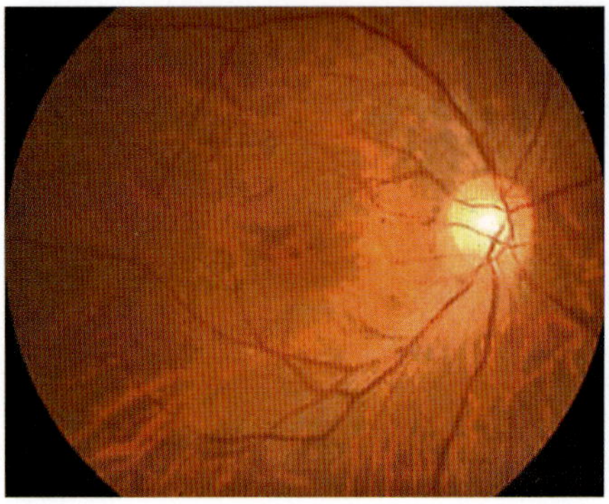

図 A

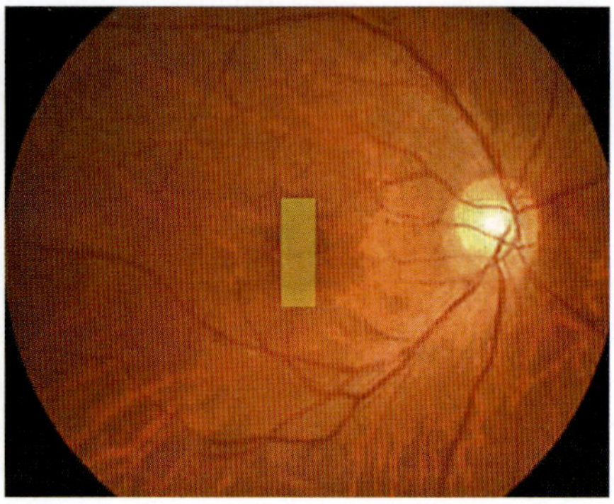

図 B

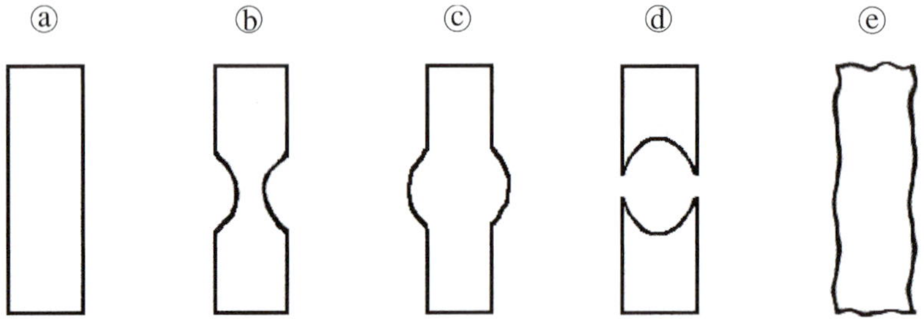

ⓐ　　ⓑ　　ⓒ　　ⓓ　　ⓔ

図 C

解説　図 B は黄斑円孔の円孔部にスリット光（細隙光）を当てたものであり，黄斑円孔では，Watzke-Allen テストにおける所見は thinned, broken, kinked のいずれかに分類される．ⓐ は正常所見である．ⓒ，ⓔ は黄斑上膜や黄斑浮腫で起こりうる．ⓓ にあてはまる状況は説明困難である．したがって ⓑ が正解である．

模範解答　b

（山切啓太，坂本泰二）

4. 他覚的機能検査と画像検査

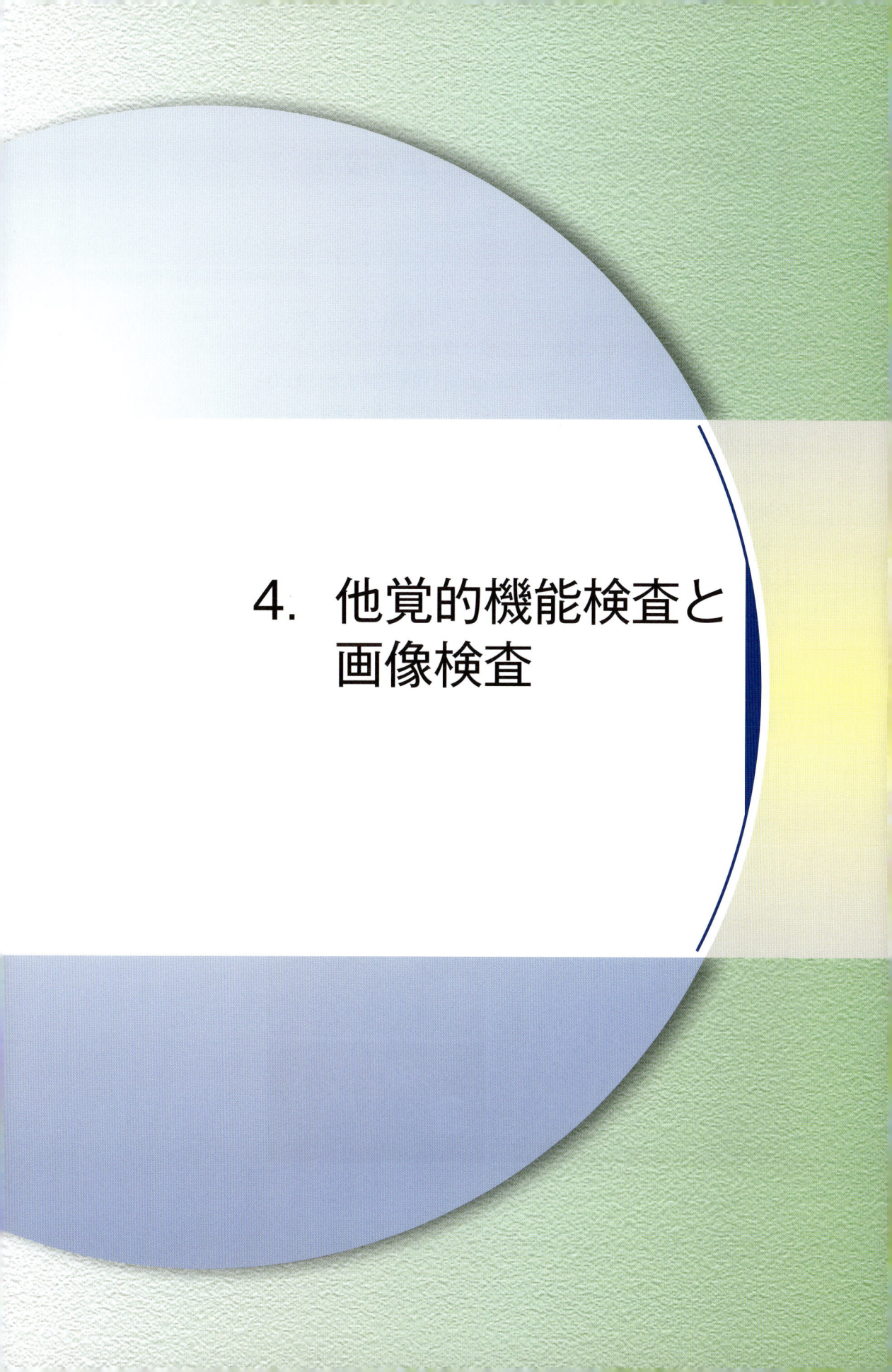

全視野 ERG：記録方法と正常波形

ERG（electroretinogram；網膜電図）は，光刺激によって網膜から発生する電位を記録する検査で，網膜に機能障害が疑われる場合に用いられる．ERG には，ドーム状の Ganzfeld 刺激装置または LED 内蔵コンタクトレンズ電極（図1）を用いて網膜全体を刺激する全視野 ERG と，網膜の一部（主に黄斑部）を刺激する黄斑部局所 ERG，または多局所 ERG があり，予想される網膜機能障害の範囲が広範な場合，あるいは限局性の場合に使い分けて用いられる．

なかでも錐体・杆体すべての反応を記録する，強い白色閃光刺激による全視野 ERG は，得られる情報が多くスクリーニングとして，また診断学的にも有用であるため最も標準的に用いられている．ここでは，LED 内蔵コンタクトレンズによる刺激を用いた全視野 ERG の記録方法と正常波形，代表的な異常波形について述べる．

文献は p.359 参照．

記録手順（図2）

1. 患者に，シールドシートを敷いたベッド上に仰臥位に寝てもらい，散瞳薬を点眼する．
2. 明室で不関電極を前額部中央に，接地電極を左右いずれかの耳朶に固定する．皮膚をアルコール綿でふき，電極糊をつけた電極

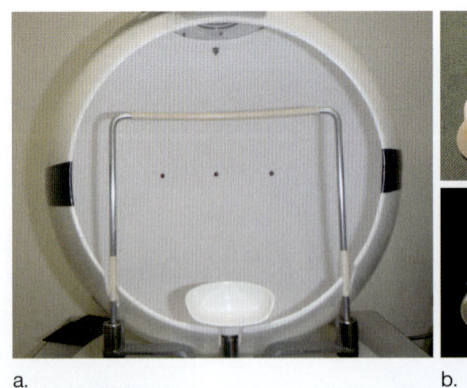

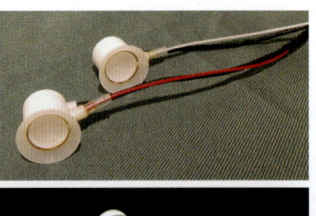

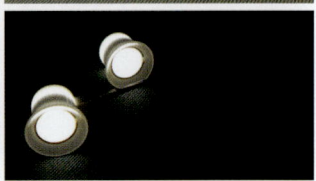

図1 刺激装置
a. Ganzfeld ドーム．
b. LED 内蔵コンタクトレンズ電極型発光装置（上図：発光前，下図：発光後）．

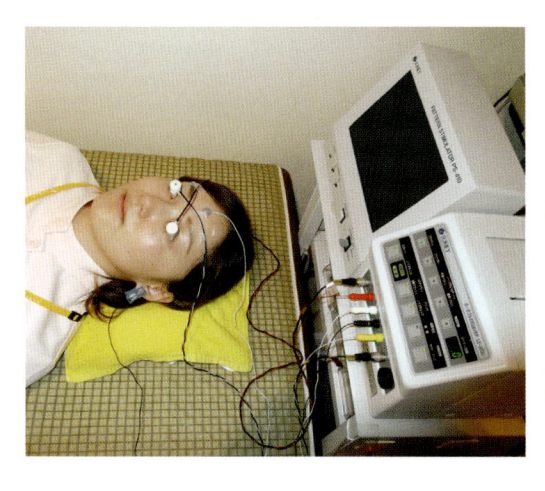

図2 ERG測定の際の患者のセッティング
仰臥位でリラックスしてもらう．前額部と耳朶にそれぞれ不関電極と接地電極を固定する．検査眼にLED内蔵コンタクトレンズ型電極を入れてテープで固定する．

を固定する．
3. 20分以上暗順応を行う．
4. ベノキシール®を点眼し，コンタクトレンズ電極の内側にスコピゾル®を滴下してから角膜上に装着する．暗順応を崩さないため，暗室の赤色光下で行う．
5. 患者にリラックスと，瞬目や眼球運動をできるだけ少なくした状態を促し，オシロスコープがある場合，基線の変動やノイズをチェックする．またはLEシリーズ（トーメーコーポレーション）などでは，記録装置についているノイズチェッカーを用いて基線が安定しノイズチェッカーのランプがOKを示す状態（緑色点灯など）を確認したら，患者に声を掛けた後，スタートボタンを押してフラッシュを発光させる．
6. 白色閃光刺激のERGは2回目以降に律動様小波（OP）がより記録されやすいので，できれば10秒以上（OP記録目的の場合はもう少し長めに）間隔をおいて2回目の記録を行うとよい．
7. 記録波形をチェックして，基線の大きな変動やノイズが大きいようであれば，瞬き，眼球運動，コンタクトレンズの装着状態など，原因を検討改善したうえで再度記録する．
8. 記録が終わったらコンタクトレンズと電極をはずす．そして電極糊をふき取り，スコピゾル®が多い場合は洗眼する．

正常波形（図3b, c）

図3のように，正常ではb波の振幅はa波の振幅より大きい．a波，b波，OPの振幅や頂点潜時を用いた詳細な解析を行うことで，より詳細な情報が得られる場合もあり，特にOPはb波の上行脚に

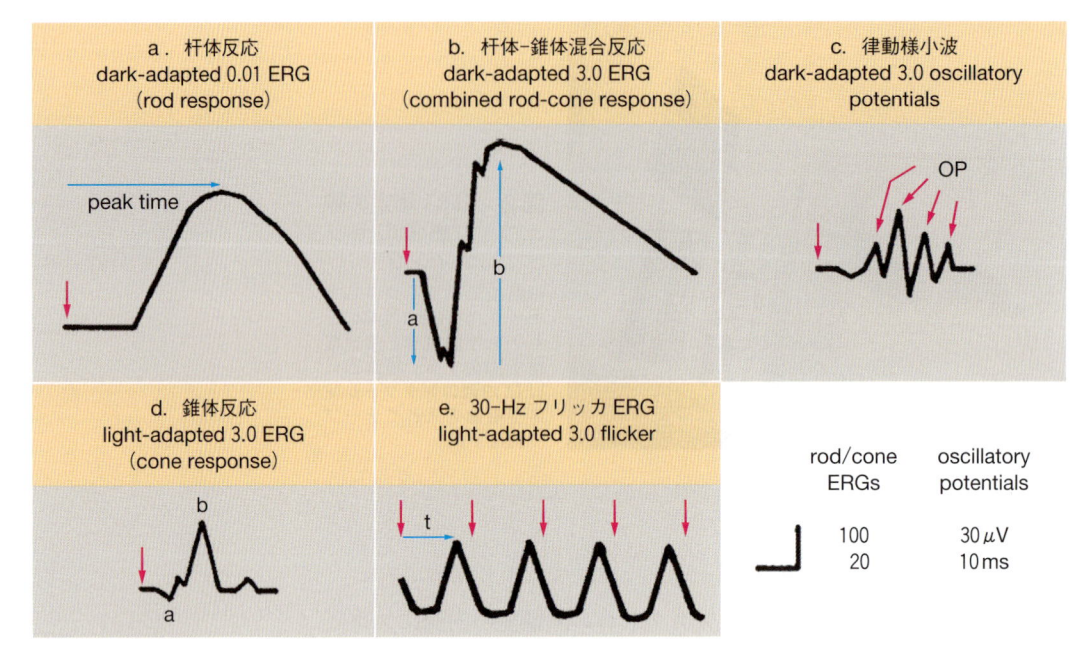

図3 正常波形
国際臨床視覚電気生理学会の推奨する方法で記録したもの.
(Marmor MF, et al:International Society for Clinical Electrophysiology of Vision. ISCEV Standard for full-field clinical electroretinography(2008 update). Doc Ophthalmol 2009;118:69-77.)

載るため,評価しやすくするために分離して記録する場合がある.a波,b波(とOP)記録の後に改めてOPのみを記録する場合は,後述のように記録する周波数帯域のみを変更して再度ERGを記録すればよいが,各眼の電極からの記録を2チャネルとして二種類の周波数帯域で記録すれば同時に記録することもできる.

異常波形（図4）

日常臨床でしばしばみられる典型的な異常波形を示す.

1. **OPのみが選択的な減弱を示す場合**:代表疾患は糖尿病網膜症,網膜循環障害,高安病など
2. **a波,b波,OPともに同程度の減弱を示す場合**:代表疾患は網膜剥離,ぶどう膜炎など.
3. **a波の振幅よりもb波の振幅が小さい場合(陰性型ERG)**:代表疾患は先天停在性夜盲,若年網膜分離症,網膜内層循環障害,筋緊張性ジストロフィなど.
4. **すべての成分が消失する場合（消失型）**:代表疾患は網膜色素変性症,網膜全剥離,眼動脈閉塞,眼球癆など.

錐体系，杆体系反応の分離記録（図3）

杆体反応：dark-adapted 0.01 ERG（図3a）．20分以上の暗順応後に弱い光刺激（$0.01\,cd\cdot s/m^2$）を用いて記録する．連続して刺激する場合は2秒以上間隔をあける．

杆体-錐体混合反応：dark-adapted 3.0 ERG（図3b），dark-adapted 10.0 ERG または 30.0 ERG．20分以上の暗順応後に比較的強い光刺激（$3.0\,cd\cdot s/m^2$）を用いて記録する．上述の強い白色閃光刺激によるERGと同等のERGである．さらに強い光刺激（10.0 または $30.0\,cd\cdot s/m^2$）を用いたERGも臨床上きわめて有用である．

律動様小波：dark-adapted 3.0 ERG（図3c）．上述のように，杆体-錐体混合反応（dark-adapted 3.0 ERG）を記録する際に，周波数の早い律動様小波を選択的に抽出するために，記録する周波数帯域を75～300 Hzに設定して記録する．

錐体反応：light-adapted 3.0 ERG（図3d）．錐体の応答だけを記録する方法の一つで，背景光によって杆体を抑制してERGを記録する．$30\,cd/m^2$ の白色背景光を点灯した状態で，$3.0\,cd\cdot s/m^2$ のフラッシュ刺激でERGを記録する．

30-Hzフリッカ ERG：light-adapted 3.0 flicker ERG（図3e）．錐体の応答だけを記録する方法の一つで，杆体が追従できないほどの30 Hzという速い点滅光刺激を用いてERGを記録する．$30\,cd/m^2$ の白色背景光を点灯した状態で，$3.0\,cd\cdot s/m^2$ の30 Hzのフラッシュ刺激でERGを記録する．

カコモン読解　第18回 一般問題5

ERG検査でa波とb波を記録後，律動様小波を記録するのに適切なのはどれか．

a フリッカ刺激とする．
b 刺激光をダブルフラッシュとする．
c 刺激光量をNDフィルタで減じる．
d ハイカットフィルタの周波数を下げる．
e ローカットフィルタの周波数を上げる．

解説　ERG検査にはいくつかの種類があるが，網膜全視野刺激によって錐体・杆体の混合反応を記録する方法が日常診療でよく使われる．これは強い白色のフラッシュ刺激を用いて，約300μVのa

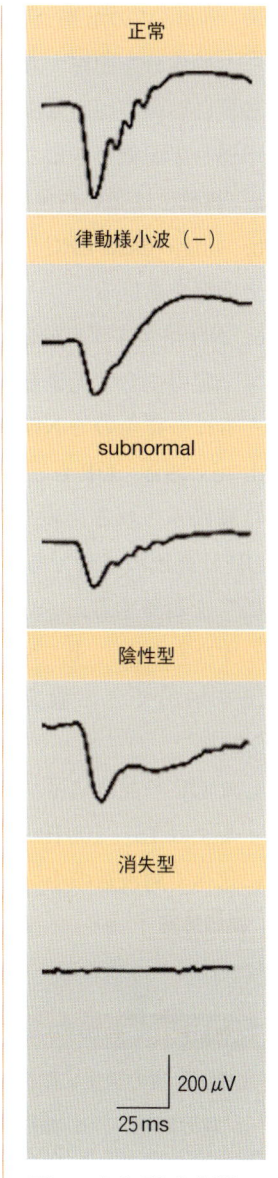

図4　白色閃光刺激によるERGの典型的な異常波形

波，500 μV の b 波，b 波の上行脚にみられる律動様小波（OP）の三つの成分を記録する（**図 3b**）．記録方法は，ほとんどの ERG 記録装置において国際臨床視覚電気生理学会の推奨するプロトコールに準拠して記録できるように調整されている．

a. 刺激には強い白色閃光刺激（$3.0\,cd\cdot s/m^2$）を用いる．
b. single-flash ERG とも呼ばれ，連続して記録する場合は 10 秒以上間隔をあける．
c. ND フィルタ（neutral density filter）は，すべての波長にわたって一定の割合で光量を減らすフィルタであり，刺激光量は a，b，OP ともに一律なので ND フィルタの変更は不要である．
d. e. 通常，OP も a，b 波と同時に記録されるが，OP は b 波の上行脚にみられるため，これを分離波形として記録することがある．OP は高周波成分であるため，フィルタ（band-pass filter）の周波数[*1]を調整する．

すなわち，a，b，（OP）の記録のためには 0.3～300 Hz の範囲の波を抽出できる設定とする．これを，ローカットフィルタは 0.3 Hz[*2]，ハイカットフィルタは 300 Hz[*3] を用いると表現する．そして OP の記録にはハイカットフィルタは同じだが，ローカットフィルタは 75～100 Hz のものを用いる．これは a，b 波のような OP に比べて周波数の小さい波の成分を除去するためである．

模範解答　e

カコモン読解　第 22 回　一般問題 9

ERG b 波の発生に関与するのはどれか．2 つ選べ．
a 双極細胞　　b 神経節細胞　　c アマクリン細胞
d 網膜色素上皮細胞　　e Müller 細胞

解説　白色閃光刺激の ERG における主な波形成分とその由来は図 5 のように考えられている．ここで a，b 波について少し詳しく表 1 に解説する．
　しかし，実は近年 Müller 細胞の b 波への関与を否定する実験データもあり，詳細はわかっていない．
b. 神経節細胞を起源とする ERG の波形成分には，STR（scotopic threshold response）や PhNR（photopic negative response）がある．その他，パターン ERG の N95 や P50 の一部は神経節細胞由来とされ，また，VEP（visual evoked potential；視覚誘発電位）は神経節

[*1] 補足だが，周波数を時定数で表現することがある．時定数は回路固有の値で TC や τ（秒）と表現され，低域遮断周波数と反比例するので，OP 記録のように低域遮断周波数を高くしたい場合は時定数を低くする．たとえば，a，b 波の記録には T.C.（time constant）＝0.03 sec，OP の記録には T.C.＝0.003 sec と，OP の記録の際には小さい時定数に設定するという具合である．

[*2] 0.3 Hz より低い周波数の波をカットする，つまり 0.3 Hz より高い周波数の波を通すという意味でハイパスフィルタ 0.3 Hz ともいう．

[*3] ローパスフィルタ 300 Hz ともいう．

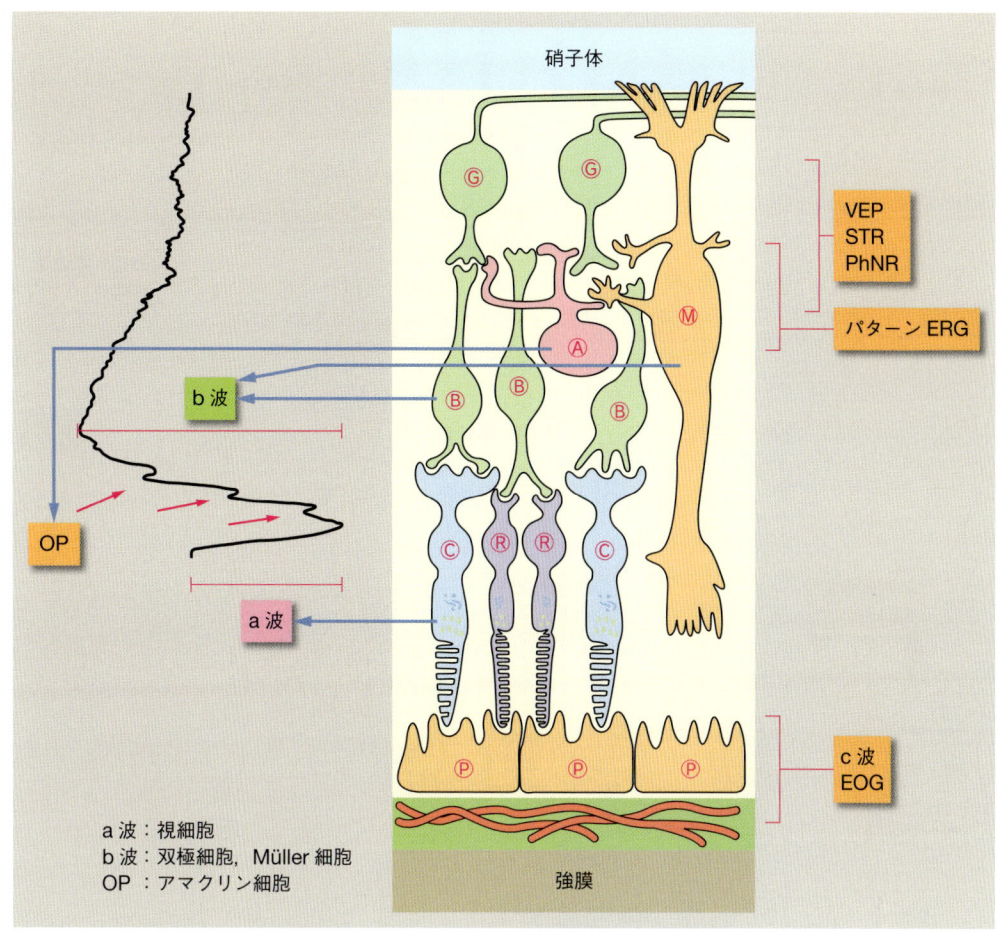

図5 白色閃光刺激によるERGにおける主な波形成分とその由来

a波：視細胞
b波：双極細胞，Müller 細胞
OP ：アマクリン細胞

EOG：electro-oculogram（眼球電図）
ERG：electroretinogram（網膜電図）
OP：oscillatory potential（律動様小波）
PhNR：photopic negative response
STR：scotopic threshold response
VEP：visual evoked potential（視覚誘発電位）

Ⓐ アマクリン細胞
Ⓑ 双極細胞
Ⓒ 錐体細胞
Ⓜ Müller 細胞
Ⓟ 網膜色素上皮細胞
Ⓡ 杆体細胞

表1 白色閃光刺激時の ERG 成分の電位変化

光（−）のとき（図6a）	光（+）のとき	
視細胞外節の Na$^+$ チャネルの働きで Na$^+$ が細胞内に取り込まれる	光カスケードが活性化	
細胞外の Na$^+$ ↓ 細胞外環境は，視細胞外節側が（−） "視細胞内節→外節" = "網膜→硝子体" 方向の電流（暗電流）	Na$^+$ チャネルが閉じる "光（−）のとき"と逆のことが起きる "硝子体→網膜"方向の電流 ↓ 角膜側が（−）の a 波（1 次ニューロンである視細胞由来，図6b）	2次ニューロンのうち on 型双極細胞（脱分極型双極細胞）が脱分極 K$^+$ を細胞外に放出 Müller 細胞が K$^+$ をとり込んで硝子体側に流す ↓ 角膜側が（+）の b 波（2 次ニューロンである双極細胞と Müller 細胞由来，図6c）

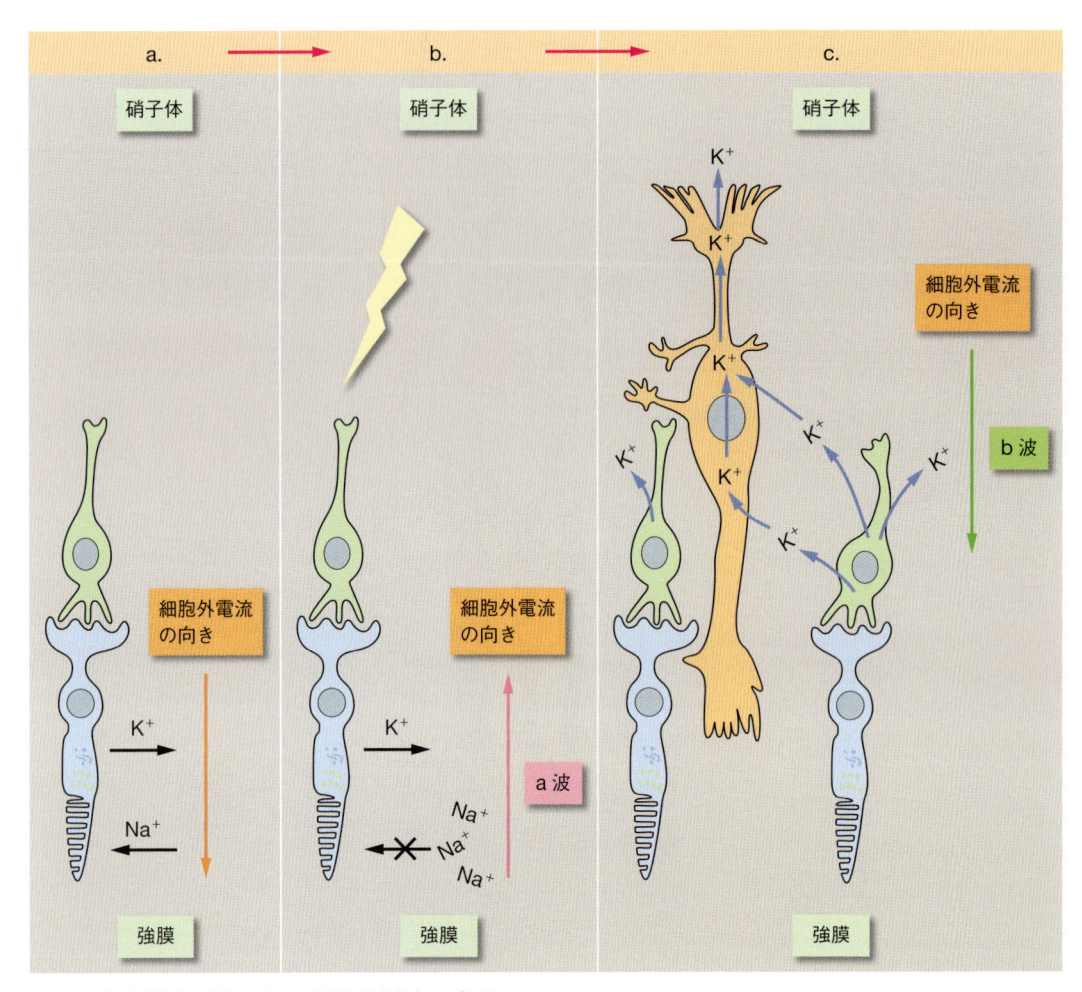

図6 白色閃光刺激による細胞外電流の変化

細胞を含む中枢までの視路の評価に用いられる．
c．アマクリン細胞を起源とする波形成分としてOPが有名である．
d．網膜色素上皮細胞を起源とするERGの波形成分にはc波がある．また，EOGの常存電位やL/D比（Arden比）も網膜色素上皮細胞の機能を反映すると考えられている．

模範解答 a, e

（篠田　啓）

全視野 ERG：さまざまな網膜疾患における ERG

網膜疾患における全視野 ERG の理解のコツ

　全視野フラッシュ（flash）ERG 各成分の網膜内起源の概略を図1に示した．a 波は網膜外層の機能を，律動様小波や b 波は網膜中層から内層の機能を反映する[1]．留意すべきは，フラッシュ ERG の波形には神経節細胞からの反応は含まれないことで，緑内障や視神経疾患では，全視野フラッシュ ERG は正常である[*1]．

　各網膜疾患におけるフラッシュ ERG の波形異常は，この各波形成分の網膜内起源を各疾患の病態に当てはめて考えれば，容易に理解できる．

文献は p.359 参照．

[*1] 厳密にいえば，緑内障や視神経疾患でも罹患が長期間に及んで，神経節細胞から網膜へ退行性変化が進んだ場合には，ERG は減弱する．

フラッシュ ERG の異常波形の分類

　フラッシュ ERG の異常波形は，supernormal ERG, negative ERG, subnormal ERG, non-recordable ERG に分類される（図2）[2]．フラッシュ ERG を正確に記録するには検査前の暗順応が重要である．国際臨床視覚電気生理学会（ISCEV）によると，フラッシュ ERG の検査前暗順応時間は 20 分以上が推奨されている[3]．暗順応が不足した状態で強いフラッシュ光刺激により ERG を記録すれば，正常眼でも negative ERG を呈することがあるので注意が必要である．

supernormal ERG：すべての ERG 成分が正常よりも大きなものをいう．軽度の網脈絡膜循環障害や一部のぶどう膜炎などで，網膜が低酸素状態になったとき，眼金属症[*2] の初期，甲状腺機能亢進症，白子症，薬剤使用時に supernormal ERG を呈することがある．

negative ERG（陰性型）：フラッシュ ERG の b 波の振幅が，a 波の振幅よりも小さくなったものをいう．negative ERG は判断が比較的容易でかつ，臨床的に重要である．negative ERG は，網膜中心動脈閉塞症や進行した糖尿病網膜症など，中層から内層が強い機能障害に陥ったときや，夜盲性疾患などで記録される．

subnormal ERG：すべての ERG 成分が小さくなったものをいう．網膜外層から全層にわたり障害が起こった場合や，広範囲にわたる

[*2] 眼金属症
眼内へ金属片が飛入することにより発症し，眼球鉄錆症と眼銅症がある．金属からイオンが遊離することで発症し，重篤になると強い網膜障害を来たす．

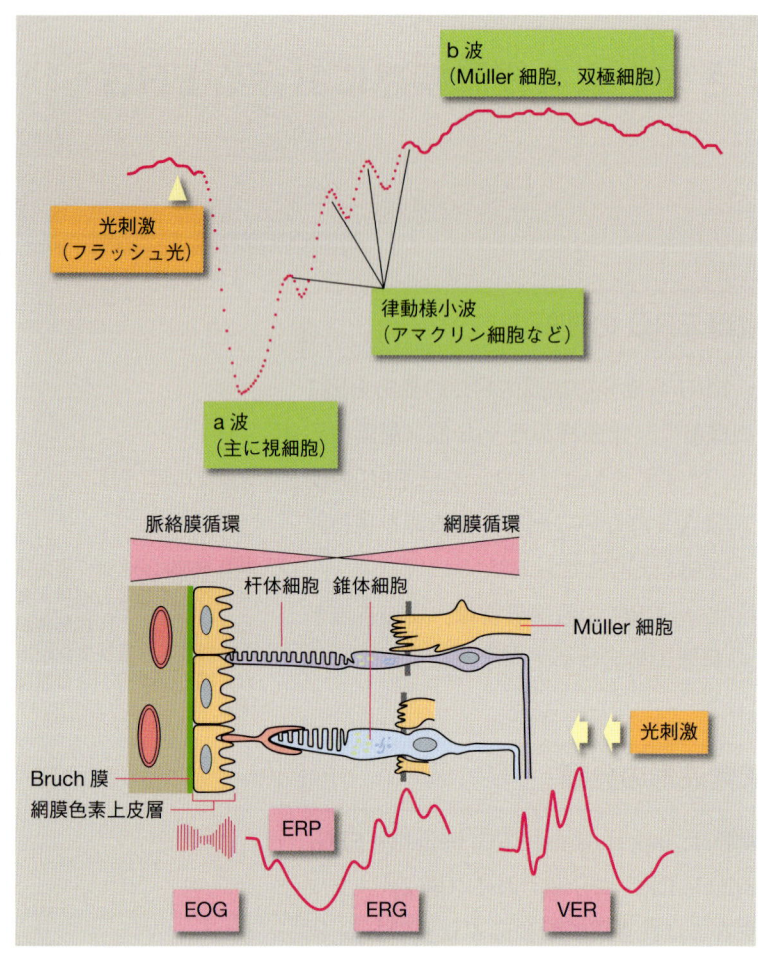

図1 フラッシュERG 各成分の起源

下図は，文献1から引用したものであるが，この図に臨床視覚電気生理学のほとんどが集約されている．
EOG：electro-oculogram（眼球電図）
ERG：electroretinogram（網膜電図）
ERP：early receptor potential（早期視細胞電位）
VER：visual evoked response（視覚誘発応答）
（渡辺郁緒ら：ERG・EOGの臨床．東京：医学書院；1984. p.1-4.）

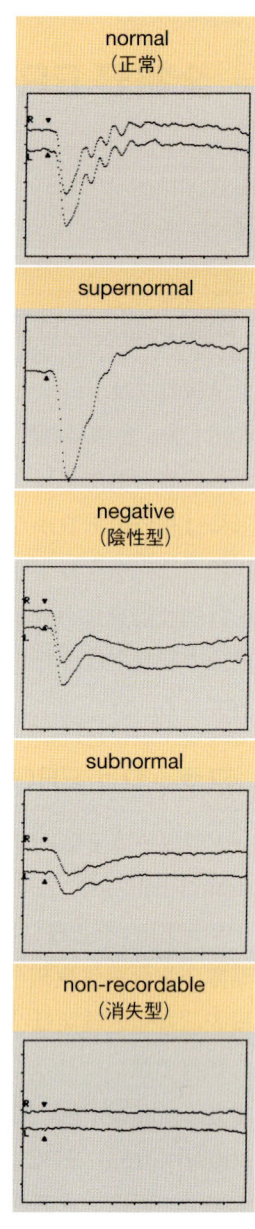

図2 フラッシュERGの正常例と，異常波形の分類

（國吉一樹：ERGの実際と読み方．田野保雄，大路正人：眼科外来シリーズ6．網膜外来．東京：メジカルビュー社；2002. p.82-87.）

網膜疾患などで subnormal ERG となる．

non-recordable ERG（消失型）：ERG反応が出ず，まったく平坦になったものをいう．網膜全体の視細胞に強い障害があるときや，網膜全体にわたり強い障害があるときに記録される．網膜全剥離や網膜色素変性では non-recordable となる．

黄斑機能と全視野ERG

黄斑部には錐体系の密度が高いが，黄斑部の錐体は全錐体の10％程度である．したがって，黄斑部疾患があっても病変が小さければ

フリッカ（flicker）ERG などの全視野錐体系 ERG は正常振幅である．黄斑部の機能の他覚的評価には，多局所 ERG や黄斑部局所 ERG などが必要である．これらの検査は眼底がよく透見されることが条件なので，現在，眼底が見えない状態で黄斑機能を他覚的に評価する方法はない．

網膜剥離，網膜上膜，黄斑円孔，血管新生黄斑症

これらの網膜疾患では，原則として，疾患領域の面積に比例して全視野 ERG が減弱する．したがって，網膜全剥離では全視野 ERG は non-recordable となり，病変の小さな網膜上膜や黄斑円孔，血管新生黄斑症では全視野 ERG は正常である．ただし，加齢黄斑変性を含む血管新生黄斑症では，網膜下出血が広範囲に及ぶと ERG は著しく減弱し，ほとんど non-recordable となることがある[*3]．

循環障害

網膜や脈絡膜の循環障害は全視野 ERG に著しい影響を及ぼす．網膜は，外層は主として脈絡膜循環に依存しており，中層から内層は網膜血管系に依存している（図1）．

脈絡膜循環障害：網膜外層が障害を受けるため，フラッシュ ERG の a 波が減弱し，a 波に引き続いて惹起される b 波や律動様小波も減弱する．その結果，ERG は subnormal 型となる．

軽度の網膜循環障害：糖尿病網膜症の初期，非虚血型網膜中心静脈閉塞症，一部のぶどう膜炎など．軽度の網膜循環障害により網膜が低酸素状態の場合は，a 波，b 波ともに正常よりも振幅が大きくなり，supernormal ERG を示す（図 3a）．

中等度の網膜循環障害：糖尿病網膜症，非虚血型網膜中心静脈閉塞症など．網膜の循環障害が進行すると，フラッシュ ERG の律動様小波が減弱し，フリッカ ERG は頂点潜時が延長する（図 3b）．

強い網膜循環障害：進行した増殖糖尿病網膜症，虚血型網膜中心静脈閉塞症，網膜中心動脈閉塞症，樹氷状網膜血管炎などの網膜炎症性疾患の一部．フラッシュ ERG の b 波が著しく減弱し，いわゆる"negative ERG"となる（図 3c）．

眼動脈閉塞症：網膜，脈絡膜の両方の循環が途絶するので，ERG は subnormal から non-recordable となる．網膜中心動脈閉塞症の場合は negative 型の ERG を示すので，フラッシュ ERG 所見は眼動脈閉塞症と網膜中心動脈閉塞症の鑑別に役に立つ．

[*3] シリコーンオイル留置眼では電気伝導が低下するため，ERG は non-recordable となる．

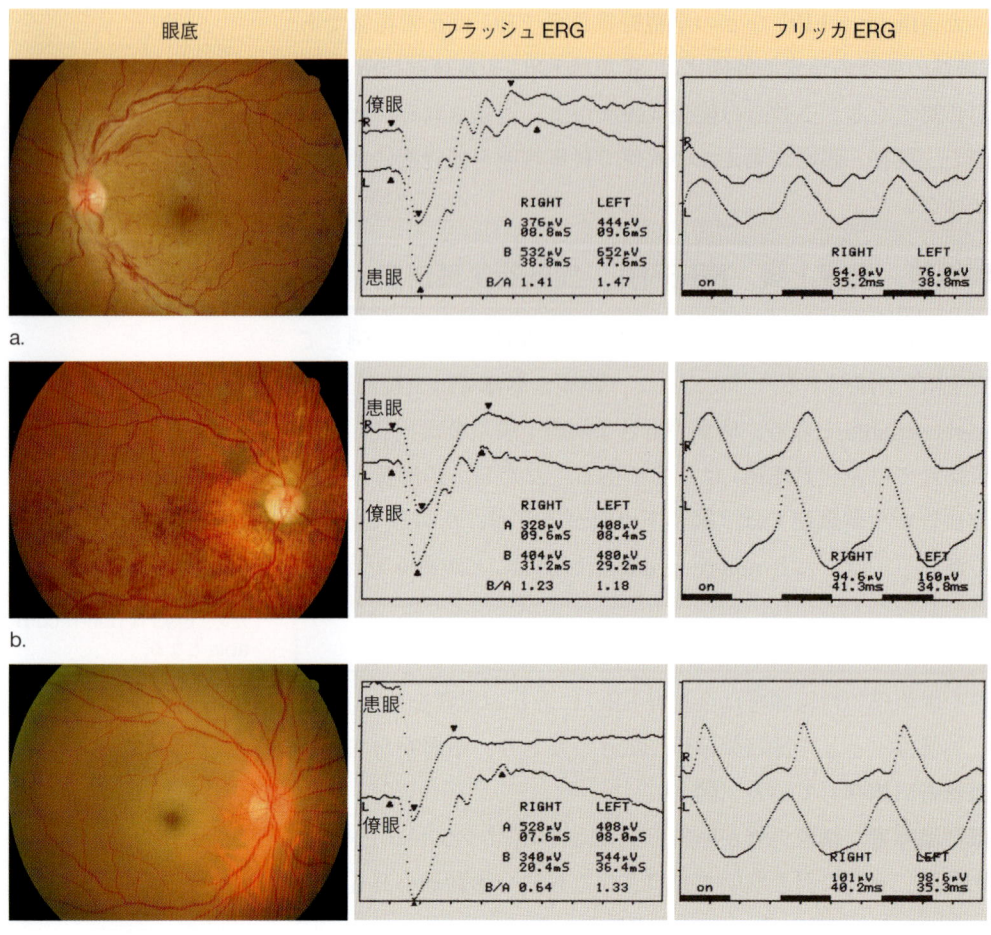

図3 網膜循環障害の ERG
各 ERG 波形はすべて上が右眼からの反応，下が左眼からの反応である．
a. 左眼の乳頭血管炎．左眼のフラッシュ ERG は右眼よりも大きく，supernormal 型であった．左眼からのフリッカ ERG の頂点潜時は，右眼よりも延長していた．
b. 右眼の網膜静脈閉塞症．右眼のフラッシュ ERG は b 波が減弱し，律動様小波が消失していた．右眼からのフリッカ ERG の頂点潜時は，左眼よりも延長していた．
c. 右眼の網膜動脈閉塞症．右眼のフラッシュ ERG は b 波が著しく減弱し，negative 型を呈した．右眼からのフリッカ ERG の頂点潜時は，左眼よりも延長していた．

炎症性疾患

　網膜の炎症性疾患では，全視野 ERG が異常所見を示す．ERG は炎症の範囲と程度に比例して減弱し，炎症が強い場合には non-recordable となる（図4）[4]．樹氷状網膜血管炎など網膜血管に強い炎症がある場合には，網膜循環障害と同じく，律動様小波が減弱し，重症化すると b 波が減弱して negative 型となる．炎症性網膜疾患では，ERG 検査は予後や治療効果の判定に有用である．

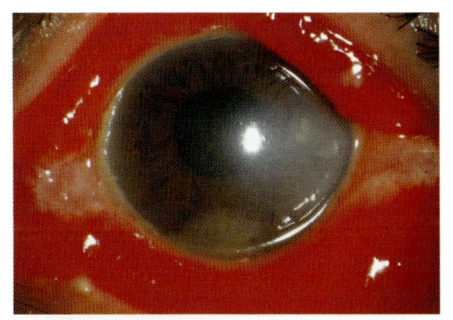

a. 受傷時の前眼部写真

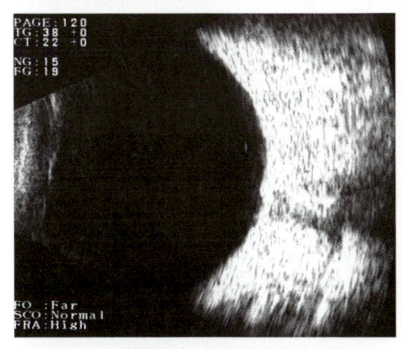

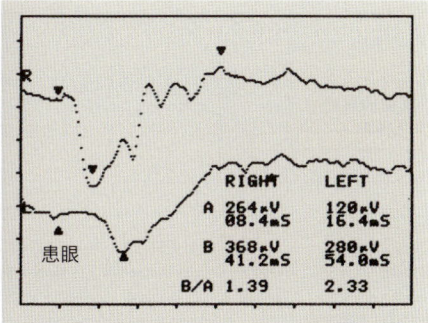

b. 初診時(受傷日)の超音波検査所見　c. 初診時(受傷日)のフラッシュERG

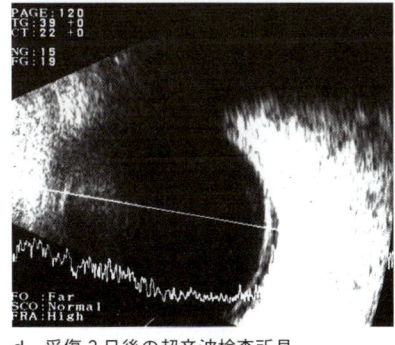

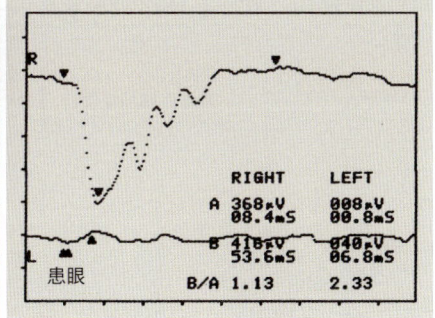

d. 受傷3日後の超音波検査所見　e. 受傷3日後のフラッシュERG

図4　蜂による眼外傷
46歳，男性，左眼のスズメバチによる刺傷．受傷時の超音波検査では，網膜剥離は認めなかったが(b)，フラッシュERGの振幅が減弱しており(c)，蜂毒素による網膜障害が示唆された．手術を行ったが受傷3日後にはERGはnon-recordableとなり(e)，広範囲にわたる網膜壊死とそれに伴う網膜剥離が示唆された．
(前田政徳ら：蜂による眼外傷の2例．日本眼科紀要 2001；52：514-518.)

網膜変性疾患

網膜変性疾患におけるERG診断フローチャートを図5に示す．

夜盲性疾患：網膜色素変性，停在性夜盲，小口病，白点状眼底など．本巻"夜盲"の項を参照されたい．

錐体機能不全症候群：錐体機能不全症候群には，先天性で停止性のもの(杆体1色覚；全色盲など)と，後天性で進行性のもの(進行性

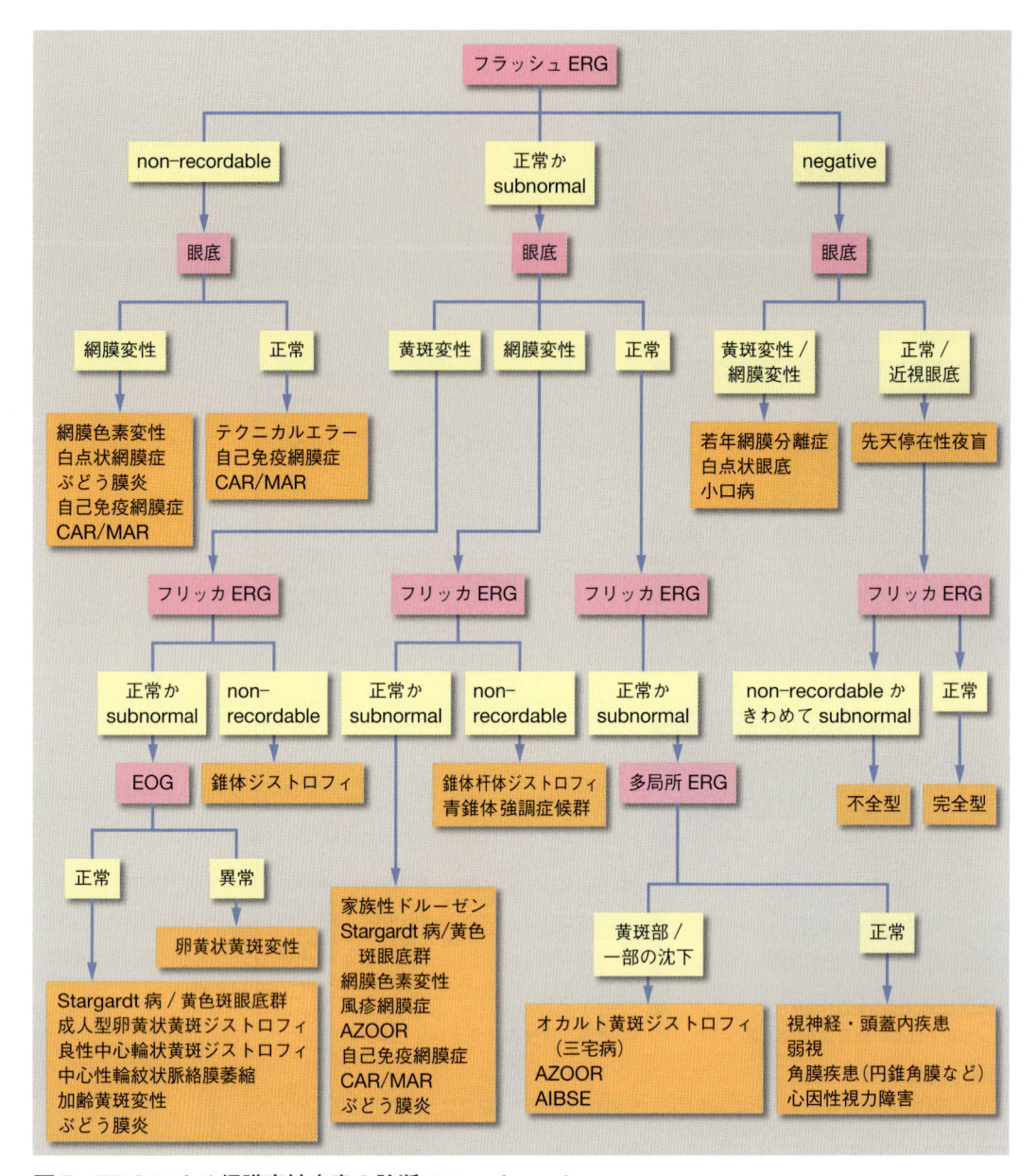

図5 ERGによる網膜変性疾患の診断フローチャート

AZOOR：acute zonal occult outer retinopathy（急性帯状潜在性網膜外層症）
AIBSE：acute idiopathic blind spot enlargement
CAR：cancer-associated retinopathy（癌関連網膜症）
MAR：melanoma-associated retinopathy（悪性黒色腫関連網膜症）
（國吉一樹：ERGの実際と読み方．田野保雄ら：眼科外来シリーズ6．網膜外来．東京：メジカルビュー社；2002．p.82-87．）

錐体杆体ジストロフィ）がある．自覚症状は，視力低下，色覚異常，羞明などで，全色盲などで幼少期から視力が悪いケースでは眼振を伴うことがある．これらの疾患は遺伝性を示すことがある．錐体機能不全症候群は，いずれも，杆体系 ERG は正常ないし軽度減弱，錐体

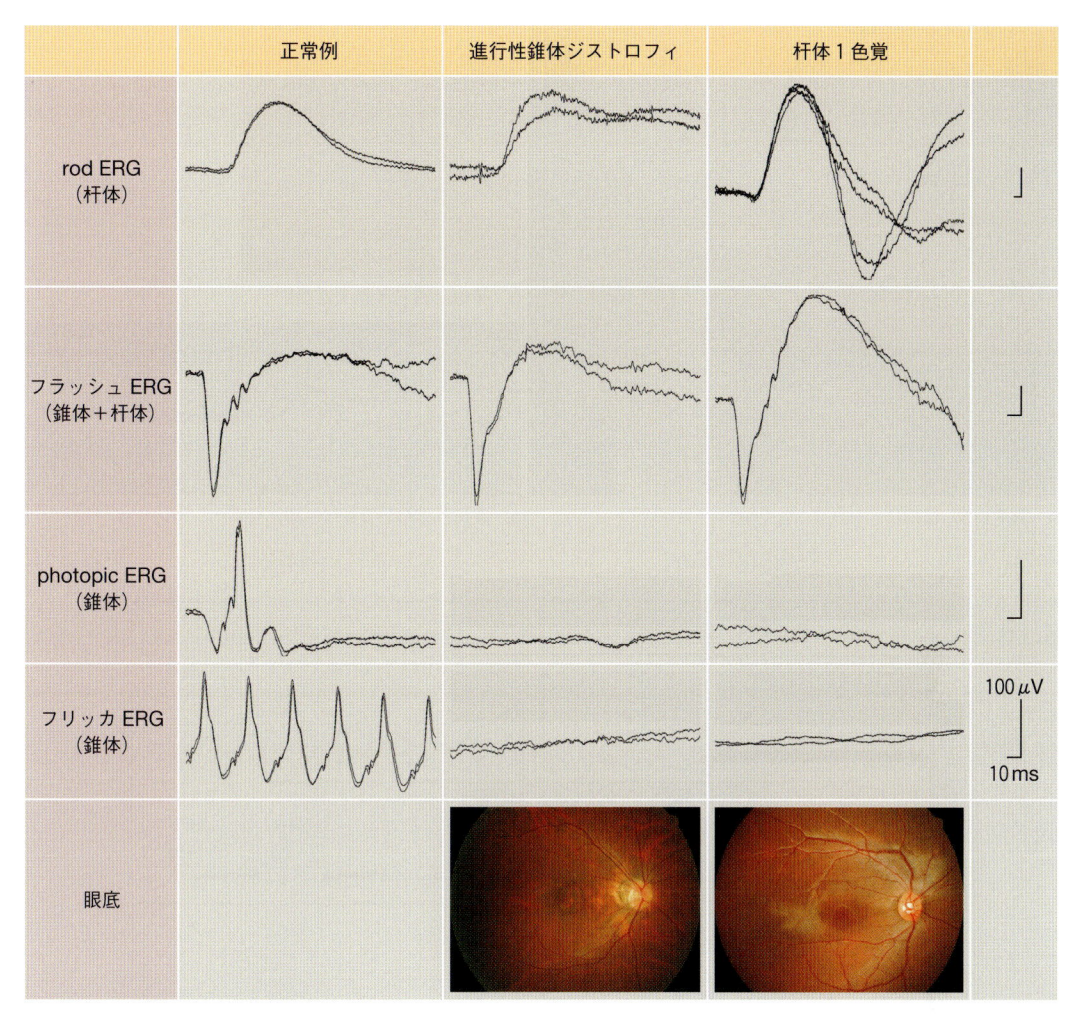

図6 錐体機能不全症候群
進行性錐体ジストロフィは47歳，男性，杆体1色覚は9歳，女児．いずれも矯正視力は（0.1）程度で自覚的に羞明が強く，錐体系 ERG は non-recordable であった．進行性錐体ジストロフィの眼底では，黄斑変性を伴っていた．

系 ERG は著しい減弱ないし消失型（non-recordable）を示す（図6）．

　これらの錐体機能不全症候群の診断において注意すべき点は，フリッカ ERG 検査は検査光が長く続き羞明が強いために，検査中に眼球が上転しやすいことである．眼球が強く上転すると正常眼でもフリッカ ERG は著明に減弱するので，錐体機能不全症候群と誤診されることがある．特に小児の検査の場合には，ERG 検査中の眼位に注意することが重要である．

若年網膜分離症とその類縁疾患：若年網膜分離症は X 連鎖劣性遺伝，Goldmann-Favre 症候群と青錐体強調症候群は常染色体劣性遺伝を示す遺伝性網膜変性疾患である．若年網膜分離症と Goldmann-Favre 症候群では，フラッシュ ERG の b 波が減弱して，negative 型

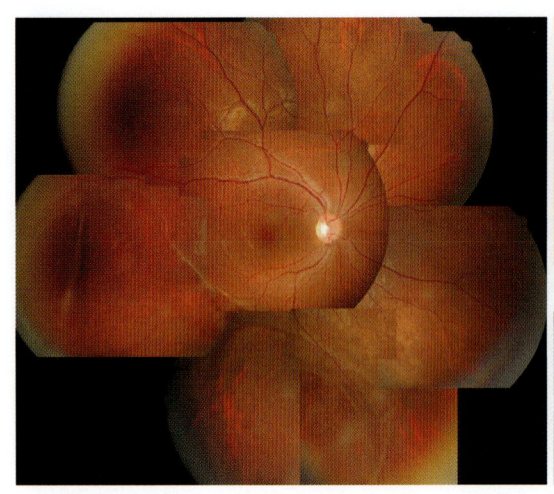

a. 眼底所見（右眼）
b. 黄斑部眼底所見（左眼） 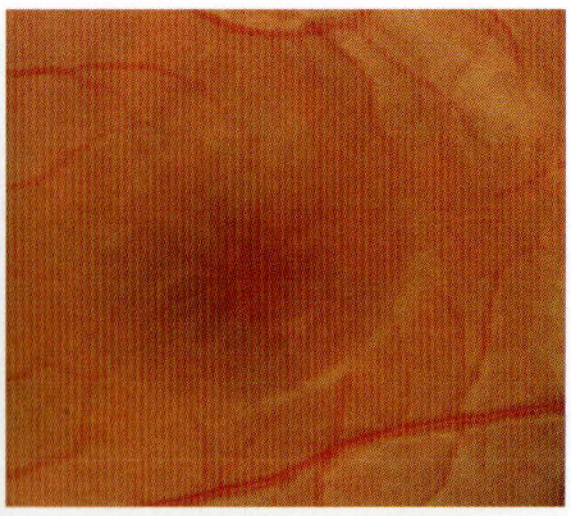
c. 黄斑部 OCT 所見（左眼） 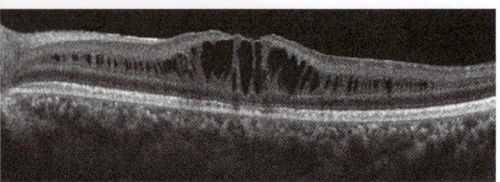
d. ERG 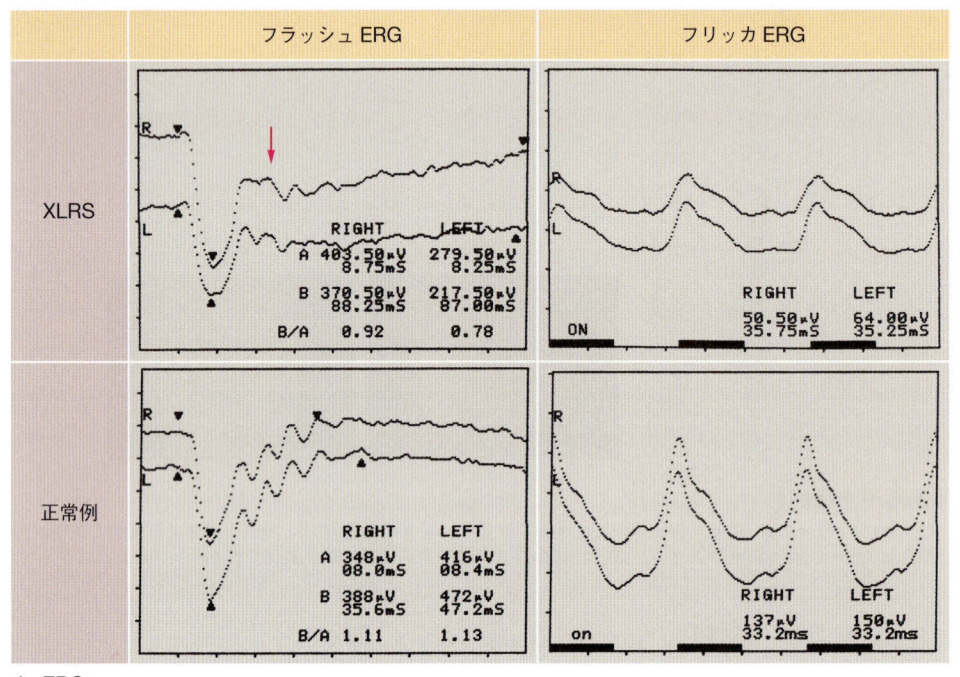

図7 若年網膜分離症（X連鎖劣性網膜分離症；X-linked retinoschisis；XLRS）
14歳，男児．矯正視力は右（0.6），左（0.4）．眼底は，両眼の黄斑部に車軸状黄斑変性があり，下方に内層裂孔を伴う網膜分離があった．周辺部網膜は銀箔様反射を示した．ERGはb波が減弱し，negative型を示した（矢印）．

となることが特徴である（図7）．青錐体強調症候群では，フラッシュERGのa波もb波も頂点潜時が著しく延長し，間延びした独特の波形をとる．

このなかで比較的頻度の高い若年網膜分離症では，感覚網膜が神経線維層ないし内網状層で内層と外層に分離する．眼底所見では，車軸状（桑実状）黄斑変性（必発）と周辺部網膜分離（約半数）が

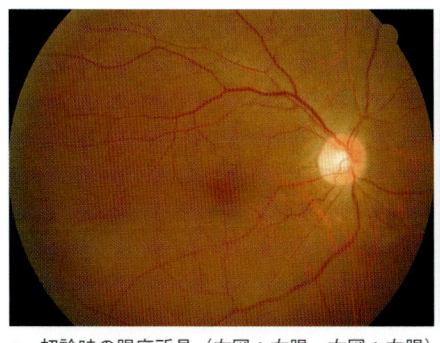

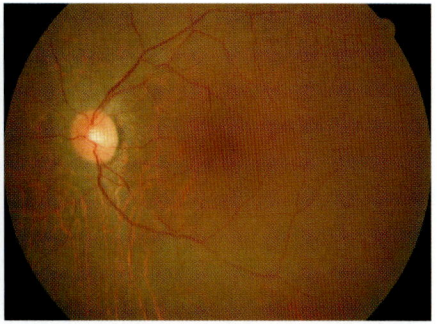

a. 初診時の眼底所見（左図：右眼，右図：左眼）

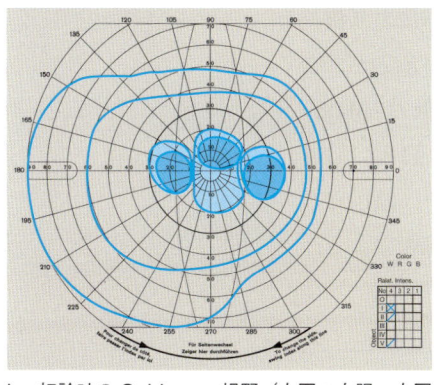

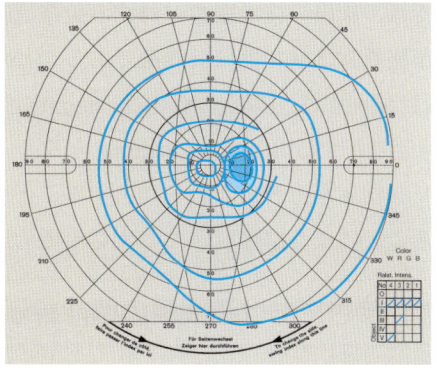

b. 初診時の Goldmann 視野（左図：左眼，右図：右眼）

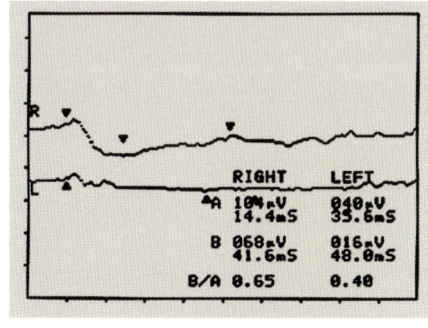

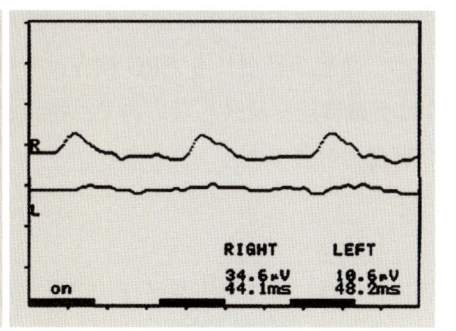

c. 初診から 3 年後の全視野 ERG（左図：フラッシュ ERG，右図：フリッカ ERG）

図8 自己免疫網膜症
58歳，女性．55歳ごろから夜盲を自覚．a. 初診時の眼底，b. Goldmann 視野（GP），c. 全視野 ERG．初診時の視力は，右（0.2），左（0.02）．全身検査で悪性腫瘍は検出されず，血清抗リカバリン抗体が陽性であったので自己免疫網膜症と診断した．免疫抑制薬（タクロリムス）の投与を行ったが，初診 3 年後には両眼とも ERG は non-recordable となり，視力は右（0.04），左（0.01）に低下した．

特徴で，周辺部網膜分離は多くが耳下側から発症する．若年者では，網膜分離のない周辺網膜に"銀箔様反射"がみられることがある．中年以上になると非特異的黄斑変性や脈絡膜萎縮に陥る．視力は，若年者では（0.3）〜（0.8）程度であるが，次第に低下し，中年以降は（0.1）以下に落ちることが多い．また，強い屈折異常を伴うことがあるので，その場合は弱視との鑑別が問題になる．本症は硝子体出血や網膜剥離を合併することがあるので，小児の網膜剥離では，

術前にERG検査を行って若年網膜分離症について確認することが重要である．

急性帯状潜在性網膜外層症

急性帯状潜在性網膜外層症（acute zonal occult outer retinopathy；AZOOR）については，本巻"動的視野検査"の項を参照されたい．

自己免疫網膜症，癌・メラノーマ関連網膜症

これらの疾患では，網膜の構成細胞に対する免疫反応により機能障害を来たす．眼底異常は病初期には軽微であることが多いが，この時期からERGは減弱する．ERGの変化は，negative型やsubnormal型から，病態が進行するとnon-recordableとなる（図8）．診断には，抗リカバリン抗体を患者血清から検出することや，原因となる腫瘍を治療することにより眼症状が改善する治療的診断による．

眼底が見えない疾患における網膜の機能評価

硝子体出血や角膜混濁などにより眼底が見えないケースにおいて，網膜機能を評価するのにERGは有用である（図4）．増殖糖尿病網膜症の手術前や，角膜手術前にもERG検査は有用である．ただし全視野ERGは黄斑機能を反映しないので，術後視力と直接の関連はないことに留意すべきである．

中毒など

ジギタリス中毒は視細胞に機能障害を及ぼすことがある．その他クロロキンも網膜変性を来たしてERGが減弱する．網膜毒性を有する薬剤では，網膜が形態的変化を来たすよりも前にERG反応が低下することがあるので，ERGで網膜機能をモニタリングすることが重要である．

カコモン読解 第18回 一般問題16

疾患とERG所見の組合せで正しいのはどれか．3つ選べ．

a Stargardt-黄色斑眼底群―――早期から平坦化
b 網膜中心動脈閉塞症―――陰性型
c 若年網膜分離症―――a波の減弱
d 糖尿病網膜症―――早期から律動様小波の減弱
e 小口病―――b波の減弱

解説 a. Stargardt 病は常染色体劣性遺伝の黄斑ジストロフィである．多くは 10～20 歳ころまでに視力低下で発症する．眼底は黄斑部の萎縮性病変と，その周囲に散在する黄色斑 (flecks) を特徴とする．蛍光眼底造影は診断に有用で，網膜全体の背景蛍光が暗く見える "dark choroid" が観察されることが多い．ERG は正常ないしやや減弱するが，特有の所見はない．

b. 網膜の中層から内層は網膜循環 (網膜中心動脈系) に依存し，網膜外層は脈絡膜循環に依存している．一方，フラッシュ ERG の a 波は視細胞を中心とする網膜外層に起源をもち，b 波は Müller 細胞や双極細胞にその起源をもつ．したがって網膜中心動脈閉塞症では，網膜の中層から内層の機能障害を起こすため，フラッシュ ERG では a 波の減弱は軽度で b 波の減弱が著しくなり，その結果，b 波の振幅が a 波の振幅よりも低くなる "陰性型 (negative)" となる．

c. 若年網膜分離症は，感覚網膜が神経線維層ないし内網状層で二層に分離する網膜変性疾患である．X 連鎖劣性遺伝形式をとるため，男性に発症する．眼底所見では，車軸状 (桑実状) 黄斑変性と周辺部網膜分離が特徴である．若年網膜分離症の ERG 所見は特徴的で，フラッシュ ERG (杆体・錐体混合反応) では b 波の減弱が著しく，a 波よりも b 波の振幅が小さくなる "陰性型 (negative) ERG" を示す．

d. 網膜の循環系は，神経節細胞層付近と内顆粒層付近の二層構造となっている．糖尿病網膜症では，早期からこれらの網膜循環が障害される．一方，フラッシュ ERG の律動様小波は内顆粒層付近にその起源をもつため，糖尿病網膜症では早期から律動様小波が障害される．

e. 小口病は杆体機能を欠くため，反応は常に錐体反応のみとなっている．錐体 ERG は，刺激が非常に強くなると b 波が小さくなるという性質 (photopic hill と呼ばれる) があり，そのために強いフラッシュ刺激では，b 波の振幅が a 波の振幅よりも小さな，いわゆる "陰性型" となる．

模範解答 b, d, e

カコモン読解 第 19 回 一般問題 43

ERG が診断に有用なのはどれか．2 つ選べ．
a Coats 病　　b Stargardt 病　　c 若年網膜分離症
d 無色素網膜色素変性　　e 卵黄状黄斑ジストロフィ

[解説] a．Coats 病は，網膜血管の異常と透過性亢進を本態とする疾患で，網膜血管の拡張，網膜のおよび網膜下への滲出性変化，滲出性網膜剥離を特徴とする．一般に若年男性に多く，片眼性に発症する．全身合併症は伴わない．ERG は病変の程度に応じて異常を来たすが，特有の ERG 所見はない．
b．Stargardt 病は常染色体劣性遺伝の黄斑ジストロフィである．多くは 10～20 歳ころまでに視力低下で発症する．眼底は黄斑部の萎縮性病変とその周囲に散在する黄色斑（flecks）を特徴とする．蛍光眼底造影は診断に有用で，網膜全体の背景蛍光が暗くみえる"dark choroid"が観察されることが多い．ERG は正常ないしやや減弱するが，特有の所見はない．
c．若年網膜分離症は，感覚網膜が神経線維層～内網状層で二層に分離する網膜変性疾患である．遺伝は X 連鎖劣性遺伝の形式をとり，男性に発症する．フラッシュ ERG は，a 波の振幅よりも b 波の振幅が小さな "negative（陰性型）ERG" を示すことが特徴で，診断に有用である．
d．定型網膜色素変性の眼底所見として網膜血管の狭細化，視神経乳頭の蒼白化，骨小体様色素沈着があるが，骨小体色素沈着のないものを無色素性網膜色素変性という．ERG は定型網膜色素変性と同じく著しく減弱し，non-recordable（平坦型）になることが多いので，診断に有用である．
e．卵黄状黄斑ジストロフィ（Best 病）は卵黄状の黄斑病変で知られる黄斑ジストロフィで，遺伝形式は常染色体優性遺伝のものが多い．矯正視力は病初期には（0.1）～（0.7）程度と比較的良好であるが，次第に低下する．EOG（electro-oculogram；眼球電図）で L/D 比（Arden 比）が低下するのが特徴で，ERG には特徴的な変化はない．

[模範解答] c，d

カコモン読解 第 22 回 一般問題 41

若年網膜分離症で正しいのはどれか．2 つ選べ．
a 夜盲がある．
b ERG で陰性波形を示す．
c 壮年期には黄斑萎縮を生じる．
d アレスチン遺伝子の異常がある．
e フルオレセイン蛍光眼底造影で黄斑部に蛍光貯留がみられる．

解説 若年網膜分離症は，感覚網膜が神経線維層ないし内網状層で二層に分離する，網膜変性疾患である．*XLRS1* 遺伝子の異常により発症し，X 連鎖劣性遺伝形式をとるため，男性に発症する．眼底所見では，車軸状（桑実状）黄斑変性と周辺部網膜分離が特徴である．車軸状黄斑変性はほぼ必発で，周辺部網膜分離は約半数にみられ，多くが耳下側から発症する．若年者では，網膜分離のない周辺網膜に"銀箔様反射"がみられることがある．中年以上になると非特異的黄斑変性や脈絡膜萎縮となり，眼底所見のみでは網膜色素変性との鑑別が困難になってくる．車軸状黄斑変性は，囊胞様黄斑浮腫との鑑別が問題になってくるが，本症の黄斑変性では血液網膜関門の破綻はなく，囊胞様黄斑浮腫でみられるような蛍光貯留はみられない．若年網膜分離症では，進行すると暗順応障害を示すことがある．しかし，一般の夜盲性疾患の範疇には入らない．

若年網膜分離症の ERG 所見は特徴的で，フラッシュ ERG（杆体・錐体混合反応）では，a 波よりも b 波の振幅が小さくなる negative（陰性型）ERG を示す．選択肢 d（アレスチン遺伝子）は，小口病の原因遺伝子である．

模範解答 b，c

（國吉一樹）

黄斑部局所 ERG

なぜ，黄斑部局所網膜電図（ERG）が必要か

　通常の ERG（electroretinogram；網膜電図）は，網膜全体を刺激して得られる電気応答である．明順応下で記録することで杆体系の反応を抑制し，錐体系に由来する電気応答を記録できる（錐体 ERG）．錐体 ERG は網膜全体からの錐体系の反応なので，黄斑機能をとらえたものではない．網膜全体に存在する錐体の数は 600 万個であり，中心窩の錐体密度は 15 万個/mm^2 にすぎない．したがって，視力が黄斑病変のために著しく低下していても，錐体 ERG はほぼ正常である．図1に加齢黄斑変性の症例を示した．黄斑下に大きな脈絡膜新生血管がみられ，周囲に滲出性網膜剥離を伴っていた．罹患眼の錐体 ERG を正常な僚眼のそれと比較すると，振幅がわずかに低下しているのみである．このように，錐体 ERG では黄斑機能を評価することはできない．黄斑機能を ERG でとらえるためには，当然のことながら黄斑部を選択的に刺激できるシステムが必要である．

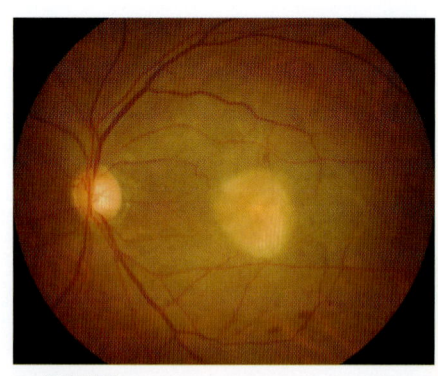

a. 眼底所見

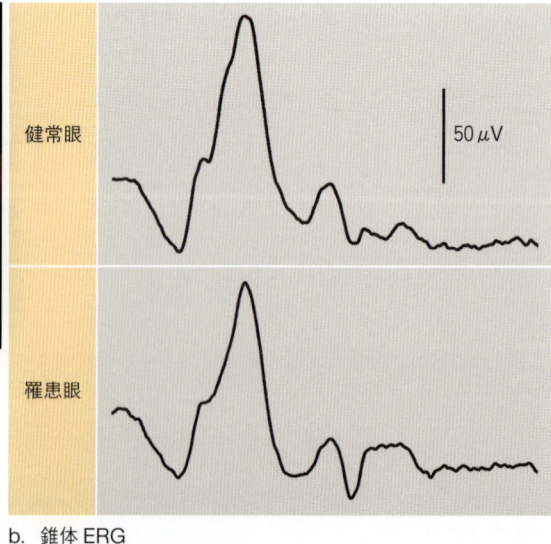

b. 錐体 ERG

図1　加齢黄斑変性の眼底所見と錐体 ERG

臨床応用へ向けての工夫

　黄斑部を光刺激すれば，黄斑部からの応答が選択的に記録できるわけではない．刺激光は眼内の中間透光体によって散乱する．また，網膜に当たった刺激光は眼底で反射して散乱光となる．この散乱光が黄斑部の周囲の網膜を刺激し，周囲網膜からの電気応答が混入する．つまり，網膜応答の局所性が失われてしまう．

　散乱光の影響を最小限にするために，Miyake ら[1,2]は黄斑部とその周囲に背景光を与え明順応した．これによって，黄斑部周囲網膜の閾値は上昇し，散乱光に反応しなくなり，光刺激した網膜の電気応答を記録できる．刺激強度を強くした場合は，散乱光の強度も増すため順応光を強める必要がある．刺激光と背景光の強度のバランスが大切である．この方法によって黄斑部局所 ERG の局所性が得られ，その臨床応用への道が大きく開かれた．

文献は p.359 参照．

実際の記録

　現在，わが国で市販されている黄斑部局所 ERG の記録システムは，Miyake らが開発したシステムに基づいている．赤外線眼底カメラに光刺激システムが組み込まれており，眼底モニター眼底を観察しながら ERG 記録ができる（図 2a）．赤外線で眼底を観察するため，観察光が ERG に影響することはない．刺激のスポットサイズは 5°，10°および 15°の三種類から選択することができる（図 2b）．刺激サイズを大きくすれば，得られる黄斑部局所 ERG の振幅も大きくなる（図 2c）．ジョイスティックで刺激スポットを移動させることができるため（図 2a），固視が多少移動しても黄斑部を追いかけて刺激することができる．光源にダイオードを使用しており，刺激時間の長さを変えることができる．

　ERG 記録用のコンタクトレンズ電極は，眼底の透見に支障がなくノイズが少ないものを選ばなければならない．関電極と不関電極が一体となった双極型コンタクトレンズ電極をお奨めする．なぜなら，関電極と不関電極の導線がお互いに離れていると，それぞれの導線に交流ノイズ（ハム）が入る可能性がある．ハムは微弱な電位を記録する黄斑部局所 ERG にとっては大敵である．しかし，双極型コンタクトレンズ電極では，お互いの導線をよりあわせているために（図 3, 矢印），ハムが入る可能性を減少できる．市販されているものとしては Burian-Allen および Mayo コンタクトレンズ電極がある．

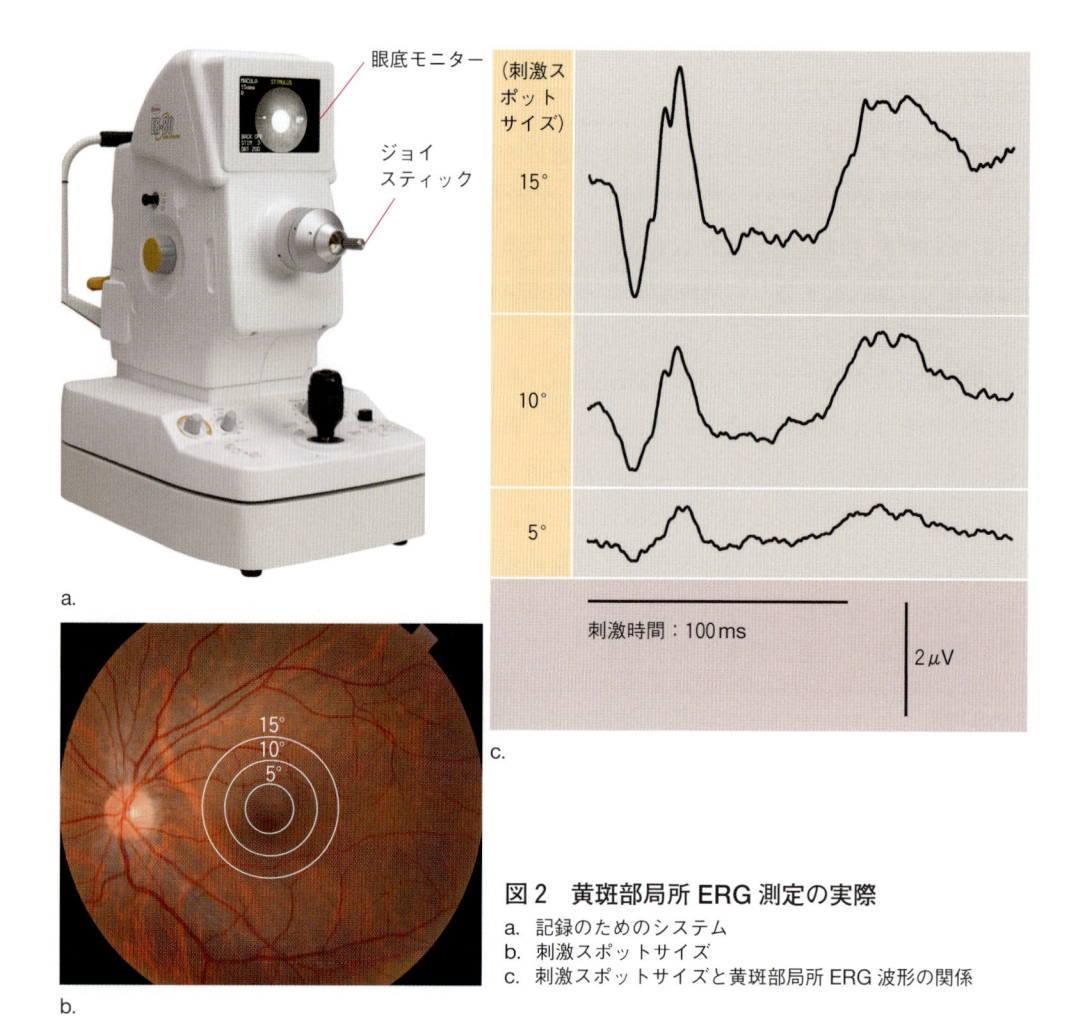

眼底モニター
ジョイスティック
（刺激スポットサイズ）
15°
10°
5°
刺激時間：100 ms
2 μV

a.
b.
c.

図2　黄斑部局所 ERG 測定の実際
a. 記録のためのシステム
b. 刺激スポットサイズ
c. 刺激スポットサイズと黄斑部局所 ERG 波形の関係

　実際記録される ERG の振幅は 15°スポットを用いても 3〜5 μV 程度で微小な電位である．200〜300 回程度の加算平均することで，ノイズの少ない波形が得られる．5 Hz（1 秒間に 5 回）の刺激頻度で記録するので，記録時間は 1 分前後となる．

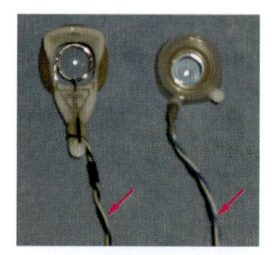

利点

　眼底カメラで眼底後極部を観察しながら ERG 記録を行えるため，刺激スポットと黄斑部の関係を常に確認できる．したがって，視力不良のために固視できない症例や全身麻酔下の小児，あるいは実験動物から黄斑部の応答を正確に記録することができる．
　もうひとつの利点として，通常の ERG の概念をそのまま適応できることにある．つまり，ERG は網膜各層からの電気応答の混合波である．a 波は視細胞に，b 波は双極細胞に由来する．得られた波

図3　黄斑部局所 ERG 記録のためのコンタクトレンズ電極
左は Burian-Allen 電極，右は Mayo 電極である．それぞれで導線をよりあわせている（矢印）．

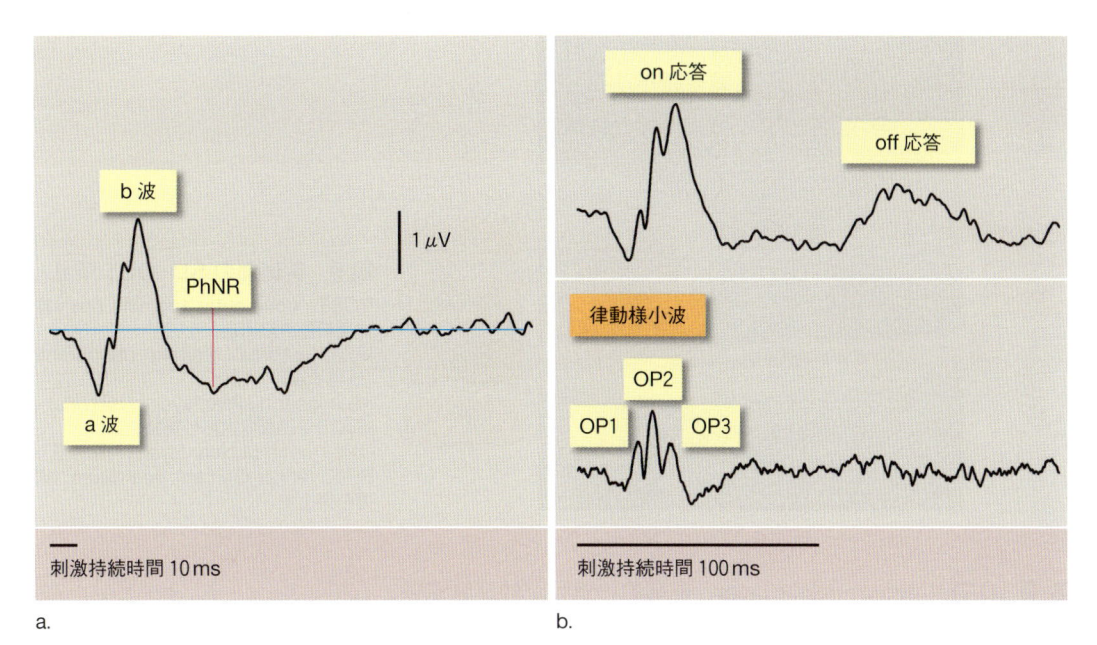

図4 刺激持続時間10 ms (a) と100 ms (b) で得られる波形変化（刺激スポットサイズ：15°）
PhNR：photopic negative response

形にデジタルフィルターをかけると，律動様小波（OPs）を分離できる（**図4b**）．OPsはアマクリン細胞[*1]に由来すると考えられている．photopic negative response（PhNR, **図4a**）[3)]はb波に続く陰性波で，網膜神経節細胞に主に由来する．黄斑部局所ERGの各波を解析することで，黄斑部の層別機能診断が可能となる．また，刺激時間を長くして（たとえば100 ms）記録すると，刺激光点灯したときにon応答，刺激光が消えたときにoff応答が記録できる（**図4b**）．これら二つの利点は，通常の多局所ERGにはない特徴である．

臨床疾患への応用 (1) 網膜外層疾患

網膜色素変性（retinitis pigmentosa；RP）：RPは視細胞が変性する遺伝性の疾患である．黄斑部の視細胞は進行例でも残存していることが多いが，全視野刺激ERGを用いてRPの残存視機能を評価することは困難である．しかし，黄斑部局所ERGを用いることで黄斑部の残存視機能を評価できる．

近年，SD-OCT（spectral-domain OCT）の解像度が向上し，網膜外層の状態を詳細に観察できるようになった．健常者では，網膜色素上皮，錐体視細胞外節末端（cone outer segment tips；COST），視細胞内節外節接合部（IS/OS），外境界膜（external limiting membrane；ELM）が高反射のラインとして映し出される．また，外顆

[*1] **AIIアマクリン細胞の機能**
錐体系では，錐体視細胞→錐体双極細胞→網膜神経節細胞へとシグナルが伝達される．一方，杆体系は杆体双極細胞と網膜神経節細胞の直接的なシナプス形成がないため，AIIアマクリン細胞を介してシグナルが伝達される．すなわち，杆体系→杆体双極細胞→AIIアマクリン細胞→錐体双極細胞→網膜神経節細胞となる．AIIアマクリン細胞は，ギャップ結合を介してon型錐体双極細胞へ，グリシン作動性抑制性シナプスを介してoff型双極細胞へシグナルを振り分けている．

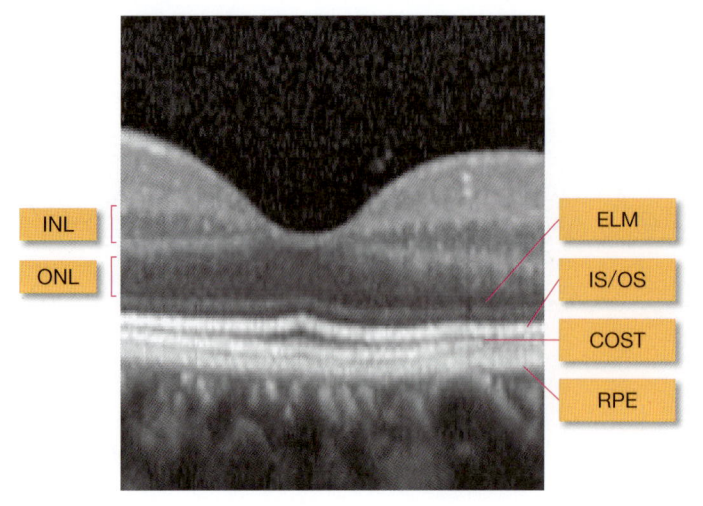

図5 黄斑部のSD-OCT所見
COST：cone outer segment tips（錐体視細胞外節末端）
ELM：external limiting membrane（外境界膜）
INL：inner nuclear layer（内顆粒層）
IS/OS：視細胞内節外節接合部
ONL：outer nuclear layer（外顆粒層）
RPE：retinal pigment epithelium（網膜色素上皮）

粒層（ONL；outer nuclear layer，視細胞の核）が低反射領域として描出される（図5）.

　RPの症例で一見すると黄斑部が良好に保たれているようにみえても，OCT所見では上記の所見に異常を認めることが多い．図6に示したRPの軽症例では，黄斑部のOCT所見はほぼ正常である．この症例では，黄斑部局所ERGは良好に保たれ，視力も良好である．一方，進行したRPではCOSTおよびIS/OSラインが消失し，外顆粒層が薄くなっている（図6，＊印）．黄斑部局所ERGの振幅もきわめて減弱している．このように，黄斑部局所ERGは黄斑部に残存した視細胞の機能評価に役立つ．

acute zonal occult outer retinopathy（AZOOR；急性帯状潜在性網膜外層症）[4]：AZOORは若年者に多く，視細胞が急性に障害される．Mariotte盲点が拡大し中心視野が障害されることが多い．OCT所見としては，COSTの消失およびIS/OSラインの不鮮明化がみられる．外顆粒層は，発症初期には保たれていることが多い．

　AZOORは全視野刺激ERGの左右差を比較することで診断可能であるが，黄斑部局所ERGを用いることで診断はさらに容易となる．30歳の女性で右視力低下を訴えて受診した症例を紹介する（図7）．視野検査では，Mariotte盲点が拡大し中心視野を障害していた．OCTでは，COSTが消失しIS/OSラインが虫食い状になっており，その反射輝度が低下していた．罹患眼の黄斑部局所ERGの振幅は著明に低下し，aおよびb波の頂点潜時間が延長していた．

occult macular dystrophy（OMD）[5]：OMDでは，眼底所見および全視野刺激ERGはまったく正常でも，黄斑部局所ERGの振幅が

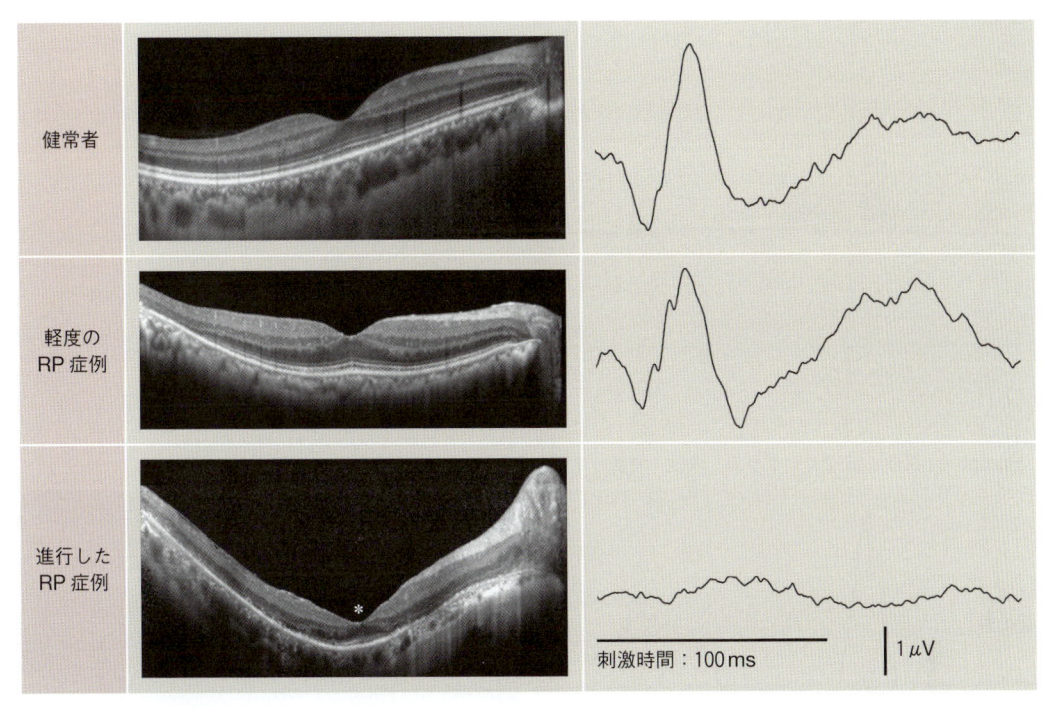

図6 網膜色素変性（RP）のSD-OCTと黄斑部局所ERG（刺激スポットサイズ：15°）

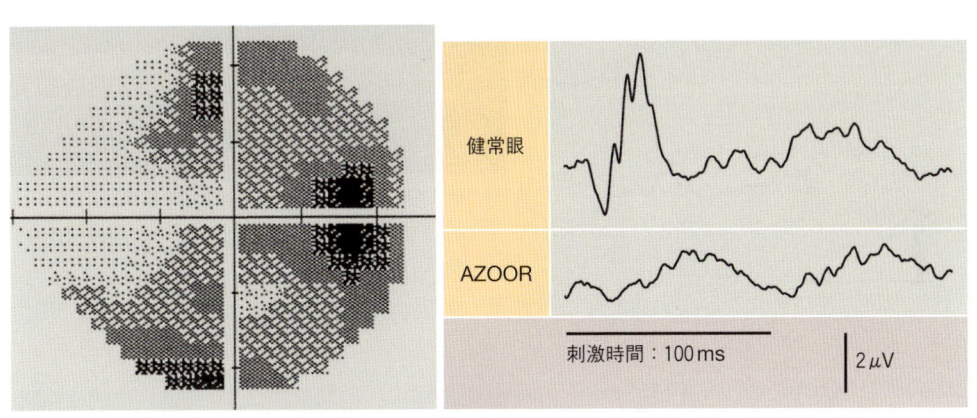

a. Humphrey視野（24-2プログラム）　b. 黄斑部局所ERG（刺激スポットサイズ：15°）

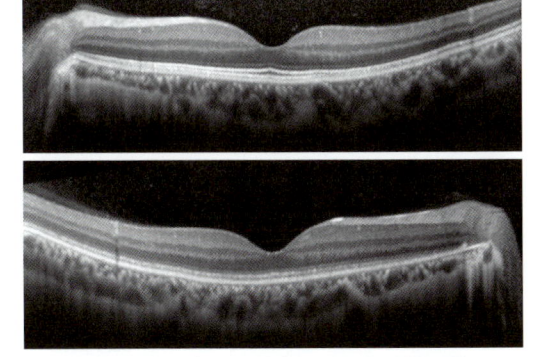

c. SD-OCT所見（上図：健常眼，下図：AZOOR）

図7 AZOORの検査所見

30歳，女性．右視力低下を訴えて受診した．視野検査では，Mariotte盲点が拡大し中心視野を障害していた（a）．OCTでは，COSTが消失しIS/OSラインが虫食い状になっており，その反射輝度が低下していた（c）．罹患眼の黄斑部局所ERGの振幅は著明に低下し，aおよびb波の頂点潜時間が延長していた（b）．

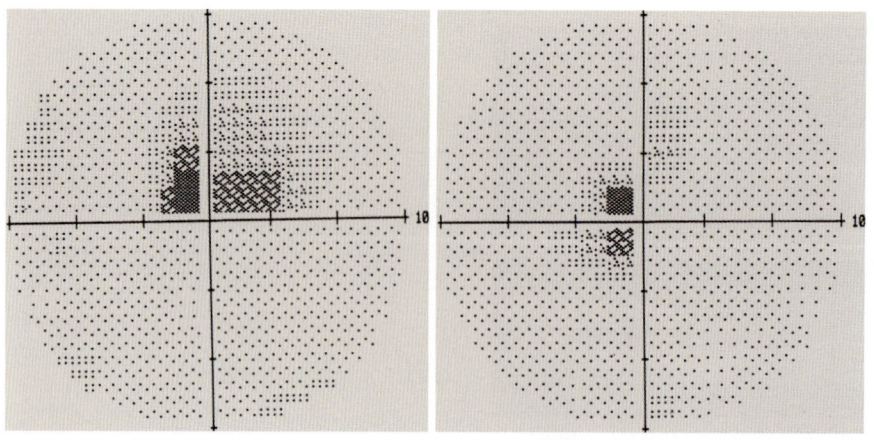

a. Humphrey 視野（10-2 プログラム，左図：左眼，右図：右眼）

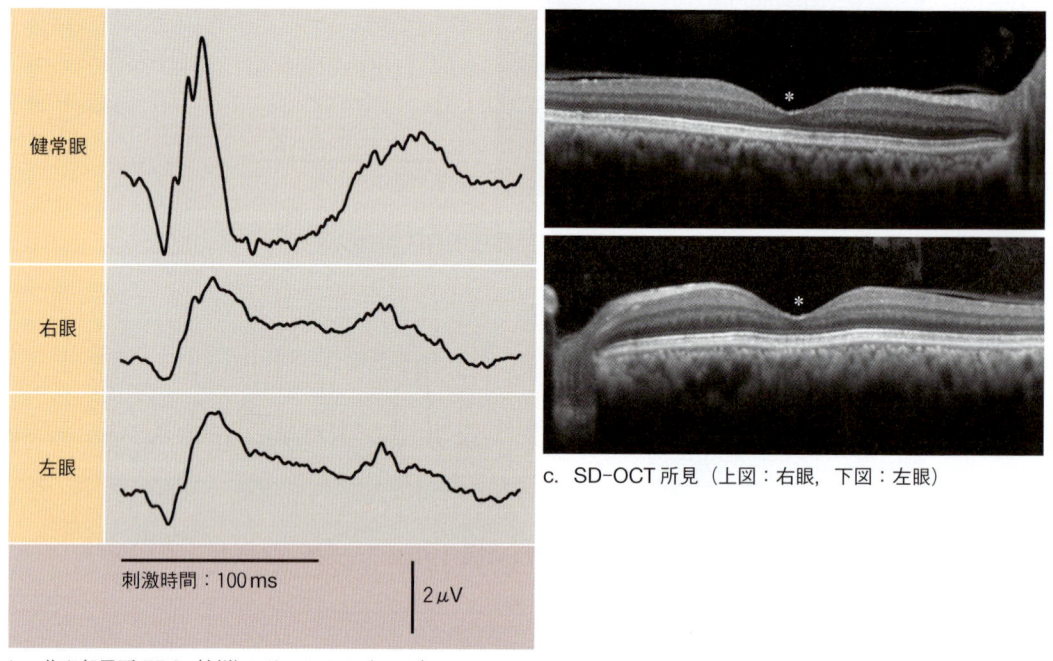

b. 黄斑部局所 ERG（刺激スポットサイズ：15°）

c. SD-OCT 所見（上図：右眼，下図：左眼）

図8 OMD の検査所見
58歳，女性．Humphrey 視野の 10-2 プログラムで両眼の中心暗点がみられ，矯正視力は右（0.7），左（0.8）であった（a）．全視野刺激 ERG は正常であったが，両眼の黄斑部局所 ERG の振幅は低下し，頂点潜時が延長していた（b）．また，その波形が台形型（脱分極型）を呈していた．OCT では IS/OS および COST が不鮮明化しており，ONL が正常に比較して薄くなっていた（c，*）．

低下し異常な波形を示す．OMD はジストロフィで進行性なので，視力は徐々に低下する．症例は58歳の女性で（**図8**），Humphrey 視野の 10-2 プログラムで両眼の中心暗点がみられ，矯正視力は右（0.7），左（0.8）であった．全視野刺激 ERG は正常であったが，両眼の黄斑部局所 ERG の振幅は低下し，頂点潜時が延長していた．また，その波形が台形型（脱分極型）を呈していた．OCT では IS/OS

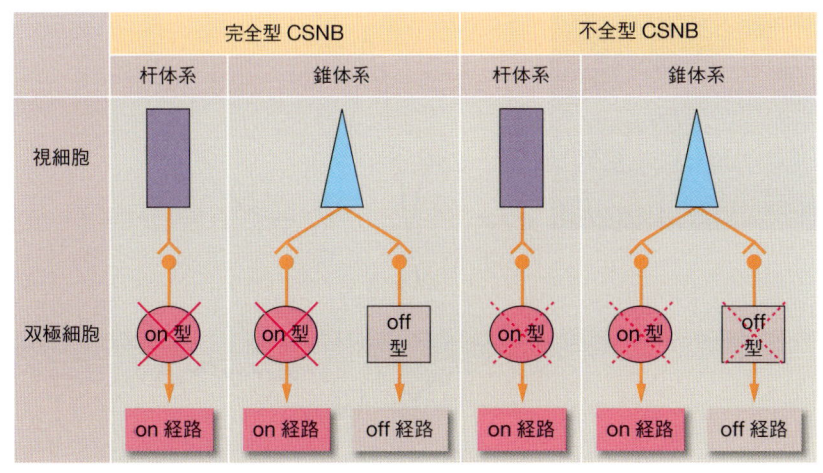

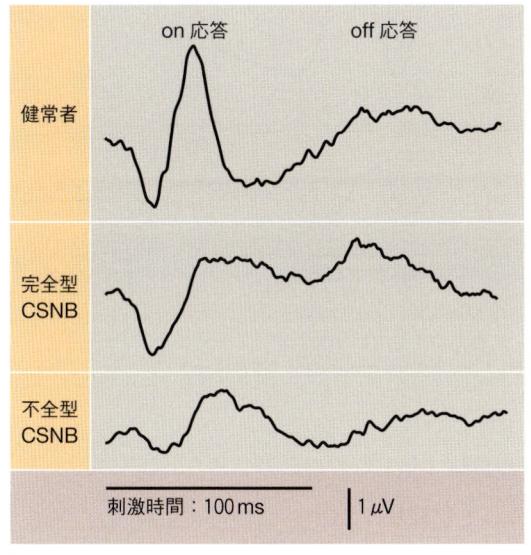

図9 完全型および不全型CSNBの病態（a）と黄斑部局所ERG（b, 刺激スポットサイズ15°）

完全型CSNBの黄斑部局所ERGは，on応答は著しく減弱しているが，off応答は正常に残存していることがわかる．これに対して不全型CSNBでは，onとoff型双極細胞の応答が不完全な状態で残存している．したがって，杆体系の機能がある程度に保たれているため，患者自身が夜盲を訴えることはほとんどない．不全型CSNBの黄斑部局所ERGでは，onおよびoff応答がともに減弱している．

およびCOSTが不鮮明化しており，ONLが正常に比較して薄くなっていた（図8，＊印）．

臨床疾患への応用（2）網膜中層疾患

双極細胞の機能が選択的に低下する疾患として，先天停在性夜盲（congenital stationary night blindness；CSNB）が挙げられる．Miyakeら[6,7]はCSNBを完全型と不全型に分離している（図9a）．完全型CSNBでは，視細胞からon型双極細胞への伝達が完全に障害されている．杆体はon型双極細胞のみに接続しているため，杆体系の機能は失われ夜盲を訴える．錐体はonとoff型双極細胞に接続しているため，off経路が機能し錐体系の機能は残存する．前述し

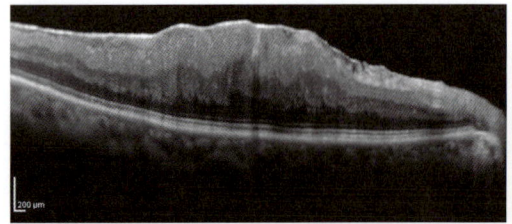

a. SD-OCT 所見

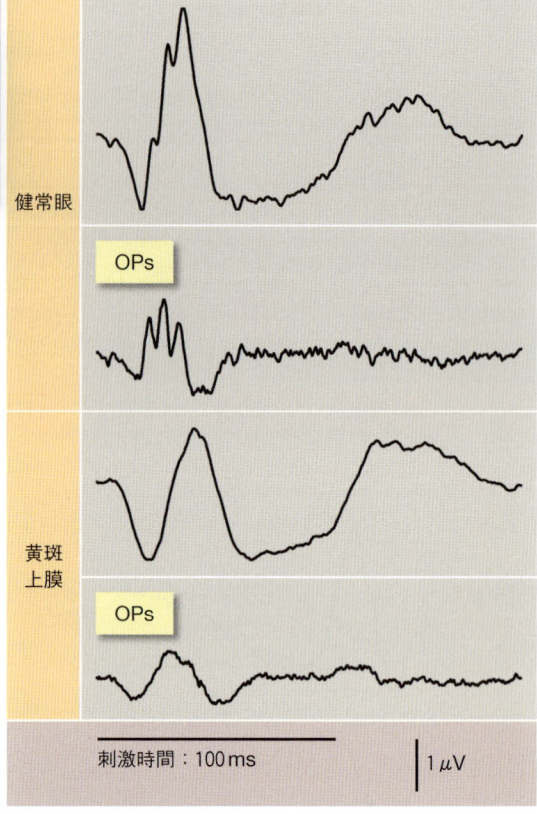

図 10　黄斑上膜の検査所見

b. 黄斑部局所 ERG（刺激スポットサイズ 15°）
OPs：oscillatory potentials（律動様小波）

たとおり，刺激時間の長い刺激光を用いて黄斑部局所 ERG を記録すると，on と off 応答を分離記録できる（図 4b）．それぞれ，on および off 型双極細胞の機能を反映している．

　完全型 CSNB の黄斑部局所 ERG をみてみると（図 9b），on 応答は著しく減弱しているが，off 応答は正常に残存していることがわかる．これに対して不全型 CSNB では，on と off 型双極細胞の応答が不完全な状態で残存している．したがって，杆体系の機能がある程度に保たれているため，患者自身が夜盲を訴えることはほとんどない．不全型 CSNB の黄斑部局所 ERG では，on および off 応答がともに減弱している．

臨床疾患への応用（3）網膜内層疾患

　OPs と PhNR が，それぞれアマクリン細胞および網膜神経節細胞に由来すると考えられている．したがって，黄斑部の網膜内層が障害される疾患では，OPs あるいは PhNR の振幅が低下する．

a. 眼底写真

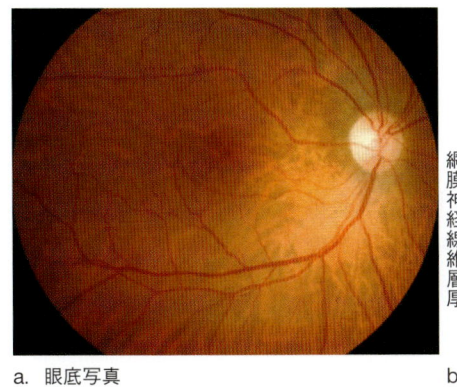

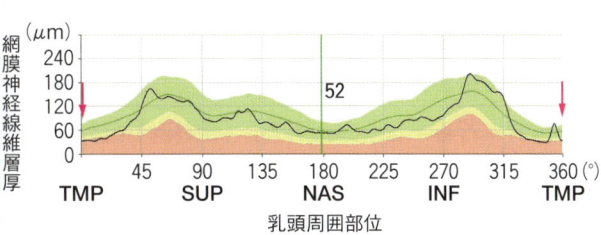

b. 視神経乳頭周囲の網膜神経線維層厚

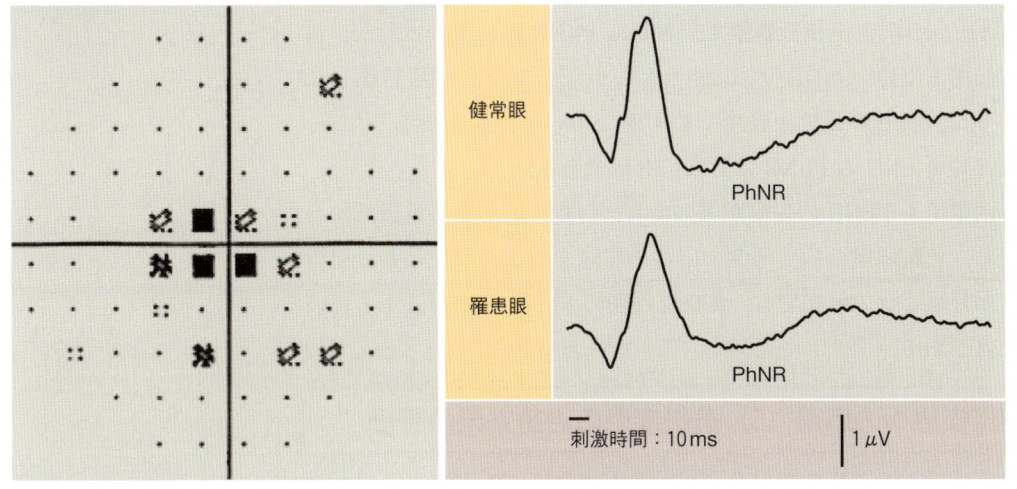

c. Humphrey視野（24-2プログラム，パターン偏差）

d. 黄斑部局所ERG（刺激スポットサイズ：15°）

図11　視神経萎縮例の検査所見

この症例では右視神経乳頭の耳側が軽度蒼白になっており，矯正視力が（0.3）に低下していた．視野検査では中心視野のわずかな感度低下がみられ（c），視神経周囲の網膜神経線維層厚は視神経乳頭の耳側のみで薄くなっていた（b，矢印）．全視野刺激で記録したPhNRは正常だったが，黄斑部局所ERGのPhNR振幅はきわめて低下していた（d）．このように，視神経萎縮が軽度でわずかな中心視野異常であっても，黄斑部局所ERGのPhNRは診断に有用である．
PhNR：photopic negative response

糖尿病黄斑症：糖尿病網膜症で，その初期からOPsに変化が生じるのは非常に有名な所見である．黄斑部に浮腫を来たす糖尿病黄斑症でもOPsの著しい低下や消失をみることが多い．

黄斑上膜：黄斑上膜が進行すると，黄斑部局所ERGのすべての成分が障害される．しかし，病変が網膜前にあるため，黄斑部局所ERGの網膜内層に由来するOPsが最も強く減弱し，b波の振幅がわずかに低下し頂点潜時間が延長する（図10）．OCT所見としては，厚い黄斑上膜のために黄斑が肥厚していた．これらの所見は手術によって改善する．

臨床疾患への応用（4）視神経疾患および緑内障

　視神経萎縮では，視神経乳頭が全体的に萎縮している場合と視神経乳頭の耳側のみが萎縮している場合がある．前者は高度の視野障害を伴い，診断は容易である．しかし，後者は軽度の中心暗点を示し，診断に苦慮することがある．代表症例では右視神経乳頭の耳側が軽度蒼白になっており，矯正視力が(0.3)に低下していた（図11）．視野検査では中心視野のわずかな感度低下がみられ（図11c），視神経周囲の視神経線維層厚は視神経乳頭の耳側のみで薄くなっていた（図11b, 矢印）．全視野刺激で記録したPhNRは正常だったが，黄斑部局所ERGのPhNR振幅はきわめて低下していた（図11d）．このように，視神経萎縮が軽度でわずかな中心視野異常であっても，黄斑部局所ERGのPhNRは診断に有用である．

　緑内障でもPhNRの振幅が減弱する．刺激スポットを黄斑部から移動し，黄斑周囲の病変部位の応答を記録することができる．視野異常が軽微な緑内障例でも，黄斑部周囲のPhNR振幅が低下していることがある．

臨床疾患への応用（5）黄斑疾患の治療効果の評価

　硝子体手術や薬物療法が進歩し，多くの黄斑疾患が治療の対象となるようになった．治療効果の判定には形態面ではOCTが汎用されており，治療後の詳細な形態変化をとらえることができる．しかし，機能面に関しては視力がもっぱら用いられている．視力は重要な視機能評価法であるが，黄斑機能の一面をとらえたにすぎない．黄斑部局所ERGを用いることで，治療後の黄斑機能を他覚的に評価することができる．

（町田繁樹）

多局所 ERG

概略

多局所網膜電図（multifocal electroretiongram；mfERG，多局所 ERG，図1）は，理論物理学者 Sutter[1] が1989年に米国特許を取得した，網膜部位反応マップ（retinal area response mapping）を，網膜電図（electroretinogram；ERG）の一種としてとらえ，用いられるようになった名称である[2]．1回の記録で網膜の局所反応が数個から数百個得られ，条件が適切であれば，その一つ一つが網膜局所のERG（局所 ERG）になっている．多局所 ERG の発明以前には，局所 ERG は，局所網膜1か所だけを刺激して，単一の反応を得る方法しかなかった．局所 ERG を評価する需要は臨床的に重要な黄斑に集中しているので，黄斑局所のみを刺激する黄斑部局所 ERG（本巻 "黄斑部局所 ERG" の項目参照）が開発された．黄斑部局所 ERG にも十分な有用性があるが，多局所 ERG ならば，中心窩，その周囲，視神経乳頭を超えて，後極部網膜の多数の局所 ERG を一挙に記録できる（図1）．多数の局所 ERG を一覧表示する波形一覧（図1a），自由に設定した領域内の局所 ERG をまとめて表示するグループ波形（図1b），局所 ERG の電位変動の大きさを空間的に表示する3Dプロット（図1c）が実現した．膨大な情報を収集しながら記録時間は数分間と短く，臨床検査としての実用性をも備え，世界的に流行した[2]．

文献は p.359 参照．

装置

多局所 ERG の最初の記録・分析機材は，Sutter 自身が起業して発売した VERIS™（EDI Inc., 米国，図2）である．VERIS™ は visual evoked response imaging system の頭字語とされているが，商業的な設定である．VERIS™ の成功により，世界的に多数の後発品が発売された．一例である国産の多局所 ERG 記録装置 LE-4100（トーメーコーポレーション，図2）では，VERIS™ と同等のソフトウェアエンジンが搭載され，ほぼ同一の多局所 ERG が記録できる．

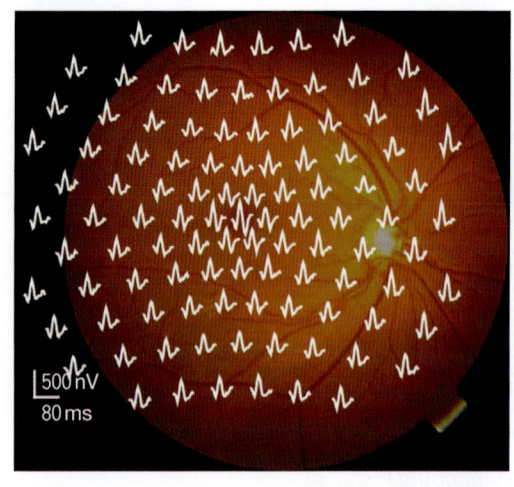

a. 波形一覧．波形数 103，視野配列，精密配置，記録条件（刺激強度 2.67 cds/m², ベースレート 75 Hz, 時間理論値 7 分 16.9 秒，band-pass 10–300 Hz，サンプリングレート 1,200 Hz），ノイズ低減処理（アーチファクトリムーバル K1：0–80 msx1，空間平均 17％ x1），眼底写真は垂直に反転呈示．

b. グループ波形．ノイズ低減処理は波形一覧と同じ．

c. 3D プロット．波形数 103 高精細，視野配列，反応密度表示（0–80 ms 内積法，テンプレートはグループ波形と同じ），ノイズ低減処理は波形一覧と同じ．

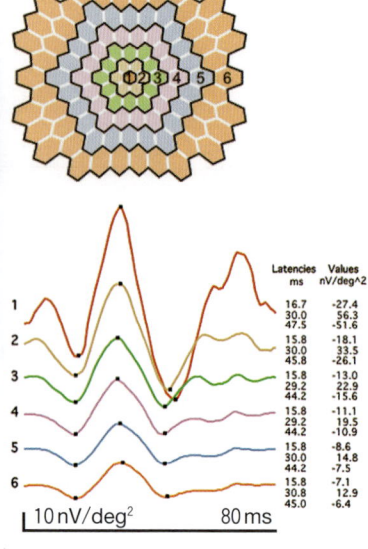

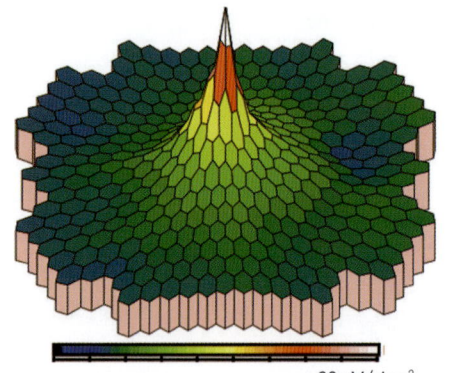

図1 多局所 ERG の呈示方法

記録

　被検眼を散瞳し電極を装用して，刺激図形の中心の目標を固視する．刺激図形は 37 個，61 個，103 個といった六角形（刺激エレメント）の集まりであり，それぞれが一定の頻度（base rate；BR）で，発光するか，発光しない，擬ランダム刺激を行う．前もって，二進法の数列である刺激シーケンスが作成され，"0" なら発光，"1" なら発光しない，と決められている．被検眼の電極から誘導した原信号と刺激シーケンスを相互参照（cross-correlation）すると，カーネ

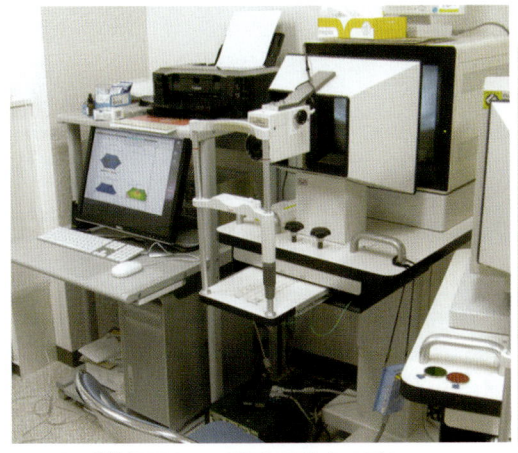

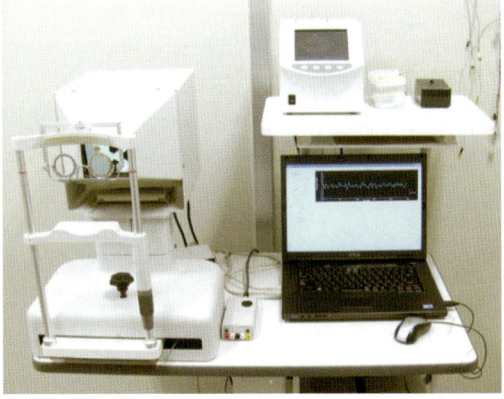

a. VERIS™ (EDI Inc., 米国) 2009 年モデル　　b. LE-4100 (トーメーコーポレーション)

図 2　多局所 ERG 記録装置

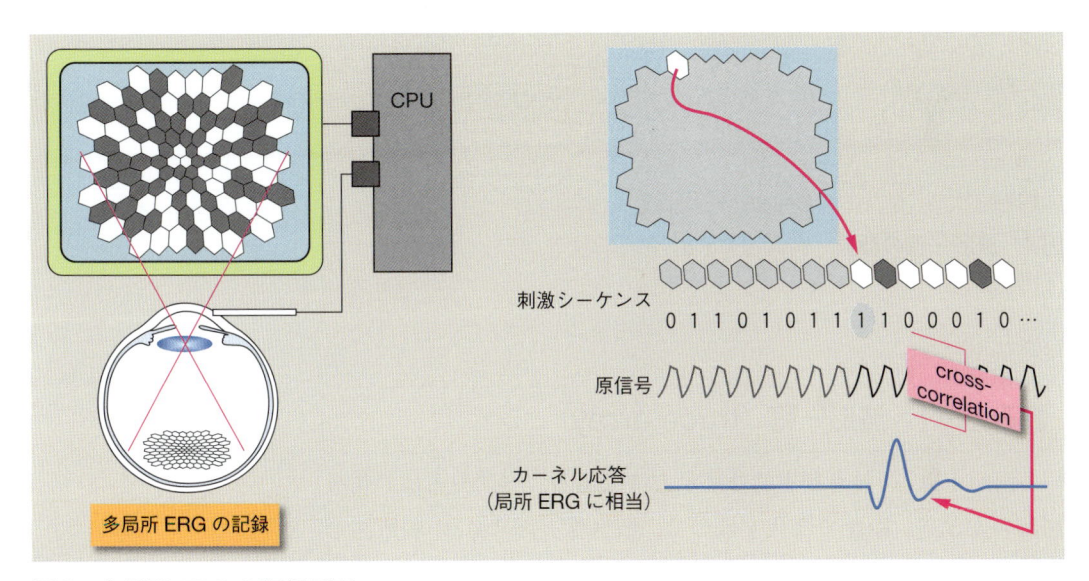

図 3　多局所 ERG の記録原理
相互参照 (cross-correlation) による反応抽出.

ル応答が得られる (**図 3**). カーネル応答は, 当該刺激エレメントの発光の影響の平均であって, 対応する網膜領域の局所 ERG とは限らない. 刺激エレメントの発光は, 散乱や眼球の動揺によって, 網膜の別の領域も照明してしまう. また発光と関連した電位変化は, 網膜に由来していなくともすべて波形に反映する. しかし条件が適切であればこれらの影響は小さくなり, ほぼ対応領域の局所 ERG と見なせる[3]. この分析を刺激エレメントの数だけ繰り返せば多局所 ERG が得られるが, 実際には 1 回だけ相互参照を行えば, すべての刺激エレメントに対応する局所 ERG が抽出できる, 巧妙な工夫が

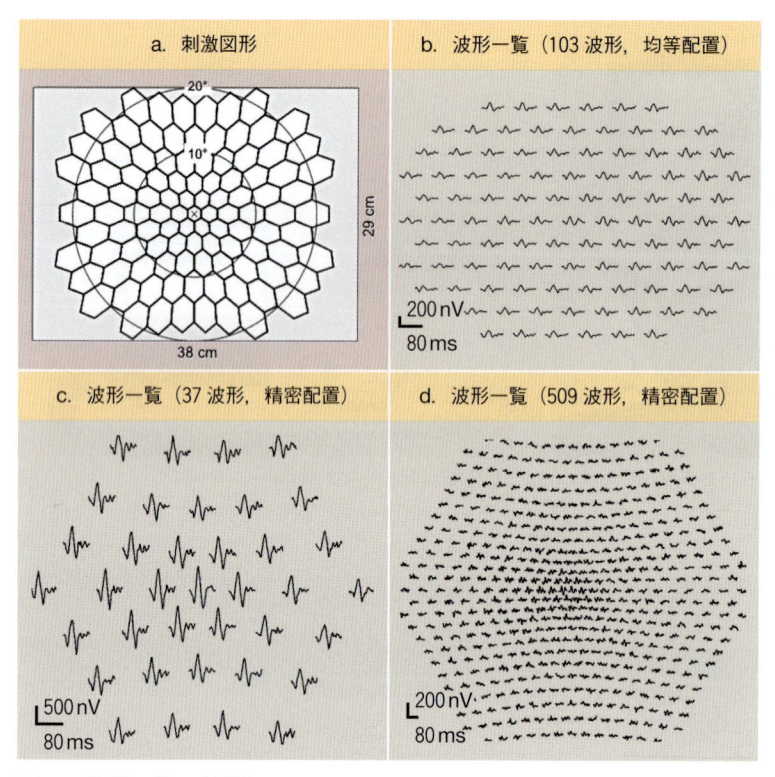

図4 波形一覧の種類（すべて視野配置）

なされている[2,4].

読み方（1）波形一覧（trace array）

　多局所ERGの最も基本的な呈示方法である．空間分布は，刺激図形の大きさ，距離で変化するので，眼底像（**図1a**）か刺激図形（**図4a**）を添える．多局所ERGの刺激エレメントは中心で小さく周辺で大きい．これを再現する精密配置と，波形を等間隔に配列する均等配置がある（**図4**）．また配列には視野と同様に被検者の視点で配列される視野配列（field view）と，眼底写真と直接比較できる網膜配列（retinal view）が選べる．視野配列を用いるのが一般的で，眼底写真と対照する場合は眼底像を垂直に反転させる（**図1**）．

　波形数は，刺激エレメントと同数で記録時に設定される．波形は波形数が変わってもほとんど変化しない．多数波形では情報量，解像度が増大するが，信号の品質が低下しやすいため，記録時間を長くするか空間平均のようなノイズ低減処理を施すことが多い．空間平均は隣接する波形同士を設定した比率で平均する処理で，強力にノイズを低減するが，周囲の波形に似てしまうので，波形の振幅や

潜時を詳しく調べる，定量分析に向かなくなる．なお，多局所 ERG の呈示には，使用したノイズ低減処理を記載すべきである（例：**図1** の説明）．

少数波形では，短い記録時間で波形の定量分析が容易になり臨床研究に適する．しかし，多局所 ERG の定量分析は，臨床での有用性が確定していない．多局所 ERG が診断に有効な病態では，定量分析を行わなくとも，波形一覧や 3D プロットに反応の減弱として明瞭な異常が現れる．

読み方（2）グループ波形

波形一覧の任意の領域の波形群をグループ化して，並べたものである．時間軸がそろうので，波形の比較や定量分析が容易になる．グループの設定は図示または明示する（**図1b**）．グループを構成する波形の数によって振幅が偏るのを防ぐため，見かけ上の大きさ（立体角）で除した，反応密度［V/deg^2］表示がよく用いられる．反応密度表示では，仮に振幅が等大であっても，刺激エレメントが小さければ大きく表示される．図1で示した多局所 ERG の中心の反応は，波形一覧（**図1a**）では周辺よりもやや大きい程度であるが，リング状のグループ設定をしたグループ波形（**図1b**）では，大きく強調されている．

初期設定[*1]の BR 75 Hz で記録された多局所 ERG の波形は，錐体 ERG や黄斑部局所 ERG と異なっている．そのため，起源も異なると推定する異質論も生じた．しかし波形の違いの原因は，BR 75 Hz の光刺激は頻度が高いために，網膜の明順応の程度がきわめて高度になることと，後続の光刺激が写り込んだ投影成分が混入することであることがわかった[2]．

読み方（3）2D，3D プロット

波形一覧を構成する各波形を，単一の数値に単純化してグラフにしたものが 3D プロットである．着色（pseudo-color，グレースケール）などが設定できる．3D プロットの俯角は変更でき，90°では平面化し 2D プロットになる．波形の数値変換は，オリジナルの網膜部位反応マップのアイデアだが，波形をできるだけ多面的に評価してきた ERG の伝統からは最も遠い発想である．また，自乗平均和法や内積法など，多数の方法・パラメータがあり，詳細な情報開示（例：図1の説明）が求められるが，徹底していない．標準で使われ

[*1] 高い BR が初期設定になっていることは，多局所 ERG が，ERG として波形評価されることを考慮せずに開発された名残なのである．BR を下げて記録した多局所 ERG 波形は，錐体 ERG や黄斑部局所 ERG に近づく[2] が，発光回数が減少するので，信号の質が低下する．

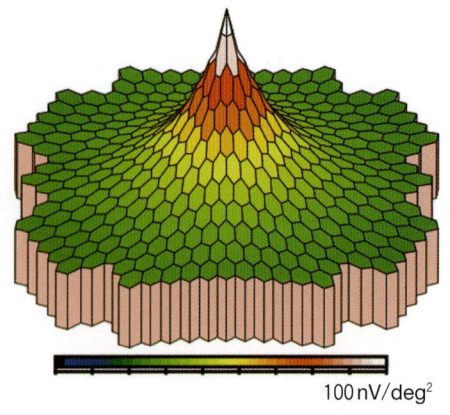

a. 波形一覧   b. 3D プロット

図5　3D プロットの偽塔効果
3D プロット．波形数 103 高精細，視野配列，反応密度表示（0-80 ms 内積法，テンプレートは図1グループ波形と同じ），ノイズ低減処理なし　原信号なし（ノイズのみ）雑音のみでも，健常な網膜のような 3D プロットが描かれてしまう．

る反応密度表示では，純粋なノイズであっても中心の反応が強調され，健常な網膜のような 3D プロットが描かれてしまう（偽塔効果，図5）．このため単独で呈示された 3D プロットに診断的意義はない．もとになった波形一覧を添えるべきである．

臨床的長所

多局所 ERG はあらゆる網膜疾患で異常を呈しうるが，診断確定への有用性という点で，acute zonal occult outer retinopathy（AZOOR；急性帯状潜在性網膜外層症，図6）[5] と occult macular dystrophy[6]（三宅病）が突出している．これらの疾患では波形一覧に，反応が比較的保たれた領域と，減弱した領域が現れる．減弱した領域が，視野の障害部位と一致すれば，その視野異常が網膜の外層の障害で生じていることを示す決定的な陽性所見になる．検眼鏡では異常が観察されにくいこれらの病態を視神経疾患と鑑別する需要は，多局所 ERG を専門施設には必須の検査にしている．網膜外層由来の視野障害の検出において，ERG 視野計とでもいうべき多局所 ERG は最大限に生きる．

注意点と限界

信号の質：記録中の頻回な瞬目や眼位の動揺は，信号の質を低下させ，多局所 ERG の診断的価値を損なう．検者の技量や電極の種類にもよるが，被検者の要因によって，評価に耐えない多局所 ERG が

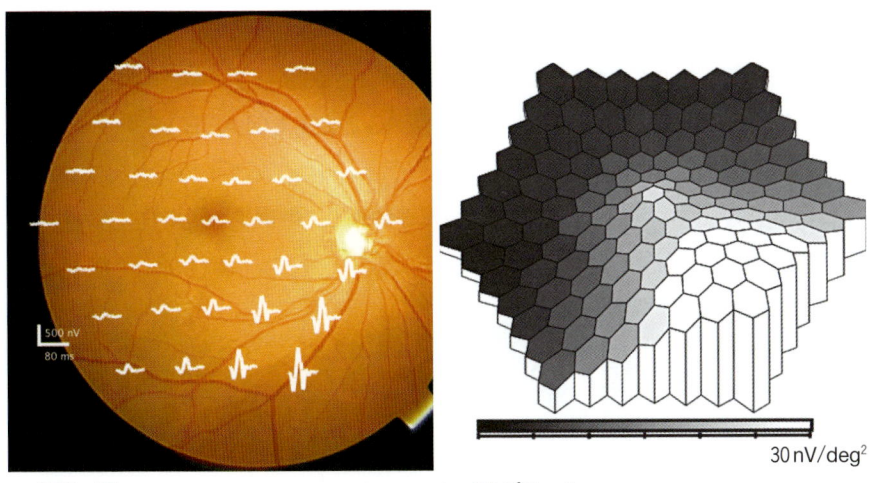

a. 波形一覧

b. 3Dプロット

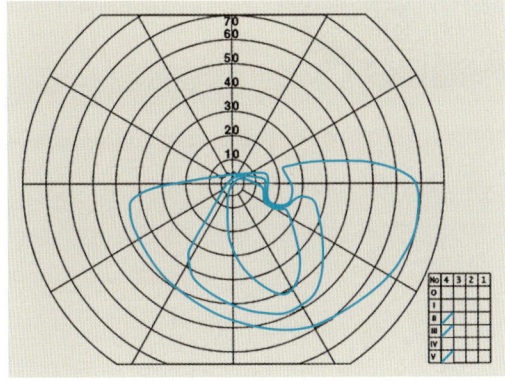

30 nV/deg²

c. 視野

図6　AZOORの多局所ERG
a. 波形一覧．波形数37，視野配列，精密配置，記録条件（刺激強度2.67 cds/m²，ベースレート75 Hz，時間理論値3分38.4秒，band-pass10-300 Hz，サンプリングレート1,200 Hz），ノイズ低減処理（アーチファクトリムーバルK1：0-80 msx1，空間平均17% x1），眼底写真は垂直に反転呈示．
b. 3Dプロット．波形数37高精細，視野配列，反応密度表示（0-80 ms内積法，テンプレートは5リング形式），ノイズ低減処理は波形一覧と同じ．

(Shimada Y, et al：Case of acute zonal occult outer retinopathy with altitudinal hemianopsia. Br J Ophthalmol 2003；87：1300.)

記録される場合がある．

刺激網膜対応：光刺激が特定の網膜局所を照明することは局所ERGの前提であるが，現実には保証がない．局所ERGの歴史的な課題である散乱光も，特定の条件では偽反応として表出する[3]．より高頻度なのは低視力の症例の眼位動揺である．多局所ERGの刺激図形は，中心の網膜の反応が大きいことを見込んで刺激エレメントを小さくしているので，固視目標が見えにくいことによって眼位が動揺すると，中心の反応が減弱しているかのようにみえる偽陽性所見を生じる．対策として，記録中の眼位モニタが求められる．

ERGとしての限界：緑内障や視神経症による視野異常は，網膜神経節細胞以降に原因があり，もともとERGに異常は生じにくい．多局所ERGもERGなので，これらの疾患を検出する感度はきわめて低い．網膜神経節細胞の機能評価を多局所ERGで行うのは，非線形分析[2,3]を中心に多数の試みがあるが，いずれも研究段階である．

カコモン読解 第21回 臨床実地問題24

22歳の女性．左眼に残像が見えるのを自覚して来院した．視力は右0.03（1.2×−8.50D），左0.02（1.2×−8.50D）．左眼眼底写真と視野および両眼の多局所ERGの結果を図A，B，Cに示す．考えられるのはどれか．

a occult macular dystrophy　　b 変性近視　　c 球後視神経炎　　d 網膜色素変性
e 急性帯状潜在性網膜外層症（AZOOR）

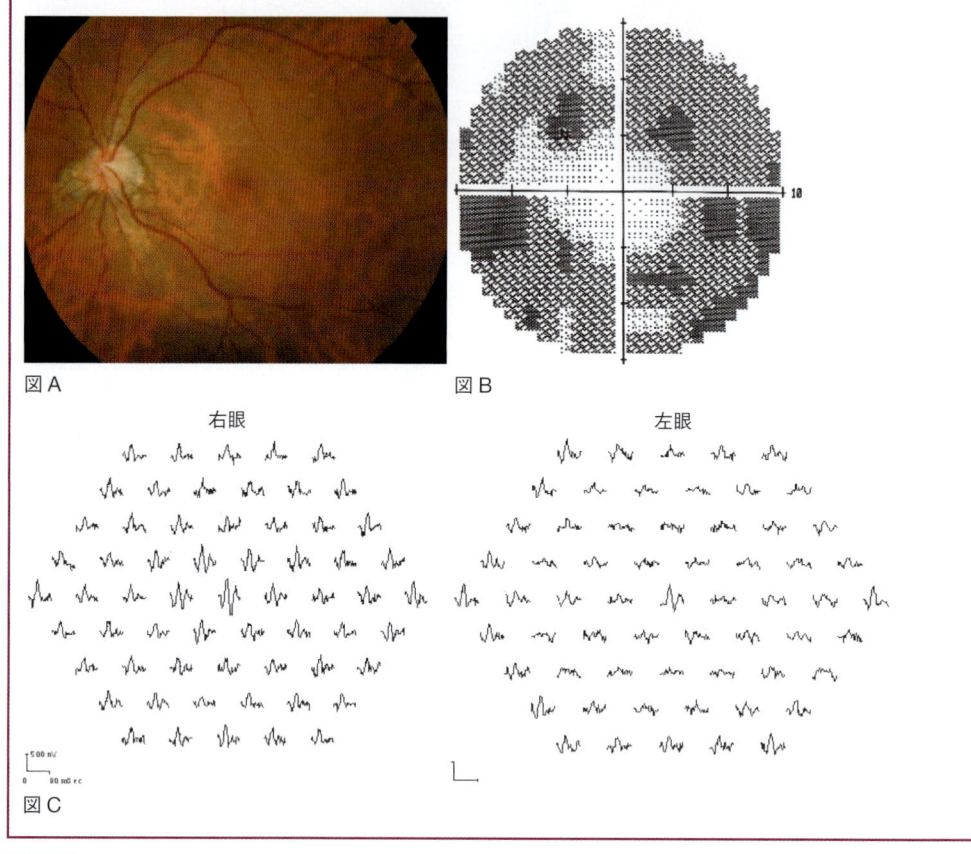

図A

図B

右眼　　　　　　　　　　　　　左眼

図C

解説　左眼の視野は狭窄または輪状暗点を示し，左眼の多局所ERGの波形一覧の輪状の減弱に一致していることがポイントになる．

a. 三宅病とも呼ばれる．常染色体優性遺伝．全視野ERG群が健常で，黄斑部局所ERGまたは多局所ERGでのみ異常が検出される．多局所ERGでは，中心の選択的減弱が，両眼性に観察されるのが典型例である．

b. 高度近視では多局所ERGは減弱し，網膜の萎縮や変性に応じてその程度は増す．症例には高度近視があるが，多局所ERGの波形一覧と整合しない．

c. 中心暗点が典型的．刺激網膜対応が保たれれば，通常の多局所ERGの波形一覧は正常である．

d. ERGがnonrecordableになる．病型，病期にもよるが多局所ERGも高度に減弱する．主訴の多くは夜盲であり，両眼性である．

e. 若い女性に多く，光視，残像も自覚される．多局所ERGの波形一覧の減弱部位が，視野障害と一致することで診断できる．

【模範解答】 e

【カコモン読解】 第22回 一般問題37

多局所ERGが診断に有用なのはどれか．
a 白点状網膜症　　b 錐体ジストロフィ
c 卵黄状黄斑ジストロフィ　　d オカルト黄斑ジストロフィ
e Stargardt-黄色斑眼底

【解説】 多局所ERGはいずれの選択肢でも異常を呈しうるので，診断に有用でないことはない．設問には，全視野ERGを多局所ERGの先に行う順序選択が前提にあり，全視野ERGで診断がつかない疾患の検出をもって診断に有用，としている．

a. 眼底に白点が散在する病態には，古典的には，網膜色素変性のように進行性でERGが高度に減弱する白点状網膜症と，停在性で長時間の暗順応で健常に近いERGが記録される眼底白点症があり，両者はERGで鑑別されることになっている．白点状網膜症では多局所ERGも高度に減弱するが，nonrecordableになる全視野ERGの診断的価値が高い．

b. 錐体ERGが減弱する．錐体ERGの一種である多局所ERGも高度に減弱するが，全視野ERGで，杆体ERGが保たれ，錐体ERGが減弱する選択性を確認することが診断の確定につながる．

c. 黄斑の病巣が萎縮期になると診断が難しい．EOGを使うのが古典的．多局所ERGは萎縮の程度に応じて中心が減弱するが，非特異的である．

d. 三宅病．上記の"カコモン読解（第21回臨床実地問題24）"を参照のこと．全視野ERG群が健常で，黄斑部局所ERGまたは多局所ERGでのみ異常が検出される．

e. 若年発症の遺伝性黄斑変性症．最も多い，*ABCA4*遺伝子変異は網膜色素変性の原因でもあり，重症例のERGはnonrecordableになる．異常が明瞭でない病期，病型もある．

【模範解答】 d

（島田佳明）

皮膚電極によるERG

皮膚電極の意義

　網膜疾患の診断や網膜機能の評価に網膜電図（electroretinogram；ERG）は有用な検査である．現在広く用いられているERGの装置では，被験者の角膜上にコンタクトレンズ電極を装着した状態で光刺激を行うものがほとんどである．しかし，この装置では角膜疾患のある患者では使いにくく，検査後に軽度の角膜びらんなどを生じることもありうる．また，小児ではコンタクトレンズ型電極を装着しようとすると泣いて暴れてしまい，検査できないことも多かった．これらの欠点を克服するため，これまでも皮膚電極を用いたERG[*1]の試みがなされてきたが，残念ながら日常臨床に使用できるレベルには至らなかった．

　最近われわれは，下眼瞼の皮膚に電極を貼って関電極とし，加算平均と左右ノイズ差し引き法を用いた新しいERG装置を開発した．本項では，このERG装置の仕組みと実際の臨床応用について述べる．

装置の構成

　このERG装置（LE-4000，トーメーコーポレーション）は，記録・解析装置，アンプボックス，白色LEDと眼鏡枠，皿型の皮膚電極，で構成されている（図1）．光刺激には，円筒状の白色ケースに白色LEDを組み込んだものが使われており，これを通常の視力検査用の眼鏡枠にとりつけて使用する（図2a）．記録には，皿型の電極を使用しており，これを両眼の下眼瞼部にテープで止めて，これを関電極とする（図2b）[*2]．また，額に不関電極，耳に接地電極を装着する[*3]．

実際の記録の方法

　まず，被験者にベッドの上で仰臥位をとってもらい，耳に接地電極を，額に不関電極を，そして両眼の眼瞼縁の5〜7mm下に皿電極を装着する．装着の前に耳と額と下眼瞼皮膚をアルコール綿でよくふいておく．装着が終わったら，ノイズ状況を確認して[*4]，20分

[*1] 下眼瞼付近の皮膚の上に皿型の銀電極を置いて関電極とし，それによってERGを記録する方法である．

[*2] 電極の位置は，眼瞼縁より5〜7mm程度の下方がよい．あまり瞼縁に近いと被験者に違和感を与え，瞬目が増えてノイズの原因となる．

[*3] 最新の装置では，反対の下眼瞼に装着した電極を不関電極とすることによって，額の電極がなくても記録できるように改良が進んでいる．

[*4] ノイズ状況は装置のモニタ上で簡単に確認することができる．

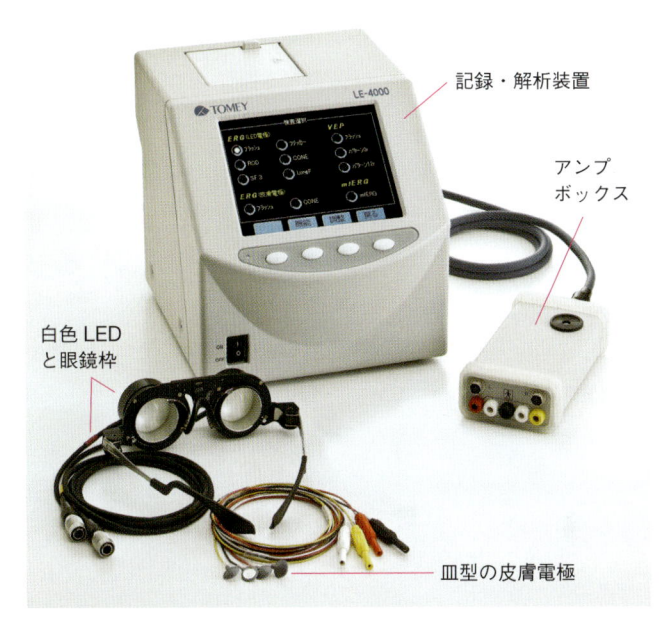

4. 他覚的機能検査と画像検査　177

図1　新しい皮膚電極 ERG 装置
（LE-4000，トーメーコーポレーション）
記録・解析装置，アンプボックス，白色 LED と眼鏡枠，皿型の皮膚電極で構成されている．

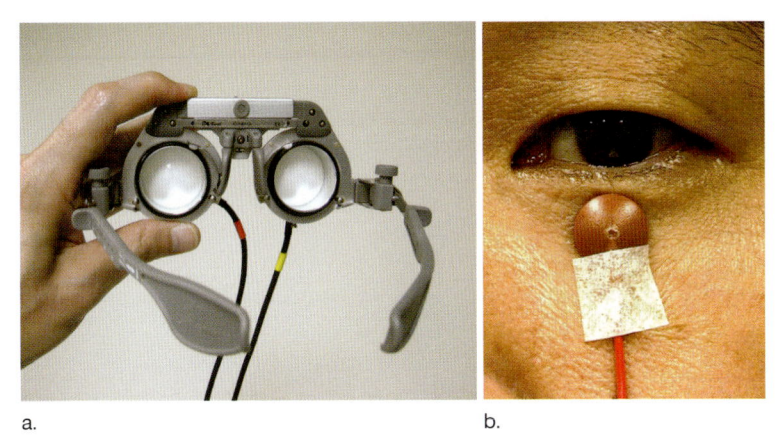

図2　皮膚電極 ERG 装置の光刺激装置と皮膚電極
円筒状の白色ケースに白色 LED が組み込まれており，これを通常の視力検査用の眼鏡枠にとりつけて使用する（a）．下眼瞼に皮膚電極を貼った状態（b）．

の暗順応を行う．その後，暗い赤色灯を点灯した状態で白色 LED 発光装置をとりつけた眼鏡枠を被験者に装着して，記録開始のボタンを押す（図3）．記録が開始されると，15秒おきに自動で左右交互に8回ずつ光刺激が行われる．刺激の強度は，$50\,\mathrm{cd\cdot s/m^2}$（100,000 $\mathrm{cd\cdot s/m^2} \times 0.5\,\mathrm{ms}$）である．記録時間は約4分である．終了後にプリントボタンを押すと，波形と解析結果が自動で印刷される．

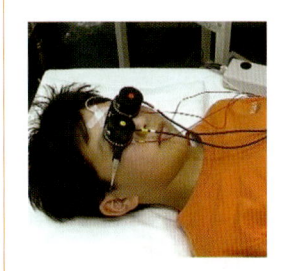

図3　皮膚電極 ERG 装置の記録風景
20分の暗順応後に刺激 LED を組み込んだ眼鏡枠をのせた状態．

この装置できれいな ERG が記録できる理由

この装置では，ノイズを除去するための二つの工夫が施されてい

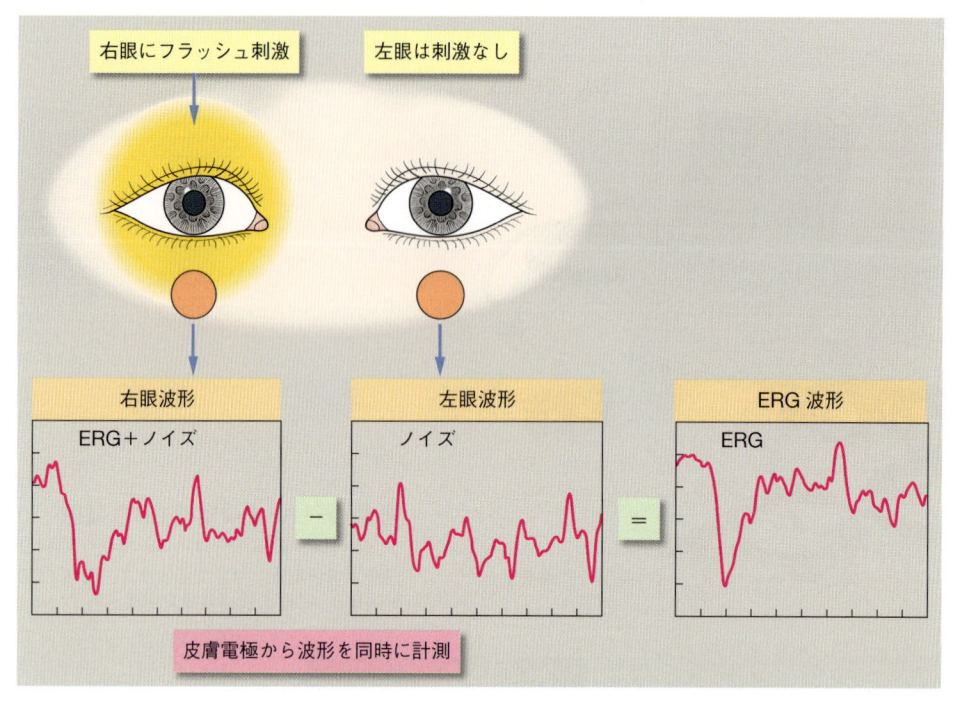

図4 左右差し引き法によるノイズ除去
この装置では，右眼を光刺激した際に，左眼の眼瞼から得られた基線ノイズを右眼の反応から差し引く仕組みになっている．これを左右交互に繰り返し，加算平均してきれいな ERG 波形を得ている．

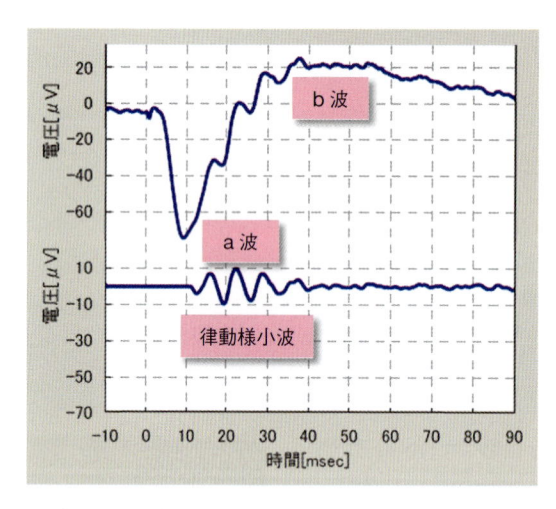

図5 健常な10歳の男子から記録した皮膚電極 ERG の波形
a 波，b 波だけでなく，律動様小波もきれいに記録できている．

る．一つは，従来から使用されてきた加算平均法[*5]であり，左右ともに8回の反応を加算平均してノイズを減らしている．二つめの工夫は，基線のノイズを減らすために，光刺激したほうの眼瞼皮膚から得られた反応から，光刺激していないほうの反対眼の皮膚の基線ノイズを差し引くという方法である（図4）．この二つの方法を組み合わせることで，皮膚電極でも臨床応用に耐えうる ERG が記録で

[*5] **加算平均**
得られた反応をすべて足し合わせて反応の数で除することによって，ノイズに対する反応の比（S/N比）を高くする方法．

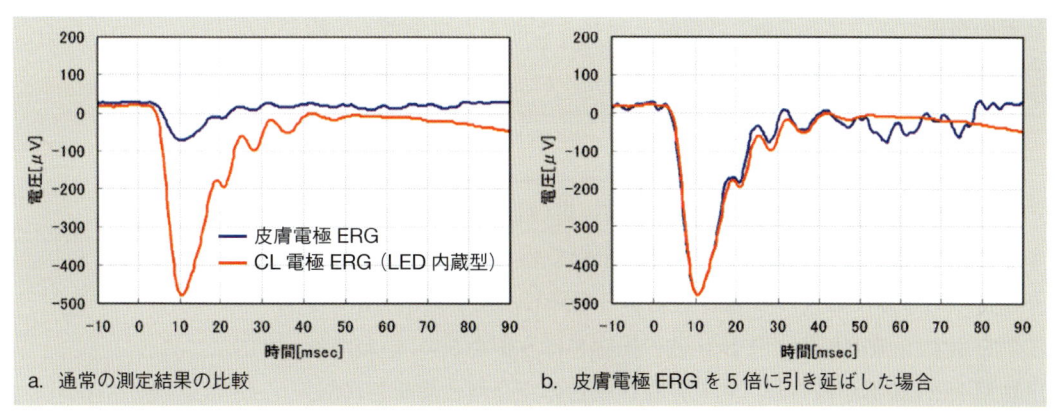

図6 同一被験者による，従来のコンタクトレンズ電極によるERG（赤）と皮膚電極ERG（青）の比較

振幅の絶対値をみると，皮膚電極ERGの振幅は，コンタクトレンズ電極によるERGの約1/5であった（a）．皮膚電極ERGを5倍に引き延ばすと，コンタクトレンズ電極によるERGとほぼ同じ波形になることがわかる（b）．

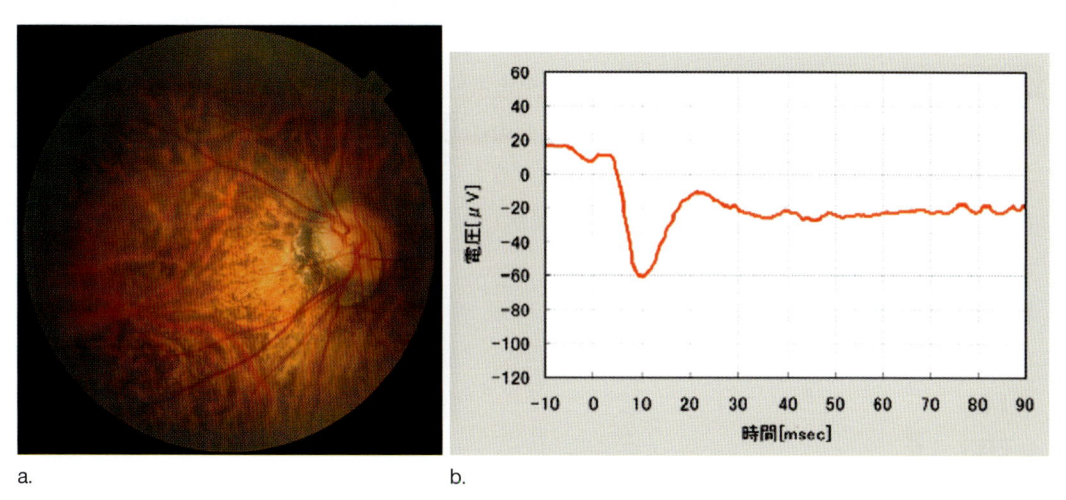

図7 先天停在性夜盲が疑われた6歳の女児から皮膚電極ERGを用いて記録したERGの結果

近視による眼底変化がみられ（a），屈折は－8.0Dであった．a波振幅よりもb波振幅のほうが小さい陰性型ERG波形が得られ，先天停在性夜盲と診断することができた（b）．

きるのである．

皮膚電極ERGの正常波形

この装置で健常な10歳の男子から記録したERGを図5に示す．a波振幅は約70μV，b波振幅は約100μVであり，律動様小波も明瞭に記録できている．われわれの経験では，暗室でおとなしく寝ていることができる小児であれば，3～4歳の小児からでもこの装置でERGが記録できている．

図6には，同一被験者から記録した，角膜電極によるERGと皮膚電極によるERGの比較を示す．皮膚電極によるERGの振幅は，

通常の角膜電極による ERG の振幅と比べると明らかに小さく，約 1/5 程度であることがわかる．

臨床応用

われわれは，これまでに約 50 人の網膜疾患の患者から皮膚電極による ERG を記録し，信頼性のある結果を得ている．図 7 に，生後より夜盲のある強度近視の 6 歳の女児から記録した皮膚電極 ERG の波形を示す．a 波の振幅よりも b 波の振幅のほうが小さい，いわゆる陰性型 ERG 波形が得られ，先天停在性夜盲の完全型と診断された．

さらに最新の皮膚電極 ERG 装置では，上記のような錐体杆体混合の最大応答に加えて，杆体応答，錐体応答，30-Hz フリッカ応答も記録が可能となっており，いわゆる ISCEV[*6] 推奨の全波形が記録できる装置となっている．

[*6] ISCEV
International Society for Clinical Electrophysiology of Vision（国際臨床視覚電気生理学会）．

カコモン読解　第 18 回 臨床実地問題 27

8 歳の男児．両眼の視力障害を主訴に来院した．視力は右 0.5（矯正不能），左 0.4（矯正不能）．左眼眼底写真を図に示す．右眼も同様である．必要な検査はどれか．

a 頭部 CT
b 暗順応検査
c パネル D-15 テスト
d EOG
e ERG

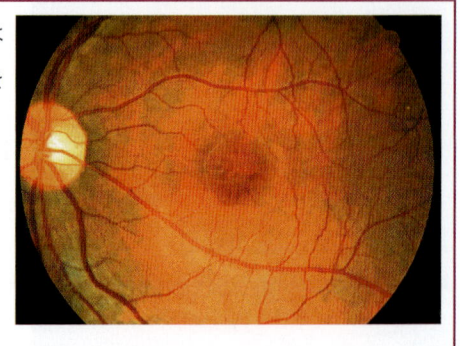

解説　8 歳の男児が両眼の中等度（0.4〜0.5）視力低下で受診している．眼底写真をみると，正常な中心窩の反射がなく，車軸状の変化がみられる．典型的な黄斑分離の眼底所見であり，男児，そして中等度（0.4〜0.5）視力低下であることから，若年網膜分離症が最も疑われる．確定診断には e の ERG が重要で，a 波振幅よりも b 波振幅が小さくなる陰性型の ERG 波形が得られる．もしも選択肢に OCT があれば，OCT も正解になるであろう．OCT では黄斑分離の所見がわかる．a は頭蓋内疾患が疑われる場合であり，この症例には当てはまらない．b は夜盲性の疾患の診断（小口病や白点状眼底）に有用である．c はこの疾患の診断の決め手にはならない．d は卵黄状黄斑ジストロフィの診断に役立つ．

模範解答　e

（近藤峰生，船田英明）

眼球電図

EOGとは

　眼球には，角膜側が後極側に対しプラスになるような静止電位が存在している．この電位は常在電位と呼ばれており，そのほとんどは網膜色素上皮細胞に由来している．この常在電位は，暗順応（dark adaptation）にて電位が低下し，明順応（light adaptation）にて電位が増大することが知られており，この反応は網膜色素上皮のベストロフィンという蛋白に制御される基底膜のイオンの透過性によるといわれている．通常，EOG（electro-oculogram：眼球電図）は明暗の刺激による常在電位の変化を記録し，網膜色素上皮の機能を調べる検査である．

記録原理

　EOGの記録原理は，図1に示すように電極を両眼の内外眼角の皮膚上に平皿電極を装着し接地電極は耳朶に置く．眼球は角膜側がプラスになっているので，眼球を外転させた場合は外眼角の電極が内眼角に設置された電極よりもプラスになる，逆に内転した場合は外眼角の電極が内眼角に設置された電極よりマイナスになる．この眼

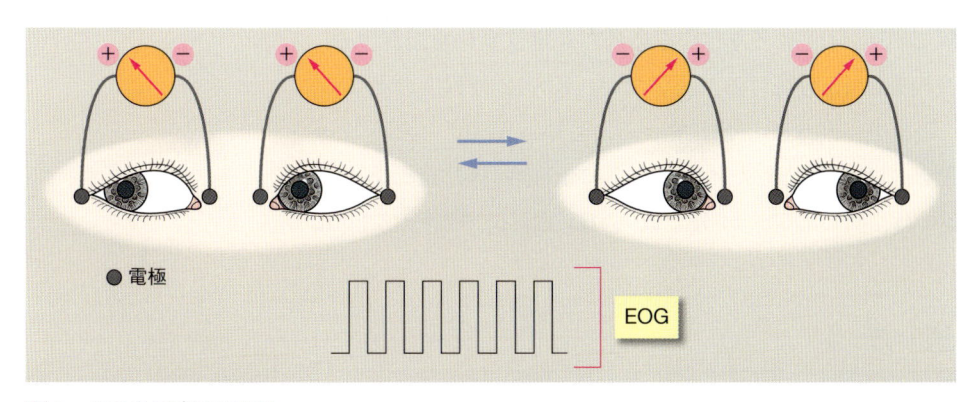

図1　EOG記録の原理
電極を両眼の内外眼角の皮膚上に平皿電極を装着し接地電極は耳朶に置く．眼球は角膜側がプラスになっているので，眼球を外転させた場合は外眼角の電極が内眼角に設置された電極よりもプラスになる，逆に内転した場合は外眼角の電極が内眼角に設置された電極よりマイナスになる．

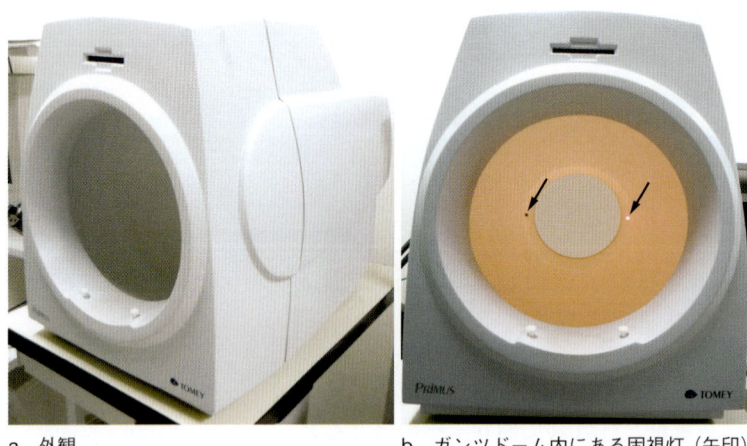

a. 外観　　　　　　　　　　b. ガンツドーム内にある固視灯（矢印）

図2　ガンツドーム

球運動による電位変化が眼電位図である．

記録法

　記録法は国際臨床視覚電気生理学会により推奨される方法が示されている[1]．測定には，ガンツドームを使用することが推奨されている（**図2**）．ガンツドーム内には固視灯が中心から左右15°のところにあり，眼球運動の角度は30°となっている（**図2b**）．検査は散瞳しても無散瞳でも行えるが，散瞳することが推奨されている．散瞳した場合には明順応に用いられるガンツドームの背景光は100 cd/m^2 とし，無散瞳の場合は瞳孔径を計測し明順応時の背景光を調節する．実際の記録は，はじめに電極を装着した被検者を10分間ドームで明順応させるか，もしくは通常の明るさの部屋にて明順応する．検査の開始とともにドームの背景光を消し，1分ごとに眼球を1 Hzの間隔で10回程度水平方向往復運動させ電位変化を記録する．暗順応での検査は15分続ける．正常では，8〜12分程度のところで最小値（暗極小；dark trough）をとる．暗順応が終了したらドームの背景光をつけ，明順応した状態でさらに15分同様に記録を続ける．正常者では，明順応7〜14分で最大値に達する（明極大；light peak）．

文献はp.360参照．

結果の読み方

　EOGの電位そのものには個人差が大きいため，その評価には暗順応下で電位が最小となる暗極小の値そのものと，明順応下で電位が最大となる明極大の値と暗極小の値の比を評価に用いることが多

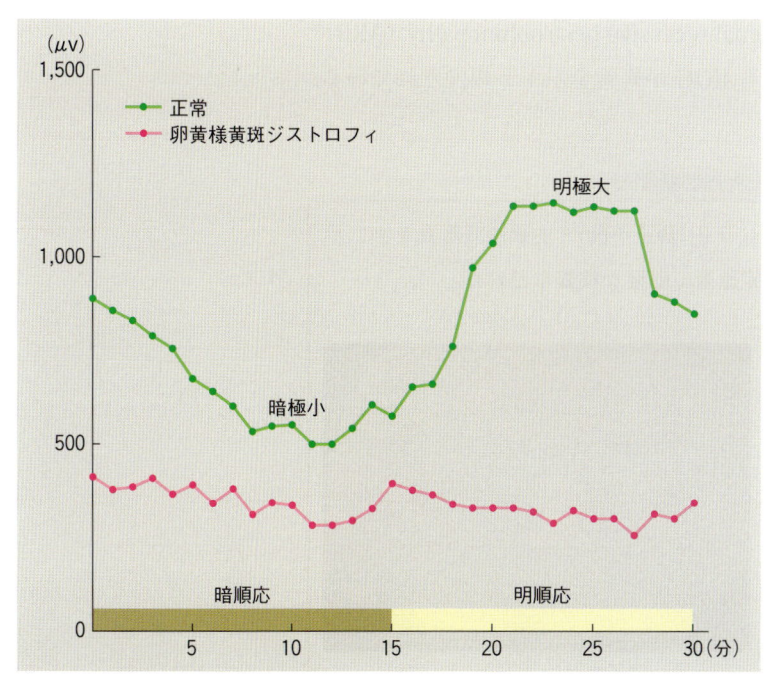

図3 正常者および卵黄様黄斑ジストロフィの患者から記録したEOG

い．この比はArden ratioやL/D比と呼ばれる．施設の器械によって正常の値は異なるが，この値は通常1.7以上とされている．EOGは眼球運動による電位を記録し長時間の検査となるため，小児や協力を得にくい患者からの記録は難しい．また，異常な結果が出た場合には，測定の際に体動の影響がなかったか，眼球運動を適切に行えていたかを検証する必要がある．

EOGが診断に有用な疾患

EOGが低下する疾患は，網膜色素変性など色素上皮の機能が障害される疾患であるが，ほとんどの疾患はより簡便なERG（electroretinogram；網膜電図）で評価できるため有用性はあまりない．ERGが正常でありEOGにて異常が認められる疾患として最も診断に有用な疾患は，卵黄様黄斑ジストロフィ（vitelliform dystrophy, Best病）であろう[2]．卵黄様黄斑ジストロフィは優性遺伝の両眼の黄斑異常を来たす疾患であるが，所見がさまざまであったり，浸透率が低いために診断に苦慮することがある．そのような場合，EOGの振幅低下とArden ratioの減弱により診断できる（図3）．また，卵黄様黄斑ジストロフィの原因遺伝子であるベストロフィンに異常を来たすほかの疾患として，autosomal dominant vitreoretinochoroidopathy（ADVIRC）[3] や autosomal recessive bestrophinopathy（ARB）[4] があるが，これらの疾患でも EOG が異常を示すと報告されている．

カコモン読解　第18回 臨床実地問題 25

13歳男子．視力は両眼ともに1.2（矯正不能）．右眼眼底写真を図に示す．右眼も同様である．確定診断に必要な検査はどれか．

a EOG
b ERG
c VEP
d Goldmann 視野検査
e 中心フリッカ検査

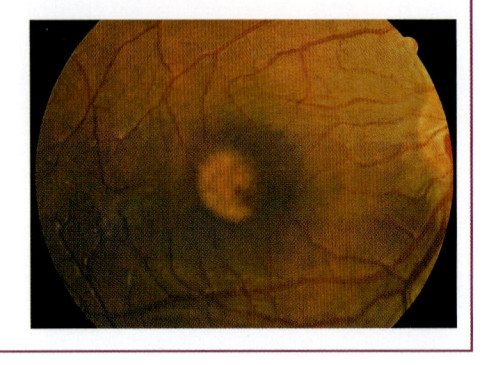

解説　症例は年齢，両眼性であり，視力がよいこと，特徴的な眼底写真より卵黄様黄斑ジストロフィと考えられる．鑑別としては，トキソプラズマ網膜症，中心性漿液性脈絡網膜症，その他の黄斑ジストロフィなどが考えられる．卵黄様黄斑ジストロフィは学童期に診断されることが多いとされ，その眼底は非常に特徴的で，病気の進行に伴ってさまざまに変化していく．卵黄様黄斑ジストロフィの診断には，EOG が有用である．卵黄様黄斑ジストロフィは全視野 ERG は正常に保たれていることが多く，ERG が正常で EOG で異常が出ることにより診断される．視野検査では，卵黄様黄斑ジストロフィの卵黄期では視力も保たれるため異常を認めないことが多い．限界フリッカ値（中心フリッカ値）は，この疾患では視神経の異常を認めないため正常である．

模範解答　a

（上野真治）

クリニカル・クエスチョン

小児のERGを記録するよい方法を教えてください

Answer 小児からERGを記録する方法はいくつかあり，①大人と同様にコンタクトレンズ電極で記録する方法，②布などで小児を固定してコンタクトレンズ電極で記録する方法，③全身麻酔をしてコンタクトレンズ電極で記録する方法，④皮膚電極を使って記録する方法，の四つが代表的です（表1）．小児の年齢や性格，そしてERG記録の必要性を考慮して[*1]，どの方法にするかを決めます．

クエスチョンの背景

小児からERGを記録したい場合というのはいくつかあり，その代表的なものは，遺伝性の網膜疾患が疑われてERGで確定診断したい場合である．このほかに，視力低下や視野欠損の原因が不明な場合，また先天白内障や硝子体混濁，網膜虚血性疾患などで網膜機能を評価したい場合などがある．しかしながら，小児では暗室でコンタクトレンズ電極を挿入しようとすると泣いて暴れてしまうこともあり，どの方法を用いるべきかをよく考える必要がある．

目的と状況にあわせた方法の選択

大人と同様にコンタクトレンズ電極で記録する方法：暗室に入れて寝かせ，点眼麻酔薬を点眼しても泣かない小児であれば，大人と同様にコンタクトレンズ電極を挿入してERGを記録できる．この場合の注意点は，小児からのERGは片眼ずつ記録するということである．小児で両眼同時にコンタクトレンズ電極を挿入すると眼球が上転してしまい，ERGの振幅が低下してしまうことがあるからである．片眼のみコンタクトレンズ電極を挿入して，反対の眼を使って正面固視させるとよい（図1）．

布などで小児を固定してコンタクトレンズ電極で記録する方法：低年齢の小児で，暗室で暴れてしまうような小児で，しかも全身麻酔をかけないでERGを記録したい場合，布などで小児を固定してコンタクトレンズ電極を挿入してERGを記録することになる．この場合，大泣き状態で小児を固定することになるので，両親には検査

表1 小児からERGを記録する代表的な四つの方法

1. 大人と同様にコンタクトレンズ電極を挿入する．
2. 布などで小児を固定してコンタクトレンズ電極を挿入する．
3. 全身麻酔をしてコンタクトレンズ電極を挿入する．
4. 皮膚電極を使って記録する．

[*1] ERGによる診断は，必ずしもその時点で行わなくてもよい場合もある．たとえば，6歳の小児で暗所での見にくさを訴えて網膜色素変性が疑われた場合でも，小学校の高学年になるのを待ってから信頼性のあるERGを記録するというのも一つの方法である．

[*2] この方法は小児に心理的な負担をかけることになるので，欧米ではあまり用いられない傾向にある．

[*3] 泣いて暴れる児を固定して，杆体成分や錐体成分を記録するのは難しい．

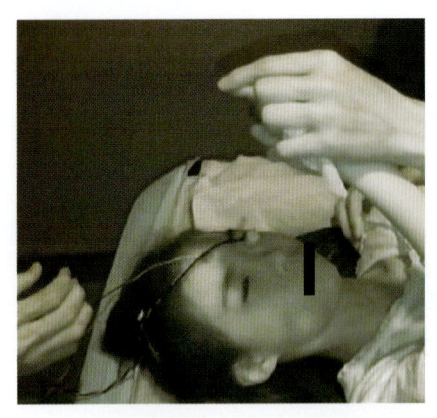

図1 小学校高学年以上の小児のERG記録風景
暗室による赤外線カメラで撮影．この場合，大人と同様の方法でERGが記録できる．ERG記録は片眼のみ行い，反対の眼は本人の指を正面にもってきて見させ，正面を固視させている．

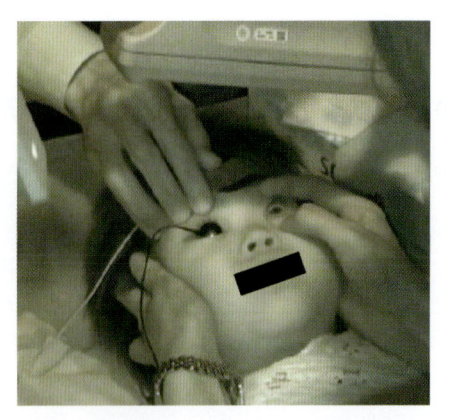

図2 低年齢の小児からのERG記録風景
暗室による赤外線カメラで撮影．患児をタオルで巻いて固定し，コンタクトレンズを入れて光刺激をしている．この場合も記録は片眼ずつ行い，反対の眼をよく見て，正面固視した瞬間に記録する．

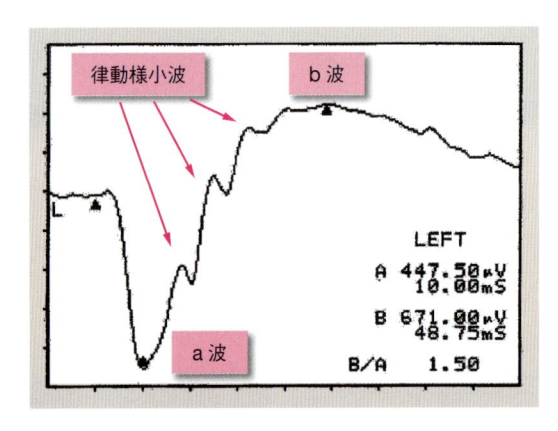

図3 低年齢の小児からのERG記録
低年齢の小児では，暗順応後に強いフラッシュ刺激を用いて記録するERG（いわゆるフラッシュERG）のみを目標にする．正常ではこのようなa波，b波，そして律動様小波が記録される．

の方法と必要性について十分に説明しておく必要がある*2．この場合もやはり電極の挿入は1眼のみにしておいて，反対の眼が正面視した瞬間をねらってERGを記録することが大切である（図2）．この場合，記録できるのはせいぜい暗順応後の強いフラッシュ刺激によるERGのみである（図3）*3．

全身麻酔をしてコンタクトレンズ電極で記録する方法：ERG記録の際に暴れたりしてしまう小児から，どうしてもきれいなERGを記録して正確な診断がしたい場合には，全身麻酔が必要になる*4．

皮膚電極を使って記録する方法：最近市販された皮膚電極による方法も小児のERGに適している*5．下眼瞼の下に皿状の電極を貼るのみで記録ができ，セッティングも明室でできるので小児には有用である．この装置がある施設では，まず，この方法を試してもよいと思われる．

（近藤峰生）

*2,3 は p.185 参照．

*4 坐薬や服用による催眠剤ではコンタクトレンズ電極挿入時に目覚めてしまうので，静脈麻酔か挿管による本格的な全身麻酔が必要で，小児科や麻酔科の協力が必須である．全身麻酔による合併症の可能性もゼロではないので，確定診断が必要な場合のみに限るとよい．麻酔科医の多い欧米ではこの方法がよく用いられる．

*5 皮膚電極によるERGは，本巻"皮膚電極によるERG"の項に詳しく述べられている．

クリニカル・クエスチョン

VEP が診断に有効な場合を教えてください

Answer VEP（visual evoked potential；視覚誘発電位）は視覚刺激に対する大脳の視中枢の反応であり，VEPの異常を来すのは，その経路のどの部位の障害でも起こりえます．もし，網膜に変化があるなら，検眼鏡的，あるいはOCTなどで異常を見つけることができます．また，視放線や視中枢の病変は，MRIの画像である程度把握できます．その間の視神経の障害が最もとらえにくいものであり，このような場合にVEPが診断に役にたちます．それと同時に，異常ばかりでなく，VEPが正常であるということも，少なくともその経路には異常がないものと考えられるので，心因性視力障害や詐病の診断に役にたちます．

クエスチョンの背景

VEP自体はERGと比較して振幅はかなり小さく，また個体差も大きく評価が困難であり敬遠されがちである．そのため，特性を理解し，正常波形がわかるのと同時に，測定方法や評価方法などを知ることにより，その応用に関して道が開ける．

アンサーへの道

VEPの測定：比較的ばらつきのある電気生理学的な測定方法を，できる限り同様の条件で記録することにより施設間のばらつきを減らし，同じ土俵のうえで討論ができるように，国際臨床視覚電気生理学会ではそれぞれの電気生理学的検査に基準をつくって，約5年ごとに更新している．VEPの測定に関してもそのなかに含まれる．その2010年に発表された刺激条件，測定条件に関して表1に示す．基本的には片眼ずつ記録する．測定に関してはほぼ同様であるが，刺激に関してはフラッシュ，パターンリバーサル，パターンon-off刺激があるが，なかでも最も反応の個体差が少ないのがパターンリバーサル刺激だとされており，最も一般的に行われている（図1）．その刺激野をみても通常のERGの記録のときと比較して狭い範囲であるが，これは大脳の視覚領において，網膜の中心部からの反応が最も表面に近いところに広く投射される．またトポグラフィで記録

表1 VEP 検査の基準（国際臨床視覚電気生理学会による，2010 年）

(VEP の刺激)

VEP の種類	刺激野	刺激のサイズ （チェックの大きさ）・強さ	平均輝度	コントラスト	呈示頻度
パターンリバーサル	15°以上	1°，0.25°	50 cd·m^{-2}	80%以上	2 rev/s
パターン on-off	15°以上	1°，0.25°	50 cd·m^{-2}	80%以上	200 ms on 400 ms off
フラッシュ	20°以上	3 cd·s·m^{-2}	—	—	1 stim/s

(VEP の記録)

関電極	不関電極	Hi-cut	Low-cut	加算回数
Oz	Fz	1 Hz 以下	100 Hz 以上	64 回以上

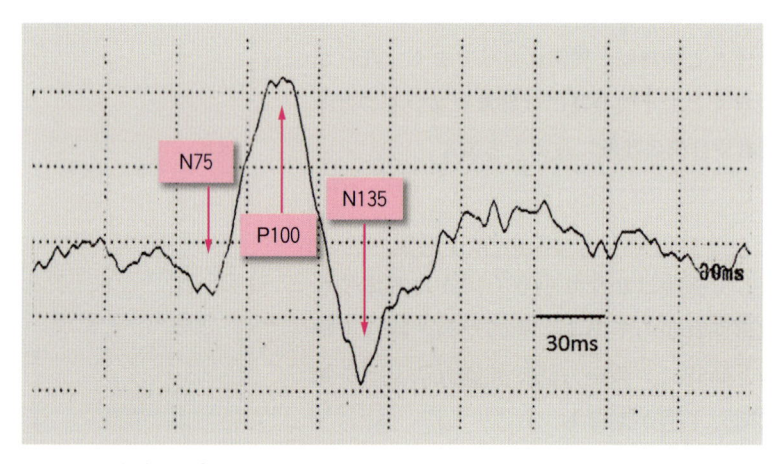

図1　正常者のパターン VEP の波形
N75：潜時 75 ms 程度の陰性波
P100：潜時 100 ms 程度の陽性波
N135：潜時 135 ms 程度の陰性波

したダイポールの方向は，その部位では頭部の表皮に接する面に垂直な方向となる．電極を Oz-Fz としているので，そのダイポールの方向とも近いなどの理由で，VEP の反応は網膜（視野）の中心部の機能を主に反映しており，周辺部の機能に関しては測定は困難である．VEP の反応を上半視野と下半視野で比較すると，上半視野の刺激に対しては反応が小さく，下半視野の刺激のほうが反応が大きい（図2）．波形自体は，かなり個体差が大きい．ただし，同じヒトのなかでの左右眼の反応の差は少ない．特に振幅に関しては個体差が大きいが頂点潜時に関しては個体差は少ないので，頂点潜時をみて評価するのがよい．

診断に役立つ具体的な疾患：視神経疾患で，片眼は正常で，片眼の

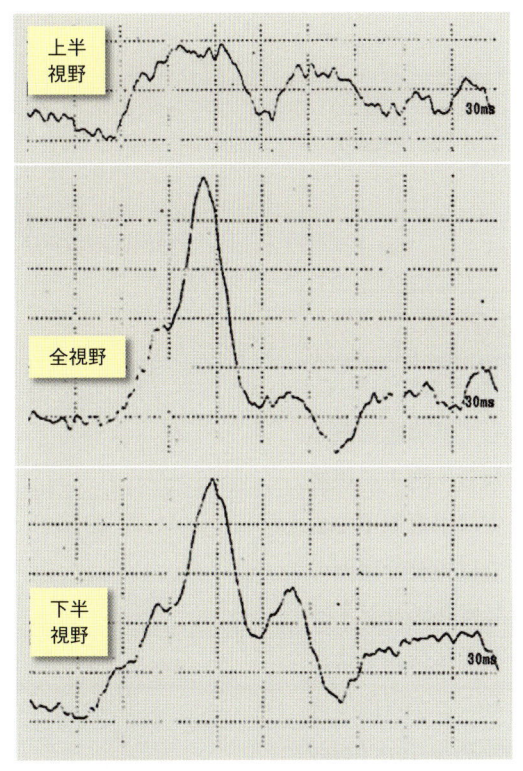

図2 正常者における上半視野，下半視野，全視野刺激のときの反応

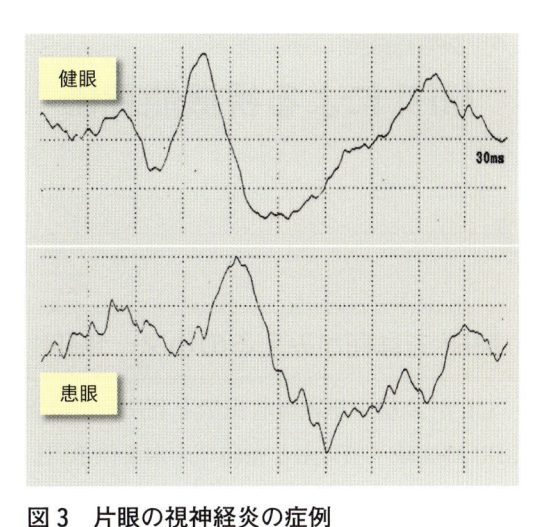

図3 片眼の視神経炎の症例
振幅の差は健眼と比較してわずかであるが，頂点潜時は，明らかな遅れがみられる．

みの異常の症例は特にわかりやすい．図3は片眼の視神経炎で，治療後に視力の回復した症例．両眼ともに反応はよくでているが，患眼のほうの反応は健眼と比べて振幅はやや小さいだけであるが，P100頂点潜時は健眼と比較して明らかに遅れている．個々の症例をみるときは，実際に数値を測定するよりも，このように上下に並べて比較するか，薄い紙に印刷したもので二つの波形を重ねてみると，左右差がわかりやすい．両眼性の疾患の場合，本当に反応がないのか，あるいは何らかの技術的なミスなども考えに入れて判断する．網膜病変でも頂点潜時の遅れはみられるが，視神経病変ほど顕著ではない．視力が悪いのに反応がよいような場合は，詐病や心因性視力障害なども考えに入れる必要がある．

（溝田　淳）

MRIによる視機能評価

MRIでは何がみえるのか？ fMRIとは？

　CTがX線の組織吸収係数を利用して画像化を行うのに対して，MRIは組織（主に水と脂肪）の水素原子 ^1H に対して共鳴電磁波パルスでやりとりしたエネルギーから画像化が行われる．**図1**に眼窩のMRI（T2強調画像）とCT（骨条件）を示す．骨は水素原子を含まないためMR信号は得られない．しかし，MRIでは視神経周囲のくも膜下腔も描出可能であり，CTと比較して軟部組織のコントラストに圧倒的に優れる．このMR信号はさまざまな生体情報を含んでおり，皮質の局所賦活に伴う血流上昇をとらえることが可能である．この機能を生かした撮像法を機能的磁気共鳴画像法（functional MRI；fMRI）と呼ぶ．

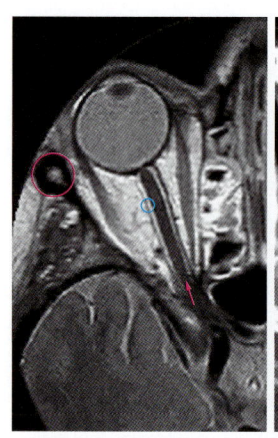

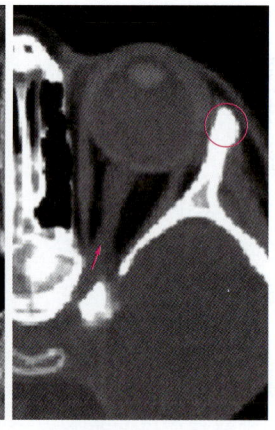

a. MRI（T2強調画像）　　b. CT（骨条件）

図1　MRIとCT画像比較
〇側頭骨
〇視神経周囲くも膜下腔
→視神経

fMRIの原理（BOLD法）

　fMRIの原理は一般的にBOLD（blood oxygen level dependent）法と呼ばれる手法が用いられる．原理のシェーマを**図2**に示す．定常状態では皮質の毛細血管には一定の比率で酸化ヘモグロビン（oxyhemoglobin），還元型ヘモグロビン（deoxyhemoglobin）が存在

安静時	局所賦活
一定の oxy/deoxy 比による信号強度	動脈から oxyhemoglobin 流入による oxy/deoxy 比の上昇 → 信号強度上昇

● oxyhemoglobin
● deoxyhemoglobin（磁性－信号強度の低下）

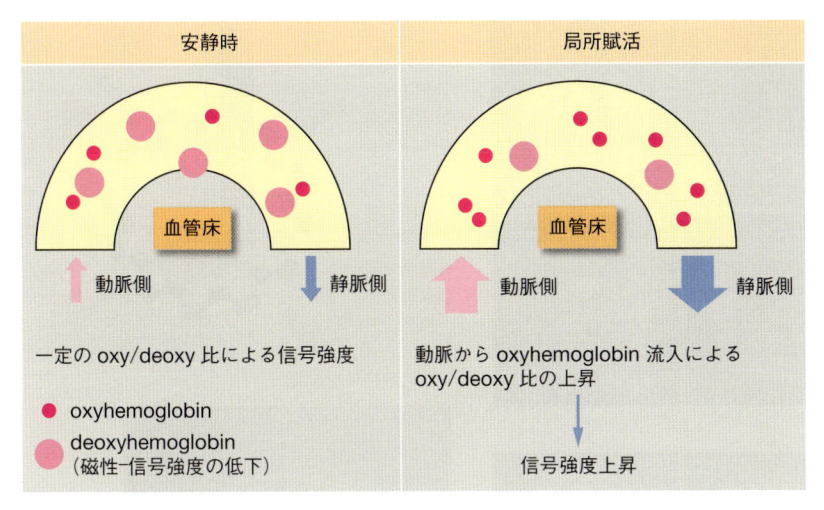

図2 BOLD効果

している．局所賦活が起こると，組織の酸素消費に比較して動脈側から大量の酸化ヘモグロビンに富む血液の流入が起こり oxy/deoxy 比が上昇する．還元型ヘモグロビンは常磁性体として MR 信号に対してノイズ源となるため，賦活に伴う oxy/deoxy 比の上昇は結果として MR 信号の上昇をもたらす．これが BOLD 法である．BOLD 法以外の原理として，RF パルス波を用いて血液をラベルすることで直接血流上昇をとらえる arterial spin labeling 法（ASL 法）や，賦活に伴う神経細胞体の構造変化を拡散強調画像でとらえる手法などがあるが，いずれも信号ノイズ比で BOLD 法に劣る．これより臨床機を用いた fMRI は，BOLD 法が一般的に使用されている．

fMRI の原画像と賦活の表示による "光る脳"

図3a に BOLD 法 fMRI の原画像を示す．oxy/deoxy 比を信号変化としてとらえるため，磁化率変化に鋭敏な画像を用いる．これは 3T 臨床機に 2mm 立方の空間分解能で撮像したものであるが，2～3mm 立方の空間分解能が 3T 装置では一般的である．この画像を経時的に撮像を続けておき，視覚刺激の提示と休止を通常は 20～30 秒程度のサイクルで繰り返していく．視覚刺激のタイミングにあわせて信号上昇する領域，すなわち視覚刺激による賦活域を色づけしたのが図 3b, c である．図 3b が原画像に賦活域を重ねたもの，図 3c が高分解能 T1 強調解剖画像（空間分解能 1mm 四方）に賦活域を重ねたものである．視覚刺激により，後頭葉に賦活域が観察される．

a. BOLD 原画像

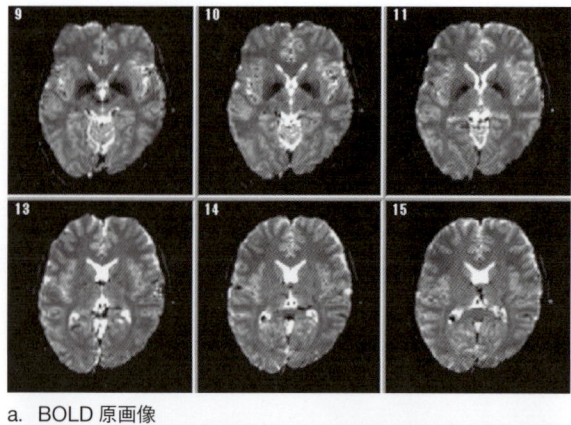

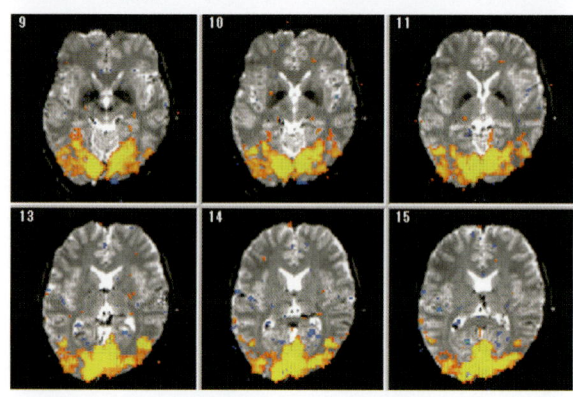

b. BOLD 信号上昇域を原画像に重ねたもの．後頭葉の賦活がみられる．

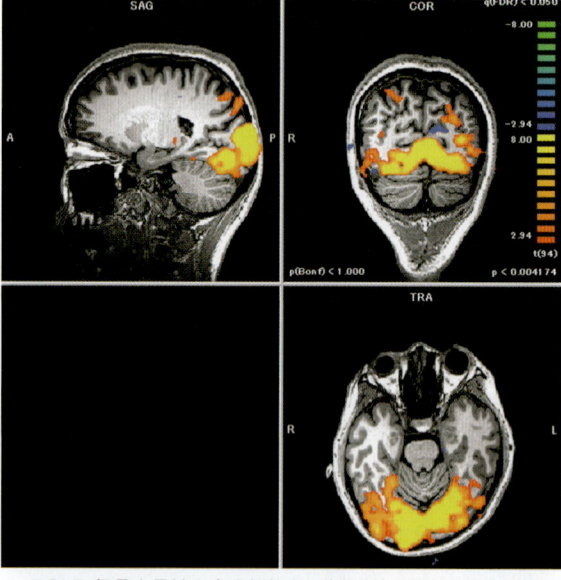

c. BOLD 信号上昇域を高分解能 T1 強調解剖画像に重ねたもの．後頭葉の賦活がみられる．

図3 視覚刺激による BOLD 法 MRI

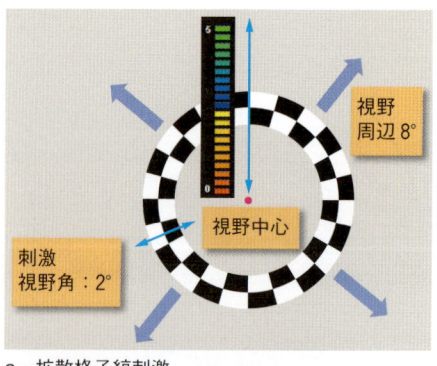

a. 拡散格子縞刺激

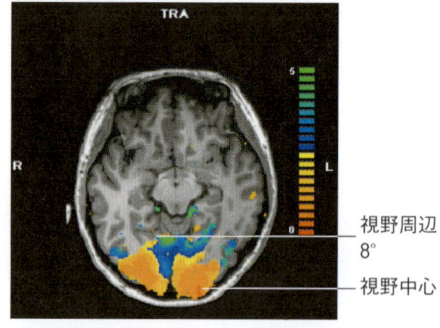

b. 網膜刺激部位に対応した賦活表示

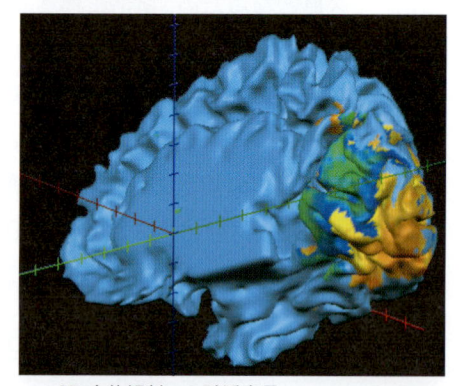

c. 3D 立体解剖への賦活表示

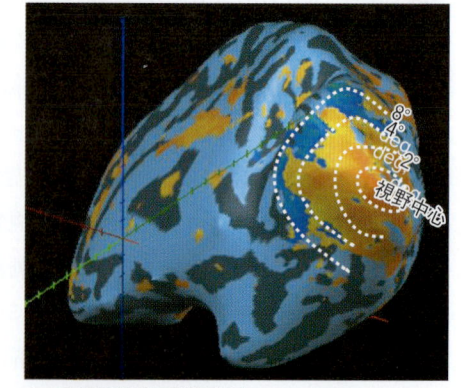

d. 皮質展開後の賦活表示

図4 網膜部位表現（視野偏心性）

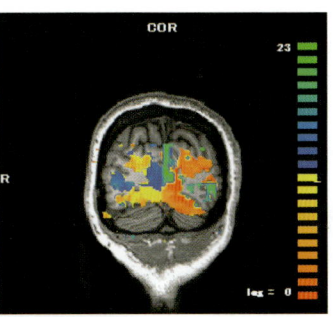

a. 楔状回転格子縞刺激
b. 網膜刺激部位に対応した賦活表示
c. 3D立体解剖への賦活表示
d. 皮質展開後の賦活表示

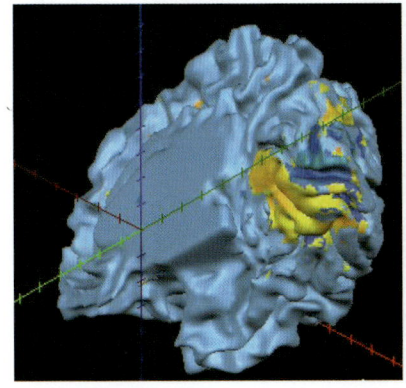

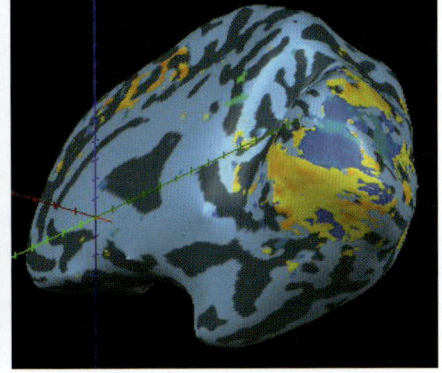

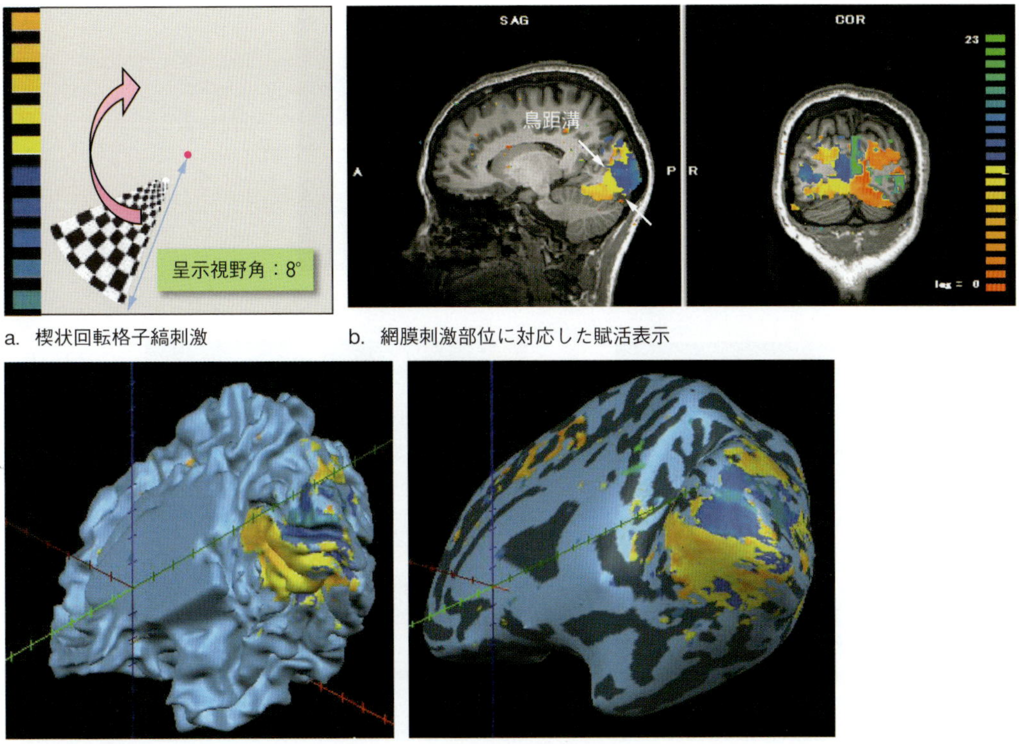

図5 網膜部位表現（視野子午線境界）

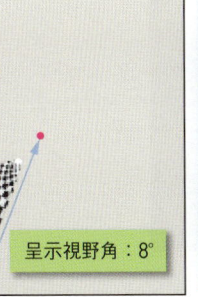

fMRIによる網膜部位表現（レチノトピー）検査

　後頭葉視覚皮質における一次視覚野は，おのおのの領域が網膜部位に対応しており，これを網膜部位表現（レチノトピー）と呼ぶ．fMRIはこのレチノトピーを *in vivo* に検討することが可能であり，Serenoら[1]によってはじめて報告された．網膜部位は偏心性と回転角で定義可能であり，それぞれ拡散格子縞刺激，楔状（くさびじょう）回転格子縞刺激を使用する．**図4〜6**に東京慈恵会医科大学附属病院眼科におけるレチノトピー検査の実際を示す．

視野偏心性：**図4a**に拡散格子縞刺激による視野偏心性マップの結果を示す．リング状の縞刺激は視野中心から視角2°を保ちながら周辺方向へ拡散しながら広がっていく．それぞれの偏心性に対応した賦活部位（中心；赤〜中間4°；黄青〜周辺8°；緑）をT1強調解剖画像に重ねたものが**図4b**である．刺激している視野角には変化がないにもかかわらず，視野中心に相当する赤〜黄色の領域が，周辺に相当する青〜緑色の領域と比較して多くの皮質を占めていることがわかる．これを皮質拡大率と呼ぶ．**図4c**はT1強調解剖画像か

文献はp.360参照.

a.   b.

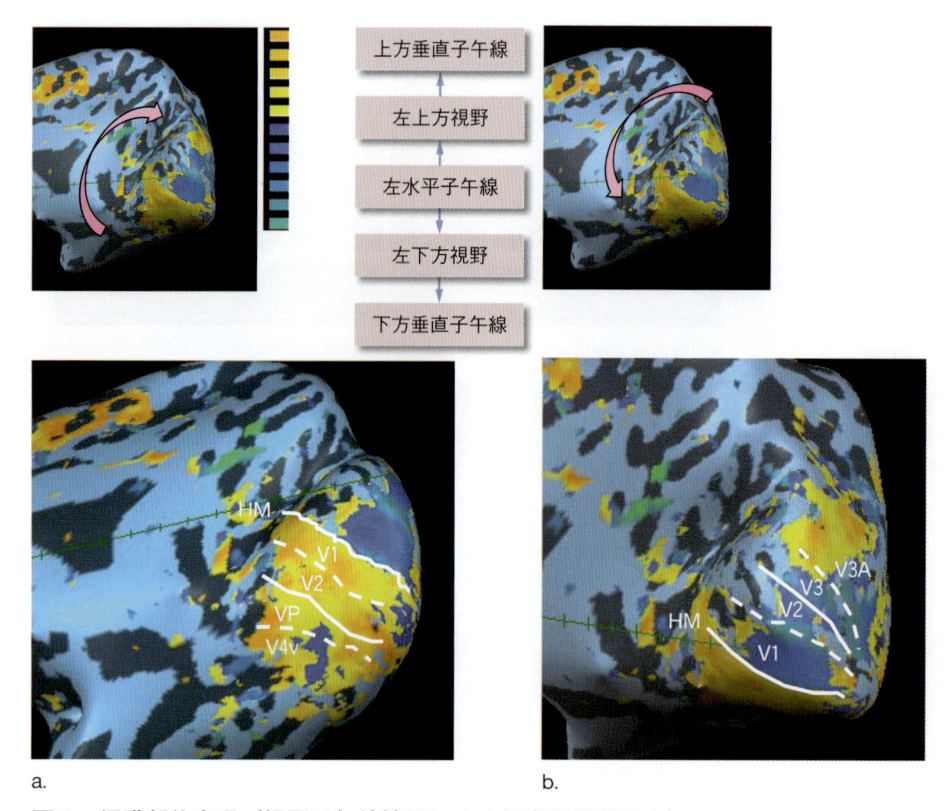

図 6　網膜部位表現（視野子午線境界による視覚野分離同定）
上図は，図 5d の後頭葉を拡大したもの．
a は上図を矢印方向に回転させ腹側を拡大，b は上図を矢印方向に回転させ背側を拡大したもの．
HM：水平子午線

ら作成した右半球の三次元構造上に賦活域を表示したものである．**図 4d** は皮質を仮想的に膨張させ脳溝を平坦化させた皮質上に賦活を表示している．右半球には左半側視野が投射される．視角 8°の投射が，後頭葉視覚領のすでに大きな領域を占拠していることがわかる．これは，中心視野においては皮質拡大率が顕著であることに基づいている．

視野子午線境界（視野回転角）：**図 5a** に楔状回転格子縞刺激による視野回転角マップを示す．楔状格子縞が左下視野から時計方向に回転し，それに対応した賦活部位（下方垂直子午線；濃緑〜左水平子午線；青黄境界〜上方垂直子午線；オレンジ）を T1 強調解剖像に重ねたのが**図 5b** である．視野水平子午線に一致する青黄境界が鳥距溝に一致しているのがわかる．**図 4** と同様に，**図 5c** には T1 強調解剖画像から作成した右半球の三次元構造上に賦活域を表示し，**図 5d** は皮質を仮想的に膨張させ賦活を表示している．

　図 6 に前述の平坦化皮質上の賦活を用いて，腹側および背側の視

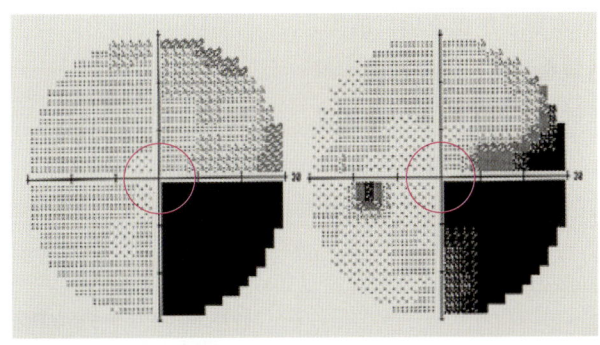

a. 視野と視覚刺激領域（○）

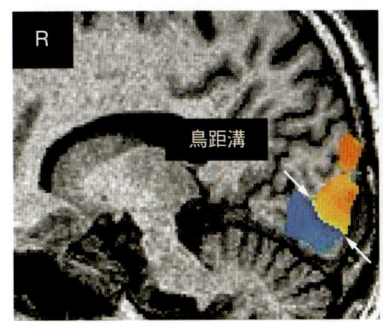

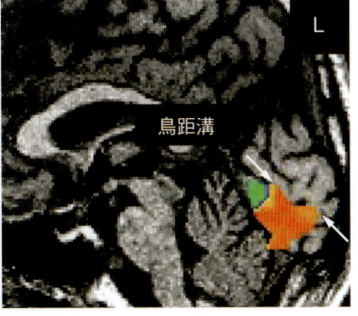

b. fMRI 賦活域（左図：右半球，右図：左半球）

図7　右下同名性四半盲症例の視野とfMRI賦活域

覚領分離を示す．**図6a**が腹側，**図6b**が背側の賦活域を拡大したものである．腹側には黄色〜オレンジ〜オレンジ〜黄色〜黄色〜オレンジと，交互に左水平子午線から上方垂直子午線までの視野角に対応した賦活域が，折りたたみが展開されるかたちで繰り返されているのがわかる．この折り口に当たる部位（言い換えれば垂直子午線と水平子午線に相当する部位）が視覚領の境界である．**図6a**の背側領域においても同様で，下方垂直子午線と水平子午線に相当する領域が視覚領の境界である．

　この二種類の視覚刺激により，視覚皮質における網膜の正確な部位対応が検出可能である．理論的には，網膜上への広汎な視覚刺激を与えたときに，事前にこのレチノトピー検査を施行しておくことで任意の部位における網膜投射に対応した皮質の賦活を抽出，検討することができる．

視野障害症例におけるfMRI結果提示

　図7に症例提示を行う．症例は左被殻出血後の同名半盲である．出血に相当する右下視野の感度低下（消失）が観察される．症例の視野と視覚刺激の領域を**図7a**に示す．左側，および右上側の感度

は保たれているものの,右下側の感度が右水平子午線を境に消失していることがわかる.図7bはfMRI賦活域を示す.下左は右半球,下右は左半球である.健常側の視野投射に対応した右半球の賦活は,水平子午線に相当する鳥距溝を境に背側,腹側ともに観察されている.一方,左半球では,視野障害を正確に反映して,鳥距溝の背側では賦活が観察されない.

fMRIの臨床応用について[*1]

図7においては,定性的な賦活結果のみを提示したが,前述のようにレチノトピー検査によってfMRIは任意の網膜投射に対応する皮質の賦活が抽出可能である.特に視野中心付近の投射域は,皮質拡大率を利用して正確に抽出可能である.自覚的評価が時に困難である中心部視野の感度を,fMRIの信号変化を利用して定量的に抽出することが理論的に可能である.

（吉田正樹,井田正博,野田　徹）

[*1] fMRIのさまざまな臨床応用とその課題については,三木淳司先生（川崎医科大学眼科）の総説[2]に詳しいので一読をお奨めする.

瞳孔反応

対光反射経路

　瞳孔はペンライト1本で相手に苦痛を与えず観察することが可能で，個人の眼の状態はもとより，感情変化，死の判定までもが可能である．虹彩は，瞳孔を収縮させる幅約1mmの輪状の瞳孔括約筋，瞳孔を散大させる放射線状の瞳孔散大筋をもつ．両眼の瞳孔の大きさはほぼ等しく変化も同時に起こる．光刺激にて縮瞳し，近見時にも縮瞳する．さらに自律神経支配を受ける瞳孔は，光刺激，近見時の縮瞳以外に，驚き，興奮すると交感神経が優位となり散瞳する．一方，疲労時，眠いときなどは逆に副交感神経が優位となり，縮瞳することが知られている．対光反射の経路[*1]は網膜視細胞，網膜神経節細胞，視交叉を経由した後，外側膝状体に至る直前で通常の視覚路から離れ，視蓋前域でニューロンを変えEdinger-Westphal（E-W）核に至る．一部の線維は，後交連で交叉して対側の視蓋前域に入る．E-W核からは動眼神経に沿って走行し，海綿静脈洞，上眼窩裂を通り眼窩に入り動眼神経下枝を経て毛様体神経節に入る．ここでシナプスを形成し視神経周囲で眼球に入る．このE-W核からの副交感神経は，およそ95％が毛様体に入り残りの5％が瞳孔括約筋に入る（図1）．このように一部の線維は後交連で交叉して対側の視蓋前域に入るため，対光反射には直接反応（光刺激を与えた側の瞳孔反応），間接反応（光刺激を与えた反対側の瞳孔反応）の両者が存在する．正常者での反応を図2に示す．

対光反射の起源とメラノプシン含有網膜神経節細胞

　対光反射の起源は視細胞である錐体が中心で，一部杆体が関与していると考えられてきた．ではなぜ，網膜色素変性で視覚が極端に障害された症例でも対光反射が生ずるのであろうか．近年，メラノプシン含有網膜神経節細胞（mRGC）が発見され，470nmの強い青色光刺激は視細胞からの刺激なくして脱分極し，その神経投射の一つは概日リズムの中枢である視交叉上核を経て松果体へ至り，メラ

[*1] 瞳孔反応，特に対光反射異常は主に視神経・視路疾患で生じ，網膜性の瞳孔反応異常は病変が巨大でない限り通常は観察されず，あまり重要視されない．網膜の機能検査として瞳孔反応を用いるのであれば，逆に対光反射が消失した際は視神経・視路疾患を考えたほうがよいかもしれない．

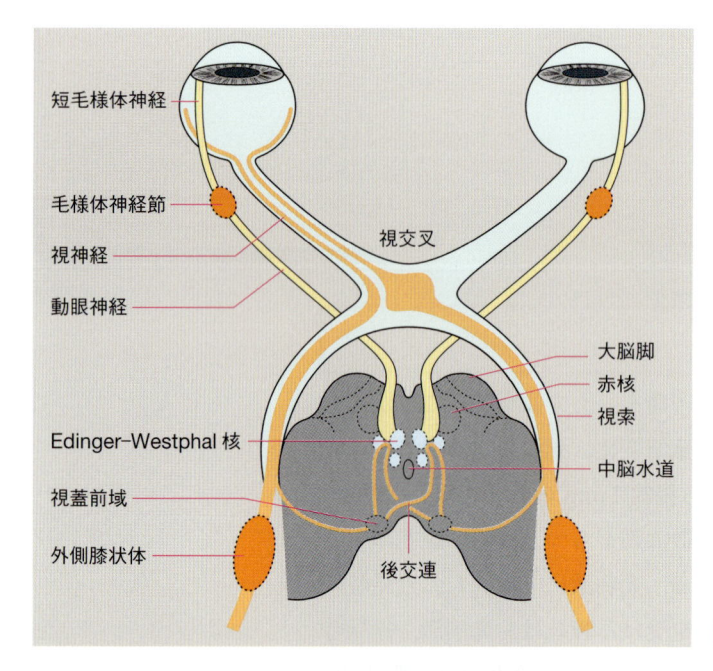

図1 対光反射の経路

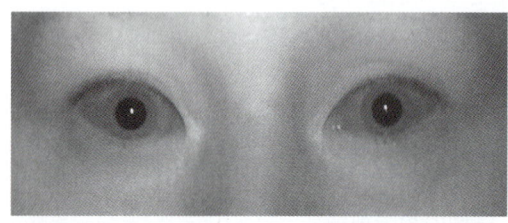

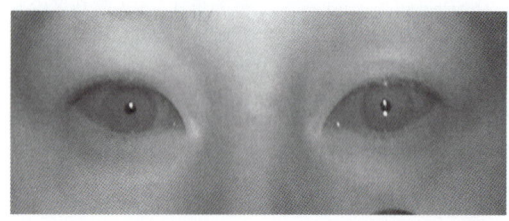

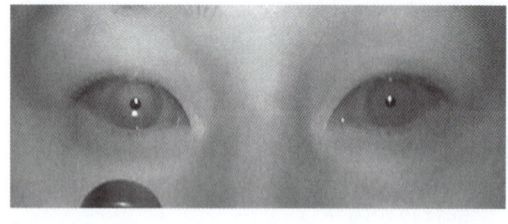

図2 健常者の対光反射
半暗室にて暗順応後（a）、左眼にペンライトにて光刺激を加えると直接反応（左眼）、間接反応（右眼）のため両眼同時に縮瞳する（b）。その後、右眼にペンライトを移し光刺激を加えると直接反応（右眼）、間接反応（左眼）のため縮瞳が維持される。視神経障害の場合（図6）と比較していただきたい。

トニンの産生を抑制し、もう一つは中脳の視蓋前域オリーブ核（olivary pretectal nucleus；OPN）を経て E-W 核へ至り、対光反射を形成することが報告された[1]。

臨床的に、対光反射の判定は従来、白色のペンライト光や赤色光を

文献は p.360 参照.

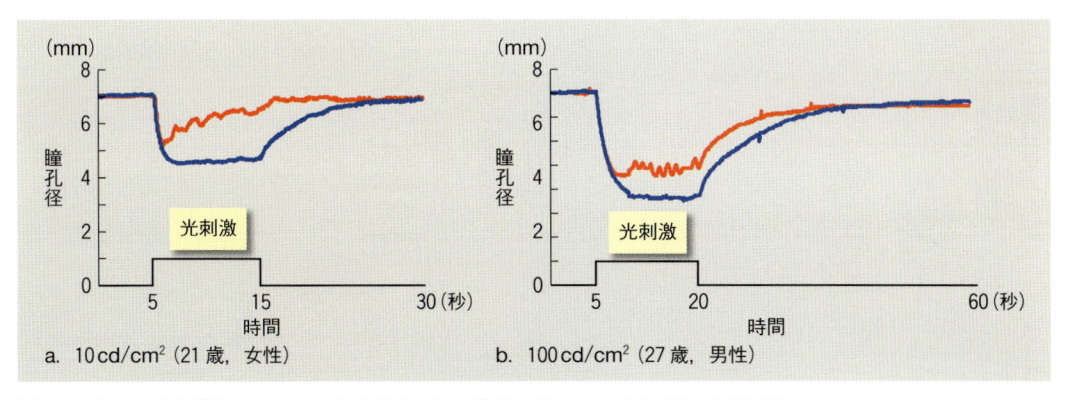

図4　10 cd（10秒），100 cd（15秒）赤，青光刺激による対光反射波形
光刺激直後の瞳孔反応は赤色刺激，青色刺激ともにほぼ同期し縮瞳するが，収縮程度は青で有意に大きい．また青色光刺激中は安定した縮瞳を示し，さらに刺激消失後も収縮が持続する．

用いて評価してきた．しかし上述のように光刺激に伴う瞳孔の反応は色，強さ，刺激時間によりまったく異なる反応が生ずることが判明した．すなわち異なる色による刺激が可能な赤外線電子瞳孔計（図3）を用いると，図4に示すように赤色より青色による対光反射は縮瞳率，刺激中の安定，ならびに光刺激後の持続が長くなることがわかった．これらの所見は，mRGCの電気生理学的な性質と一致する．

対光反射の異常

　瞳孔の大きさは，通常その横径で表し，明室，暗室の両方で計測することが重要である．測定にはHaab瞳孔計を用いることが多いが，検者の主観が入り客観性に欠ける．瞳孔の異常は左右の瞳孔径の差（瞳孔不同；anisocoria），縮瞳の程度や速度，すなわち縮瞳率や縮瞳速度などから判断するが，肉眼的には微細な反応異常の判定は困難で，測定には前述の赤外線電子瞳孔計などを用いる（図3）．特に，軽度の視神経障害を認めるときに（図5），左右眼の対光反射の差を検出することは肉眼的に不可能である．このときswinging flashlight testが有効である．つまり，対光反射の求心路（入力障害）のどちらか一方が何らかの原因により障害されると，障害側へ光刺激を入れても縮瞳が弱まる，もしくは生じなくなる．ところが，反対側への刺激では正常に直接，間接ともに反応する．これを交互に繰り返し観察すると，障害側の瞳孔は光刺激を入れているにもかかわらず散瞳していく現象が出現する．これをRAPD（relative afferent pupillary defect；相対的瞳孔求心路障害）またはMarcus Gunn瞳孔と表現され，swinging flashlight testは，この現象を検出することを目的としたものである．相対性とは左右眼の対光反射を比較し

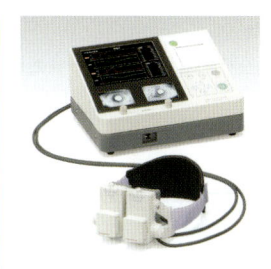

図3　赤外線電子瞳孔計（浜松ホトニクス）
異なった色，強さ，刺激時間が調整可能である．

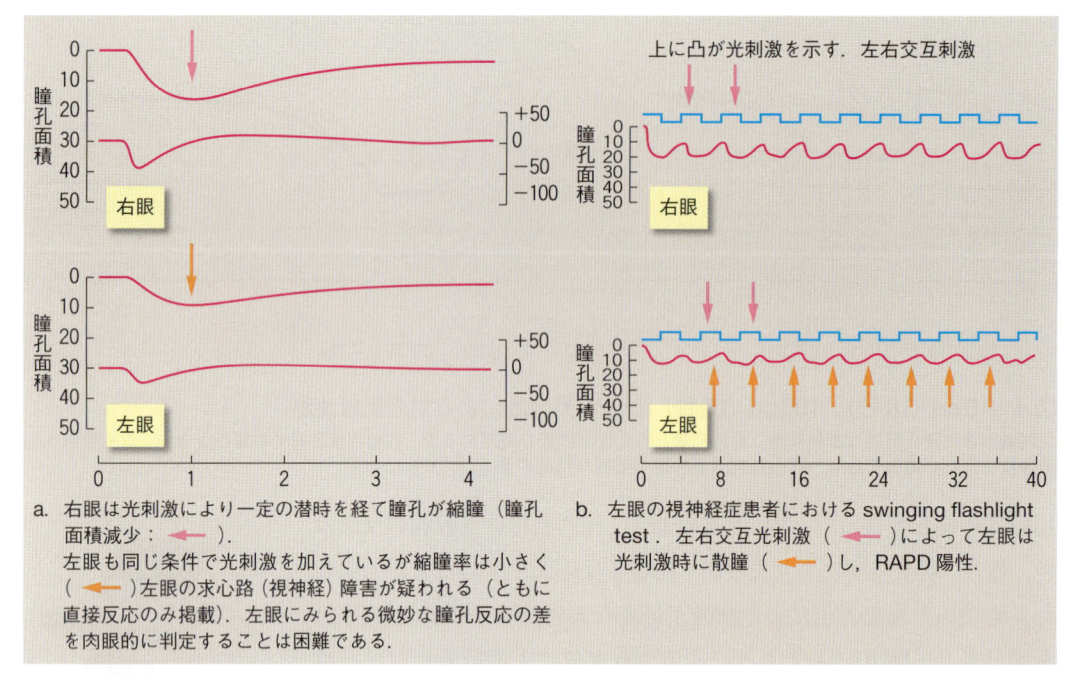

図5 左眼視神経症患者の赤外線電子瞳孔計での対光反射波形

a. 右眼は光刺激により一定の潜時を経て瞳孔が縮瞳（瞳孔面積減少：←）．左眼も同じ条件で光刺激を加えているが縮瞳率は小さく（←）左眼の求心路（視神経）障害が疑われる（ともに直接反応のみ掲載）．左眼にみられる微妙な瞳孔反応の差を肉眼的に判定することは困難である．

b. 左眼の視神経症患者における swinging flashlight test．左右交互光刺激（←）によって左眼は光刺激時に散瞳（←）し，RAPD陽性．

た所見である．RAPDを呈した症例（**図6**）を健常者（**図2**）と比較し理解していただきたい．

瞳孔視野計

　瞳孔視野計は，自動視野計に赤外線瞳孔計を接続することで，視標呈示により誘発される対光反射を記録し，視野の一定の測定点における網膜感度を縮瞳率（％）として測定する機器である．測定原理として，自覚的視野検査は50％の確率で生じる知覚を光強度で測定する閾値検査であるが，瞳孔視野検査は閾値以上の検査で段階的応答を示す点で異なる．また，測定条件に関しても背景輝度は瞳孔動態内の大きさを確保するために減光され，再現性ある対光反射波形を得るために光視標は$64\,mm^2$と，概して大きいサイズを用いており，受容野の異なる空間的加重を生じることが懸念される．さらに，個人間のばらつきをどのように処理するかなどの技術的問題も残っている．しかし，患者の主観的反応を簡便に除外できる他覚的視野評価法として，小児や理解不足により自覚的測定が困難な症例，心因性の視野障害の鑑別法としての意義は大きく，その有用性が期待されている．

近見反応の起源・経路

　近見反応による瞳孔異常はさらに複雑である．視細胞にて獲得し

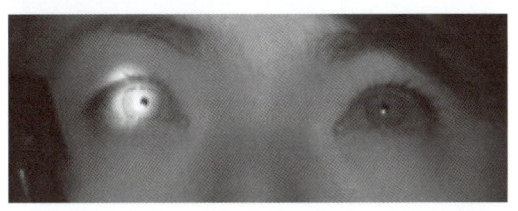

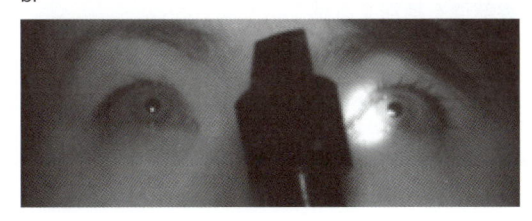

図6 図5と同一症例にswinging flashlight testを施行した結果

半暗室にて暗順応後（a），右眼に光刺激を加えると直接反応（右眼），間接反応（左眼）により両眼同時に縮瞳する（b）．その後，左眼に光刺激を移動すると左眼求心路障害のため直接反応（左眼），間接反応（右眼）とも縮瞳が生じず散瞳傾向となる．すなわち，縮瞳状態にある左眼は光刺激を加えても散瞳し，RAPD陽性である（c）．健常者（図2）と比較していただきたい．

た視覚情報は，後頭葉を経て側頭後頭連合野へ運ばれる．ここでは物体の接近や離反，物のぼやけ，複視などの視覚情報をもとにして調節，輻湊，縮瞳のそれぞれの運動情報をつくる領域が分化しており，ここから橋を介して小脳へ情報を送り運動の効率を高めるとともに，最終的に近見反応の輻湊，調節，縮瞳のそれぞれの中枢からE-W核へ情報が下降し眼球へ運ばれる．近見反応による瞳孔反応障害は，器質性のものでは中枢神経系の異常，すなわち腫瘍，外傷，感染症，脱髄，また薬物などの原因疾患を考えるが，そのほか精神的な機能性のものによる反応異常も少なくない．近見反応による瞳孔異常から網膜疾患を判定することはきわめてまれではなかろうか．

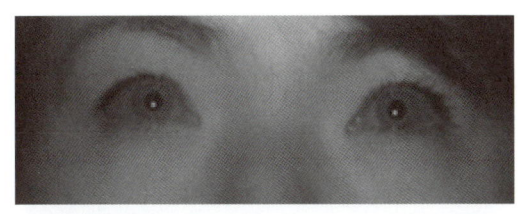

臨床応用に向けて

瞳孔反応を用いた他覚的視機能検査は，近年の研究により従来の単一刺激条件に加え，光の強さ，色，刺激時間などを用いることにより眼内の異常部位の判定がある程度可能となってきた．しかし，まだ実験段階であり，実際の臨床応用には今しばらくの時間を要するように思われる．

（石川　均）

クリニカル・クエスチョン

網膜疾患と視神経疾患の瞳孔反応の違いについて，研究的知見を含めて教えてください

Answer 従来の単一条件での光刺激を用いた瞳孔反応から，この両者を鑑別することは困難といえるでしょう．一方で，視細胞以外にも光刺激に反応する細胞があることがわかり，そのことで対光反射には三つの相があると考えられてもいます．これを前提として，それぞれの反射の相にあうように光刺激の条件を変えることで障害部位を鑑別する試みもなされていますが，いまだ研究段階です．

対光反射異常のみられる疾患

対光反射異常は視神経，網膜疾患でなくとも，ほかにもいろいろな疾患で生ずる．白内障の程度に左右差があるときは，相対的瞳孔求心路障害（relative afferent pupillary defect；RAPD）が過熟白内障の僚眼に生ずることが報告されている[1,2]．これは白内障により光が散乱するためと考えられ，paradoxical RAPDと呼ばれ，白内障術後には消失する．また，まれではあるが，視機能の正常な中脳背側病変でRAPDが生ずることすらある[3,4]．その一方，視神経疾患であってもLeber病は対光反射が保たれることが多い．対光反射は，網膜神経節細胞の特にW cell[*1]を中心としてその作用が発現する．そのため視神経疾患のなかでもW cellの温存されるLeber病は，対光反射が保たれる[5]．このように対光反射のみから疾患を診断することは非常に困難であるが，一方で対光反射というきわめて簡便で侵襲の少ない検査で疾患を発見できるよう，研究がなされている．

文献はp.360参照．

*1 W cell
網膜神経節細胞は，その生理学的・形態学的特徴よりX cell，Y cell，W cellに分類され，特にW cellは主に中脳E-W核へ投射し，対光反射の形成に関与していると考えられている．

瞳孔反応と定量性

臨床の現場でペンライトを用い，対光反射を観察する際，われわれは光刺激から縮瞳開始までの潜時，縮瞳の程度，その速度に注意を払っている．言い換えれば瞳孔がどれだけ機敏に十分縮瞳するかを確認していると考えられる．しかし比較的瞳孔の小さい，老人や子どもの対光反射は非常に判断しにくい．片眼の対光反射測定のみでは十分経験があったとしても詳細な判断は困難である．もし，病変が片眼性であればswinging flash light testを用い，RAPDを確認

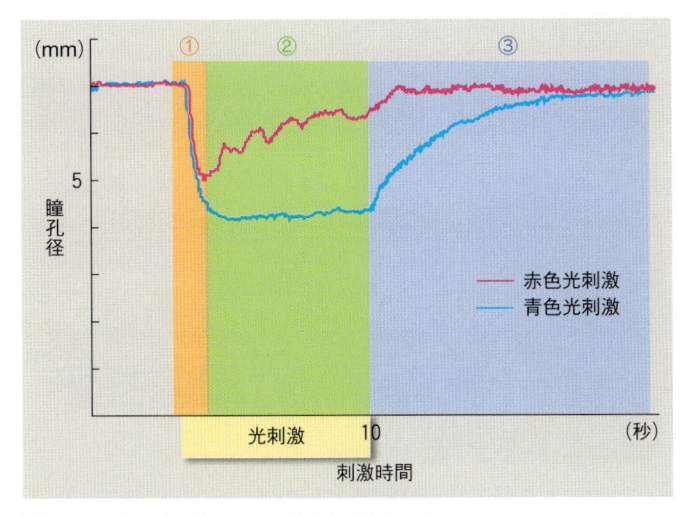

図1 赤青光刺激による対光反射の三相
赤青光刺激（10 cd/m^2）にて対光反射を測定．図のように反応を以下の①～③の三相に分けて考えることができる．
① 初期相：視細胞由来の対光反射
② 縮瞳持続相：視細胞・メラノプシン含有網膜神経節細胞（mRGC）両者由来の対光反射
③ 回復相：mRGC由来の対光反射
赤色に比較して青色光刺激ではmRGCを活性化するため，縮瞳持続相と回復相で安定した持続的な縮瞳が得られている．

する[*2]．RAPDはNDフィルタを用いると定量性，他覚的検査としても有用であるが，やはり肉眼的な判断には限界がある．

対光反射計測と疾患の鑑別の可能性

　網膜疾患と視神経疾患にみられる対光反射の違いについて考えると，従来の単一条件での光刺激を用いた瞳孔反応からこの両者を鑑別することは困難であるといえる．一方で，対光反射の起源をとらえ直し，検査条件を考えることで疾患の鑑別の可能性を探る試みがある．対光反射の起源，すなわち眼内で光を感ずる細胞は錐体，杆体のみと考えられてきた．しかし強い470 nmの青色光はメラノプシン含有網膜神経節細胞（mRGC）を直接刺激し，視細胞からの刺激なくして脱分極することが報告された[6]．mRGCは錐体と異なり光刺激にてゆっくりと脱分極し，光刺激後もゆっくりと回復することが知られている．視細胞やmRGCの電気生理学的特徴を考え，現在，対光反射を図1のように三相に分けて分析することが考案されている[7]．瞳孔反応のうち光刺激直後の初期相は赤・青色無関係で錐体由来，縮瞳の持続相は錐体とmRGC両者の由来，回復相はmRGCが中心と考えられている．

[*2] 片眼の対光反射の減弱，もしくはRAPDを発見した際，まずは視神経疾患を疑うのではないか．これは網膜疾患では眼底を確認すると比較的容易に，少なくとも病変が網膜に存在することは判断できるが，視神経疾患では時にまったく正常の眼底所見から，見えない原因と戦うことに由来しているかもしれない．

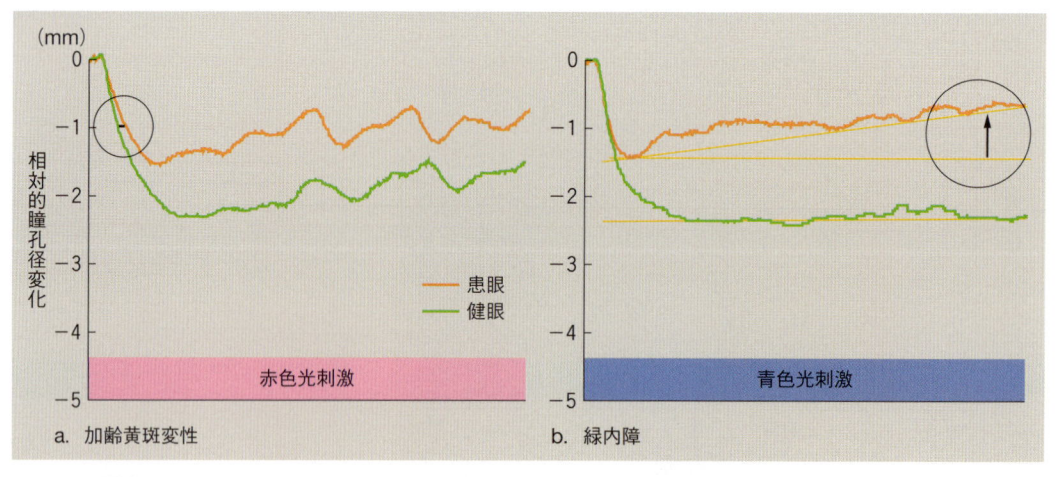

図2 加齢黄斑変性，緑内障の赤・青光刺激による対光反射縮瞳持続相の差
縦軸は光刺激前の瞳孔径をゼロとし，そこからの縮瞳状態を表している．加齢黄斑変性症例に赤色光刺激（$100\,cd/m^2$）にて対光反射を測定（a）．健眼と比較して初期相の縮瞳速度が減弱していることが明らかである（○）．一方，緑内障症例（b）に青色光刺激を加えると，縮瞳持続相の縮瞳の安定性を欠き，エスケープを呈している．両疾患とも初期相の縮瞳率は低下しており，疾患の鑑別には同因子のみでは不可能である．

　これらの性質を用い，われわれの施設で代表的な錐体障害を呈する加齢黄斑変性，網膜神経節細胞障害を生じる緑内障症例（ともに片眼性）に対して赤・青色光刺激による対光反射を記録した．網膜の視細胞疾患では赤色刺激による初期相が主に障害され，網膜神経節細胞障害では主に青色の縮瞳持続相の異常が明らかとなった（図2）．同様にKardonらは赤色，青色光刺激を異なった光の強さにて網膜色素変性，全色盲，前部虚血性視神経症（anterior ischemic optic neuropathy；AION）症例に用い検討している[8]．その結果，網膜色素変性では低刺激での青色刺激で弱い瞳孔反応が生じ，全色盲では赤色刺激の反応の減弱が，網膜神経節細胞障害であるAIONでは赤，青，すべての強さの反応が減弱することを報告している．このように刺激色や強さ，時間を変えることにより，ある程度の鑑別が可能となってくるかもしれない．しかし，いずれも研究段階であり，今後の詳細な研究結果を待つべきである．

〔石川　均〕

OCT

これまでの普及背景と眼科診療での位置づけ

　光干渉断層計（optical coherence tomograph；OCT）は，2008年から保険適応になり，現在は一般病院からクリニックまで急速に普及が進んでいる．普及が急速に進む理由としては，保険適応になったこと以外に，いわゆる機能を絞った廉価版も販売されることにより選択の幅が広がり導入しやすくなったこと，そして，なにより機能向上によるその優れた臨床的有用性が挙げられる．

　特にそれまでのタイムドメイン（time-domain）からスペクトラルドメイン（spectral-domain）になり撮影スピードが著しく向上したことと，そして解像度が上昇したことの恩恵は大きく，OCTで得られる情報は飛躍的に増加している．登場当初のOCTでは網膜外形の評価がメインであったが（図1），現在の機種では外形はもちろん，網膜層構造および各層の厚みの情報，また脈絡膜さらには強膜の情報まで得ることができる．その結果，OCTの適応疾患は当初は黄斑部疾患に限られていたのが視神経関連にまで大きく広がっている．また，その簡便さから精密検査としてだけでなくスクリーニングツールとしても用いることができる．

　そして，現在OCTは本来画像診断であるが，その解像度の高さ

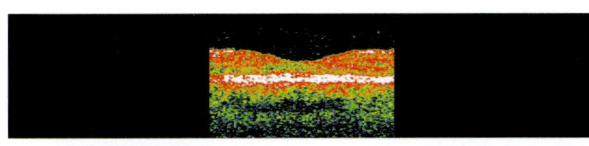

a. 1998年発売のOCT1の画像．

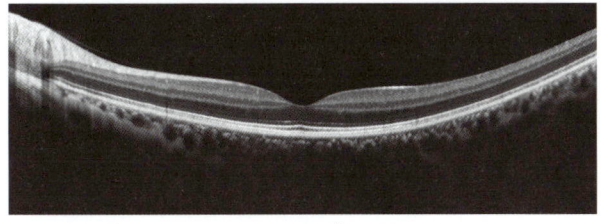

b. 2012年発売のRS-3000 advance®の画像．

図1　正常断層像の新旧機種比較

比較しやすいように画像の横幅の比率がそろえてある．OCTで得られる情報が，性能向上によりどれほど増えたかがよくわかる．最新の機種では，層構造が可視化されるようになっており，特に，神経線維層，IS/OSラインがきれいに描出されている．OCT1ではスキャン長が2.83mm弱であったのに対し，RS-3000 advance®では9mmと長くなっており，より広い範囲の情報が得られる．また，OCT1では縦方向には実際の1.2倍に引き伸ばされているが，RS-3000 advance®では縦方向に2.1倍に引き伸ばされており，深さ方向の解像度向上に対応している．この縦方向の引き伸ばしは機種ごとに異なっているため，見た目が機種によって大きく異なるポイントの一つとなっている．

表1 さまざまなOCT機器の仕様

	Cirrus HD-OCT®	RTVue-100®	Spectralis®	3D OCT-2000®	RS-3000 Advance®	OCT-HS100®
スキャンスピード	27,000	26,000	40,000	50,000	53,000 26,500 13,250（可変）	70,000
中心波長	840	840	870	840	880	855
解像度（縦）（μm）	5	5	7	6	7	3
解像度（横）（μm）	15	15	14	20	20	20
眼底モニタリング	SLO 750 nm	CCD	SLO 817 nm	CCD	SLO 785 nm	SLO 785 nm
map撮影範囲（x°，xy°）	20°×20°	最大7mm×7mm	30°×30°	45°×30°	30°×30°	33°×33°
奥行き撮影範囲（z方向）	2mm	2〜2.3mm	1.9mm	2.3mm	2.1mm	2mm
眼底モニタ撮影範囲（x°，xy°）	36°×30°	32°×23°	30°×30°	45°×45°	40°×30°	44°×33°
屈折範囲	−20〜+20D	−15〜+20D	−12〜+12D	−13D〜+40D	−15〜+10D	−18〜+15D
オートフォーカス	○	○	搭載せず	○	○	○
前眼部撮影可否	○	○	○（要レンズ交換）	○（アダプタ装着）	○（アダプタ装着）	○（アダプタ装着）
NFL or GCC解析	○	○	搭載せず	○	○	○
平均加算	○	○	○	○	○	○
EDI	○	搭載せず	○	○	○	○
NFL or GCCトレンド解析	○	○	搭載せず	○	○	○

NFL：nerve fiver layer（神経線維層）
GCC：ganglion-cell complex（網膜神経節細胞複合体）
EDI：enhanced depth imaging
SLO：scanning laser ophthalmoscope（走査レーザー検眼鏡）
CCD：charge-coupled device camera

から層別（layer-by-layer）の解析を行うことにより，視機能の変化をかなり詳細に説明できる他覚的検査となってきている．

把握すべきOCT装置それぞれの正常像

　スペクトラルドメインOCTの時代になってからは，複数のメーカーからそれぞれに複数の機種が販売されている．各機種はそれぞれの特徴をもっており，選ぶ際，使う際には頭に入れておくとよい（表1）．特に近年はソフトウェアの進化が著しく，ハードの性能だけでなく，ソ

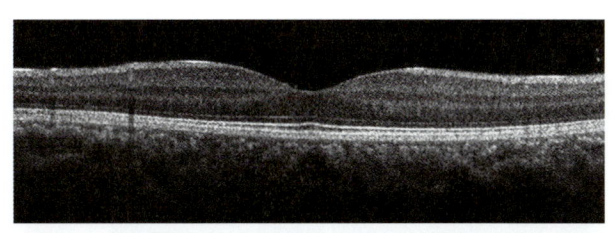

a. グレースケールでの表示

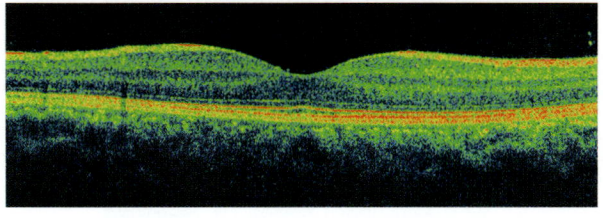

b. 擬似カラーでの表示

図2 グレースケールでの表示と擬似カラーでの表示
左のカラーコードで示すように，グレースケールでは信号強度が強いほど白く，弱いほど黒い．擬似カラーでは信号強度が強いほど暖色系，弱いほど寒色系で表示される．どちらも同じ情報量があるはずであるが，どちらが所見を判別しやすいかは，読影する側の好みが多分にある．

フトウェアの機能・使いかたについてもよく知っておく必要がある．

　これらの近年発売されたOCTはどれも高解像度な美しい画像が得られるが，各機種により断層像の写りかたが違うために，読影に際しては，まずはその機種の正常断層像を頭に入れておくことが重要である．さらに，同じ機種でも，スキャン長，平均加算枚数などでも写りかたが変わってくるため，撮影時の設定についても考えておく必要がある．

原理からみたポイント

　OCTの測定原理のポイントは，光（点光源）を眼底に走査してそこから帰ってきた光に干渉現象を起こさせて，その強度を画像化して断層像を得ることにある．もともと得られたデータは信号強度の強弱，つまり"グレースケール"のデータ，ということになる．よって，カラー表示されていてももとはグレースケールの情報であり，カラーのほうが情報が多いわけではない，ということである．よって，所見によってはカラーのほうが見やすかったり，グレースケールのほうが見やすかったりするため，ユーザー側で必要に応じて使い分ける，ということになる．筆者の個人的な感想としては，神経線維層（nerve fiver layer；NFL）など層構造の判別はグレースケールのほうが見やすいと感じている．（図2）

　また，奥行き方向（前後方向，深さ方向）の解像度は図1で述べたように当初は10μmの解像度が現在は3μm，と進化が著しい一方，横方向の解像度は当初の20μmが現在でもおおよそ15μm程度，とあまり進歩がない．つまり，現時点でのOCTの主な有用性

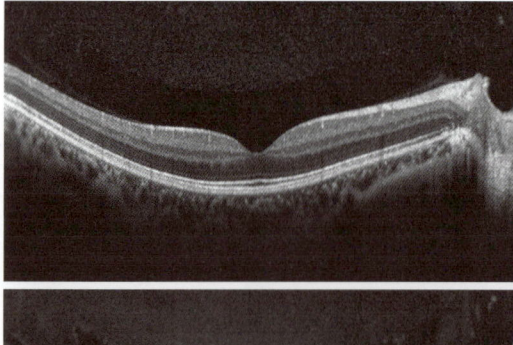

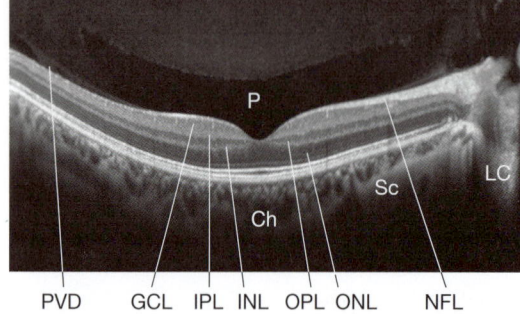

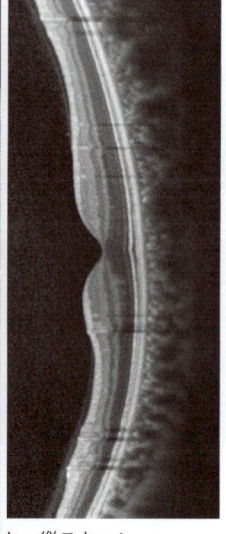

a. 10枚加算（上図），100枚加算（下図）のそれぞれSpectralis OCT®の横スキャン．下図には各層の名称を示した．

b. 縦スキャン．

図3　正常断層像（平均加算の効果，縦横スキャンの比較）

aの上図と下図の画像を比べると，平均加算によりノイズが減って層構造・硝子体が明瞭化しているのがわかる．特にaの下図の100枚加算では，輝度を少し調整するだけで硝子体ポケットをきれいに描出することができる．一方で，よく見ると網膜内の細かい所見のコントラストが低下しており，所見によっては諸刃の剣になることがわかる．aの上図と下図の横スキャンでは乳頭黄斑神経線維束の分厚い神経線維層が目立っており，神経線維層が左右非対称であるが，bの縦スキャンでは神経線維層が上下対称的に写っている．つまり，正常の場合は，横スキャンか縦スキャンかは神経線維層をみれば一目でわかるはずである．

P：硝子体ポケット　　　ONL：外顆粒層
NFL：視神経線維層　　　Ch：脈絡膜
GCL：神経節細胞層　　　Sc：強膜
IPL：内網状層　　　　　LC：篩状板
INL：内顆粒層　　　　　PVD：後部硝子体剝離
OPL：外網状層

は高度な奥行き方向の解析にある，といってよいかと思われる．

正常像（図3）

　断層像の基本は，中心窩を通る縦スキャンおよび横スキャンである．これらスキャンの大きな違いは，神経線維層の対称性である．横スキャンでは神経線維層が鼻側では乳頭黄斑神経線維束（papillomacular nerve fiber bundle）のために分厚く，耳側では対照的にかなり薄くなっているが，縦スキャンでは上下対称である．次に網膜外層では，網膜色素上皮（retinal pigment epithelium；RPE），錐体外節先端（cone outer segment tip；COST），視細胞内節外節接合線（inner segment/outer segment；IS/OS）の3本線が観察される

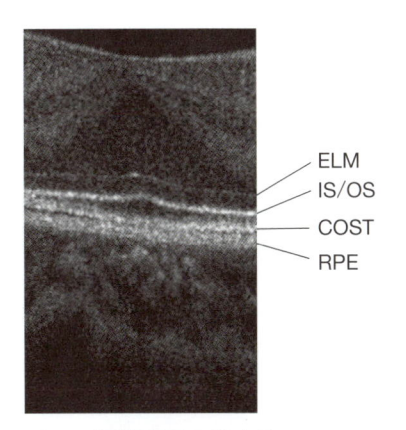

図4　網膜外層の拡大像
一般に，網膜外層障害が起きるとCOST，IS/OS，ELMの順に上に向かってラインが消失していき，菲薄化していく．
ELM：外境界膜
IS/OS：視細胞内節外節接合線
COST：錐体外節先端
RPE：網膜色素上皮層

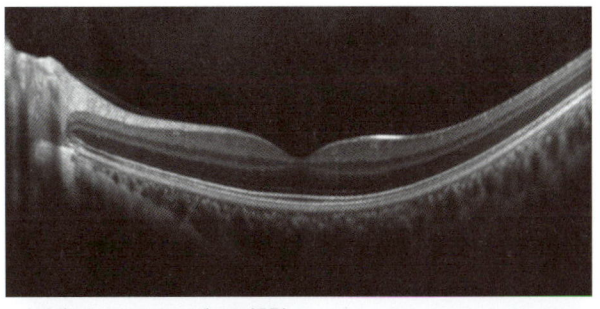

a．通常のセッティングでの撮影

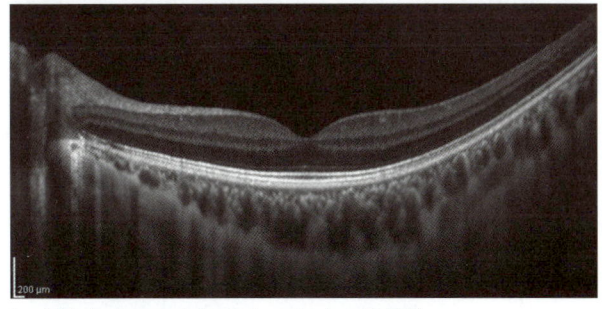

b．EDI（enhanced depth imaging）での撮影

図5　黄斑部断層像
bでは，脈絡膜強膜境界まできれいに描出されている．一方で，硝子体の情報がaに比べるとかなり減っている．どちらをメインに見たいかで使い分けるとよい．

（図4）．ただし，解像度・条件によっては，これらはお互いにくっついてあまり分離して写らないこともある．その内側には，これらの線よりは低輝度の外境界膜（external limiting membrane；ELM）のラインが写るが，RPE，COST，IS/OSの3本線よりも輝度が低いため，これも解像度・条件によってはあまり判別できないこともある．

最近の機種では，網膜外層の信号をより拾いやすくするようなモード（enhanced depth imaging〈EDI〉，choroid modeなどと呼ばれる）を備えており，脈絡膜のより詳細な観察が可能である（図5）．これを用いると，正常であれば脈絡膜−強膜境界まで描出され，さらに強度近視眼や網脈絡膜萎縮の症例では，強膜が全層描出されていることもある．

硝子体の変化も時にきれいに描出されるときもある．特に起こりかけの後部硝子体剝離はよく見える．この変化をよりしっかり見るためには，画像の輝度・コントラストを上げるとよい（図3）．

読影

最近の高解像度のOCTでは，1枚の断層像，網膜厚マップ画面でも

非常に多くの情報が得られるわけであるが，その分，読影に時間がかかるようになってきている．ここでは，おおまかな読影の手順を示す．

撮影前：使っている機種の正常像，各パラメータの正常値を頭に入れておく．慣れれば眼底写真のように短時間で異常所見が目に付く．

オーダー：検査部位，検査プログラム，およびその加算枚数などの設定を指示する．黄斑部の縦・横スキャン，マップは全例，緑内障・視神経疾患では視神経乳頭解析プログラムを追加する．

読影（1）断層像：まずはスキャン位置を確認する．固視が悪いと，しばしば中心窩でスキャンできていないことがある．次に，中心窩陥凹，網膜浮腫あるいは菲薄化，硝子体の付着・牽引などの全体の形の変化を見る．次に，神経線維層・外顆粒層などの各層の厚み，および RPE，IS/OS，ELM などの各ラインの変化をチェックする．

読影（2）マップ：厚みが色で表示されているので，浮腫あるいは菲薄化をその色合いで見て，さらに，ETDRS grid（各領域の平均厚みが表示される）で数値で確認する．また，正常データベースを用いた統計解析マップも表示されるので，これも確認する（図6）．マップの読影で最も注意を払う必要がある点は，セグメンテーションである．つまり，マップは各断層像において網膜各層の境界線をソフトウェアが自動で描いた解析結果であるわけであるが，画像によりセグメンテーションエラーでマップの解析が誤っていることも疾患眼ではよくみられるため，状況によりソフトウェア上でセグメンテーションを自分で確認する必要があるときがある．

読影のコツ：両眼撮影して左右で比較すれば，片眼性の疾患では異常は発見しやすい．上下差も異常検出の手掛かりとして有用である．

追加検査：黄斑マッププログラムで中心窩外に異常がみられるが，断層像でその断面が写っていないときは，その該当部分の断層像撮影の追加を依頼する．あるいは，もし診察室の端末に OCT データの閲覧ソフトが入っていれば，自分でマッププログラムから該当断層像を確認する．また，黄斑疾患を疑って黄斑部のスキャンしたところ，神経線維層の菲薄化から緑内障・視神経疾患も疑われるときは，視神経のスキャンを追加する．

白内障などのために画像の輝度が上がらないときは画像にノイズが増えるため，セグメンテーションエラーが増える．そのようなときマップは不正確となり，浮腫などの判定はできず，また平均厚みなどの定量的な数値が不正確となり使えない．そのようなケースでもどうしても解析したい場合は，マニュアルでセグメンテーションしなおす（図7）．

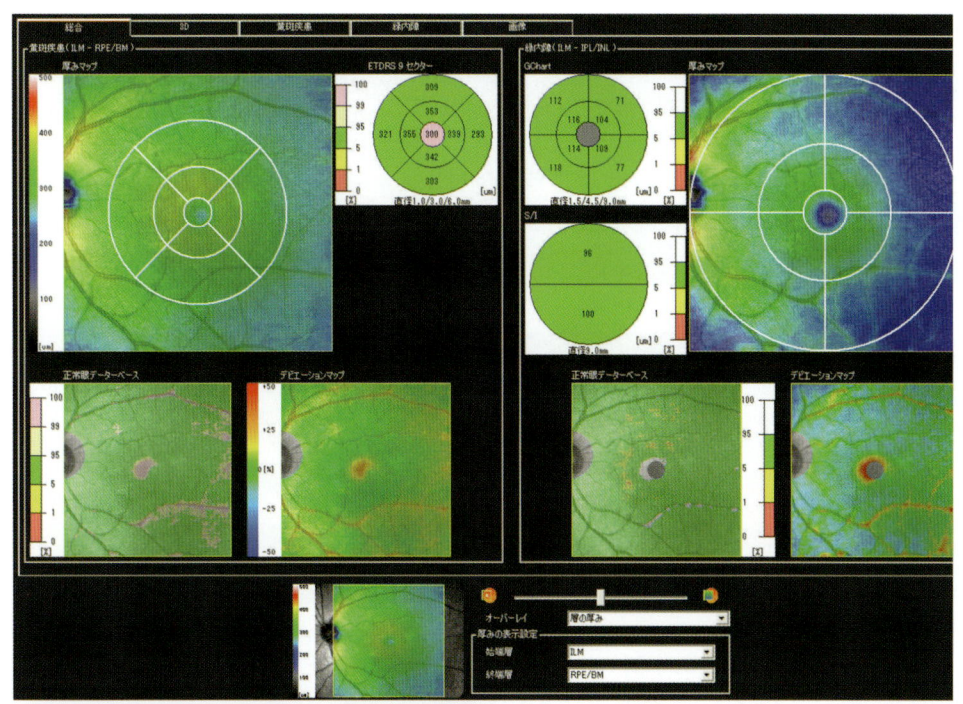

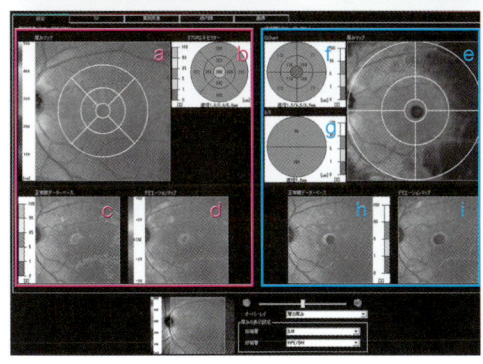

図6 RS-3000advance® での黄斑マップの解析画面

OCT1の時代では，全層の厚みのマップ，および各セクターの平均厚みの情報のみしか得られなかったが，最近の機種では，どの部位のどの層が薄くなっているのか，肥厚しているのか，一目でわかるようになっている．一方で，各機種でいろいろな解析結果の表示法があり，マニュアルを見ないとその機能の恩恵を受けることはできない．

□：網膜全層解析，
□：網膜内層厚（内境界膜～内網状層）解析．
a. 網膜全層厚マップ
b. 各ETDRSセクターの平均網膜全層厚
c. 正常データベースの分布と比較してのマップ
d. 正常データベースの平均値との比のマップ
e. 網膜内層厚マップ
f. 各ETDRSセクターの平均網膜内層厚
g. 各上下半セクターの平均網膜内層厚
h. 正常データベースの分布と比較してのマップ
i. 正常データベースの平均値との比のマップ

　機種により，トレンド解析，フォローアップ機能で，疾患の進行あるいは改善傾向を探る．

　正常と思われる画像にも，実はsubclinicalな異常所見を認める画像もよくみられる．たとえば，強度近視眼の後部ぶどう腫，あるいはそこまでいかないような眼底後極の後方への突出，中心性漿液性脈絡網膜症の僚眼あるいは自然治癒後の脈絡膜の肥厚，黄斑円孔僚眼の硝子体の中心窩への接着などが挙げられる．診断を考えるうえでは，僚眼の正常と思われる画像からも何か手掛かりを得られるこ

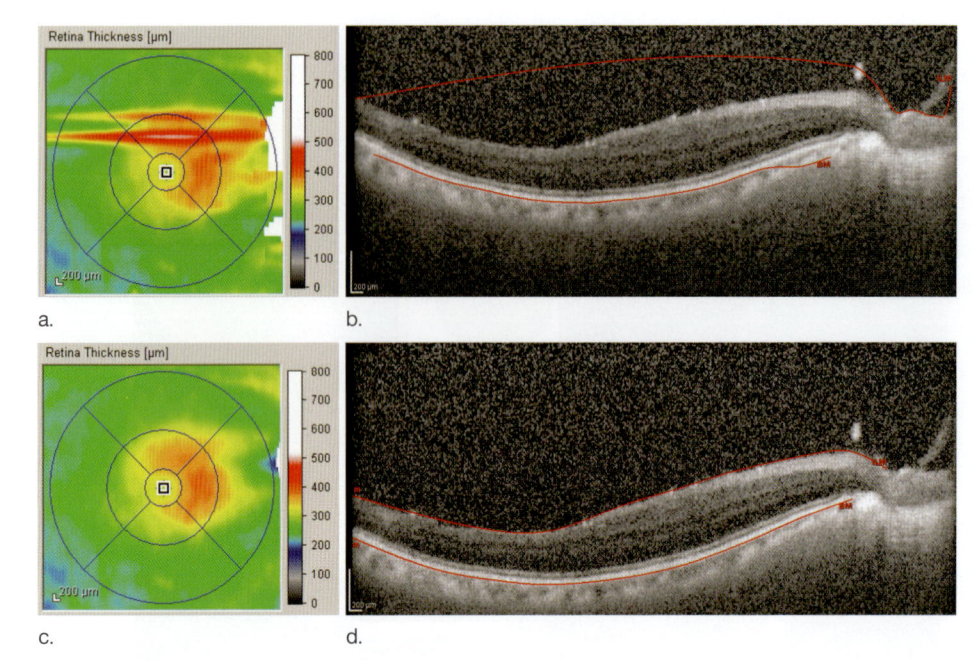

図7 セグメンテーションエラーの1例
a. 黄斑浮腫の症例だが,マップがスキャン方向に沿った異常な肥厚を示している.
b. 断層像で確認するとノイズの多い画像のため,網膜の内側(ILM側)のセグメンテーションが上方に流れてしまっている.下方のPRE側のセグメンテーションも,右端の視神経乳頭付近で下方に流れてしまっている.
c. マニュアルでセグメンテーションしなおした結果,マップの不整は解消されている.
d. マニュアルでセグメンテーションしなおしたもの.
マップを読む際には,常にセグメンテーションエラーの可能性を念頭に置いておく必要がある.疑わしいときは,断層像に描かれたセグメンテーションを確認する必要がある.

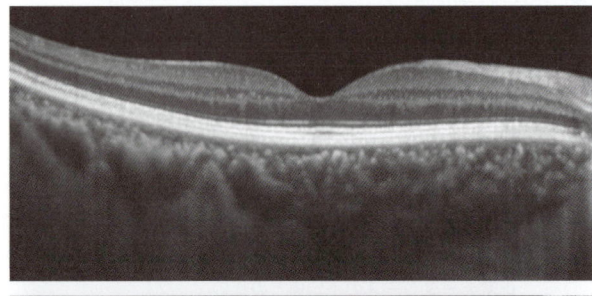

a. 中心性漿液性脈絡網膜症の僚眼.網膜は正常であるが,脈絡膜が著しく肥厚している.

b. 強度近視眼の後部ぶどう腫.網膜自体は正常であるが,黄斑部が後方へ著しく突出しており,脈絡膜も著しく菲薄化している.この突出度は,比較的軽度の近視でも大きいときもあれば,強度近視でも比較的突出が軽度のときもある.

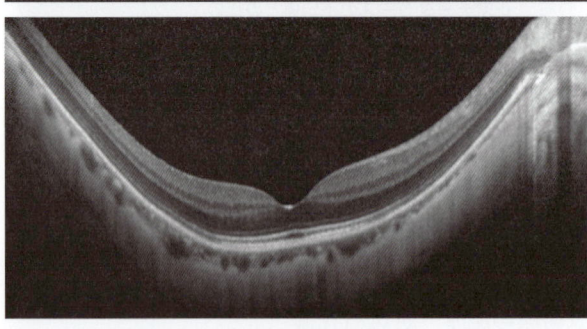

図8 subclinicalな異常を認める例

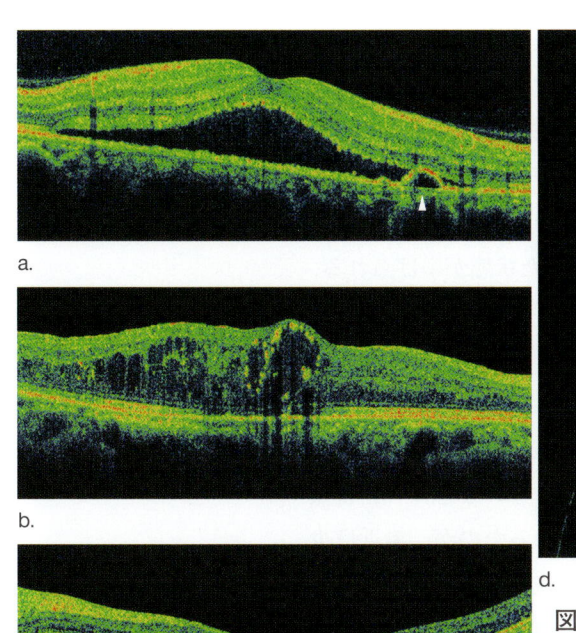

4. 他覚的機能検査と画像検査　213

図9　異常検出パターンの各例
a. 漿液性網膜剥離の1例．小さな網膜色素上皮剥離（矢頭）があり，中心性漿液性脈絡網膜症が疑われる．
b. 黄斑浮腫の1例．網膜内に水がたまって網膜が膨化しており，網膜内からの滲出が疑われる．この症例は，糖尿病黄斑浮腫である．
c. 網膜菲薄化の1例．外層が消失しており，外層障害が起きている．この症例は，黄斑剥離を伴う網膜剥離術後である．
d. 網膜菲薄化の1例．このスキャンは縦スキャンで，上下非対称に神経線維層が菲薄化しており（矢頭），緑内障が疑われる．

ともある（図8）．

異常の検出パターン（図9）

OCTで疾患を検出する際，検出できるパターンはおおよそ下記の二つに分類される．

網膜の外形の変化：外形が変化するのは，網膜剥離，網膜浮腫，網膜分離，脈絡膜新生血管，あるいは黄斑円孔・上膜などが主なものと思われる．漿液性剥離であれば脈絡膜新生血管，網膜色素上皮剥離，脈絡膜の肥厚，硝子体牽引の有無について，網膜浮腫であれば，硝子体牽引，浮腫の広がり（びまん性か局所性か），黄斑上膜の有無について，黄斑分離の場合は，硝子体の牽引，後部ぶどう腫の有無について，など付随するほかの所見を検討することになる．外形が変化する疾患はわかりやすい疾患が多く，OCTのみでも比較的診断がつくことが多い．

網膜の菲薄化：網膜が菲薄化する際は，大きく分けて内層が菲薄化

するか外層が菲薄化するかに分けられる．網膜内層が菲薄化するものは，神経線維層厚・神経節細胞層が菲薄化する緑内障・視神経萎縮，陳旧性の網膜動脈閉塞・網膜静脈閉塞が挙げられるが，内層の菲薄化部位をみればおおよそ診断がつく．網膜外層が菲薄化する場合は，網膜色素変性のような先天性の網膜疾患，あるいは網膜剝離など，さまざまな網膜疾患の落ち着いた萎縮した状態が挙げられる．

今後の可能性

前述したように，OCTは非侵襲で短時間できわめて簡便に撮影でき，かつ得られる情報はきわめて多い．その結果，以前であれば，眼底検査などいろいろな検査を行ってもわからないときに"精密検査"として行われる検査，という位置づけであったのが，最近は少しでも疑わしければ念のために，と診察前に検査するケースが増えてきている．OCTは今後さらなる進歩が見込まれており，将来は視力や眼圧，屈折のような基本検査に近づいていくと思われる．

カコモン読解 第21回 臨床実地問題5

27歳の女性．OCT像を図に示す．矢印が示すのは何か．
a 内顆粒層　　b 外境界膜
c 外顆粒層　　d 視細胞内節・外節接合部
e Bruch膜

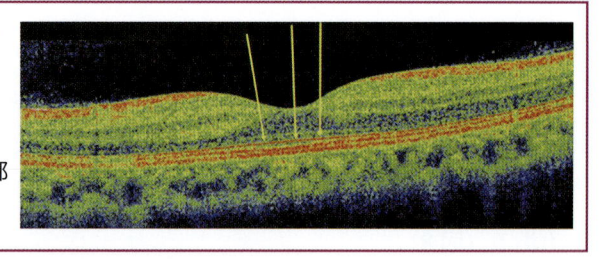

解説　正常黄斑部のOCTでは，網膜最外層近辺に輝度の高い赤いラインが3本みられる．最外層のラインは網膜色素上皮層（RPE）であり，最内層のラインは視細胞内接外節接合部（IS/OS）である．IS/OSとRPEのあいだに走るラインは，現在，錐体外節先端（cone outer segment tip：COST）ラインではないか，と考えられている．なお，COSTラインはRPEのラインに近すぎて判別できないときもしばしばみられる．また，中心窩近辺でOS厚が高くなっているために，IS/OSは周辺部よりも中心窩でCOSTラインから離れていることもIS/OSラインの特徴である．さらにIS/OSの内方に薄いラインがみられるが，これは外境界膜（ELM）である．このラインは，反射がIS/OSと比べるとかなり弱く，ノイズの多い画像では判別困難なこともある．

模範解答　d

（伊藤逸毅）

functional OCT の進歩

functional OCT（機能的 OCT）とは

　眼科における画像診断技術（イメージング）は，近年目覚ましい進歩を遂げてきた．たとえば光干渉断層計（optical coherence tomograph；OCT）は，検眼鏡によってとらえることのできない網膜微細構造の観察を可能にするものであり，網膜の各層を短時間かつ高解像度で評価できる．しかし OCT によって計測されるのはあくまでも解剖学的構造であり，これによって視細胞をはじめとする網膜の神経活動をとらえることはできない．

　functional OCT とは刺激によって神経活動の増強した部位を，OCT 信号の変化領域として抽出し，神経機能の客観的な評価を地図（トポグラフィ）のようにわかりやすく示す技術である．OCT 信号により神経機能の計測が可能であることは，理化学研究所の Maheswari らが 2002 年にネコの大脳皮質を用いて示し，初めて functional OCT という新しい概念を提唱した[1,2]．

文献は p.360 参照．

なぜ，OCT で神経活動をとらえることができるのか？

　神経活動に伴って神経組織の微細構造や光反射率が変化する現象は古くから知られており[3,4]，光を使って生体脳の神経活動を測定する光学計測法（optical imaging，内因性信号計測）が 1990 年ころより盛んに行われてきた[5]．この現象は光刺激による近赤外光の反射率変化として，網膜でも観察されている[6,7]．同様に OCT における近赤外レーザー光の反射強度も光刺激によって変化している可能性があり，実際に光刺激前後の OCT 信号強度を比較することで，刺激によって惹起された"evoked response"を抽出することができる．これまでに，Drexler らは摘出網膜（ウサギ）で[8]，また Fujimoto らは生体網膜（ラット）において[9]，視細胞内節および外節からの functional OCT 信号を報告している．

図中ラベル:
- 脈絡膜
- 網膜色素上皮層
- 神経線維層
- 視細胞外節
- 視細胞内節
- 中心窩

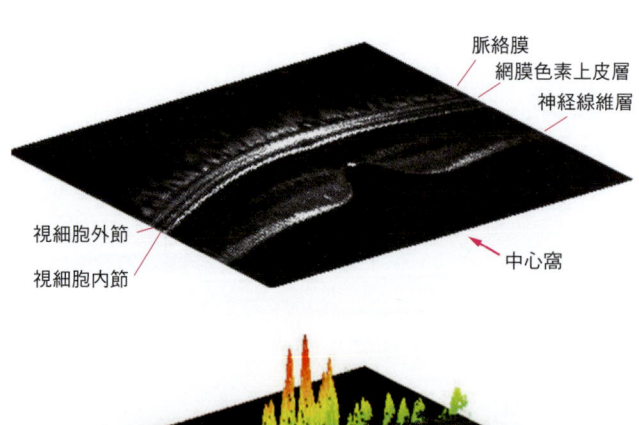

a. 網膜後極部のOCT画像．

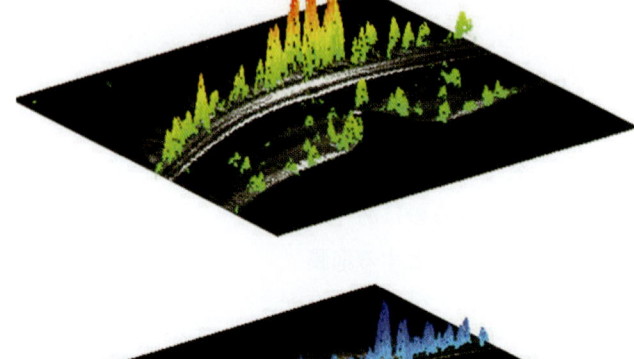

b. フラッシュ光により視細胞外節ではOCT信号が増加する（最大20％）．

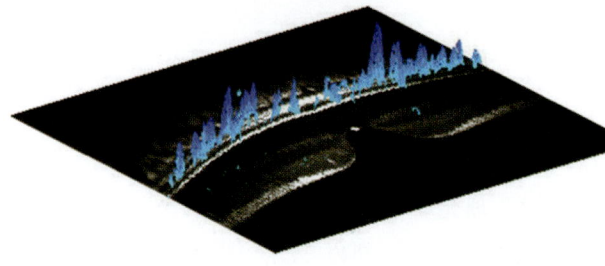

c. フラッシュ光により視細胞内節ではOCT信号が減少する（最大10％）．

図1　functional OCT（機能的OCT）による網膜の反応マップ（マカクザル）

サル眼および健常ヒト被験者における functional OCT 信号

　眼底カメラの光学系を改造し，Fourier-domain OCT（840 nm 光源）に刺激装置（白色フラッシュ光および波長可変ハロゲン光）を組み込んだ実験機を作製した．麻酔下のマカクザル眼底をOCTにて撮像し，その間に後極部に光刺激を加える．刺激前後でOCT信号の変化分を計算し，これを機能的OCT信号として描出する．その際，心拍，呼吸による画像ずれが大きく影響を与えるため，30 Hz の各フレームにおいて位置ずれの補正を行っている．

　白色フラッシュ光（約 300 cd·s/m²）にて網膜を刺激すると，視細胞内節における OCT 信号の減少，および視細胞外節における OCT 信号の増加が刺激直後から観察される．この変化分が視細胞における functional OCT 信号である（図1, 2）．ハロゲン光を用いて

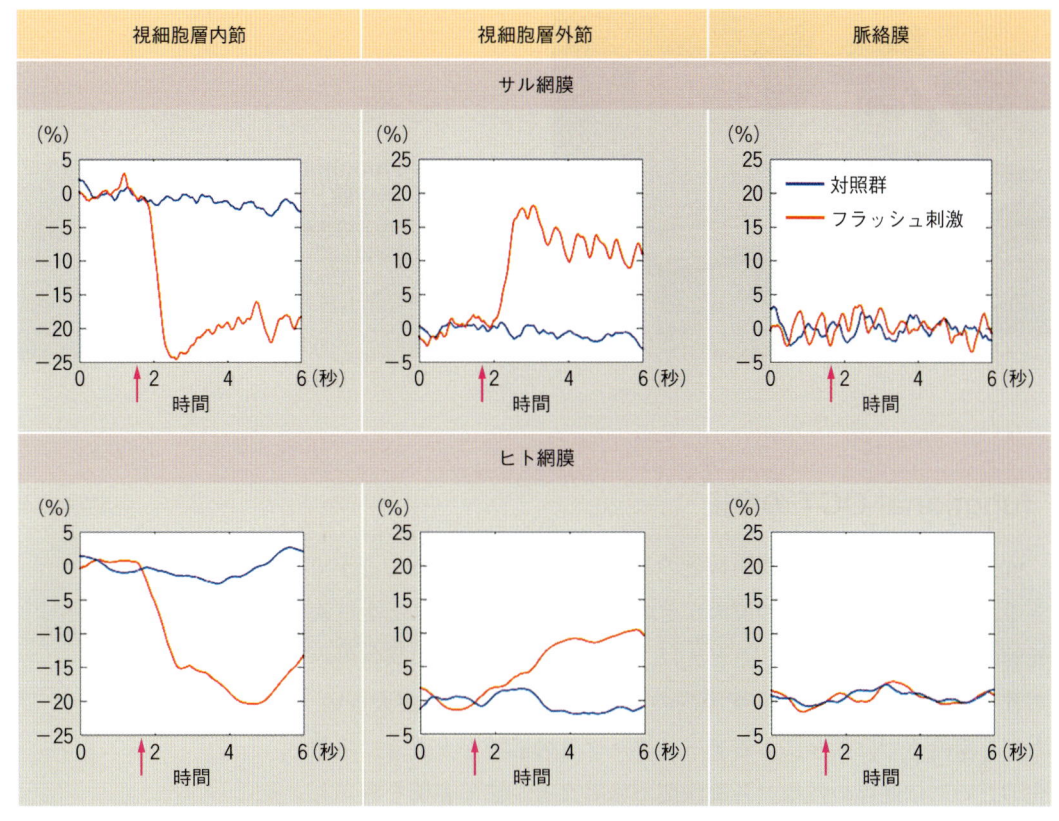

図2 白色フラッシュ刺激後の functional OCT 信号の時間経過
視細胞内節および外節で信号変化がみられるのに対して，脈絡膜では変化が観察されない．赤矢印はフラッシュ刺激のタイミングを示す．

杆体優位の波長（500 nm）と錐体優位の波長（590 nm）でそれぞれ後極部を刺激した実験により，これらの信号が視細胞由来であることが確認できる．信号の発生には，視細胞における光異性化反応やそれに伴う膜電位の変化，細胞周囲のイオン環境の変化，微細細胞構造の変化などが影響していると思われるが，起源の詳細は不明である．また，神経線維層から外顆粒層にいたる領域では同様の信号は観察されないが，網膜血管に着目すると，網膜内層において血流変化に伴うゆっくりした functional OCT 信号を観察することができる．

健常ヒト被験者における計測では，心拍，呼吸の影響に加えて眼球運動が大きなノイズ源となるため，眼底のトラッキング機能を有する実験装置（**図3**）を用いて計測を行った．ヒトでも，サルでの計測と同様にフラッシュ刺激により視細胞における OCT 信号の変化が観察された（**図2**）．ただし，主に眼球運動による生体ノイズの影響が大きく，すべての被験者から良好なデータを得るには至って

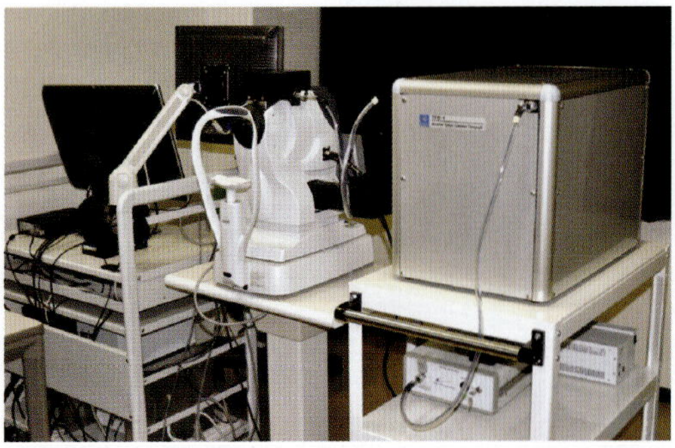

図3 ヒト用 functional OCT 試作器
固視ずれ補正のための自動トラッキング機能を備えている（東京医療センター，理化学研究所，〈株〉NIDEK にて共同開発中）．

いない．

functional OCT の今後

　functional OCT では，網膜機能の異常を層別に識別することができるため，網膜機能不全の原因がどの層にあるかということを三次元的に示すことができる．たとえば，通常の検査で眼底に異常のみられない疾患においては，網膜内の異常部位検出の意義が大きい．ただし現時点では動きによるアーチファクトの影響が大きく，実用化のためには既存の技術（各画像間でのピクセル値の相関を利用した位置合わせや，自動トラッキング）では，対処しきれていないのが現状である．今後，さらなる高速スキャンが可能な次世代 OCT の出現などにより，この計測法が将来，臨床にて実現可能となることを期待している．

　　　　　　　　　　　　　　　（角田和繁，鈴木　航）

> **クリニカル・クエスチョン**
>
> # 手持ちの OCT 装置は有用でしょうか？

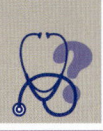

Answer 眼圧計でもレフラクトメーターでも，通常使うのは据え置き型ですが，手持ち型はあると便利です．ほとんどの眼科クリニックで，眼圧計にトノペン®，icare® など手持ちタイプも必ずどれかは使われているかと思います．同様に，OCT でも通常据え置き型が使われますが，どうしても顎台に顔をのせられない患者もいますので，そのような状況でも検査できる手持ち OCT 装置は有用と思われます．

普及初期の OCT 検査

OCT は眼底の詳細な情報を得られる非常に有用な検査である．OCT によって多くの眼底疾患の病態が解明され，治療法の改善・開発につながってきた．しかし，坐位のとれる患者にしか検査できない，という制約のため，たとえば未熟児網膜症のような疾患は OCT の進歩の恩恵に預かることはできなかった．

一方で，OCT は当初非常に大きく，かなり大きな台にのせられて使われていたものの，近年装置の小型化が進んできた結果，最近の機種では本体（解析パソコンを含まない）は眼圧計程度の大きさとなってきている．

小型化の経緯

そして，2007 年発売の Spectralis OCT®（Heidelberg）では眼前に置く器械の頭のカメラ部分はかなり小さく，上下，左右に tilt が可能な画期的な構造であった．そして，ついにこのカメラ部分を台座から外して手持ち OCT として未熟児網膜症の症例に OCT 検査をする試みがなされ，手持ち OCT の可能性が示唆された．残念ながら Spectralis OCT® はカメラ部分は小さいものの本体部分が大きく，装置自体を簡易に移動させるようにはなっていなかったため，ベッドサイドでの OCT 検査はまだできなかった．そんな折に，2010 年に i-Vue 100®（Optovue）が発売された．i-Vue100® は，据え置き高性能型の RT Vue-100®（Optovue）の機能を削った廉価版であったものの，逆にその分，全体のサイズがかなり小さくなり，本体

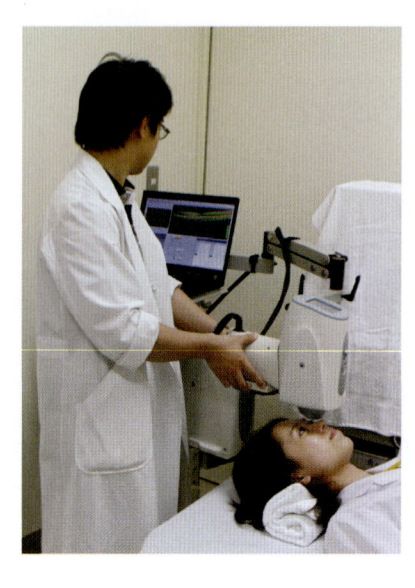

図1 iStand® にのせた i-Vue 100® を用いた仰臥位での OCT 撮影
カメラはスタンドで固定されており，検者はカメラの位置を微調整して撮影する．

のベッドサイドへの移動もついに可能になった．ここでようやく手持ち OCT が実現したものの，カメラ部分は重く撮影時にカメラの静止が求められる検査としては，検者に負担がかかる検査であった．

現在の使用状況とこれから

　そこで，i-Vue 100® を手持ち OCT として使うためのカメラを支えるアームを備え，ベッドサイドへの容易な移動を可能にする可動性の高い台，iStand®（Optovue）が 2011 年に発売された（図1）．この結果，未熟児網膜症に限らず，術中 OCT が可能になるなど，ほとんどあらゆるシチュエーションで OCT が可能となった．撮影時は OCT を患者に当てないように注意を払ったり，移動時にも精密な光学器械であるため振動に注意が必要であったり，小さくなったとはいってもまだまだ結構大きい，など通常よりは撮影にずいぶん手間が掛かるのが欠点でもあるが，今後は改良されていくと思われる．今後は，これまであまりわかっていなかった未熟児網膜症をはじめとする乳幼児期の眼疾患や，術中の網膜病変の変化などが次第に明らかになり，さらに多くの眼疾患の解明が進むのではないか，と期待される．

〈伊藤逸毅〉

クリニカル・クエスチョン

OCT検査の際に陥りやすい落とし穴について教えてください

Answer OCT（optical coherence tomography；光干渉断層計）は，眼底に近赤外光（測定光）を照射し，測定光と同軸方向に戻ってくる反射光をもとに網膜断層像を描出します．組織からの反射光が強いと高反射となり，組織からの反射光が弱いと低反射となります．そのためOCTには，光の特性に関係したアーチファクトや限界が存在します．

測定光のブロックによる低反射

測定光をブロックする物質（硬性白斑・出血など）があると，強い反射が起こるためその部位は高反射となるが，それよりも後方（強膜側）は測定光の減衰によって通常よりも低反射となる．網膜の強い浮腫がある場合にも測定光は減衰して網膜外層が低反射となる．網膜厚解析画面で，眼底出血のある領域が極端に薄く表示されることがある（図1）．これは，出血によってブロックされた測定光が網

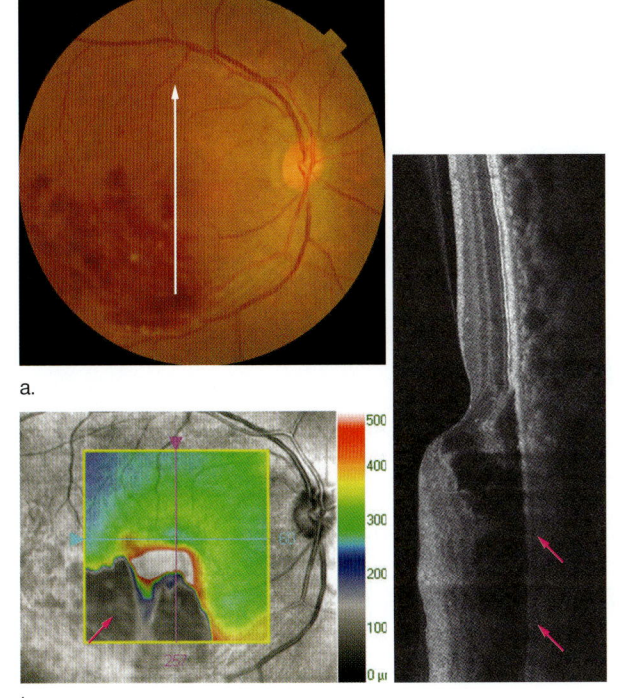

図1 出血による測定光のブロック
a. 網膜静脈閉塞症のカラー眼底．黄斑下方に網膜出血がある．
b. OCTの網膜厚マップ．眼底出血の部位は網膜厚が薄く表示されている（矢印）．
c. 垂直方向（aの白矢印）のOCT．網膜表層の出血によって測定光がブロックされ，網膜外層が低反射となっている（矢印）．反射の低い網膜色素上皮をOCTが検出できないために，網膜厚マップでは出血部位が薄く表示されている．

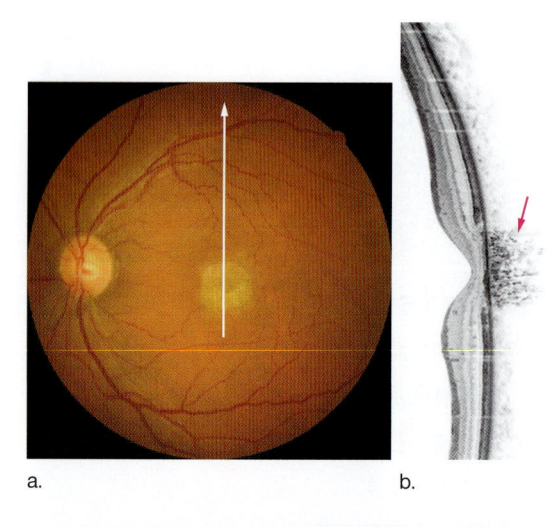

図2 網膜色素上皮の萎縮による脈絡膜の高反射
a. 卵黄様黄斑ジストロフィ（萎縮期）のカラー眼底．黄斑萎縮がある．
b. 垂直方向（aの白矢印）のOCT．網膜色素上皮を含む網膜外層が萎縮しており，測定光の過剰透過によって，脈絡膜が高反射となっている（矢印）．

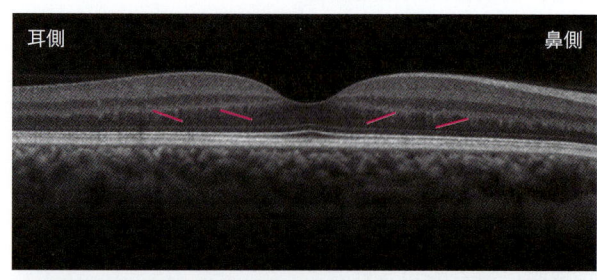

a. 正常眼の水平方向のOCT．赤線はHenle線維の走行を示す．Henle線維層はほとんど描出されていない．

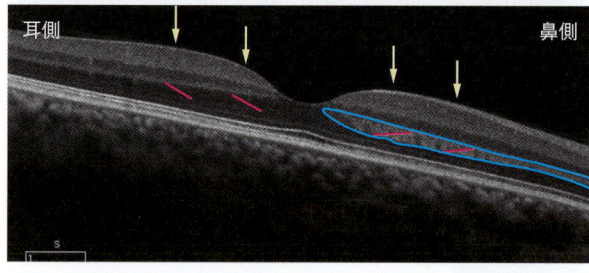

b. 測定光（黄色矢印）の入射角度を変化させるとOCTが傾いた画像となる．鼻側ではHenle線維が測定光に対し垂直になるのでHenle線維層が描出されているが（青線），耳側ではHenle線維層は低反射となっている．

図3 測定光の入射角度の違いによるアーチファクト

膜色素上皮まで届かず，OCTが網膜色素上皮を検出できないために起こる．

測定光の過剰透過による後方組織の高反射

　正常では網膜色素上皮で測定光の減衰が起こるために，脈絡膜や強膜は描出されにくい．しかし網膜色素上皮の萎縮があると光の透過量が増えるため，通常よりも脈絡膜や強膜が高反射となる（図2）．

測定光の入射角度の違いによるアーチファクト

　測定光が対象物に対し垂直に入射すると同軸方向に戻ってくる反射光は強くなるが，斜めに入射すると同軸方向に戻る反射光が減少

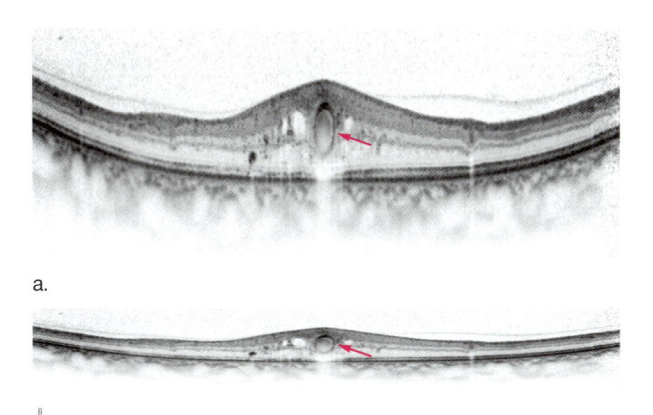

図4 縦横比の違い
a. 古い網膜静脈閉塞症のOCTで，縦方向は横方向の3倍に引き伸ばされている．中心に楕円形の血管瘤がある（矢印）．
b. 縦横比を1：1に戻したOCT．血管瘤の断面は円形であったことがわかる．

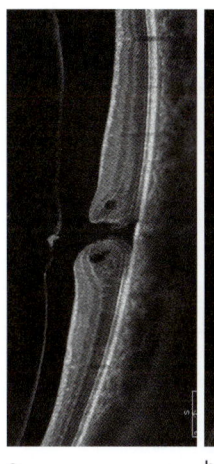

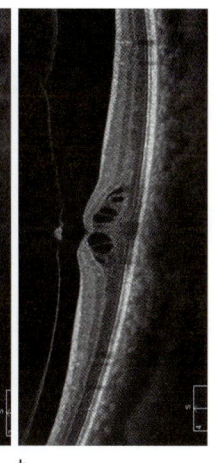

図5 スキャン位置の問題
a. 特発性黄斑円孔（Stage 3）の垂直方向のOCT．中心窩には円孔があり，その周囲の網膜には囊胞様変化がある．
b. 円孔の周囲を通る断層像．外網状層に囊胞様変化があり，囊胞様黄斑浮腫のようにみえる．

するため低反射になる．健常眼のHenle線維[*1]は，網膜表面に対して斜めに走行している．Henle線維層を明瞭に描出するには，測定光の入射角度がHenle線維に垂直になるようにする（図3）．具体的には，瞳孔の中心から少しずらして測定光を入射させるとHenle線維層が描出される[1)]．

[*1] Henle線維は視細胞の軸索であり，Henle線維層とシナプス層を含めたものが外網状層である．

文献はp.361参照．

縦横比の違い

網膜の層構造をわかりやすくするために，OCTの断層像は縦方向に引き伸ばされている（図4）．

OCTの限界

測定光が眼底に届かなければ断層像は得られない．白内障や硝子体混濁など中間透光体の混濁があると，OCT画像が全体的に低反射になる．白内障の混濁がない部位を狙って測定光を入射させると，画像の反射輝度が高くなる．

スキャン位置の問題

当然のことであるが，病変部位をスキャンしないと病変は検出できない．たとえば，特発性黄斑円孔では円孔周囲をスキャンすると囊胞様黄斑浮腫のような断層像になる（図5）．

（大谷倫裕）

蛍光眼底造影（FA，IA）

眼科診療での位置づけ

近年，他覚的検査の中心に光干渉断層計（optical coherence tomography；OCT）がなってきている．多くの検査をOCTで行おうとする傾向にあるが，そのために確定診断がおろそかになっているケースに多く遭遇する．網膜血管や脈絡膜血管を最も詳細に検出できる蛍光眼底造影は，血管異常を伴う疾患の確定診断を得るためには現在も最も重要な他覚的検査である．また，造影検査にはOCTでは見ることができない漏出を確認できることも大きなメリットである．現在基本となる造影検査には，フルオレセイン蛍光眼底造影（fluorescein angiography；FA）とインドシアニングリーン蛍光眼底造影（indocyanine green angiography；IA）がある．それぞれの造影所見には異なる特徴があり，両者の相違を理解したうえで検査結果を読影することが望ましい．本項では造影検査の基本を再確認する．

測定原理

FA：フルオレセイン色素は，分子量376.27の水溶性の色素である．血液中では70～80％が血漿蛋白と結合する．FAでは青色光フィルターを通した励起光を用い（HRAでは488nmのレーザー光で走査），520nm付近にピークをもつ蛍光が生じる．眼底カメラ型では濾過フィルタを用いて選択的に蛍光を得る（HRA〈Heidelberg Retina Angiograph〉では光検出器でとらえる）．フルオレセインは主に腎臓から尿中に排泄し，検査後は尿が黄染する．重篤な副作用としてショック（0.1％未満）が現れることを念頭に置きながら，投与後においても観察を十分に行い，胸内苦悶，血圧低下，顔面蒼白，脈拍異常，呼吸困難や心停止などの症状が現れた場合には適切な処理を行う．慎重投与として，肝障害，腎障害，重症ぜんそく，肺気腫，呼吸器感染症，アレルギー素因，重篤な高血圧症がある．

IA：インドシアニングリーン（indocyanine green；ICG）は分子量774.96の水溶性の色素である．フルオレセインより分子量が大き

く，血液中では98％が血漿蛋白（βリポプロテイン）と結合するため血管外漏出が生じにくい．

IAは，近赤外光（800 nm付近）を用いて行われるため，波長の短い可視光に比べると，網膜色素上皮や黄斑部のキサントフィル（xanthophyll）などの眼内組織のみならず，網膜下液，出血や滲出斑などよりも透過性がよいという特徴があり，脈絡膜病変の観察に適している．励起波長（最大吸光波長）は780 nmで，血漿蛋白と結合すると805 nmに移動し，その蛍光波長は835 nm付近である．ICGは肝臓から胆汁へと排泄され，検査後は便が緑色になる．ICGはヨウ素を含有しているためにヨード過敏症の既往のある患者には禁忌である．薬剤の副作用として，悪心・嘔吐・じんま疹は0.1〜5％未満，重大な副作用としてショックは0.10％にみられた．

撮影装置による違い[*1]

撮影装置には，大きく分類すると眼底カメラ型と共焦点走査型レーザー検眼鏡（scanning laser ophthalmoscope；SLO，Heidelberg Retina Angiograph；HRA〈Optos® 200Tx〉など）の二種類がある．眼底カメラ型は，眼底からの反射光のほとんどを検出するのに対し，HRAの共焦点方式レーザー（confocal system laser）では，眼底からの反射光のうち散乱光を検出器の前の絞りによって除去して，焦点のあった光だけを検出するので，コントラストの高い，高品質の画像を取得できる特徴がある（**図1**）．しかし，両者は造影時期による所見の相違（眼底カメラ型のほうが後期が遅い），眼底所見による相違（網膜色素上皮剝離は，HRAでは低蛍光となる，**図2**）など，機種と特徴を考えた読影が必要となる．

網膜脈絡膜の血管構造

肘静脈から注入された蛍光色素は，内頸動脈，眼動脈を経て眼底に到達する．ここから網膜循環系と脈絡膜循環系に分岐する．網膜中心動脈から網膜毛細血管を通り網膜中心静脈から流出する網膜循環系と，主に短後毛様動脈から栄養される脈絡膜循環系がある．脈絡膜循環は，1〜2秒ほど網膜循環より早い．

網膜中心動脈が分岐しながら網膜毛細血管に至り，集合細静脈を経て網膜中心静脈から眼外へとつながる．眼動脈は長後毛様体動脈（2本）と短後毛様体動脈（10〜12本）に分枝する．多くの場合，短後毛様体動脈が視神経乳頭と中心窩を含む後極部領域を，長後毛様

[*1] **HRA，HRA2**
Heidelberg社製共焦点方式走査型検眼鏡で，FA，IA，FAF（fundus autofluorescence；眼底自発蛍光）を高解像度な撮影が可能な機器である．FAとIAを同時撮影可能でOCTを同時撮影可能なものもあり，造影所見とOCT像の照らし合わせに有用である．

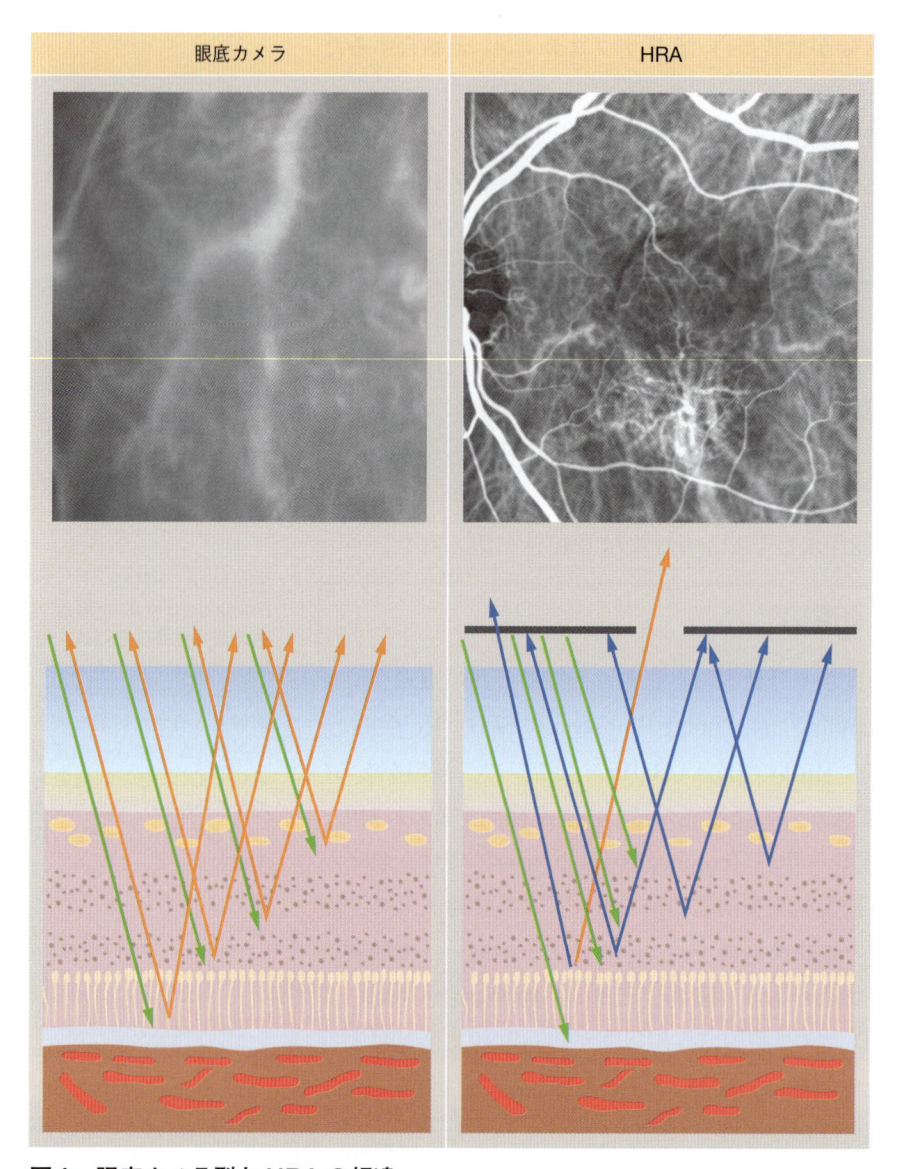

図1 眼底カメラ型とHRAの相違
眼底カメラ型が網膜からの反射光を検出するのに対して，HRAは焦点のあった光のみを検出して，高解像度の画像を検出している．

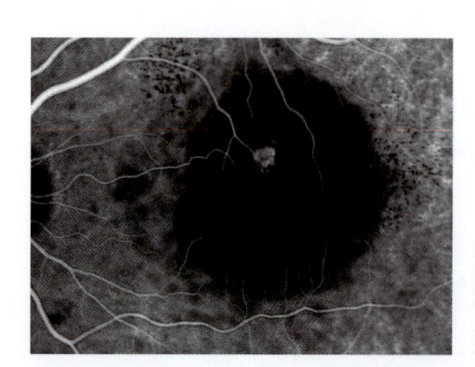

図2 網膜色素上皮剥離のHRA所見
網膜色素上皮剥離はHRAでは低蛍光になる．網膜血管状増殖で網膜色素上皮剥離を伴う症例．内部に網膜血管と吻合する網膜内新生血管が検出されている．

体動脈が周辺部を栄養している．脈絡膜動脈は分枝を繰り返して前毛細血管細動脈，脈絡毛細管板（choriocapillaris）となる．脈絡毛細管板は網膜色素上皮側に窓構造（fenestration）をもち，さまざまな血漿蛋白を漏出させている．このため，血漿蛋白に結合したICGもこの窓構造から漏出する．脈絡毛細管板は，後極部では小葉構造（lobular pattern）をとっている．脈絡毛細管板は後毛細血管細静脈を経て，脈絡膜静脈，渦静脈となる．個人差があるが，渦静脈は各象限1本以上，計4〜10本ある．

FAの正常所見

脈絡膜造影期（図3）：網膜血管の造影が始まる前に，脈絡膜が造影（choroidal flush）される時期．

網膜動脈期（図4）：網膜動脈から網膜毛細血管に色素が流入する時期．腕-網膜循環時間（正常10〜15秒）．

網膜動静脈期（図5）：網膜毛細血管から網膜静脈に色素が流入して層流（laminar flow）がみられる時期．層流は，網膜静脈では血管壁に沿う血流が，静脈中央部の血流より早いために生じる．脈絡膜の背景蛍光が均一になる．

網膜静脈期（図6）：網膜静脈の層流が消失し，再循環がみられる時期．網膜の動静脈が均一になる．

造影後期（図7）：静注後10分以降で，網膜血管の蛍光が減弱する時期．蛍光漏出や蛍光貯留，組織染などを確認することができる．

FAの異常所見

網膜血管の形態異常，内血液網膜関門の異常，網膜新生血管，腕-網膜循環時間の延長などの検出に優れる．網膜色素上皮（retinal pigment epithelium；RPE）の異常（萎縮，外血液網膜関門の機能異常）も検出できる．

過蛍光（hyperfluorescence）：

1. window defect：RPEの萎縮により脈絡膜蛍光が強く検出される．経時的な拡大がないのが特徴である．蛍光は徐々に減弱する．
2. 色素貯留（pooling）：蛍光色素が網膜下や網膜色素上皮下に貯留した状態．スペースに沿って蛍光漏出は拡大し，輝度も強くなる．
3. 色素漏出（leakage）：血管外への色素の漏出で輝度や範囲は拡大

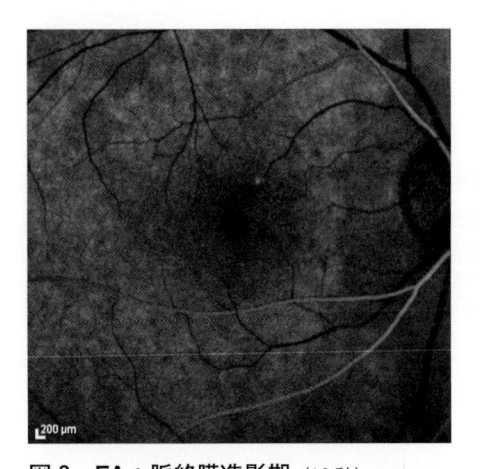

図3 FA：脈絡膜造影期（13秒）
脈絡膜毛細血管板が急速に造影され，斑状の過蛍光を呈している．

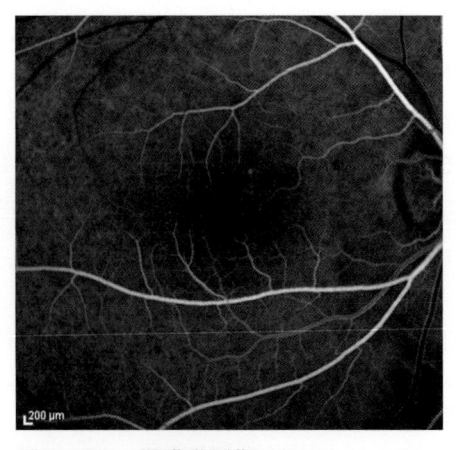

図4 FA：網膜動脈期（15秒）
視神経乳頭部の網膜中心動脈から分岐する，網膜主幹動脈が造影されている．

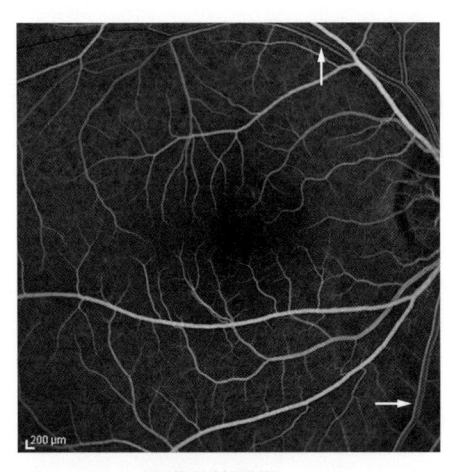

図5 FA：網膜動静脈期（17秒）
網膜静脈に色素が流入され，層流（laminar flow，矢印）がみられる．

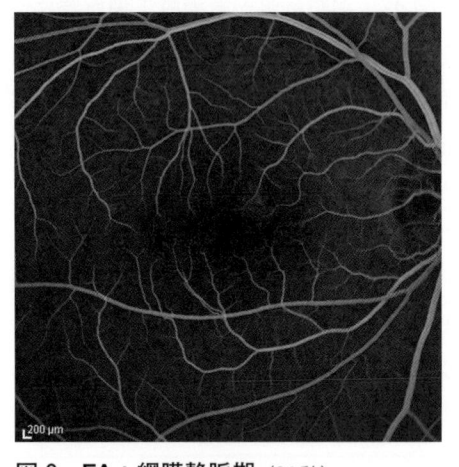

図6 FA：網膜静脈期（24秒）
層流が消失しており，網膜動脈と静脈が均一に造影されている．

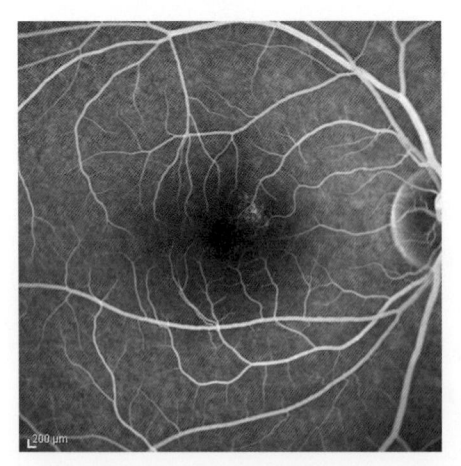

図7 FA：造影後期（15分）
網膜血管の蛍光が減弱している．

する.
4. 組織染（staining）：組織（瘢痕組織，古い新生血管，網膜血管壁）が染色された状態．大きさは不変で，組織の境界が鮮明である．

低蛍光（hypofluorescence）：
1. 蛍光遮断（block）：背景蛍光が前方にある物質（出血，色素，硬性白斑など）により遮断された状態．サイズは変化しない．
2. 充盈遅延（filling delay）：流入が遅くなる状態．
3. 充盈欠損（filling defect）：血管の完全閉塞や消失のため，造影が流入しない状態．

IA の正常所見

脈絡膜動脈期（図 8）： 静注後 10 数秒で脈絡膜動脈が造影される時期．分水嶺がみられる．
脈絡膜静脈期（図 9）： 動脈造影後すぐ（3～5 秒後）に脈絡膜静脈が造影される時期．脈絡膜の蛍光が最も強くなる．
脈絡膜間質期（図 10）： 静注約 15～20 分（機種により異なる）に，脈絡膜血管内と脈絡膜間質の蛍光が等しくなり，脈絡膜背景蛍光が均一になる時期．血管内の蛍光輝度が減弱すると，血管のシルエットが観察される．

IA の異常所見

　網膜色素上皮下の脈絡膜血管の描出に優れるため，脈絡膜循環障害が検出しやすい．そのため網膜色素上皮下の新生血管やポリープ状脈絡膜血管症（polypoidal choroidal vasculopathy；PCV）や網膜内血管腫状増殖（retinal angiomatous proliferation；RAP）の検出に優れる．また，出血による影響が少ないため，FA で検出困難な網膜細動脈瘤や出血下の新生血管を検出できる．

過蛍光（hyperfluorescence）：
1. 色素貯留（pooling）：蛍光色素が網膜色素上皮下に貯留した状態．ICG は分子量が大きく血液網膜関門の異常部位の透過が悪いため検出率が低くなる．
2. 色素漏出（leakage）：血管外への色素の漏出で輝度や範囲は拡大する．FA より淡い漏出となる．
3. 組織染（staining）：組織（瘢痕組織，古い新生血管，網膜血管壁）が染色された状態．中心性漿液性脈絡網膜症（central serous

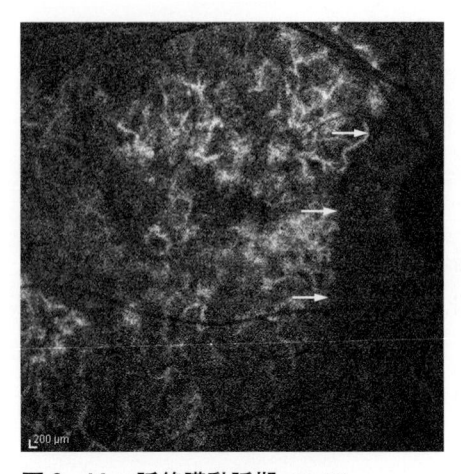

図8 IA：脈絡膜動脈期（11秒）
網膜血管が造影される前に脈絡膜動脈が造影されている．分水嶺がみられる（矢印）．

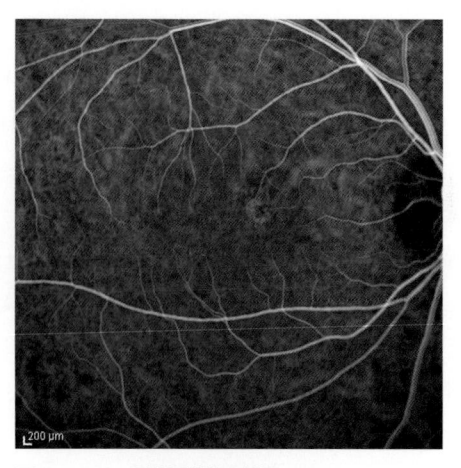

図9 IA：脈絡膜静脈期（22秒）
脈絡膜静脈が造影され，脈絡膜動脈が目立たなくなる．

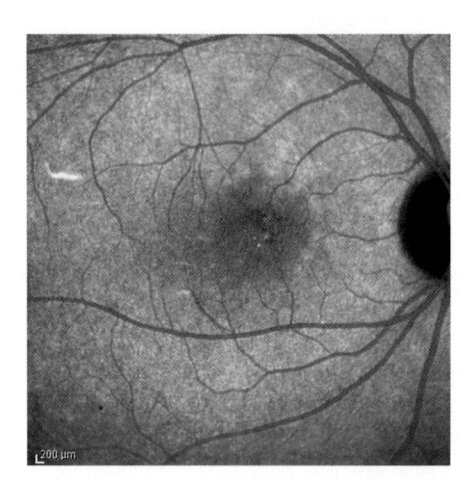

図10 IA：脈絡膜間質期（15分）
均一な脈絡膜背景蛍光がみられる．脈絡膜血管や網膜血管がシルエットとなり観察される．

chorioretinopathy；CSC）では造影中期から後期に境界不鮮明な過蛍光領域が検出され，脈絡膜血管透過性亢進の所見と考えられている．

低蛍光（hypofluorescence）：

1. 蛍光遮断（block）：背景蛍光が前方にある物質（出血，色素，硬性白斑など）により遮断された状態．出血の場合はFAより影響が少ない．
2. 充盈遅延（filling delay）：流入が遅くなる状態．FAより脈絡膜血管が明瞭に観察できるため，有用な所見である．加齢黄斑変性（age-related macular degeneration；AMD）やPCVなどの病巣部では充盈遅延を生じることが多い．
3. 充盈欠損（filling defect）：血管の完全閉塞や消失のため，造影が

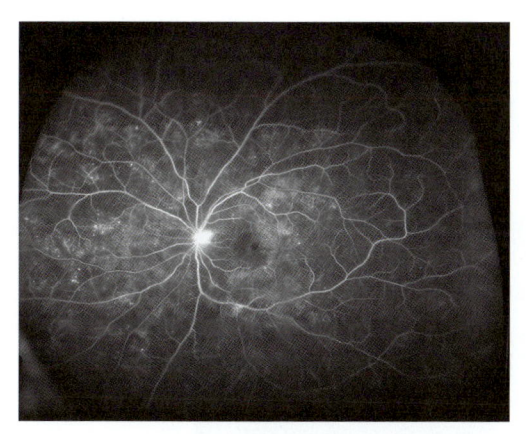

図11 Optos®による超広角観察造影検査
（糖尿病網膜症）
1回の撮影で，従来のパノラマ撮影より広角の撮影が可能である．無血管領域の広がりが一見で確認できる．

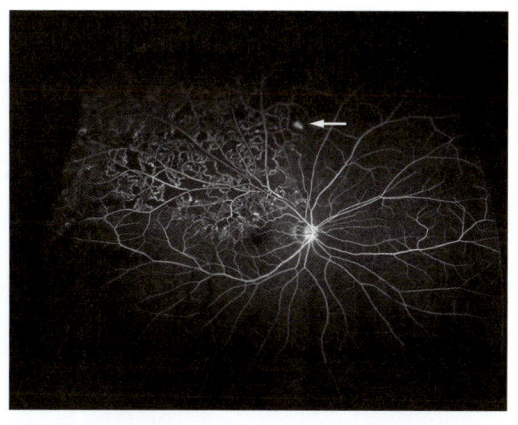

図12 Optos®による超広角観察造影検査
（網膜静脈分枝閉塞症）
広範な無血管領域の広がりと，周辺部に新生血管（矢印）が検出されている．

流入しない状態．脈絡膜毛細血管板の萎縮部や消失部位で検出される．

超広角観察造影検査

近年，超広角走査レーザー検眼鏡（Optos® 200Tx）*2 により，200°の超広角画角かつ超解像度での撮影が可能になった．撮影できるのは擬似カラー眼底写真，FA，眼底自発蛍光である（IA は現在不可能）．従来，糖尿病網膜症（図11）や網膜静脈分枝閉塞症（図12）などの無血管領域の検出のため，片眼で10枚以上のパノラマ撮影を行っていたが，Optos® により1枚でより広角な撮影像が取得できるようになった．今後，従来検査されなかった黄斑疾患の周辺部の検査に着目されるであろう．

*2 超広角走査レーザー検眼鏡（Optos®200Tx）
無散瞳でのSLO方式広角眼底撮影装置で1ショット0.3秒，約200°の撮影を，擬似カラー眼底撮影，フルオレセイン蛍光造影（FA），眼底自発蛍光（FAF）を取得できる．見逃しやすい周辺部の病変の検出に有用である．

治療のために造影検査が必須の疾患

近年，抗 VEGF（vascular endothelial growth factor）療法が黄斑疾患に対して大きな役割を担ってきている．しかし，レーザー光凝固など局所的にターゲットを絞った治療が必要な疾患も多く存在する．治療目的で造影検査が必要と思われる疾患を列挙する．

加齢黄斑変性（AMD），ポリープ状脈絡膜血管症（PCV），網膜内血管腫状増殖（RAP）：抗 VEGF 療法抵抗例の存在，サブタイプにより反応が異なる．

中心性漿液性脈絡網膜症（CSC）：レーザー治療のため漏出部位の確定に FA 必須である（図13）．将来は IA により脈絡膜血管透過性

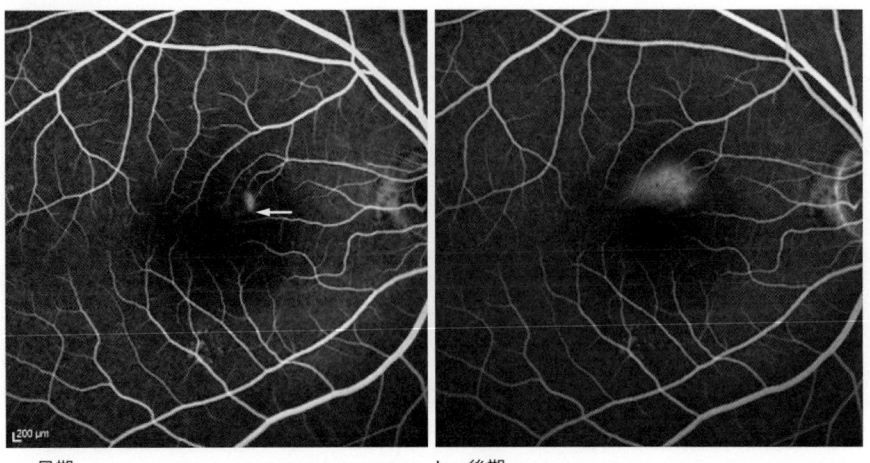

a. 早期　　　　　　　　　　　　　　　b. 後期

図 13　中心性漿液性脈絡網膜症（CSC）の FA 所見
CSC の漏出点の検出に FA は必須である．早期像と後期像を比較して点状の漏出点を検出する（矢印）．後期像では吹上型漏出を示している．

亢進部位を特定して，光線力学的療法（photodynamic therapy；PDT）が主流になる可能性がある．

糖尿病網膜症（diabetic retinopathy；DR），網膜静脈閉塞症（branch retinal vein occlusion；BRVO, central retinal vein occlusion；CRVO）：無血管領域の特定や新生血管の検出に有用である．黄斑浮腫に対しては OCT の評価も必要である．

（佐藤　拓）

眼底自発蛍光

眼底自発蛍光とは

　眼底自発蛍光は造影剤を用いる蛍光眼底造影とは異なり，造影剤なしに眼底の組織自体が発する蛍光を観察する非侵襲的な検査である．フルオレセイン蛍光造影（fluorescein angiography；FA）で使用している青色光（488 nm 付近），緑～黄色光（530～580 nm 付近）および，インドシアニングリーン蛍光造影（indocyanine green angiography；IA）での近赤外光（790 nm 付近）が励起光として使用されている（図1）．青色光，緑～黄色光により励起される正常眼の眼底自発蛍光は網膜色素上皮のリポフスチンからの蛍光[1]を，近赤外光により励起される自発蛍光（near-infrared autofluorescence；NIA）[2]はメラニンからの蛍光を主にとらえており，病的状態において網膜色素上皮のリポフスチンやメラニンが増加，減少すると異常蛍光として観察できるので，網膜色素上皮の状態を評価できる検査法として注目されている．また網膜色素上皮内のリポフスチンのみが眼底自発蛍光所見に影響するのではなく，リポフスチンの主な蛍光物質である A2E の前駆物質をもつ視細胞外節（図2）の重要性が判明している[3]．

文献は p.361 参照．

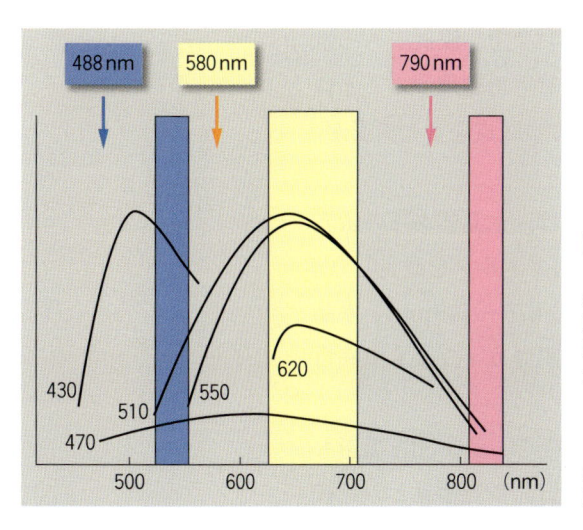

図1　リポフスチンの波長特性と励起光
リポフスチンは 500～750 nm の広い波長で励起され，630 nm 付近にピークがある．眼底自発蛍光の撮影では，励起光として，青色光（488 nm），緑～黄色光（530～580 nm），近赤外光（790 nm）を使用している．青色光，緑～黄色光は，リポフスチンからの蛍光を励起する．近赤外光では，リポフスチンからの蛍光はわずかである．
(Delori FC, et al：Age-related accumulation and spatial distribution of lipfuscin in RPE of normal subjects. Invest Ophthalmol Vis Sci 2001；42：1855-1866.)

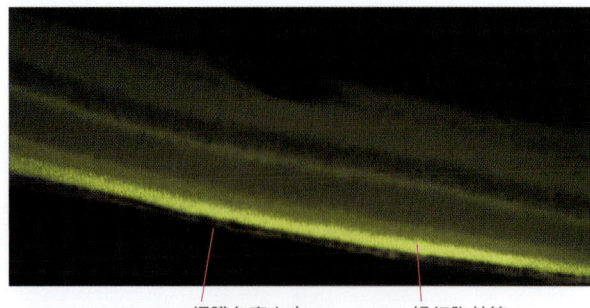

図2 有色ラット網膜の蛍光顕微鏡写真
（凍結乾燥後パラフィン包埋，無染色）
フルオレセイン用励起フィルタとバリアフィルタで撮影．網膜色素上皮と視細胞外節からの蛍光がみられる．
（写真提供：大阪市立大学医学部附属病院眼科 白木邦彦先生）
（白木邦彦：網膜病変の最近の考え方と新しい治験．眼底自発蛍光の臨床応用．臨床眼科 2008；62：113-121.）

網膜色素上皮　　視細胞外節

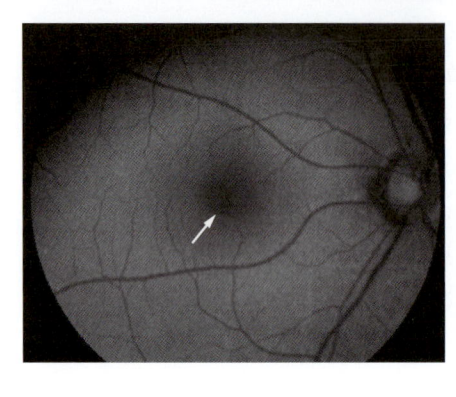

図3 フルオレセイン蛍光造影フィルタによる眼底自発蛍光（57歳，男性）
中心窩では黄斑色素により低蛍光である（矢印）．

歴史

フルオレセイン蛍光眼底造影時の造影前検査：造影剤注入前に撮影した画像では，視神経乳頭ドルーゼンなどの眼底自発蛍光が観察された．自発蛍光は造影剤が発する蛍光に比べて微弱であり，蛍光造影用のフィルタでは，水晶体からの蛍光も励起するので，鮮明な画像（図3）を得られる症例は限られていた．

共焦点走査型レーザー検眼鏡（confocal scanning laser ophthalmoscopy；cSLO）の出現：共焦点システムにより，眼底からの蛍光を選択的にとらえて，微弱な自発蛍光を加算平均処理することにより画像化する．青色光（488 nm）励起による眼底自発蛍光撮影が，日常臨床で利用可能となった[4]．

眼底カメラのフィルタの改良：眼底カメラでは，水晶体からの蛍光が画像を不鮮明にする．Spaide[5]は自発蛍光用フィルタを改良し（励起フィルタ：500～610 nm，バリアフィルタ：675～715 nm），水晶体からの自発蛍光の影響を除くことにより，眼底カメラでも眼底自発蛍光の撮影が可能となった．

2012年現在：cSLOを用いた装置では，近赤外光によるNIA撮影も可能であり，青色光や眼底カメラによる眼底自発蛍光所見との比較

が可能である．また，広角レンズの利用や，周辺部までの超広角撮影が可能な緑色光（532 nm）を用いた装置も市販されている．

眼底の自発蛍光物質

　研究レベルでは，眼組織に存在するさまざまな物質が自発蛍光を発することが知られている[*1]．しかし，実際の臨床で使用可能な波長では，主な自発蛍光物質は，リポフスチンなどの視細胞外節由来の物質とメラニン関連物質である．

リポフスチン：視細胞では，外節中のロドプシンが光をとらえて電気刺激を発生させる．外節は順次再生され，使用済みの外節は，網膜色素上皮のリソソームで貪食，消化される．消化しきれない残渣物はリソソーム内に蓄積し，リポフスチンが形成される．リポフスチンの形成は一生続くため，加齢とともに細胞内のリポフスチン量は増加し，眼底自発蛍光も年齢とともに強くなる．リポフスチンには 10 種類以上の蛍光物質が含まれており[*2]，主要な構成成分の一つである A2E は，細胞膜障害作用，リソソームのアルカリ化や酵素の活性低下，光照射に関連した A2E の過酸化とアポトーシスへの導入作用などの細胞毒性がある．リポフスチンが網膜色素上皮に過剰に蓄積すると，網膜色素上皮の機能が障害される．

視細胞外節由来物質：A2E は網膜色素上皮のリソソーム内で生成されるが，その前駆物質である A2PE，dihydro-A2PE や，その元になるビタミン A の代謝サイクルを構成するビタミン A アルデヒド（all-trans-retinal；オールトランス型レチナール）などは，外節に存在する．これら A2E に至る中間代謝物質も自発蛍光を発する．したがって，外節自体または外節に由来する物質の異常蓄積部も自発蛍光を増強する．

メラニンとメラニン関連物質：網膜色素上皮には多量のメラニンが存在する．メラニンは，光の散乱を減弱し，過酸化を防ぎ，網膜色素上皮の保護作用がある．網膜色素上皮内のメラニンおよびメラニン関連物質（メラノリポフスチン，メラノリソソーム，酸化メラニン）が，NIA の主な蛍光物質である．

その他の蛍光物質：視神経乳頭ドルーゼンでは，眼底自発蛍光がみられる．特殊な方法を用いれば，視神経乳頭部のコラーゲンやエラスチン，コレステロール，糖代謝産物からの微弱な眼底自発蛍光が観察できる．

[*1] 眼組織に存在する自発蛍光物質

nicotinamid adecine dinucleotide（NAD）

flavin adenine dinucleotide（FAD）

A2E

advanced glycation end-product（AGE）

エラスチン，コラーゲン

アミノ酸：トリプトファン，キヌレニン，フェニルアラニン

[*2] リポフスチンの蛍光特性（図1）[1)]
リポフスチンは 500〜750 nm の広い波長で励起され，630 nm 付近にピークがある．

表1　正常所見での眼底自発蛍光

黄斑	青色光	神経網膜内に存在する黄斑色素や黄斑部の網膜色素上皮に豊富に存在するメラニン色素による励起光および蛍光の減弱，杵体より自発蛍光の弱い錐体が黄斑に多く存在することなどから，周囲に比べて暗く描出される（図3, 4a 矢印）．
	緑～黄色光	黄斑色素やメラニンの影響が青色光に比べて弱いので，低蛍光は明らかでない（図4b，矢印）．
	近赤外光	黄斑部のメラニン色素が多いので周囲に比べて明るく描出される（図4c，矢頭）．
網膜血管		血液内のヘモグロビンによる励起光の吸収により，暗く描出される．
乳頭		リポフスチンなどの蛍光物質がないため暗く描出されるが，微弱な蛍光は観察される．眼底カメラでは，cSLOに比べて明るく描出される．フィルタの不一致による偽蛍光，視神経乳頭部のなんらかの物質からの自発蛍光の可能性がある．

撮影装置

cSLOと眼底カメラがある．

cSLO：488 nm，530 nm，790 nmのレーザー光を励起光として用いる．装置に付属した画像解析ソフトにより，複数の画像を加算平均して1枚の自発蛍光画像を作成する．反射光，散乱光の影響がなく，コントラストのよい明瞭な画像が得られる．

眼底カメラ：水晶体からの蛍光の影響を除く自発蛍光フィルタを用いる．装置により多少異なるので，励起フィルタ，バリアフィルタの特徴を仕様書により確認する必要がある[*3]．フラッシュ撮影で鮮明な画像が得られる．レーザー検眼鏡に比べて焦点深度が深いので，弱い蛍光でもとらえやすい特徴がある．

読影のポイント[*4]

正常所見：青色光，緑～黄色光による眼底自発蛍光では，リポフスチンの網膜色素上皮への蓄積は後極部で豊富であるため，後極部で自発蛍光の輝度が高い．表1に正常所見での眼底自発蛍光をまとめる．

異常眼底自発蛍光："周囲と比較して"より明るい場合を自発蛍光の増強した状態（過蛍光），より暗い場合を自発蛍光の減弱した状態（低蛍光）と判断する．周囲の自発蛍光が減弱している場合，正常輝度の場合でも自発蛍光が増強しているようにみえるため注意を要する．後部ぶどう腫などでは，焦点の合っている部位は明るく描出されるが，合ってない部位では暗く描出される．網膜下出血部位では，

[*3] **眼底カメラでの眼底自発蛍光用フィルタ**[5]

プロトタイプ
励起フィルタ（500～610 nm），バリアフィルタ（675～715 nm）．水晶体の蛍光を拾わないように選定されたフィルタ．

改良タイプ
励起フィルタ（535～580 nm），バリアフィルタ（615～715 nm），黄斑色素の吸収を避ける目的で，励起フィルタの感度域を狭くし，水晶体からの蛍光の影響を問題なく抑え，より明るい画像が得られるようにバリアフィルタの感度域を広くしたフィルタ．

[*4] **撮影装置の特徴を知ること**

cSLOか眼底カメラか，使用波長はどの波長域かを知ることが必要である．青色光と緑～黄色光で撮影した眼底自発蛍光所見は，基本的には同じであるが，黄斑色素の影響や病的状態でとらえることのできる蛍光の強さが異なる場合がある．以下は，本項での提示症例の撮影機種である．

cSLO（Heidelberg）
488 nm，790 nmを励起光として用いる．cSLO（488 nm），cSLO（NIA）と記載する．

眼底カメラ（TOPCON）
プロトタイプの眼底自発蛍光フィルターを搭載した眼底カメラ．眼底カメラ（580 nm）と記載する．

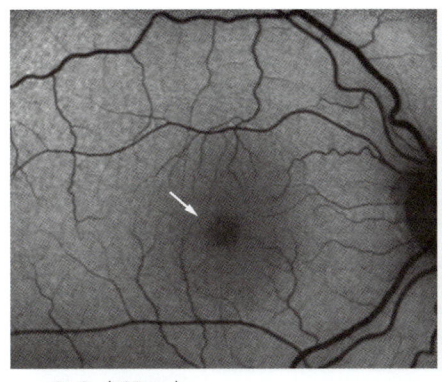

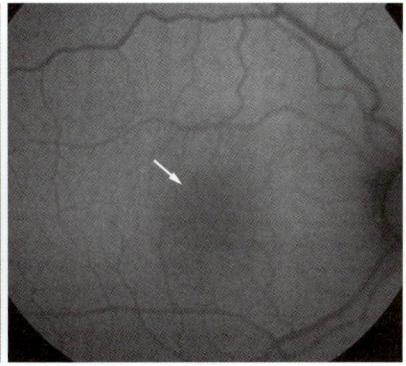

a. cSLO (488 nm)　　b. 眼底カメラ (580 nm)

c. cSLO (NIA)

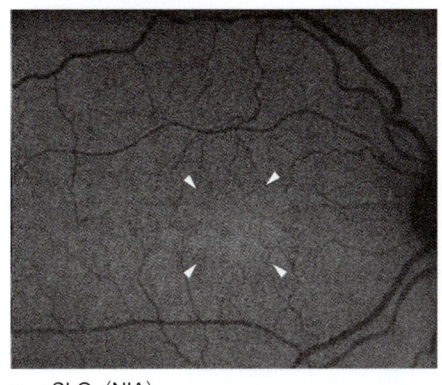

図4　正常眼底の眼底自発蛍光（43歳，男性）
NIR：near-infrared autofluorescence

表2　青色光，緑～黄色光による眼底自発蛍光の分類と疾患

低蛍光	蛍光物質自体の減少・欠損	網膜色素上皮の変性・萎縮（図5, 9, 12），網膜色素上皮裂孔（図6），一部の先天的な網膜変性，網膜色素上皮過形成
	励起光・蛍光の吸収	高度減弱：網膜前から網膜下にかけての出血（図7），メラニン沈着 部分的減弱：網膜浮腫，硬性白斑，一部のドルーゼン，網膜下腔の漿液，網膜下線維性組織，硝子体混濁
過蛍光	網膜色素上皮内リポフスチン蓄積	黄色斑眼底（Stargart disease），卵黄状黄斑ジストロフィ（Best disease），成人型卵黄状黄斑ジストロフィ（adult-onset vitteliform macular dystrophy），網膜色素変性（図8），加齢黄斑変性の網膜色素上皮萎縮部周囲（図9），色素上皮裂孔周囲のロール部（図6）
	色素上皮内のリポフスチン以外から発せられる自発蛍光	漿液性網膜剥離下など，網膜下病巣での視細胞外節由来物質やメラニン関連物質の蓄積（図11, 12）
		一部のメラニン沈着
		一部のドルーゼン（図5）
		一部の網膜色素上皮剥離（図7）
		時間の経過した網膜前から網膜下にかけての出血（図7）
	神経網膜内の黄斑色素の分布異常・欠損による	嚢胞様黄斑浮腫，黄斑円孔（図10）
	視神経乳頭ドルーゼン	

（白木邦彦：網膜病変の最近の考え方と新しい治験．眼底自発蛍光の臨床応用．臨床眼科 2008；62：113-121.）

a. カラー眼底写真.

b. cSLO（488nm）

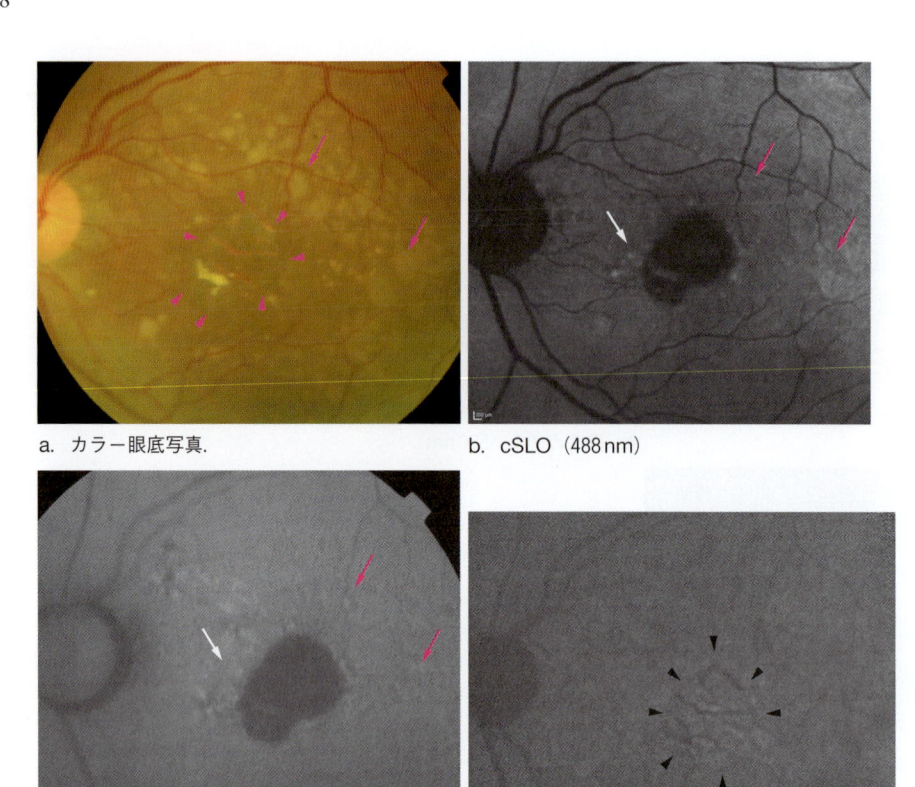

c. 眼底カメラ（580nm）

d. cSLO（NIA）

図5 萎縮型加齢黄斑変性の眼底自発蛍光（68歳，男性）

眼底写真で脱色素部を示す網膜色素上皮萎縮部（a，矢頭）は，cSLO（488nm），眼底カメラ（580nm）とも，リポフスチンの欠損のため自発蛍光がみられず，低蛍光を示す．萎縮部のまわりでは，リポフスチンの異常蓄積や視細胞外節の異常による過蛍光がみられる（b，c，白矢印）．軟性ドルーゼン部は，正常から軽度の過蛍光がみられる（a〜c，赤矢印）．cSLO（NIA）では，萎縮部の低蛍光はみられず，まわりとほぼ同じ輝度である（d，矢頭）．萎縮に一致して脈絡膜血管がシルエット状に観察されるので，脈絡膜に存在するメラニンの蛍光をとらえている可能性がある．メラニンの異常蓄積による過蛍光はみられない．

出血部の蛍光は時間が経過すると変化するので注意が必要である．
表2は，青色光，緑〜黄色光による眼底自発蛍光所見と代表疾患である[6]．実際の臨床例では，これらの所見が混在している（図5〜12）．

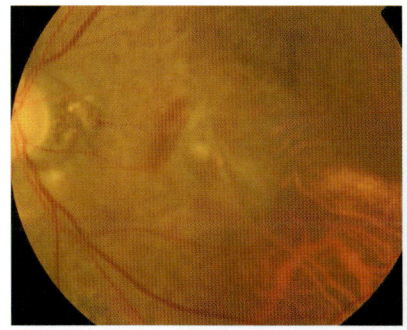

4. 他覚的機能検査と画像検査   239

a. カラー眼底写真

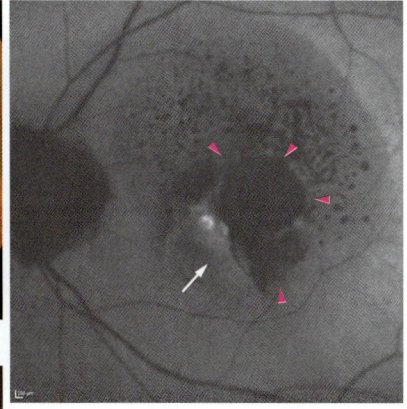

b. cSLO（488 nm）

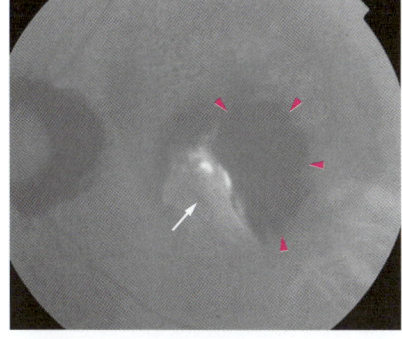

c. 眼底カメラ（580 nm）

図6 網膜色素上皮裂孔の眼底自発蛍光（70歳，女性）
検眼鏡的には網膜色素上皮裂孔の正確な範囲の把握は困難であるが，眼底自発蛍光ではRPE（retinal pigment epichelium；網膜色素上皮）が欠損しているため，境界鮮明な低蛍光部（赤矢頭）として観察されるので，診断に有用である．解離した網膜色素上皮がロールした部位は過蛍光（白矢印）となる．

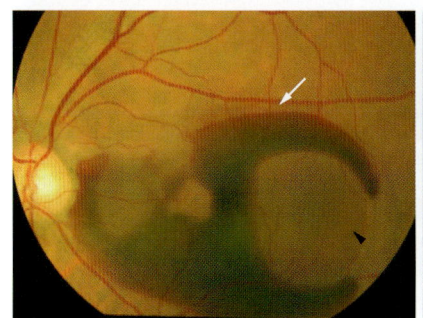

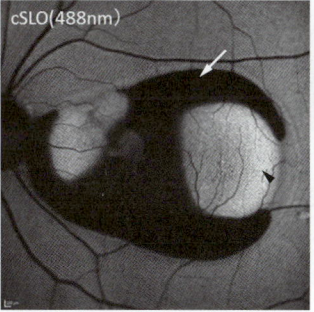

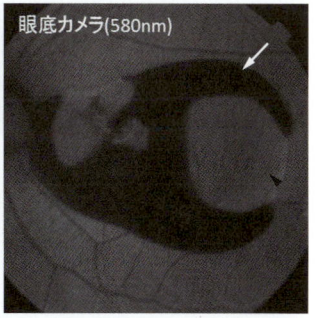

a. 初診時

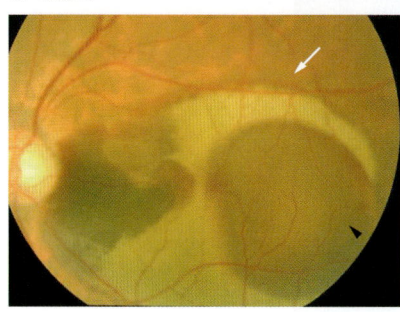

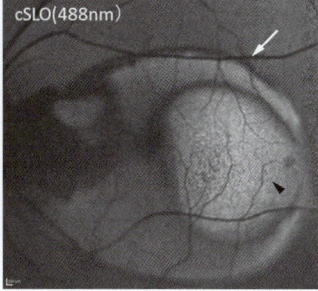

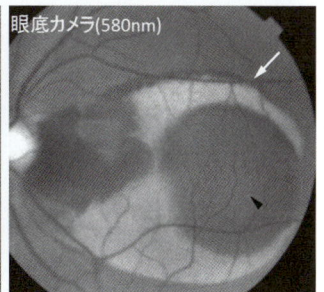

b. 1か月後

図7 網膜下出血と網膜色素上皮剝離（58歳，男性）
出血直後には，網膜下出血部は蛍光阻止のため低蛍光である（a）が，1か月後には，器質化した出血部の一部は，過蛍光を呈する（b）．出血部（矢印）ではヘモグロビンの性状の変化により自発蛍光所見が変化する．網膜色素上皮剝離部（矢頭）は，cSLO（488 nm）では過蛍光を呈するが，眼底カメラ（580 nm）では周囲と差がなく正常蛍光である．網膜色素上皮剝離の隆起が高いので，共焦点型のcSLOでは焦点の合う部位と合わない部位ができ，蛍光輝度の違いが生じた可能性がある．

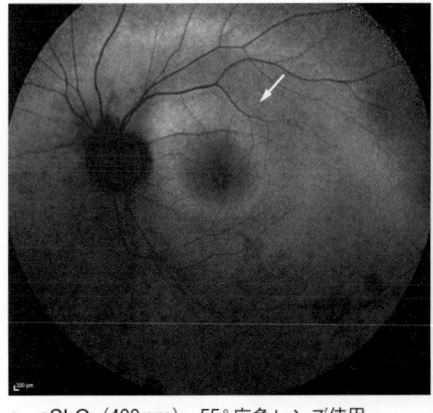

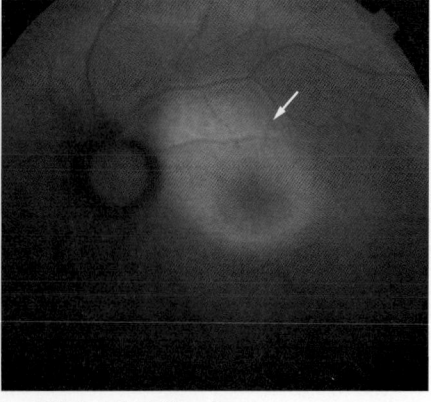

a. cSLO（488 nm），55°広角レンズ使用　　b. 眼底カメラ（580 nm）

図8　網膜色素変性の眼底自発蛍光（48歳，女性）
中間周辺部のRPEの萎縮部は，低蛍光を呈する．機能が残存している後極部には，蛍光が残存している（矢印）．黄斑部周囲には輪状の過蛍光輪がみられる．cSLO（488 nm）では，黄斑色素の影響で中心窩付近は低蛍光である．

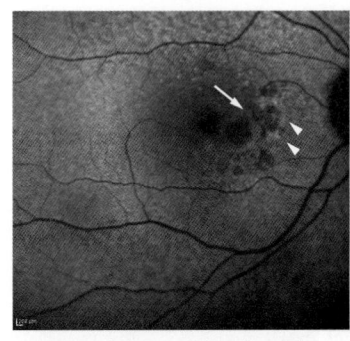

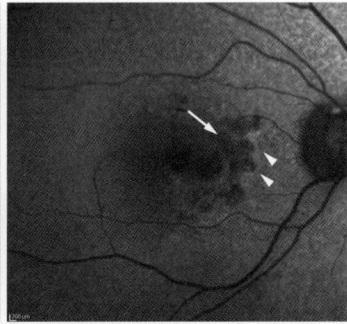

a. cSLO（488 nm，2010年3月）　　b. cSLO（488 nm，2011年5月）　　c. cSLO（488 nm，2012年7月）

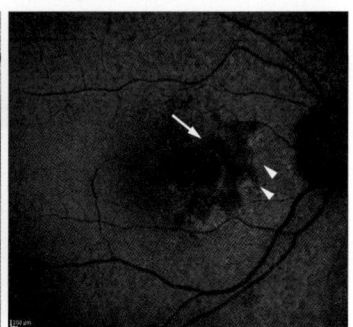

図9　加齢黄斑変性にみられる萎縮病巣周囲の過蛍光部の経過（89歳，女性）
網膜色素上皮の萎縮部は低蛍光を呈し（矢印），周囲に過蛍光がみられる（矢頭）．周囲の過蛍光部では機能低下した網膜色素上皮にリポフチンが蓄積していると考えられる．この過蛍光部は，経過中に低蛍光となり，網膜色素上皮萎縮が拡大している．

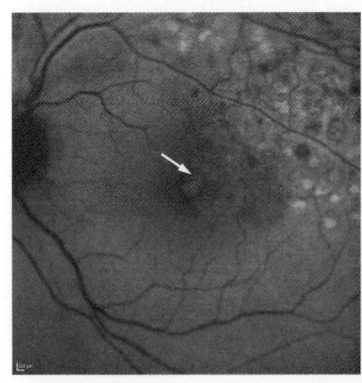

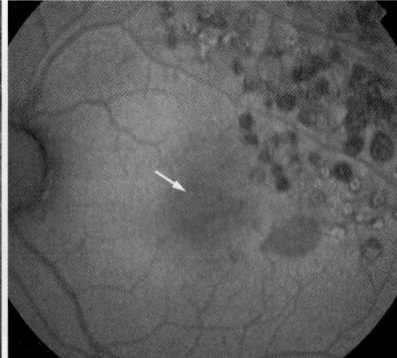

a. cSLO（488 nm）　　b. 眼底カメラ（580 nm）

図10　網膜静脈分枝閉塞症の眼底自発蛍光（56歳，女性）
cSLO（488 nm）での眼底自発蛍光では，神経網膜の浮腫により網膜内層が伸展するので黄斑色素が疎となり，蛍光阻止効果が減弱して過蛍光を呈する（a, 矢印）．眼底カメラ（580 nm）による自発蛍光では，もともと黄斑色素の影響が少ないのでほぼ正常蛍光を呈する（b, 矢印）．

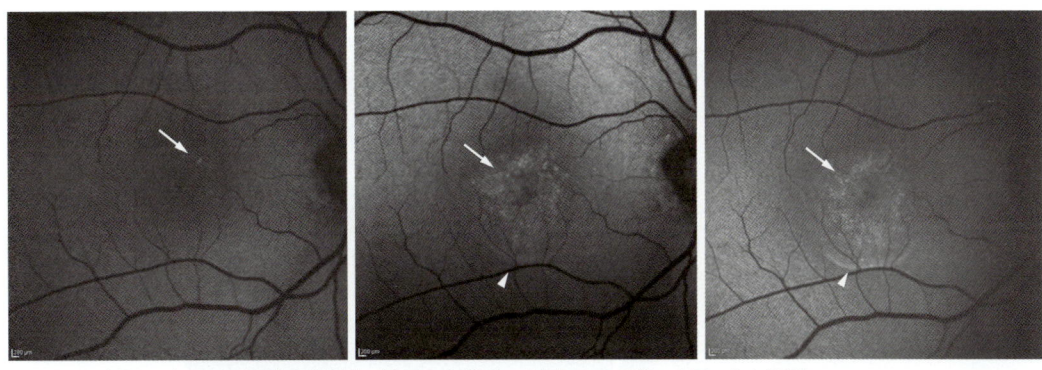

a. cSLO（488 nm）による眼底自発蛍光（左図：初診時，中図：3 か月後，右図：5 か月後）

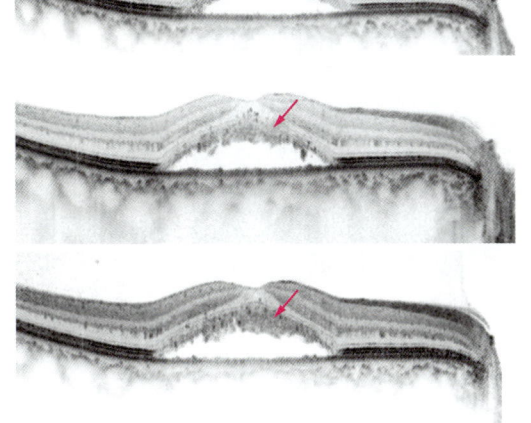

b. 光干渉断層計（上図：初診時，中図：3 か月後，下図：5 か月後）

図 11　中心性漿液性網脈絡膜症（49 歳，男性）

漿液性網膜剥離の発症直後は，漿液性網膜剥離部では過蛍光点が 1 か所にみられる（a 左図，矢印）．3 か月後には，漿液性網膜剥離部に多数の過蛍光点（a 中図，矢印）が出現し，5 か月後には網膜剥離の下方境界部に過蛍光（a 右図，矢頭）がみられる．OCT では，網膜下に視細胞外節が徐々に蓄積しているのがわかる（b，矢印）．異常蓄積した視細胞外節やマクロファージに貪食された視細胞外節由来の蛍光である．漿液性網膜剥離部の過蛍光点の存在は，発症から時間が経過していることを示している．
（写真提供：白庭病院眼科　平林倫子先生．）

注意点と課題

　眼底自発蛍光は，眼組織に存在する蛍光物質からの蛍光をとらえた画像であり，蛍光物質の増減から視細胞外節や網膜色素上皮の機能を評価できる．撮影には特殊な装置は不要で，日常の診療で使用している眼底カメラや cSLO を用いて，非侵襲的に，短時間で行うことができる．あえて注意点をいうなら，撮影時の患者のまぶしさには十分に配慮することである．病的状態でどのような自発蛍光物質が眼底自発蛍光所見に影響するかは不明な点も多く，所見の解釈はさらなる検討が必要であるが，眼底疾患の病態把握，診断，経過観察や治療効果判定のうえで，有用な情報を提供できる可能性をもつ検査法である．

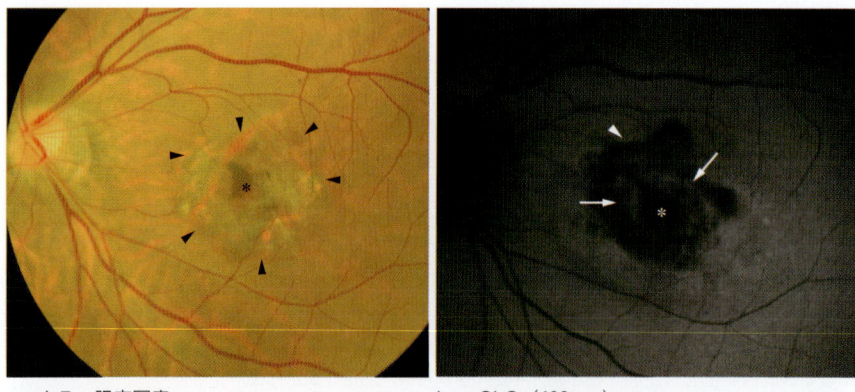

a. カラー眼底写真

b. cSLO (488 nm)

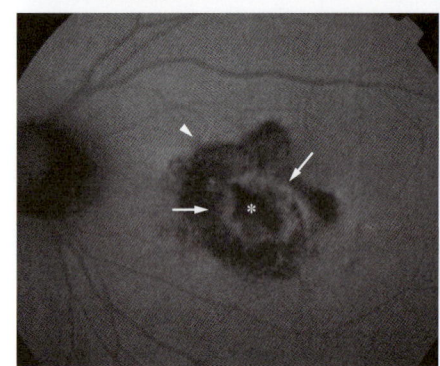

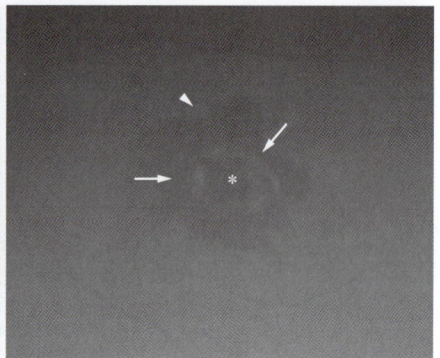

c. 眼底カメラ (580 nm)

d. cSLO (NIA)

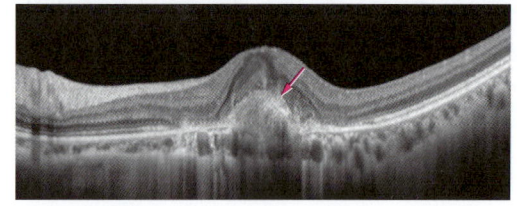

e. 光干渉断層計

図 12 近視に伴う脈絡膜新生血管（46 歳，女性）
色素沈着を伴った網膜下線維膜（*）と周囲の脱色素（黒矢頭）がみられる．自発蛍光では，網膜下線維膜（*）周囲に，リング状の過蛍光がみられる（白矢印）．cSLO（488 nm）では，過蛍光の程度は正常蛍光部と同じかやや明るい程度であるが，眼底カメラ（580 nm）では周囲に比べて明らかな過蛍光を呈する．リング状の過蛍光の一部は cSLO（NIA）でも観察される．OCT では網膜下線維膜上に蓄積物がみられ（矢印），視細胞外節由来の物質やメラニンやメラノリポフスチンなどの蛍光物質がさまざまな程度で存在していると考えられる．また，リング状過蛍光周囲はすべての波長で低蛍光を呈し（白矢頭），変性した網膜色素上皮内のリポフスチンやメラニンの低下が示唆される．

カコモン読解 第 20 回 一般問題 40

眼底自発蛍光がみられるのはどれか．

a メラニン　　b リポフスチン　　c キサントフィル
d プロテオグリカン　　e インドシアニングリーン

解説　a．メラニン：メラニンは，チロシンなどのアミノ酸を起源とする色素である．眼組織では網膜色素上皮細胞，脈絡膜に存在

する．光を吸収し，過酸化を防ぐ作用がある．正常眼底では，近赤外光を励起光とする眼底自発蛍光の主な蛍光物質である．一方，青〜緑黄色光を励起光とする眼底自発蛍光でも，病的状態ではメラニン関連物質（メラノリポフスチン，メラノリソソーム，酸化メラニン）が過蛍光の原因の一つとして考えられている．

b．**リポフスチン**：リポフスチンは，細胞内の不飽和脂肪酸の過酸化によりリソソーム内に蓄積される．リソソームにより消化しきれない残余産物であり，加齢性色素，消耗性色素と呼ばれる．肝細胞，心筋線維，神経細胞などでみられる．眼組織では，視細胞外節が網膜色素上皮細胞のリソソームで貪食，消化される過程で，消化しきれない視細胞外節の残渣物が蓄積し，リポフスチンが形成される．リポフスチンの形成は一生続くため，加齢とともに網膜色素上皮細胞内のリポフスチン量は増加し，眼底自発蛍光も年齢とともに強くなる．リポフスチンには10種類以上の蛍光物質が含まれており，青〜緑黄色波長を励起光とする眼底自発蛍光の主な蛍光物質である．

c．**キサントフィル**：キサントフィルは，カロテノイド由来の黄色の色素である．動物ではキサントフィルを生合成できないので，食物から摂取する必要がある．黄斑部には，ルテインとゼアキサンチンを成分とするキサントフィルが存在する．青色光を吸収し，活性色素を消去することで，視細胞を光障害から守る働きをもつ．青色光を励起光とする眼底自発蛍光では，蛍光阻止物質として重要である．

d．**プロテオグリカン**：プロテオグリカンは，多くの糖鎖が結合した糖蛋白である．細胞外マトリックスや細胞表面に存在し，ヒアルロン酸やコラーゲンなどの線維質の蛋白と複合体を形成する．プロテオグリカン自体は，眼底自発蛍光を発する蛍光物質ではないが，結合する蛋白の性状によっては，眼底自発蛍光所見に影響する可能性がある．

e．**インドシアニングリーン**：分子量755の蛍光色素である．最大吸収波長は水溶液で785 nm，血漿蛋白と結合すると805 nmとなる．静脈内に投与すると，98％以上が主にβ-リポプロテインを中心とした血漿蛋白と結合し，肝臓から胆汁中に排泄される．インドシアニングリーン蛍光造影で用いられる．

[模範解答]　a，b　（出題時の2008年時点ではbであったが，撮影機器の進歩から，2012年時点ではa，bを主な眼底自発蛍光物質として考える必要がある．）

（河野剛也）

眼底自発蛍光での網膜機能評価の実際

生体眼での眼底自発蛍光の変化

　眼底自発蛍光は，主に網膜色素上皮細胞内のリポフスチンから発生する蛍光を観察している．リポフスチンは，Stargardt病などの視細胞障害に伴い網膜色素上皮細胞内で増加することから，眼底自発蛍光は間接的に網膜機能を反映しているといえる．このような現象とは別に，眼底自発蛍光は神経網膜活動の影響を直接受けて変化している．それは視細胞外節に含まれる視物質密度の変化である．眼底自発蛍光は，網膜最下層の網膜色素上皮から出ているので，視細胞外節にある視物質がフィルタのように働きその明るさが変化する*1．

*1 SLOでの眼底自発蛍光画像は，視物質，黄斑色素の影響を受ける．

撮影機器

　眼底自発蛍光の撮影には，走査レーザー検眼鏡（scanning laser ophthalmoscope；SLO），またはデジタルカメラ型の眼底カメラが用いられている．SLOでは488nm前後の励起光を照射し網膜色素上皮細胞から出る500nm以上の蛍光を観察している．このため，この波長帯域に吸収波長をもつキサントフィルなどの黄斑色素や視細胞外節に含まれる視物質の影響を受ける．この現象を応用してSLOの眼底自発蛍光により，黄斑色素や視物質の計測や観察が可能である．筆者らは市販のHRA2（Heidelberg Retina Angiograph2）を用いて視物質密度の検討を行ったので，本項ではHRA2での計測について解説する．

計測法との結果の評価

　杆体細胞外節に含まれる視物質は，光照射により502nmの吸光度が約0.03 log unit 減少するといわれている[1]．HRA2で自発蛍光の撮影中に撮影部位を変更すると，それまでレーザー光が当たっていなかった部位が暗く写ることから，視物質の変化が自発蛍光に影響していることを確認することができる．また，HRA2で眼底自発蛍光をその撮影開始から，すなわち光照射直後から連続して撮影すると，自

文献はp.361参照．

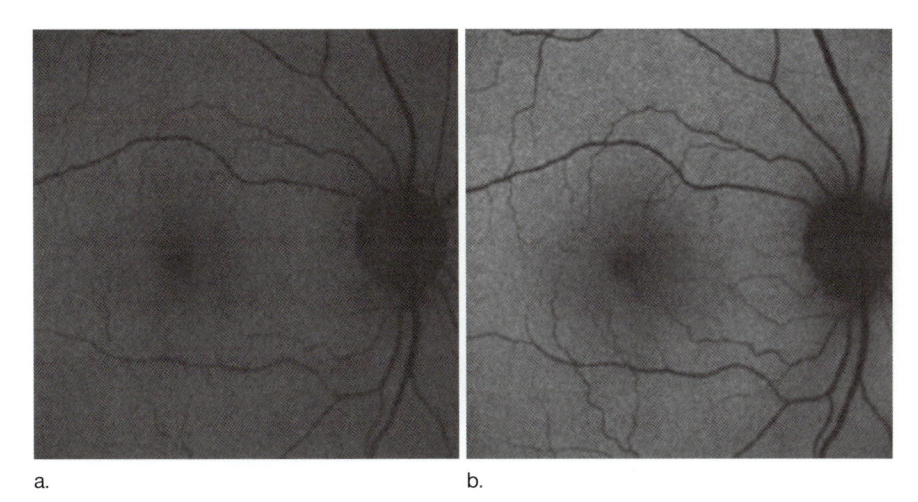

4. 他覚的機能検査と画像検査　245

図1　HRA2での光照射直後（a）と約40秒後の眼底自発蛍光像（b）
(Sekiryu T, et al：Clinical application of autofluorescence densitometry with a scanning laser ophthalmoscope. Invest Ophthalmol Vis Sci 2009；50：2994-3002.)

図2　HRA2で光照射後の眼底輝度変化をプロットしたもの
輝度が次第に増加することがわかる．
(Sekiryu T, et al：Clinical application of autofluorescence densitometry with a scanning laser ophthalmoscope. Invest Ophthalmol Vis Sci 2009；50：2994-3002.)

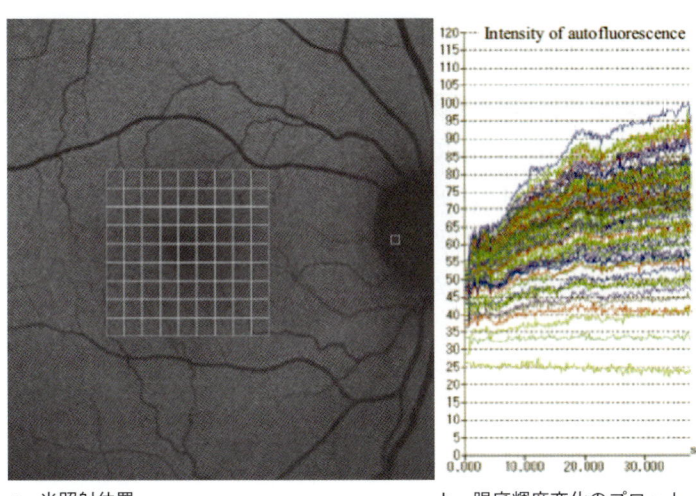

a. 光照射位置　　　b. 眼底輝度変化のプロット

発蛍光は次第に明るくなることでも確認することができる（図1）．

　HRA2の照射光が488 nmであることから輝度変化に影響を与えているのは，主にロドプシンの変化と考えられる．実際の計測にあたってはロドプシンの変化をとらえるために，30分の暗順応を行ったのち，赤外光観察で眼底にピントを合わせ，自発蛍光撮影モードに切り替え，約40秒連続して蛍光像を撮影する．眼球運動がなく，うまく撮影できると，蛍光画像の輝度が連続して増加していく様子を観察することができる．画像輝度を計測できるソフトウェアを用いて自発蛍光画像の輝度を計測し，グラフにプロットすると指数関数的に輝度が変化していることがわかる．この数値をカーブフィッティングすると視物質量を推定することができる（図2）[*2]．

[*2] 眼底を矩形に分割し，それぞれの区画で同様のことを行うことで視物質の密度分布がわかる．筆者らは，この手法をautofluorescence densitometry（AFD）と呼んでいる．

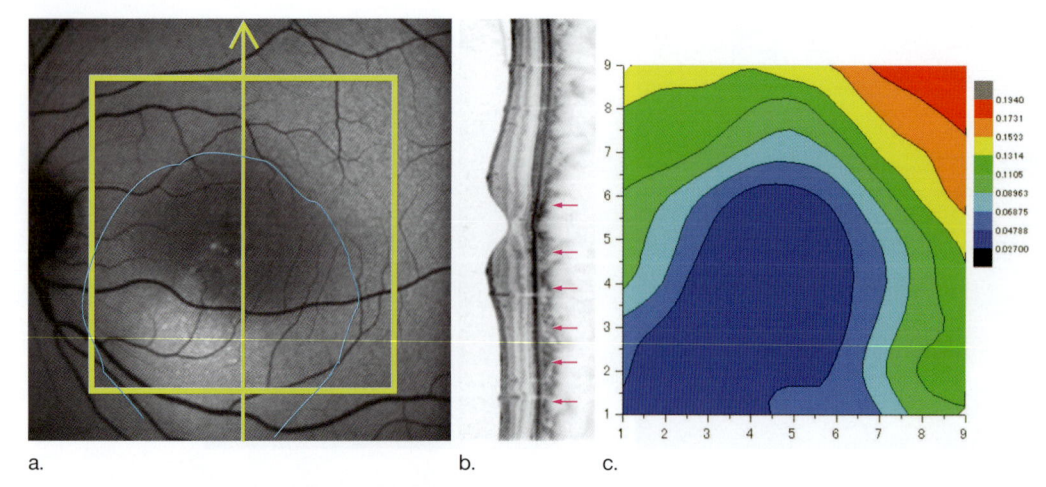

図3 中心性漿液性脈絡網膜症の漿液性網膜剥離消失後の視物質密度分布
a. 自発蛍光像．青線：漿液性網膜剥離範囲，矢印：OCTの観察方向．
b. OCT像．下方の視細胞内節外節接合線が消失している（矢印）．
c. 視物質密度分布（擬似カラー表示）．視細胞障害が疑われる下方で，視物質密度が低いことを示す寒色系の部位が広がっている．

　視物質密度分布のみを観察するのであれば，眼底撮影開始直後と終了時の画像の輝度のlog値の差分を取ることだけでも可能である．HRA2で観察した視物質密度は，中心窩では同心円状に増加していく．中心性漿液性脈絡網膜症の復位後に，視細胞外節が消失しているような症例では，外節の消失部位の視物質密度が低下していることがわかる（図3）．

利点と問題点

　眼底からの反射光を用いて生体眼で視物質密度を計測することは，retinal densitometryとして1950年代より研究されてきた[2]．可視光を用いたSLO画像からの視物質密度分布の計測法も過去に報告されている[3]．自発蛍光を用いる利点は，内境界膜など網膜表面からの反射を受けないこと，自発蛍光を背景としているため眼底像を用いての計測に比較して位置ずれの影響が少ないことなどが挙げられる．問題点としては，この計測には瞳孔中心からずれないように撮影を継続することが必要であるが，蛍光眼底撮影用の照射光がかなりまぶしいため，撮影中に固視を維持することが難しい点などが挙げられる．実際の臨床で視物質密度を計測することは少ないと思われるが，眼底自発蛍光を撮影する際[*3]や画像を比較する場合は，眼底自発蛍光像が視物質の影響も受けることを覚えておく必要がある．

（石龍鉄樹）

[*3] SLOで自発蛍光を撮影する場合には，撮影開始から約40秒程度待って撮影すると，視物質の影響を受けない画像を撮影することができる．

共焦点レーザー眼底観察装置（F-10®）

撮影原理

　"共焦点走査型ダイオードレーザ検眼鏡 F-10®"（Digital Ophthalmoscope, NIDEK, 図1）は，国産の走査レーザー検眼鏡（scanning laser ophthalmoscope；SLO）[*1]である．SLOは，基本的には眼底の一点にレーザースポットを当ててその反射をとらえ，そのスポットを順次移動させて眼底を走査し，走査した領域からの反射の全体像を再構築して眼底を観察するものである[1]．この際，スポットの径が小さいほど解像度はよくなるが，レーザー光源を用いることで小さなスポットに十分な光量の光を集中させることが可能であり，単波長のため散乱が小さくなるという利点も加わる．そして，後述するように波長特性を生かした画像を得ることができる．SLOのもう一つの特徴は，共焦点絞りを用いていることである．これは，眼底からの反射をとらえる検知器の前にピンホールをあけた絞りを置くもので，散乱光や焦点外からの反射を遮り点光源と共役にある反射のみを選択的にとらえ，鮮明な画像を得ることができる．これらの原理を用いた装置では，無散瞳での観察が可能であり，眼底カメラと比べ観察時の光量が少ないうえにフラッシュが不要なため撮影時の光量が少なく，焦点深度が深く，高コントラストの画像を得ることができるなどの特徴を有している[2]．造影検査に特化し

[*1] SLOは1980年代に，米国ハーバード大学Schepens眼研究所で開発された装置である．初期に出された論文は，スポットを動かしているため"Flying Spot TV-Ophthalmoscope"と発表されている．わが国では1990年からRodenstock社製のSLOが入手可能であったが，現在は製造中止となっている．

文献は p.361 参照．

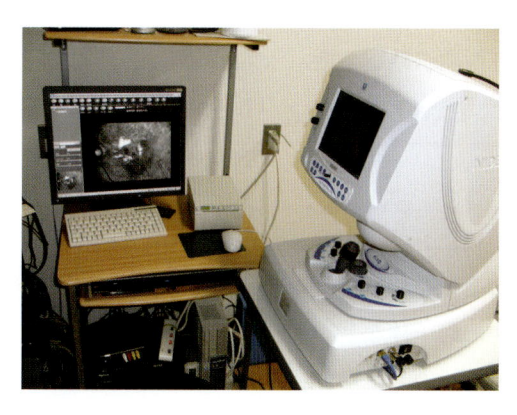

図1　F-10®の外観

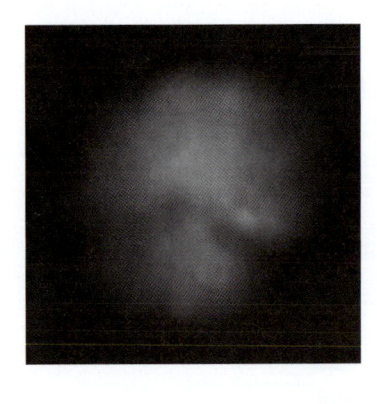

図2　白内障と眼底観察
装置を手前に引いて検査眼の眼前に移動したところ．混濁を避けて装置を前方に動かし，眼内の観察をしていく．

たHeidelberg Retina Angiograph®（HRA，Heidelberg）など，この原理を応用した装置は数多くある．スポットスキャンではなくラインスキャンを行うと，スポットに比べやや画像の劣化はあるものの，走査時間の短縮と光学的システムの簡易化という技術的優位性もあり，いくつかのOCT（optical coherence tomograph；光干渉断層計）の参照画面やOptos®（Optos）などの装置に用いられている．

撮影の実際

光源の選択として，はじめは近赤外光を用いて眼底への焦点合わせと観察を行うと，まぶしさを感じさせず患者の協力も得やすい．その後，目的に応じて波長の異なる光源を選択する．絞りの径によって画像も変化するため撮影の目的に応じて大きさを選択するが，通常の患者ではできるだけ径の小さい絞りを選択して焦点合わせを行い，中間透光体の混濁による影響が大きい場合は径を大きくするなど，被験者側の撮影条件も考えて選択するとよい[*2]．また，径の小さい絞りでは，焦点によって画像が大きく変化するので，観察したい部分への焦点合わせは重要である．

SLOでは眼内に入射する光束が瞳孔面で収束するが，白内障など部分的に強い混濁がある症例では，この収束点を移動させることによって眼底写真では著しく劣化する眼底所見をより鮮明に観察し撮影することができる（図2）[*3]．

絞りによる画像の特徴

F-10®の絞りは基本的には共焦点絞りであり，中央にあけたピンホールの径により五つの共焦点絞りがある．網膜の変化を観察する場合にはできるだけ径の小さい絞りの選択となるが，硝子体など動きのある所見や腫瘍など立体的な変化をとらえるには径の大きなも

[*2] SLOでは，カメラの絞りと比べ，絞りの径と焦点深度の関係が逆になる．すなわち，絞りの径が大きいほうがより多くの情報を得ることになるため焦点深度は深くなるが，絞りの径の小さいほうがより鮮明な画像を得やすくなる．

[*3] SLOでは眼内に入射する収束点が混濁面にあると画像は著しく劣化する．そのため撮影時に，前眼部の混濁部位を確認しながら眼内の観察に移行するか，収束点を上下左右に動かして画像に変化が生じないか，確認することが必須である．

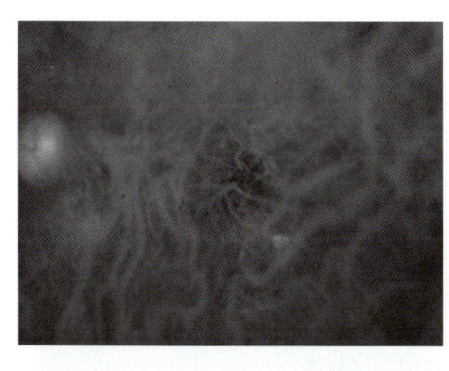

図3 強度近視
790 nm と輪状絞を用いたダークフィールドモードによる観察．ダークフィールドモードでは，網膜血管および網膜内の所見がブロックされ脈絡膜血管が観察できるが，脈絡毛細管板の非薄化した領域はより鮮明となる．

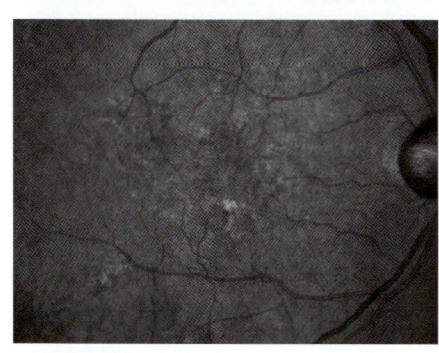

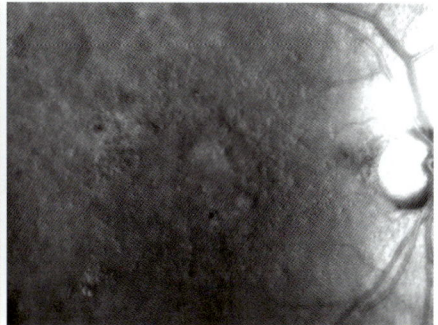

a. 共焦点絞り b. レトロモード

図4 ドルーゼン
790 nm での観察．レトロモードを用いると，ドルーゼンの所見が擬似立体的に鮮明に観察できる．

ののほうがよいことがある．

　これに加え，共焦点絞りの中央に遮蔽盤を設けることで，焦点面からの反射をブロックして，より深層からの反射をとらえる輪状絞り（ダークフィールドモード）[3]と，焦点絞りの一方の側面からのみ光を通すことで後方からの反射による影を強調して網膜内の変化を浮き上がらせる側方絞り（レトロモード）がある[4,5]．ダークフィールドモードでは，網膜深層から脈絡膜側にかけての所見をとらえるのに有用である（図3）．一方，レトロモードは光を透過させる方向により左右二つの種類があり，影のでき方が逆であるため凹凸の印象が逆になる．この認識はより中枢の機能が関係しているとされ，人によりあるいは条件によっても異なる．ドルーゼンなど網膜色素上皮付近の変化（図4）や囊胞様黄斑浮腫のような網膜内の変化（図5）など，深さの異なる所見でも組織内に生じた変化を影をつくり出して浮き上がらせ，擬似立体的に観察することができる．

光源による画像の特徴

　F-10® には，4種類のレーザー光源（ブルー：490 nm，グリーン：

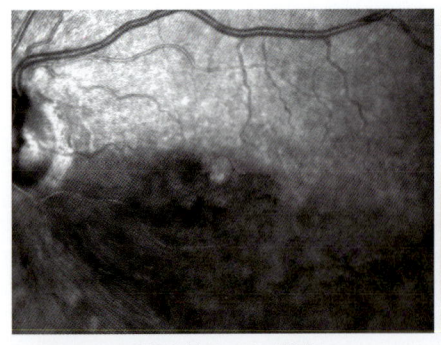

a. 790 nm と共焦点絞りによる観察

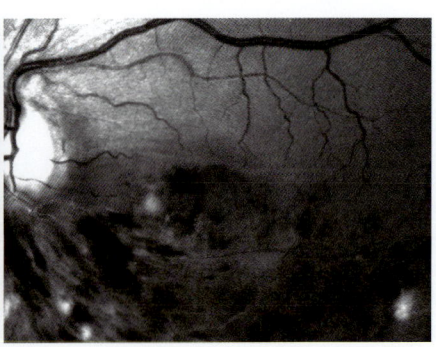

b. 532 nm と共焦点絞りによる観察

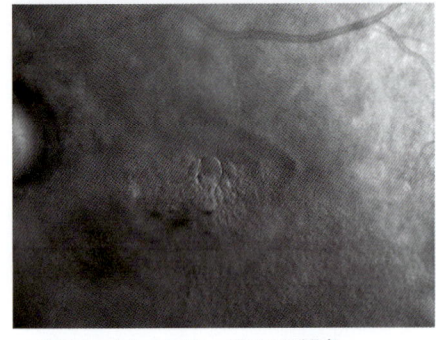

c. 790 nm とレトロモードによる観察

図5 網膜静脈分枝閉塞
長波長と共焦点絞りを用いた観察では，中央の囊胞様黄斑浮腫と周囲のニボー様所見が認められる（a）．グリーン光源を用いた観察では，出血の広がりがわかりやすくなる（b）．レトロモードでは，中央のみならずその周囲の囊胞様黄斑浮腫と出血領域に広がる変化の所見を観察することができる（c）．

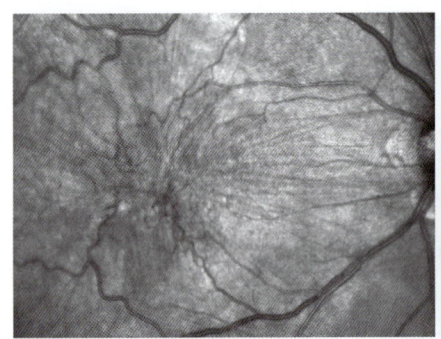

a. 790 nm と共焦点絞りによる観察

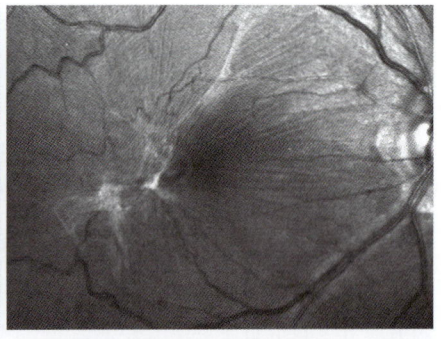

b. 490 nm と共焦点絞りによる観察

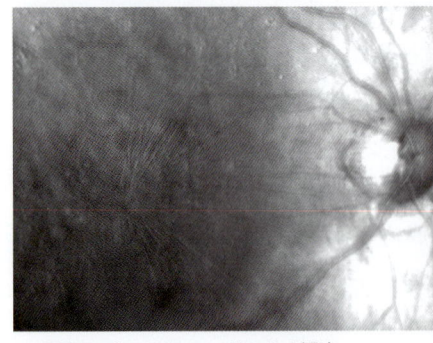

c. 790 nm とレトロモードによる観察

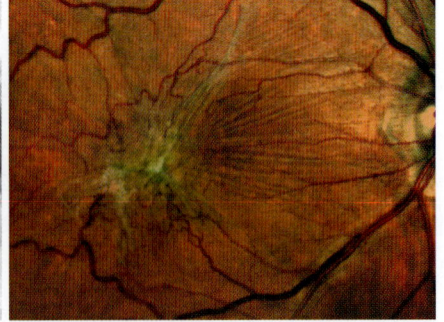

d. カラー合成した画像

図6 網膜上膜
ブルー光源では膜の広がりがとらえやすくなる（b）．レトロモードで膜の所見をブロックしてみると，網膜に生じた皺襞をとらえることができる（c）．

532 nm，レッド：660 nm，近赤外光：790 nm）が搭載されている．近赤外光は網膜の層全体の評価に適しており，ダークフィールドモードやレトロモードでは，波長が長く組織深達度の高い近赤外光を光源として選択する．ブルーは，表面でよく反射するため，網膜上膜など網膜硝子体界面から網膜表面の観察に適している．グリーンは，神経線維層欠損など網膜表層の観察に適している．さらに，酸化ヘモグロビンの吸収波長と一致しているため出血の観察にも適している．これらに加えレッドの情報をとり入れると，カラー画像の合成ができる（図6）．連続的に撮影して自動的に合成するプログラムも搭載されているが，それぞれの条件で撮影した画像を後から合成することも可能である．

　それぞれの波長特性を生かした単色光眼底観察に加え，490 nmの光源を用いたフルオレセイン蛍光眼底造影検査（fluorescein angiography；FA）と790 nmの光源を用いたインドシアニングリーン蛍光眼底造影検査（indocyanine green angiography；IA）が可能である．これらの造影を同時に検査することができるが，厳密には若干のタイムラグが生じる．これらの検査で得られた画像は平均加算を行うことが可能であるが，リアルタイムでの処理はできず，撮影後に画像を選択して処理を行うことになる．また，SLOの特徴から，造影剤を通常よりも減量して検査を行うことが可能である．

眼底自発蛍光検査

　眼底自発蛍光の検査は，造影検査と同じ波長・同じフィルタで行うため，主に網膜色素上皮内のリポフスチン，メラニンに由来しているとされる，それぞれの眼底自発蛍光を撮影することができる．しかし撮影の際，ゲインやコントラストを調整したり，大きめの絞りを使うなどの工夫が必要である．そのままでは画像が暗いため，S/N比（signal to noise ratio）を上げるための平均加算処理は必須であるが，F-10®では現在のところリアルタイムでの処理ができないため撮影後に画像を選択して合成する必要がある．

〔石子智士〕

網膜循環測定装置

基礎知識

われわれ眼科医が日常診療で観察している網膜血管は，最も太い第一分枝でも血管径100〜200μmであり，生理学的には細動脈・細静脈に分類される．細動脈は厚い平滑筋層を有しており，別名抵抗血管といわれ，全身血圧を規定する因子である末梢血管抵抗の大部分をつかさどる重要な臓器である．言い換えると，細動脈の血管緊張の程度により全身血圧は変動し，組織への血液供給量が決定される．したがって，この部位の調節機構は非常に重要である．網膜血管は，糖尿病網膜症や網膜動脈・静脈閉塞症，さらに網膜細動脈瘤など網膜疾患の病態の主座であるとともに，生体内で唯一非侵襲的に観察可能な細動脈であり，古くから動脈硬化の評価などにも用いられてきた．

一方，さらに末梢の毛細血管は，血液と周囲組織や細胞との間で物質交換が行われる重要な部位である．網膜毛細血管は無窓性毛細血管であり，血管内皮細胞はタイトジャンクションで接着し，物質の能動輸送を行うことで，網膜組織内への物質移行を選択的に行っている．また，糖尿病状態では毛細血管レベルでの病変から異常が始まるとされているため，網膜大血管のみならず毛細血管レベルの循環動態を把握することは，糖尿病網膜症，特に黄斑浮腫の病態を考えるうえで重要であると考えられる．

測定の実際（1）網膜血管内血流測定

測定原理と結果の解析：造影剤を使わない非侵襲的な眼循環測定法として，これまでいくつかの測定機器・原理が開発されてきた．そのなかで，世界で初めて開発されたのがレーザードプラ速度計（Laser Doppler Velocimeter；LDV）である．直径100〜200μmの網膜血管（第一分枝〜第二分枝）にレーザー光を照射すると，血管内を移動する赤血球のスピードに応じてドプラシフトが増加する．この変化を二方向からとらえることで，血流速度の絶対値測定が可能となった．いくつかの改良を重ねてつくられたLDV装置（図1）

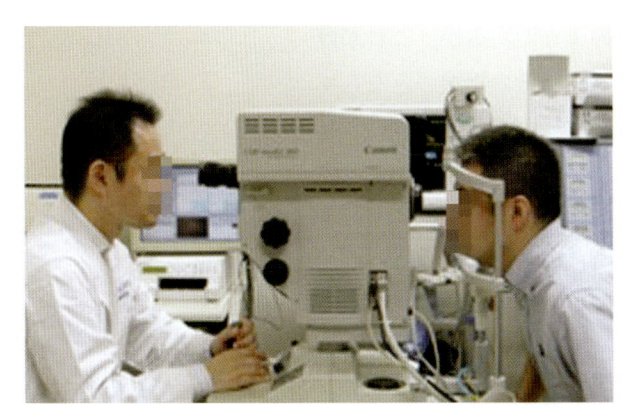

図1 Laser Doppler Velocimeter (**LDV**) 装置と測定の実際

は，血流測定と同時に取り込んだ血管像のプロファイルから血管径を同時に測定できる．こうして得られた血流速度（単位：mm/sec）と血管径（単位：μm）の値から，循環動態を評価するうえで，最も重要な網膜血流量の"絶対値（単位：mL/min）"を測定できる[1]．散瞳下にて網膜血管を直接観察し，測定したい部位の網膜血管を自由に選ぶことができる．1回の測定は約30秒であり，1部位につき数回測定し，その平均値を測定値としている．左右両眼の動脈・静脈を測定しても10分程度で検査は終了する．わずかな眼球の動きに対してもその動きを追従して同一部位を測定し続けること（オートトラッキング），さらに測定部位を自動的に記憶できるため，信頼性・再現性の高い経時的な測定結果を得ることが可能である．さらにこのLDVでは，血流速度を20ミリ秒ごとに測定し，それを2秒間測定することで，血流速度の脈波波形を得ることができる．われわれはこの脈波波形の形状に着目し，これを解析することにより，加齢による血管壁の硬化度を定量的に評価できることを報告している[2]．今後，この方法を利用して全身の細動脈の動脈硬化度を評価することにより，眼科のみならず医学全般，特に予防医学に役立てることが期待される．

現状と今後の動向：LDVはわが国（キヤノン）で開発・販売されていたが，残念ながら現在製造中止になっており，入手が困難である．それに代わる網膜血管内血流測定法として，やはりわが国で開発されたレーザースペックルフログラフィ（laser speckle flow graphy；LSFG）が，相対値ではあるものの網膜血管内血流を評価できると報告されており[3]，今後のさらなる発展が期待される．スペクトラルドメイン光干渉断層計（spectral-domain OCT；SD-OCT）の原理を応用したドプラOCTの開発が進んでいる[*1]．現段階では解析に

文献はp.362参照．

[*1] 現在，報告されているなかで最も臨床応用に近い装置としては，Huangらのグループによるドプラ血流装置であろう．この方法では，視神経乳頭を中心として二つの円を描くようにスキャンを行い，視神経乳頭から出た直後の網膜動脈・静脈の血流速度の絶対値を測定するものである[4]．同時に血管径の測定を行うことにより，LDVと同様に，血管径と血流速度から血流量の絶対値を算出できる．この方法の利点としては，視神経乳頭近傍のある太さ以上の血管はすべてとらえることができるため，上・下・鼻・耳側すべての象限における血流量の総和（総網膜血流量）を測定することができる．

かなりの時間がかかり臨床応用はまだ先のようであるが，これが臨床で広く用いられるようになれば，網膜循環動態の把握のみならずOCT画像から得られる形態学的所見と比較検討することができる．

測定の実際（2）網膜毛細血管血流測定

　中心窩における毛細血管血流速度は白血球の速度とほぼ等しいとされる．内視現象を利用したブルーフィールド血流計で，この白血球の血流速度の測定が可能であるとされるが，従来の方法では患者があらかじめコンピュータに内蔵されたシミュレーション画像と自分の見えた内視像を一致させなければならない[5]．このため信頼性のある検査を行うためには被検者の理解力と集中力が必要とされ，実際に臨床の場ではほとんど用いられることはなかった．

　最近開発された補償光学適用眼底走査型レーザー検眼鏡（AO-SLO：adaptive optics scanning laser ophthalmoscopes）を利用して，この白血球の移動速度を評価できるとの報告がなされており[6]，今後の研究の発展が期待される．また，最近わが国でも入手可能となったRetinal Function Imager（RFI）は，波長540 nmで眼底写真を8枚連続撮影することにより，赤血球のnatural dyeとして動きをトラッキングすることによって，網膜毛細血管を流れる赤血球の移動速度を評価することができるとされる[7]．

糖尿病網膜症における網膜循環動態

　網膜循環障害がその病態に深くかかわっている糖尿病網膜症を例にとり，網膜循環測定の臨床的意義について考える．

　糖尿病網膜症の病期と眼循環との関連については，これまでに主に1型糖尿病患者での報告がなされている．しかし，LDVを用いて網膜循環動態を評価しているにもかかわらず，網膜症早期には網膜血流が増加するという報告[8]と，逆に低下するという報告[9]があり，結果が一致していない．同じく1型糖尿病患者を経過観察した研究では，糖尿病発症早期には網膜血流量は減少するが，その後増加に転じるという二相性の変化も報告されており[10]，糖尿病における網膜血流の変化は複雑である．しかも，わが国の糖尿病患者の大部分は生活習慣病を背景とした2型糖尿病であり，高血圧や脂質異常症などのリスクファクターを合併しており，若年で全身疾患の合併のない1型糖尿病の結果をそのまま当てはめるわけにはいかない．そこでわれわれは，2型糖尿病患者を対象とした網膜循環動態の解析

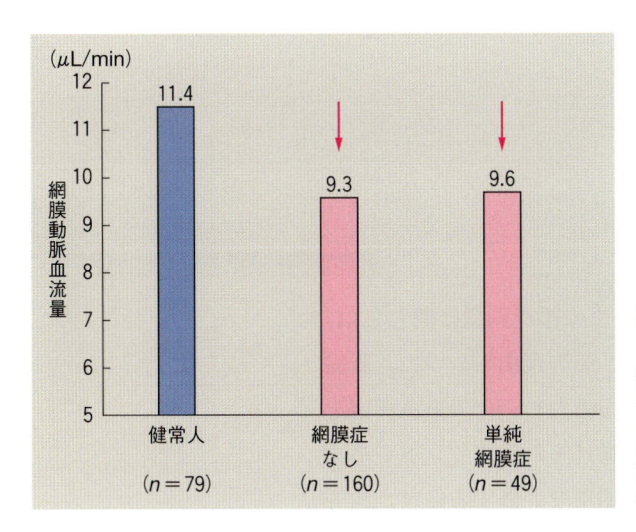

図2 2型糖尿病を対象とした網膜循環動態の解析結果

網膜血流量は，網膜症のない病期，あるいは発症早期から低下していることが明らかとなった．
(Nagaoka T, et al：Impaired retinal circulation in patients with type 2 diabetes mellitus：retinal laser Doppler velocimetry study. Invest Ophthalmol Vis Sci 2010；51：6729-6734.)

を行い，網膜症のない病期ですでに網膜血流は低下し，単純網膜症でも血流は低下したままであることを明らかにした（**図2**）[11]．これらの結果から，糖尿病患者では，通常の眼科検査では異常を検出できないごく早期から網膜循環が障害されていることが明らかとなった．

一方，最近では前述のドプラOCTやRFIを用いた臨床研究の結果も報告されている．RFIを用いた報告では，網膜症のない早期糖尿病では網膜毛細血管血流速度は増加するが[12]，非増殖網膜症では逆に低下していた[13]．1型糖尿病患者における網膜血管内血流量は糖尿病早期で減少し，その後増加に転じることが報告されており，糖尿病においては，網膜大血管と毛細血管レベルでは循環動態では異なる可能性がある．今後，これらの網膜血流装置を用いた前向き臨床研究により，糖尿病における網膜循環動態が明らかになると期待される．

網膜循環のより詳細な病態把握への期待

網膜が本来の生理的機能を果たすためには，その需要を満たすだけの血流を安定して供給する必要があり，その異常は網膜機能障害に直結する．網膜循環動態を評価することは，病態を正しく把握するとともに，循環改善を介した新しい治療法の開発にも役立つと考えられる．今後は，信頼性および再現性に優れた網膜循環測定装置の開発と，それを生かした多施設臨床研究を行うことにより，網膜硝子体疾患の新しい治療法の開発が期待できる．

（長岡泰司）

脈絡膜循環測定装置

　加齢黄斑変性をはじめとする脈絡膜疾患の循環動態に関しては，いまだに解明されていない点が多くある．その理由の一つに，脈絡膜が網膜，網膜色素上皮のさらに深部にあるため，その血流測定を正確に行うことが困難であるという点が挙げられる．インドシアニングリーン蛍光眼底造影検査は，脈絡膜循環を評価する優れた検査法であるが，血流速度や血流量を測定することはできない．今までに臨床応用されている脈絡膜循環測定法について概説する．現在では販売されていない機種もある．

レーザースペックルフログラフィ[1]

文献は p.362 参照．

　レーザースペックルフログラフィ（laser speckle flow graphy，図1）は，レーザー光を照射し，赤血球により散乱されたレーザー光に干渉が生じることによってスペックルパターンと呼ばれるランダムな模様が形成される．血流速度の速い部位ほど，このスペックルパターンのぶれ率（blur rate）が大きくなる．測定値は，ある任

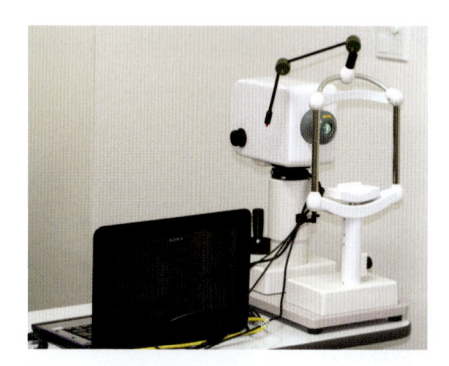

図1 レーザースペックルフログラフィ（LSFG-NAVI®）の外観

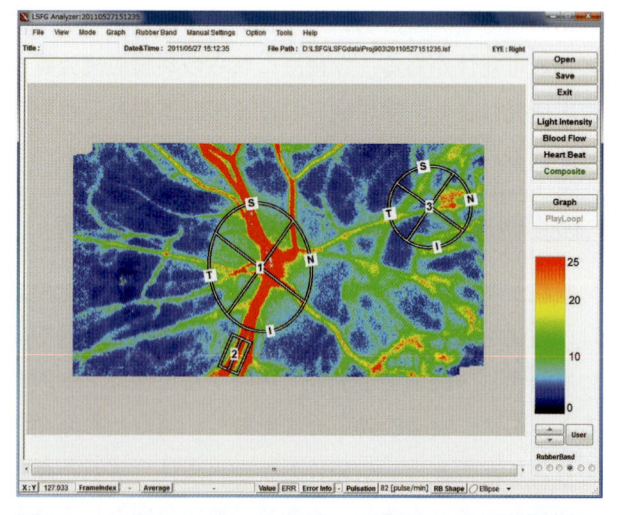

図2 レーザースペックルフログラフィの解析画面
測定したい領域をラバーバンドという四角または円形の線で囲むと，その中の MBR（mean blur rate）値が計算される．マップはカラーまたはグレースケールで表示できる．

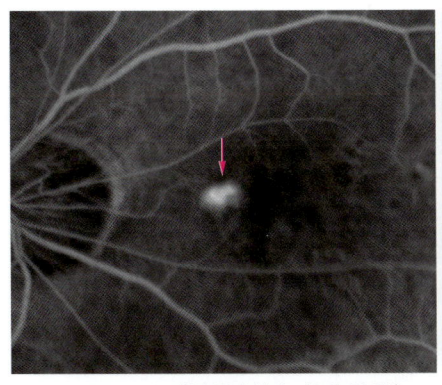

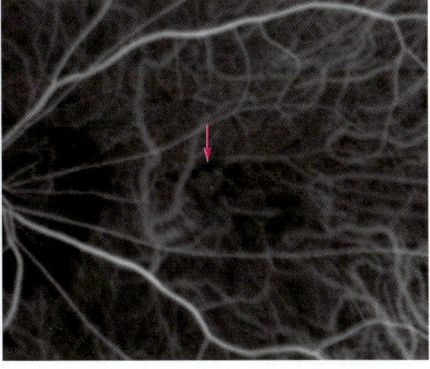

a. フルオレセイン蛍光眼底検査（1分30秒）　　b. インドシアニングリーン蛍光眼底検査

図3　近視性脈絡膜新生血管の症例
56歳，男性．Spectralis®で撮影．1分30秒フルオレセイン蛍光眼底検査（a）では，新生血管に一致して蛍光漏出を認める（矢印）．インドシアニングリーン蛍光眼底検査（b）では，脈絡膜新生血管（矢印）と周囲の正常脈絡膜血管を認める．

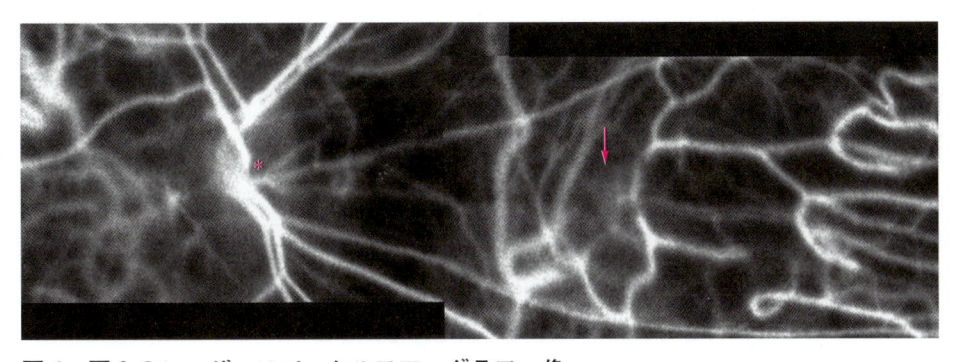

図4　図3のレーザースペックルフローグラフィ像
2枚の測定画像をつなげてグレースケールで表示した．脈絡膜新生血管（矢印）と周囲の正常脈絡膜血管はインドシアニングリーン蛍光眼底検査と同様に測定できている．＊は，視神経乳頭．

意の部位でblur rate値の平均を求めたmean blur rate（MBR）値として表され，平均血流速度を反映している．MBR値は相対値[*1]である．この装置の利点として，測定時間が約4秒と短く，解析時間も数分であり，視能訓練士が簡便に測定できるということが挙げられる．また測定範囲が広く，トラッキングシステムがついており，カラーまたはグレースケールで血流を表示し，任意の部位をラバーバンドで囲み，値を求める（図2）．解析項目が多岐にわたっており，それぞれの解析値について臨床研究で報告がされてきている．近年わが国で広く普及しており，視神経乳頭，網膜をはじめ，脈絡膜血流も測定できる．欠点として，組織の厚さが測定値に影響を与えるため，特に脈絡膜血流に関しては，その測定値を単純には判断できない[*2]．症例を提示する．図3は近視性脈絡膜新生血管の症例である．インドシアニングリーン蛍光眼底検査の写真では，脈絡膜新生

[*1] 測定値が相対値であると，理論的に個人間比較ができないことが指摘されており，同一患者の同一部位での限定した条件下で比較することが可能であるとされている．治療前後の比較などに適している．

[*2] 脈絡膜血流を直接測定する場合，網膜浮腫，出血，網膜色素上皮剥離などは，レーザー光の吸収や乱反射などを引き起こし，測定誤差の原因となりうる．よって，眼底疾患がある脈絡膜血流を測定しようとする場合，病態機能評価が困難になる．

血管と周囲の正常脈絡膜血管が認められる．図4はレーザースペックルフローグラフィでの測定結果だが，図3のインドシアニングリーン蛍光眼底検査とほぼ同等の画像が得られている．

レーザードプラ血流計[2]

　レーザー光を照射し動いている赤血球に反射されると，赤血球速度に応じてレーザー波長が変化する．レーザードプラ血流計（laser Doppler flowmetry）は，この装置では，そのドプラ現象を利用し変異した周波数を解析することで，volume（総赤血球数に比例），velocity（平均速度に比例），flow（volumeとvelocityの積）を求めることができる．測定値は相対値である．脈絡膜や視神経乳頭の毛細血管の血流量を非侵襲的に測定できる．

Heidelberg retina flowmetry[3]

　laser Doppler flowmetryとscanning laser ophthalmoscope（走査レーザー検眼鏡）を組み合わせた，非侵襲的血流解析法である．1本のラインは256個の測定点で構成され，それを64本のラインで測定し，最終的に二次元的な血流画像が得られる．その血流画像上で任意の部位において，laser Doppler flowmetry同様にvolume, velocity, flowを求めることができる．測定値は相対値である．ある一定範囲の循環動態が簡便に測定できる．

pulsatile ocular blood flow[4]

　この測定方法は，心拍間の眼球体積と眼圧の変化から拍動性眼血流を計算する方法である．拍動性血流は眼全体の血流の約70％にあたり，そのおよそ85％が脈絡膜循環であることから，ここで算出された値は脈絡膜全体の循環を反映していると考えられている．測定方法には二つの異なったアプローチがある．一つは空気眼圧計で心拍間の眼圧変化を測定するアプローチで，二つ目は心拍間での角膜から網膜までの距離変化を測定するアプローチである．拍動に関連する血流量を測定するという手法なので，非拍動性の眼血流量は測定できないという限界がある．

超音波カラードプラ法[5]

　眼窩内の球後血流を測定する方法で，元来循環器領域でよく用いられている方法である．眼科の場合は，専用のプローブで眼瞼上か

ら，眼動脈，網膜中心動脈，短後毛様動脈の血流測定を行う．プローブに向かう血流は赤，遠ざかる血流は青で表示され，超音波断層Bモード断層像と血流波形をみて血管を同定する．具体的には，得られた血流波形を解析し，末梢の動脈循環の指数としてresistivity index[*3]，末梢血管抵抗指数としてpulsatility index[*4]を算出し，脈絡膜循環動態を評価する．非侵襲的かつリアルタイムに血流を測定することができ，固視不良例でも容易に測定できるが，脈絡膜血流を直接測定しているわけではない．

[*3] resistivity index
$$\frac{最高流速値 - 最低流速値}{最高流速値}$$

[*4] pulsatility index
$$\frac{最高流速値 - 最低流速値}{時間平均流速値}$$

Doppler optical coherence tomography[6]

laser Doppler velocimetryとoptical coherence tomography（OCT；光干渉断層計）を組み合わせている．まだ一般的に臨床応用されてはいないが，改良され脈絡膜血流を測定できるようになってきている，と学会報告された．次世代の脈絡膜循環測定装置として期待される．

（山田義久）

補償光学による視細胞の観察

補償光学と眼底イメージング機器

　眼底カメラや走査レーザー検眼鏡（scanning laser ophthalmoscope；SLO）・光干渉断層計（optical coherence tomograph；OCT）などの眼底イメージング機器では，眼球光学系，特に角膜と水晶体に存在する歪み（高次の収差）の影響を避けられず，面分解能が制限されていた．

　眼底イメージング機器に補償光学（adaptive optics；AO）[*1]を導入すると，この歪みの影響が除去され，鮮明な眼底像を得ることができる．補償光学システムによって理論上約 $2.0\,\mu m$ の面分解能が得られ，これまで生体眼での観察が不可能であった視細胞[*2]を観察できるようになる．

正常眼における AO-SLO 画像

　現在 AO-SLO（補償光学適用走査レーザー検眼鏡）でとらえられている像として，網膜神経線維束・大血管および毛細血管内の血球動態・視細胞が挙げられる（図1）．

　正常眼における視細胞（錐体細胞）パノラマ像を図2に示す[1)]．黄斑部の組織学的所見では，中心窩においては小さな錐体細胞が密に配列しているのに対し，周辺では大きな錐体細胞の間を小さな杆体

[*1] 補償光学システムは，光の歪みを計測する"波面センサー"，その歪みを補正する"波面補正素子"，波面センサーからの情報に基づき波面補正素子を制御する"制御装置"によって構成される．

[*2] AO-SLO で見えている視細胞は，すべて錐体細胞と考えられてきた．しかしながら近年，杆体細胞まで解像できる AO-SLO の開発も行われている．

文献は p.363 参照．

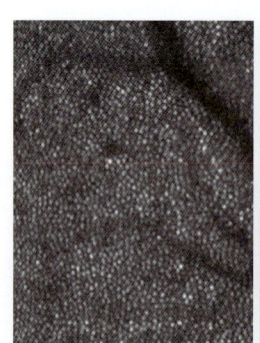

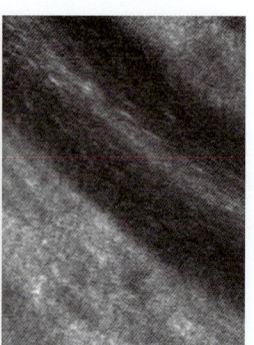

a. 視細胞　　b. 網膜神経線維束　　c. 毛細血管内の血球動態

図1　AO-SLO により得られる画像

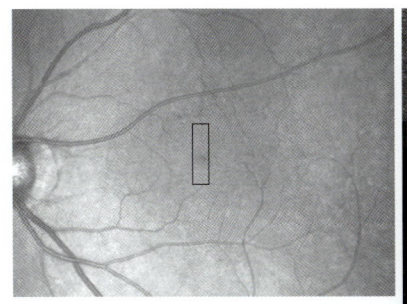

a. 通常 SLO 画像

図2 正常眼視細胞像（32歳，男性）．
個々の視細胞が解像され，中心窩近傍では細胞が小さく，視細胞密度も高いが，中心窩から離れるに従って細胞は大きくなり，密度も低下する．＊：中心窩
(Ooto S, et al：High-resolution imaging of resolved central serous chorioretinopathy using adaptive optics scanning laser ophthalmoscopy. Ophthalmology 2010；117：1800-1809.)

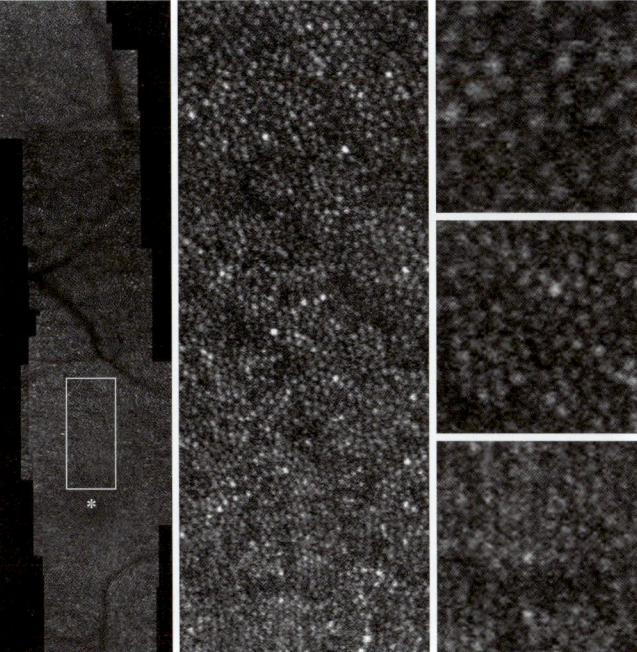

b. AO-SLO 画像（a の黒枠部位）
c. 拡大画像（b の白枠部位）
d. 中心窩から 1.0 mm（上図），0.5 mm（中図），0.2 mm（下図）の位置の視細胞．

細胞が埋める構造をとる．AO-SLO により得られる錐体細胞モザイクにおいても，中心窩近傍では小さな錐体細胞が密に配列しているのに対し，中心窩からの距離が離れるに従って，個々の細胞が大きくなり，密度が低下することがわかる．

病理眼における AO-SLO 画像

中心性漿液性脈絡網膜症寛解後の視細胞構造異常（図3）[1]：漿液性網膜剝離の消失を認めた中心性漿液性脈絡網膜症症例では，視細胞脱落像が斑状に観察され，平均視細胞密度は正常眼に比べ有意に低下していた．また，平均視細胞密度は平均視力および中心窩平均網膜厚と有意な相関がみられた．漿液性網膜剝離寛解後も視細胞密度の減少が後遺症としての視力障害に関与しており，比較暗点や色覚異常にも関与しているものと考えられる．

黄斑上膜症例における視細胞配列異常（図4）[2]：黄斑上膜症例では視細胞間に多数の皺襞様低反射像を認め，この所見を"microfold"と名づけた．中心窩に microfold を認める症例は固視点近傍に変視が検出されたのに対し，中心窩に microfold を認めない症例では固視点近傍に変視が認められなかった．また視細胞配列の規則性は有

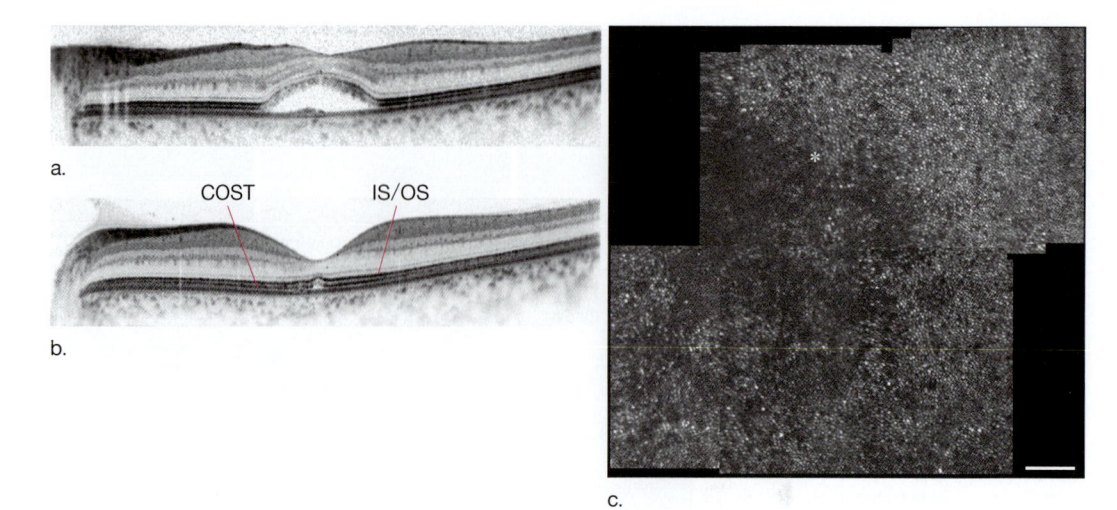

図3 中心性漿液性脈絡網膜症における視細胞異常（40歳，男性）．
a. 初診時スペクトラルドメイン光干渉断層計（spectral-domain OCT；SD-OCT）水平断．漿液性網膜剥離を認める．1か月で漿液性網膜剥離は自然寛解した．
b. 4か月後，SD-OCT水平断．漿液性網膜剥離は消失している．視細胞内節外節接合部（IS/OS）は連続であるが，錐体細胞外節先端（cone outer segment tip；COST）は反射が減弱している．
c. 4か月後，中心窩のAO-SLO画像．視細胞モザイク内に斑状のdark regionを認め，視細胞の欠損と考えられる．視細胞密度は低下している．＊：中心窩．スケールバー：100μm．
（Ooto S, et al：High-resolution imaging of resolved central serous chorioretinopathy using adaptive optics scanning laser ophthalmoscopy. Ophthalmology 2010；117：1800-1809.）

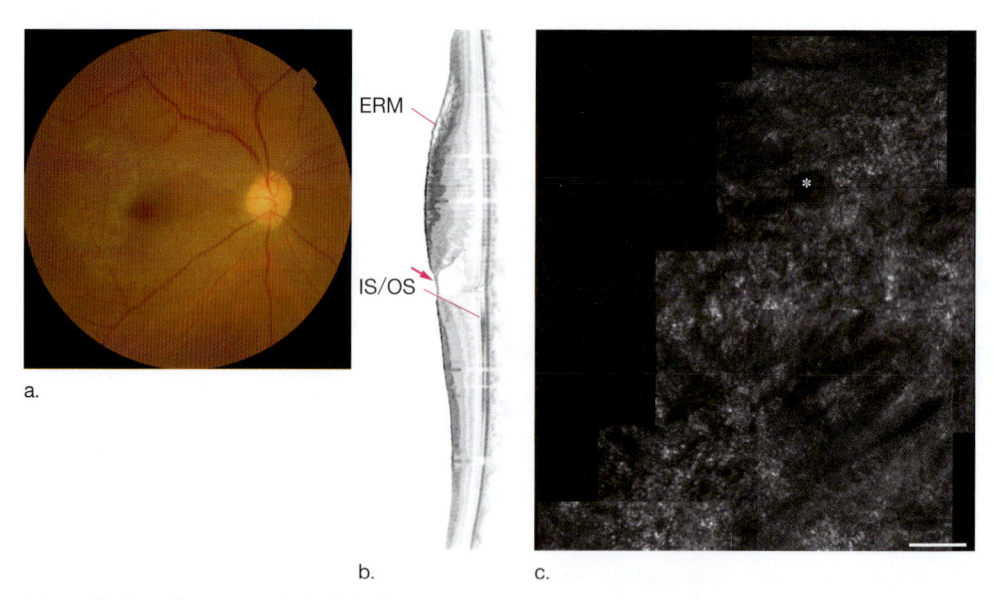

図4 黄斑上膜における視細胞異常（56歳，女性）．
a. 眼底写真にて黄斑上膜を認める．
b. SD-OCT垂直断．黄斑上膜（矢印）を認める．中心窩，IS/OSは不規則である．
 ERM：epiretinal membrane（網膜上膜）
c. AO-SLO画像．視細胞モザイク内に多数のmicrofoldを認め，視細胞配列に異常がみられる．
 ＊：中心窩．スケールバー：100μm．
（Ooto S, et al：High-resolution imaging of the photoreceptor layer in epiretinal membrane using adaptive optics scanning laser ophthalmoscopy. Ophthalmology 2011；118：873-881.）

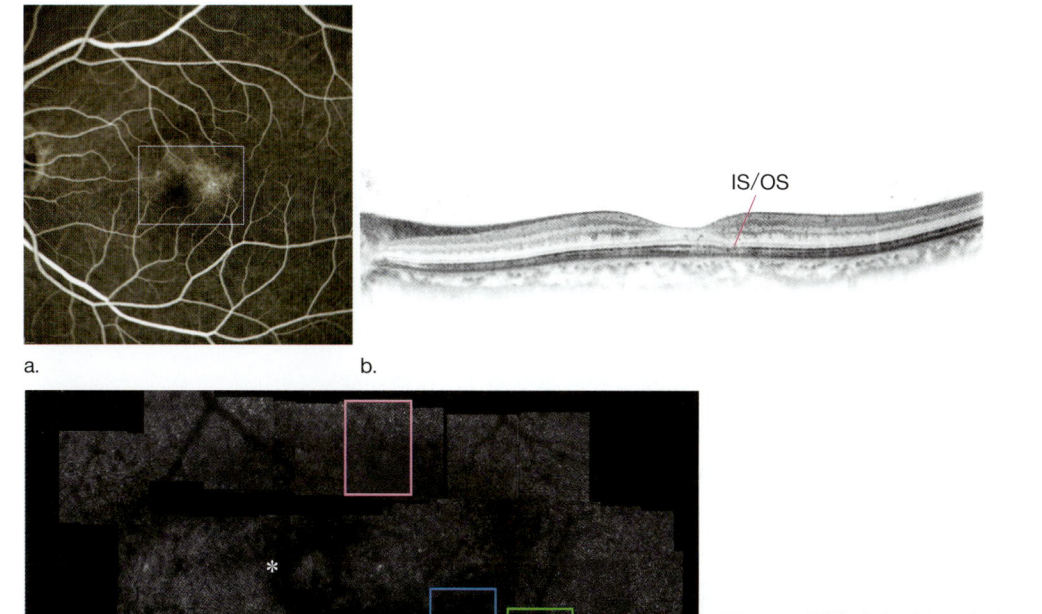

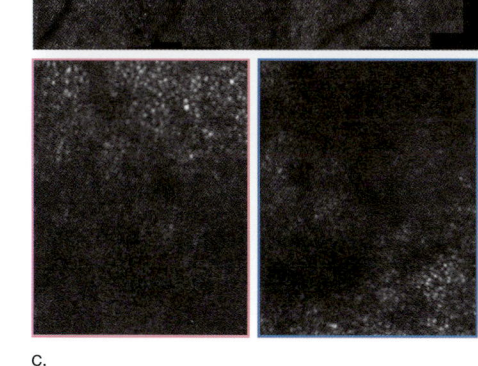

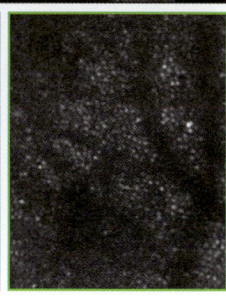

図5 2型黄斑部毛細血管拡張症における視細胞異常
（58歳，女性）．

a. 蛍光眼底造影にて傍中心窩に蛍光漏出を認める．
b. SD-OCT水平断．IS/OSは不整である．
c. 黄斑部（aの白枠の範囲）AO-SLO画像．輪状の視細胞欠損像を認め，蛍光眼底造影における蛍光漏出部位より広範囲に視細胞異常を認める．下図は，それぞれの色枠の拡大図．＊：中心窩．

(Ooto S, et al：High-resolution photoreceptor imaging in idiopathic macular telangiectasia type 2 using adaptive optics scanning laser ophthalmoscopy. Invest Ophthalmol Vis Sci 2011；52：5541-5550.)

意に低下し，変視症との相関を認めた．黄斑上膜症例において，microfoldに表される視細胞配列の乱れが変視症の形成に関与していることが示唆される．

2型黄斑部毛細血管拡張症における視細胞異常と造影所見（図5）[3]：
2型黄斑部毛細血管拡張症症例では輪状の視細胞欠損像が観察され，視細胞密度は視力・網膜感度と相関していた．血管異常がみられない領域まで視細胞異常を認め，本疾患の視細胞異常は血管異常に伴う二次的な障害ではなく，より早期の神経細胞障害が病態に関与していることが示唆される．

〔大音壮太郎〕

Retinal Function Imager

　網膜微小循環評価には，古くから蛍光眼底造影検査が用いられてきた．しかし，蛍光眼底造影検査では，造影剤を使用するため，腎機能低下例，ショックやアレルギーなどの問題もあり，侵襲のない微小循環評価法の登場が望まれてきた．Retinal Function Imager は，造影剤を使用せず微小循環を評価できる新しい検査機器で，今後の活躍が期待される．

Retinal Function Imager とは

　Retinal Function Imager（RFI）は，イスラエルの Optical Imaging 社で開発された新しい網膜機能画像イメージング装置で，欧米ではすでに 2006 年に承認されており，わが国では 2011 年に承認された[1,2]．

　RFI の原理は，血管の中の赤血球中のヘモグロビン色素が，波長 547 nm（緑色）の光で検出できることを利用したもので，約 17.5 ミリ秒という非常に短時間に連続 8 枚の眼底写真を撮影し，連続した画像内の赤血球の動きをトラッキングすることにより，血流速度（赤血球の動く速度）を測定することが可能で，赤血球の動きを積算し毛細血管を描出することができる．

文献は p.363 参照．

実際の操作

　RFI は，眼底カメラ，コンピュータからなる装置（図 1）である．実際の操作は，波長 547 nm の緑色光で 8 コマの眼底連続撮影を行うが，1 コマずつの間隔が 17.5 ミリ秒と非常に短く，1 回の撮影は数十秒で終了する．血流測定には，最低 3 回の同じ部位の撮影データ，毛細血管描出には最低 6 回の撮影データが必要なため，6〜8 回撮影を行う．

　解析に入る前に，8 コマの連続撮影画像のうち，フォーカスの悪くなっているもの，撮影部位がずれているものをチェックし，解析画像を選別する．

　血流速度を測定するには，黄斑部であれば，中心窩をマーキングし，あとは血管に沿ってカーソルを動かすことにより，赤血球の動

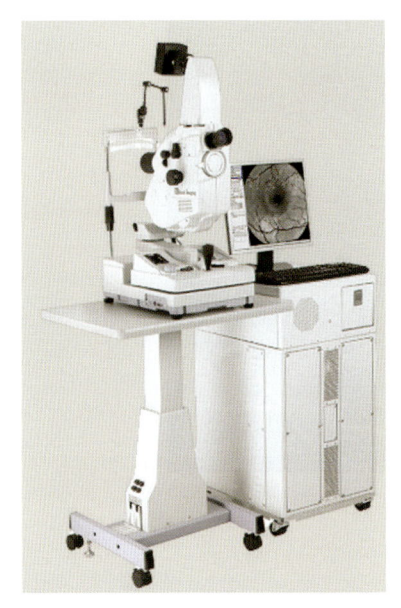

図1 Retinal Function Imager (RFI)
眼底カメラとコンピュータから成る．
(野崎実穂：Retinal Function Imager について教えてください〈Q&A／特集〉．眼科の新しい検査法 網膜疾患．あたらしい眼科 2010；27：138-140.)

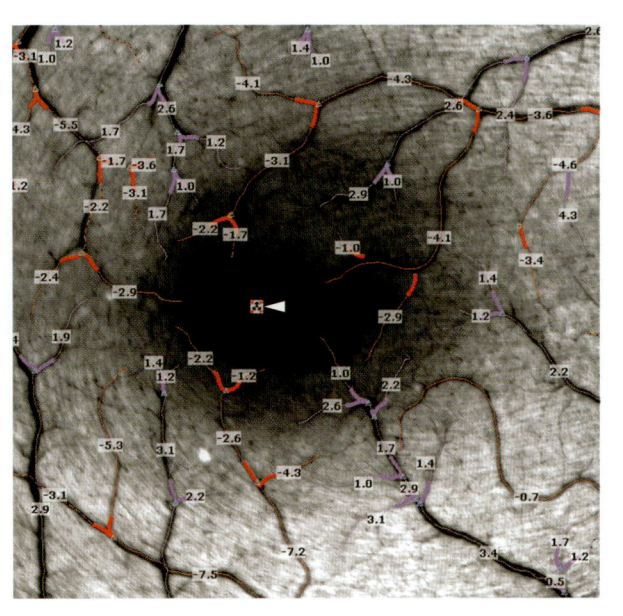

図2 RFIで測定された血流速度
中心窩（矢頭）をマーキングし，血管をトレースすれば，自動的に動脈か静脈かをコンピュータが判定する．動脈は赤色で表示され，血流速度はマイナスの数値で表されている．静脈は紫色で表示され，血流速度はプラスの数値で表されている．
(野崎実穂：Retinal Function Imager について教えてください〈Q&A／特集〉．眼科の新しい検査法 網膜疾患．あたらしい眼科 2010；27：138-140.)

きの方向からRFIが自動的に動脈か静脈を判断し，速度の絶対値を算出する（図2）．初回は手動で血管をトレースする必要があるが，同じ部位であれば，次回からは前回のデータを呼び出し，同じ血管の血流速度を自動で測定できる．

毛細血管描出（noninvasive capillary-perfusion map；nCPM）を作成するには，前述のように画像を選別した後は，ソフトウェアにより自動的に毛細血管像を作成することができる（図3）．蛍光眼底造影検査で検出できる毛細血管無灌流領域や，血管吻合などの所見は，RFIのnCPMによっても同様に検出することが可能であった（図4)[3]．

問題点

RFIは，画角が20°あるいは30°のため，視神経乳頭，黄斑部以外の病変の撮影には今のところ向いていない（図5）．造影剤を使用せずに毛細血管描出ができるメリットを生かすために，画角を大きく撮影し，さらにパノラマ機能を搭載することにより，糖尿病網膜症症例などに非常に有用になると思われるが，現在のところOptical Imaging社で開発中のようである．RFIでは，蛍光眼底造影検査で

a. b.

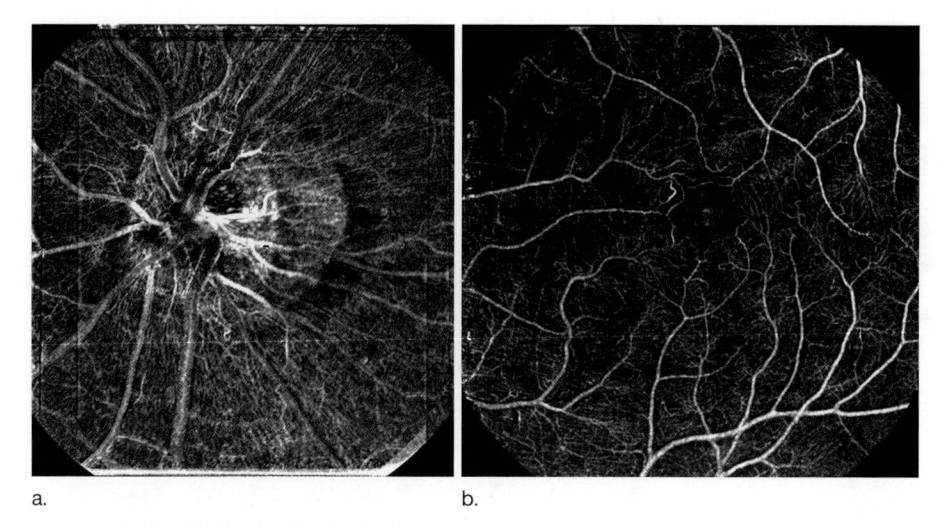

図3　毛細血管描出（nCPM）画像
a.　視神経乳頭とその周囲の nCPM 画像
b.　黄斑部とその周囲の nCPM 画像
（野崎実穂：Retinal Function Imager について教えてください〈Q&A／特集〉．眼科の新しい検査法　網膜疾患．あたらしい眼科 2010；27：138-140．）

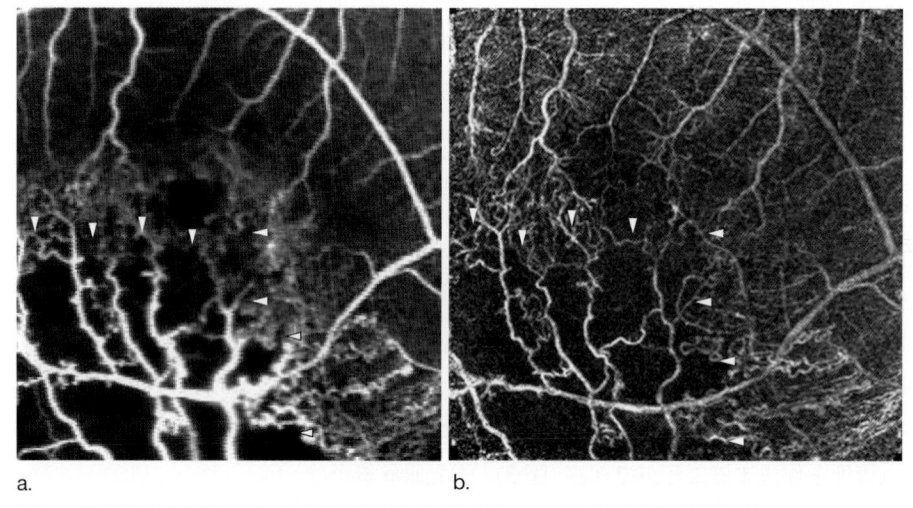

a. b.

図4　網膜静脈分枝閉塞症の蛍光眼底造影画像（a）と毛細血管描出画像（b）
蛍光眼底造影で検出されている無灌流領域（矢頭）に一致して，毛細血管描出画像でも同様に無灌流領域が検出されている（矢頭）．
（野崎実穂：Retinal Function Imager について教えてください〈Q&A／特集〉．眼科の新しい検査法　網膜疾患．あたらしい眼科 2010；27：138-140．）

検出できる"造影剤の漏出"という所見を得ることはできないが，Optical Imaging 社では経口造影剤でも鮮明な蛍光眼底像が RFI で得られることを報告している[4]．また，RFI の血流速度や毛細血管描出には，フォーカスの良好な鮮明な画像が得られることが基本であるため，白内障が強い症例や散瞳不良例，固視不良例にはあまり適していない．

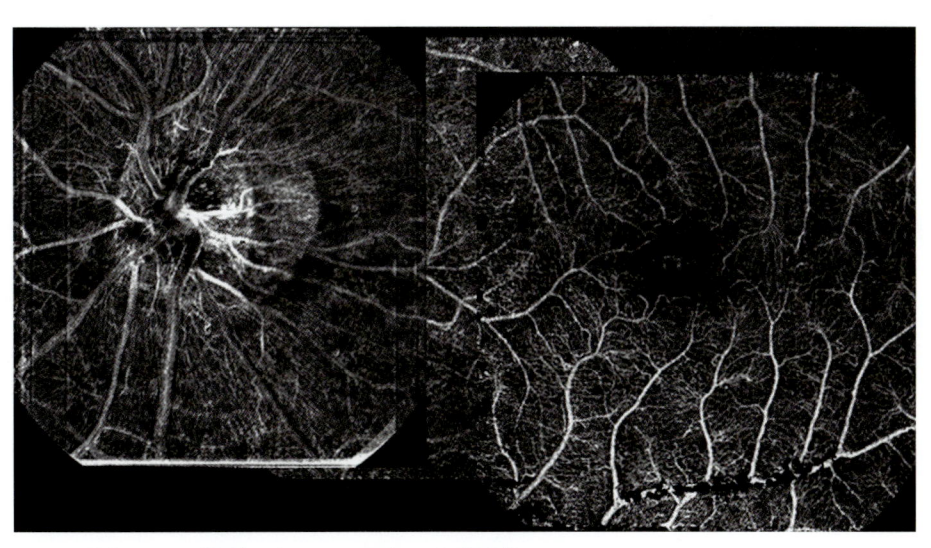

図5 画角20°で撮影したnCPM像の合成画像
撮影箇所を変えて，nCPM画像を合成すると，やや広い範囲のnCPM画像が得られる．

　血流速度に関しては，細動脈・細静脈の血流速度測定にはRFIが有用であるが，血管径が60μm以上の大血管の血流速度測定には向いていない*1．また，血流速度は測定できるが血管径は測定できないため，血流量の評価はできない．将来的にはOptical Imaging社で，自動血流速度・血管径測定機能を開発中とのことで，臨床の現場で使用しやすくなることが期待される．

[*1] 網膜血管径は，視神経乳頭近傍では，動脈が直径約100μm，静脈が直径約150μmである．網膜毛細血管径はおよそ4～7μmで，原理上はRFIを用いて血管径4μm以上から血流速度計測は可能である．

期待される今後の動向

　RFIを用いて，糖尿病網膜症では黄斑部の細動脈，細静脈の血流速度が低下しているという報告[5]がされた．非侵襲的に網膜微小循環評価ができるRFIは，今後さまざまな疾患の早期発見や予後，治療効果の評価などの助けとなる可能性のある新しい網膜画像機能イメージング装置である．さらにRFIを用いた微小循環評価データを増やし，さまざまな疾患の早期発見や治療効果評価につながるよう検討していく必要があると考える．

（野崎実穂）

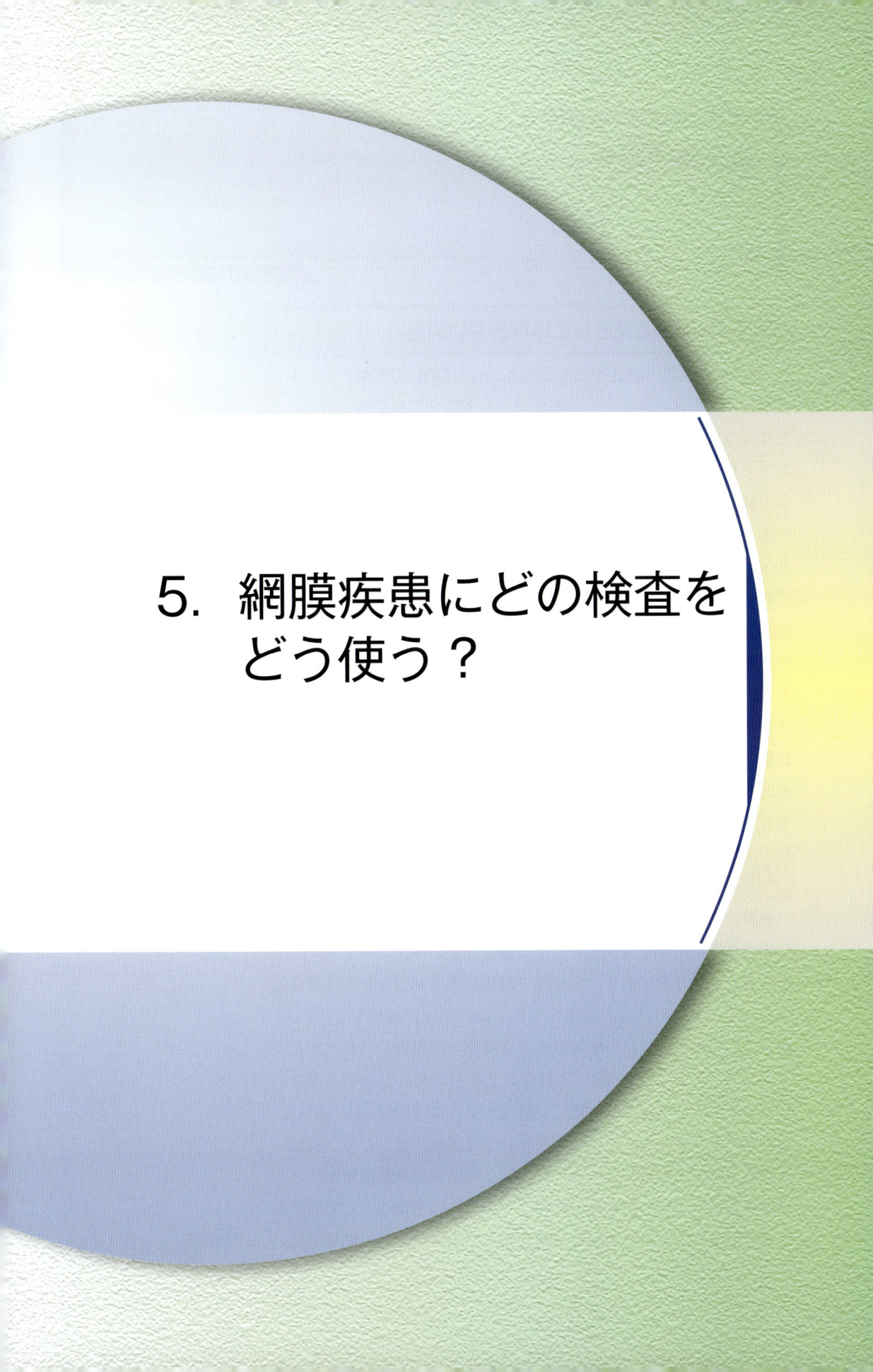

5. 網膜疾患にどの検査をどう使う？

糖尿病網膜症

眼底写真撮影で見逃してはならない所見

1. **糖尿病網膜症（diabetic retinopathy；DR）の有無**：デジタル化が進んだ現代において，診療記録として眼底写真を残しておくことは容易なことである．また，眼底写真はインフォームド・コンセントを得るツールとなる．しかし，糖尿病網膜症の初発病変といえる毛細血管瘤[*1]や点状出血は，解像度によっては把握できないことがある．同様に，網膜内細小血管異常（intraretinal microvascular abnormalities；IRMA）や新生血管の同定は困難となることもある．その点から，眼底写真のみで網膜症を診断するのは避けるべきである．したがって，検眼鏡的な観察は重要であり，できるならば，前置レンズや接触型レンズを活用して，所見を把握することが望ましい．
2. **血管閉塞の同定**：網膜出血の多発，軟性白斑の近傍にIRMAがみられる場合や数珠状の静脈拡張をはじめとした静脈異常，白線化動脈は，血管閉塞を疑わせる所見となる．しかし，眼底写真や検眼鏡的観察では，血管閉塞を同定するのは困難であり，蛍光眼底検査を行うべきである．

[*1] 毛細血管瘤は，好発部位は後極部で，特に黄斑近傍に初発することがある．

フルオレセイン蛍光検査（fluorescein angiography：FA）

網膜においてフルオレセインは，網膜血管のみに局在する．これは網膜血管の内皮細胞間がタイトに結合しており，フルオレセインが通過しないためである．脈絡膜では脈絡膜毛細血管板の毛細血管に窓構造を有するため，脈絡膜実質全体に急速に拡散する．一方，網膜と脈絡膜の間では，網膜色素上皮細胞の細胞間にバリアが存在するため，通常では脈絡膜−網膜間の造影剤の移行はない．通常の状態より明るい部位や暗い部位が異常所見となり，それぞれ過蛍光，低蛍光に分類される．糖尿病網膜症の蛍光眼底所見として，点状の過蛍光として毛細血管瘤，淡い低蛍光として毛細血管床閉塞，びまん性の過蛍光として血管透過性亢進，限局性の過蛍光として新生血管が描出される．検眼鏡的には血管閉塞やIRMA，新生血管を見い

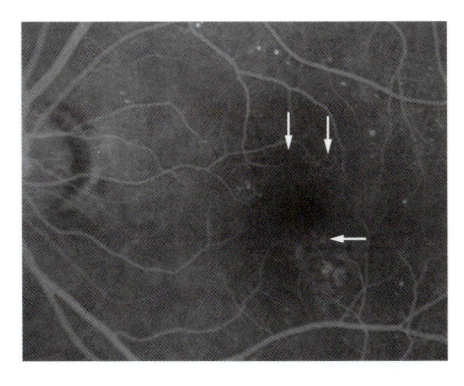

図1 糖尿病黄斑症の蛍光眼底（FA）写真
糖尿病黄斑症の蛍光眼底写真において，矢印に示すように毛細血管の閉塞や拡張，蛍光漏出が同定され，治療選択の参考となる．

だすのは決して容易ではなく，FAを施行することではじめて同定されることも多い．すなわち，血管閉塞や，IRMAと新生血管の同定にはFAは必要不可欠といえる．この所見により，網膜光凝固の適応と方法の決定に導ける．

糖尿病網膜症において，網膜中心静脈閉塞のように線状・火炎状出血が多発している場合は，広範な血管透過性亢進を伴うことが多い．血管透過性亢進部位の同定は，FAで容易にできる．糖尿病黄斑症（diabetic maculopathy）の発症・進展の抑制に役立つ．

一方で，糖尿病黄斑浮腫の治療方針の決定に，FAは必須といえる．漏出している毛細血管瘤や拡張血管を同定することで，光凝固部位を同定できる（図1）．検眼鏡的所見や光干渉断層計（optical coherence tomograph；OCT）は，光凝固部位の決定に参考となるが，FAで確定できることが多い[*2]．

FAの後期の過蛍光は，色素貯留（pooling）と組織染（tissue staining）に分けられる．嚢胞は過蛍光のうちpoolingとして認められ，典型例は菊花状に染色される．漿液性網膜剝離（serous retinal detachment）の診断にもFAは有用である．さらに網膜色素上皮の機能評価に役立つ．網膜色素上皮のバリア機能の低下により染色される．

光干渉断層計（OCT）

糖尿病黄斑症：網膜厚マップによって，浮腫の有無と範囲がわかる．また，分布の状況により局所性かびまん性か判別することが可能である（図2）．糖尿病黄斑浮腫の網膜断層像は，網膜膨化，嚢胞様変化，漿液性網膜剝離の組み合わせによって構成される．網膜膨化は，網膜内の水分貯留によるスポンジ状の膨化で，網膜が厚くなり網膜の反射が減弱する．外網状層に多い．網膜内の水分貯留によって網膜組織が疎になるためと考えられている．嚢胞様変化は，中心窩付

[*2] OCTと併用すれば，黄斑浮腫の原因部位をさらに容易に診断できる．しかし，FAでの漏出部位がOCTの肥厚部位は必ずしも一致するとは限らない．FAで蛍光漏出があっても，OCTでは網膜肥厚がない場合もあれば，逆にOCTで網膜肥厚があっても，FAで蛍光漏出がみられない場合もある．すなわち，バリア機能と形態とは乖離することが十分に有りうるといえる．

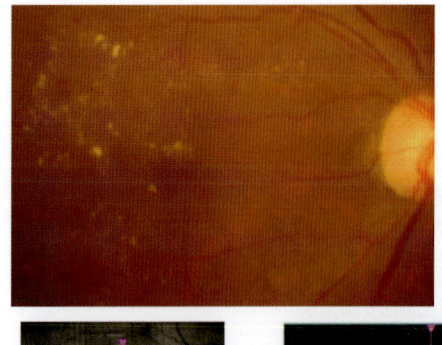

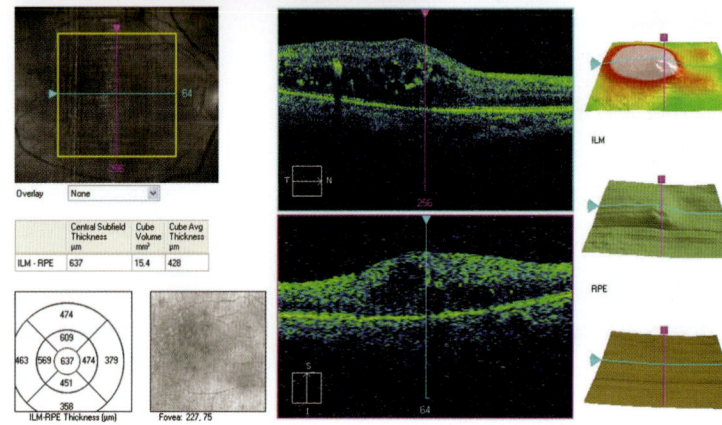

図2 光干渉断層計（OCT）と糖尿病黄斑症

a. 眼底写真
b. 網膜厚マップ

網膜厚マップによって，浮腫の有無と範囲がわかる．また，分布の状況により局所性かびまん性か判別することが可能である．局所性の場合は，輪状白斑の中心で網膜肥厚の頂点が漏出部となることが多い．

近に境界鮮明な隔壁によって境界されている低反射としてみられる．主に内顆粒層と外網状層にみられる．漿液性網膜剝離は，中心窩下に剝離した神経網膜と網膜色素上皮に囲まれた低反射領域として観察される．硬性白斑は点状の高反射病変として主に外網状層でみられ，強膜方向はブロックされ低反射となる．硬性白斑が中心窩下に沈着すると，網膜色素上皮と融合された形態で描写される．糖尿病黄斑浮腫の網膜断層像により，黄斑浮腫の治療選択や予後が異なるとされているが，さらに検証が必要と思われる．

黄斑硝子体牽引症候群：OCTにおいて，肥厚した後部硝子体膜や部分的に剝離した後部硝子体は明瞭に描写されるため，後部硝子体と黄斑の関係は，検眼鏡的検査では得られない所見を見いだすことができる．黄斑硝子体牽引症候群（macular vitreous traction syndrome）などで硝子体皮質が黄斑前面で肥厚し牽引がかかると，黄斑網膜の肥厚がみられる．中心窩で後部硝子体の癒着があり，その周囲で剝離すると，中心窩が前方に牽引され，孤立性の囊胞がみられる．これらの所見により，硝子体手術の適応を判断できる．また，漿液性網膜剝離や牽引性網膜剝離，網膜分離の有無を容易に検出す

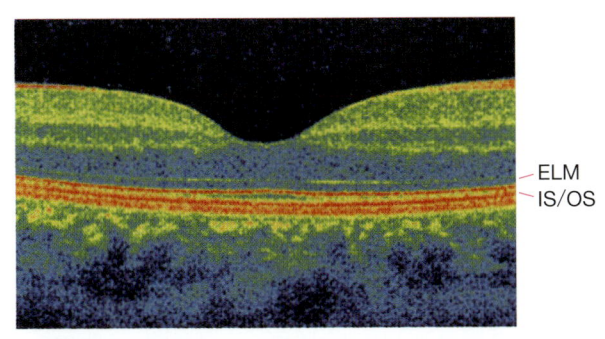

a. 黄斑部の OCT 擬似カラー所見

b. 黄斑部網膜の組織所見

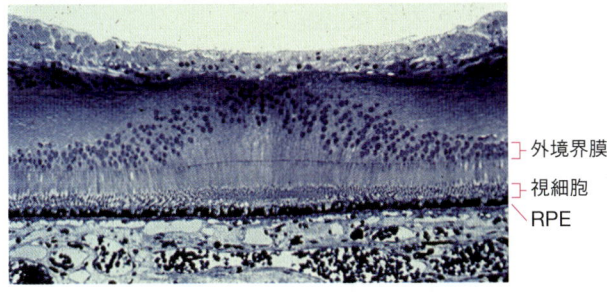

図3 光干渉断層計（OCT）と黄斑部網膜
網膜色素上皮細胞，視細胞内節外節接合部（photoreceptor inner and outer segment junction；IS/OS），外境界膜（ELM），外網状層，内網状層，神経線維層が高反射で，外顆粒層，内顆粒層，神経節細胞層が低反射として得られる．

ることができる[1,2)].

視細胞の評価：視細胞は，外節，内節，視細胞核，軸索から構成されている．OCT 上では，網膜色素上皮細胞，視細胞内節外節接合部（photoreceptor inner and outer segment junction；IS/OS），外境界膜（external limiting membrane；ELM），外網状層，内網状層，神経線維層が高反射で，外顆粒層，内顆粒層，神経節細胞層が低反射として得られる（**図3**）．視力検査や蛍光眼底検査と一致しないのと同様に，OCT における網膜肥厚と視力が一致しないことが多く，その原因のひとつに視細胞の障害があり，OCT における IS/OS や ELM の連続性の欠落がその指標とされている．

視野検査

汎網膜光凝固と視野：糖尿病網膜症においては，血管閉塞や血管透過性亢進による視機能の低下がすでに認められている．汎網膜光凝固（panretinal photocoagulation；PRP）により広範囲の網膜に瘢痕が形成されるため，さらに視野に影響が加わる．周辺視野狭窄が多くみられるが，スポットサイズや凝固間隔，レーザーの出力に影響を受けるとされている．中心視力が良好であっても，視野の測定は，QOL の評価のうえで重要である．

糖尿病黄斑症と視野：網膜感度を測定するマイクロペリメトリー機

文献は p.363 参照．

能と，無散瞳デジタルカラー眼底写真を重ねあわせることで，視野と眼底の状態との関連を診断するのに役立つ．糖尿病黄斑症においては，無灌流野の網膜感度の低下や，治療による網膜感度の改善，黄斑光凝固の影響などが検討されている．

網膜電図

網膜症の進行と ERG：糖尿病網膜症が検眼鏡的に明らかな所見が出現する前に，網膜電図（electroretinogram；ERG）に異常が検出される可能性があることが古くから指摘されている．また，硝子体出血などで眼底が透見することができない場合に，術後の視力を予測する手段として用いられる．糖尿病網膜症において，網膜の機能低下を鋭敏にとらえるのは，律動様小波（oscillatory potential；OP）である．

前増殖網膜症や増殖網膜症では，ERG の網膜振幅低下や頂点潜時の延長がみられるが，網膜症発症前や中等度の網膜症では，OP の異常以外に変化はあまりみられない．特に OP1 の頂点潜時の延長は，網膜症発症前から観察され，網膜微小循環障害による網膜内層の機能障害を反映していると考えられている．初期の網膜症では，OP の頂点潜時の延長がまず出現し，振幅低下がそれに続くことが報告されている[3]．さらに網膜症が進行し，広汎な増殖膜や牽引性網膜剥離が起こり網膜の虚血性変化が著しい場合は，a 波（最初の陰性波）と b 波（a 波に続く大きな陽性波）の比（b/a 比）の陰性化がみられる．これは，b 波が a 波より振幅が減弱するためにみられる．

汎網膜光凝固と ERG：汎網膜光凝固を施行すると，ERG のすべての振幅が低下する．a 波も b 波も同じように低下し，b/a 振幅比はほとんど変化しない．

局所 ERG と糖尿病黄斑症：網膜の一部に光刺激を与え，主にその部位から生ずる電位を記録する検査を局所網膜電図（focal electroretinogram）という．局所網膜電図により，糖尿病黄斑症の機能的評価が可能である．局所網膜電図には，単一の部位の局所網膜を刺激する方法と，別項に挙げた多数の局所刺激により同時に多数の局所の反応を記録する多局所網膜電図（multifocal electroretinogram；mfERG）がある．

局所網膜電図：糖尿病黄斑症では，進行とともに網膜中層の機能障害を示す律動様小波（OP）の潜時の延長・減弱から，b 波の減弱，a 波の減弱と視細胞層への機能異常と波及していく．異常がみられない早期の糖尿病黄斑症において，黄斑部局所 ERG の律動様小波

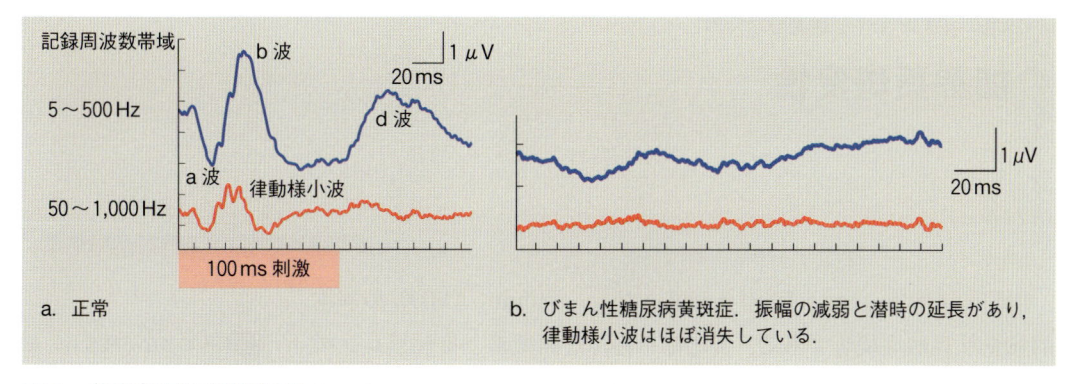

図4 黄斑部局所網膜電図（ERG）
（安田俊介：網膜症の検査法．網膜電図．荒木栄一編．糖尿病網膜症のすべて．東京：中山書店；2012. p.98-101.）

a. 正常

b. びまん性糖尿病黄斑症．振幅の減弱と潜時の延長があり，律動様小波はほぼ消失している．

の潜時の延長がみられることがある．これらの機能異常は，糖尿病黄斑症に対する治療による形態の回復が得られても，すぐに回復するものではなく，形態の回復が長期に維持されて遅れて回復してくることが多いとされる（図4）[4]．

多局所網膜電図：網膜全体の病変でなく黄斑部に限局した病巣の診断や機能評価が可能である．黄斑部の視機能を電気生理学的に解析することができる．糖尿病黄斑浮腫では，浮腫が増して中心窩網膜厚が増大するにつれ振幅の低下がみられる．

網膜・脈絡膜循環測定

laser Doppler velocimetry：ドプラ効果に基づき，レーザー光を照射して赤血球の速度を測定する方法で，網膜血管内における血流速度の測定に応用されている．糖尿病患者のうち，網膜症を認めない，あるいは単純網膜症では，正常に比べ網膜動脈血流量が低下しているが，前増殖網膜症では，正常とほぼ同じレベルであった[5]．

laser speckle velocimetry：レーザーを眼組織の比較的広いエリアに照射し，生ずるスペックルパターンを解析することにより，末梢循環動態を定量的に解析する方法で，中心窩脈絡膜血流量は，網膜症を認めない，あるいは単純網膜症では，正常に比べ低下しており，黄斑浮腫を合併するとさらに低下するといわれ，汎網膜光凝固後に黄斑浮腫を生じない症例では，中心窩脈絡膜血流量は増加しているとの報告がある．網膜・脈絡膜循環測定は，糖尿病網膜症の病態生理のうえで重要ではあるが，臨床応用に関しては，まだ実用的な段階であるとはいいがたい．

〔北野滋彦〕

加齢黄斑変性

　加齢黄斑変性（age-related macular degeneration；AMD）の基本的検査[*1]は眼底検査である．黄斑部を細隙灯顕微鏡と接触型レンズ（または前置レンズ）を用いて黄斑部を拡大して，立体的，詳細に観察することが最も基本となる．小さな出血や漿液性網膜剥離（serous retinal detachment）を見逃さないことから AMD の診療は始まる．次に，従来であれば造影検査を行ってきたが，現在では光干渉断層計（optical coherence tomography；OCT）を用いることが一般的となった．黄斑部の情報を三次元的にとらえ，漿液性網膜剥離，網膜浮腫，網膜色素上皮剥離の存在を確認する．しかし，この眼底検査と OCT 検査では鑑別困難な症例も多く存在するので，確定診断の際には蛍光眼底造影を行うことも重要である．将来期待される第 4

[*1] 基本となる検査は，細隙灯顕微鏡を用いた眼底検査，フルオレセインやインドシアニングリーンを使用する蛍光眼底造影，光干渉断層計（OCT）が三種の神器となる．

[*2] は p.277 参照．

表1　加齢黄斑変性の分類と診断基準（厚生労働省 網膜脈絡膜・視神経萎縮調査研究班）

対象が年齢 50 歳以上の症例において，中心窩を中心とする直径 6,000 μm 以内の領域に以下の黄斑部病変が存在する．
1. 前駆病変（図1）
① 軟性ドルーゼン（直径 63 μm 以上のものが 1 個以上みられる） ② 網膜色素上皮異常（網膜色素上皮の色素脱失，色素沈着，色素むら，小型の網膜色素上皮剥離（1 乳頭径未満））
2. 滲出型加齢黄斑変性[*2]
主要所見：以下の主要所見のうち，少なくとも一つを満たすものを確診例とする． ① 脈絡膜新生血管（検眼鏡所見，または蛍光眼底造影のいずれでも診断が可能になっている．検眼鏡所見として，網膜下に灰白色または橙赤色隆起病巣を認める．蛍光眼底造影はフルオレセイン蛍光眼底造影，またはインドシアニングリーン蛍光眼底造影所見に基づく）． ② 漿液性網膜色素上皮剥離（直径 1 乳頭径以上のもので，脈絡膜新生血管を伴わないものも含める）． ③ 出血性網膜色素上皮剥離（大きさは問わない）． ④ 線維性瘢痕． 随伴所見：以下の所見を伴うことが多い ① 滲出性変化：網膜下灰白色斑（網膜下フィブリン），硬性白斑，網膜浮腫，漿液性網膜剥離 ② 網膜または網膜下出血
3. 萎縮型加齢黄斑変性（図2）
脈絡膜血管が透見できる網膜色素上皮の境界鮮明な地図状萎縮（大きさは問わない）を伴う．地図状萎縮の観察に眼底自発蛍光が有用である[4]．
4. 除外規定
近視，炎症性疾患，変性疾患，外傷などによる病変を除外する．

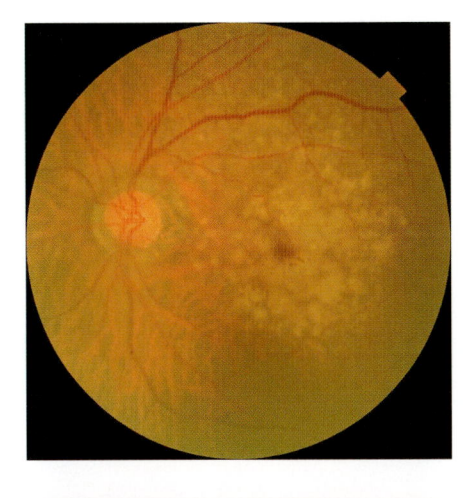

図1 軟性ドルーゼン，色素沈着

直径 63μm 以上のドルーゼンが癒合している．加齢黄斑変性の前駆病変である．色素沈着も併発している．

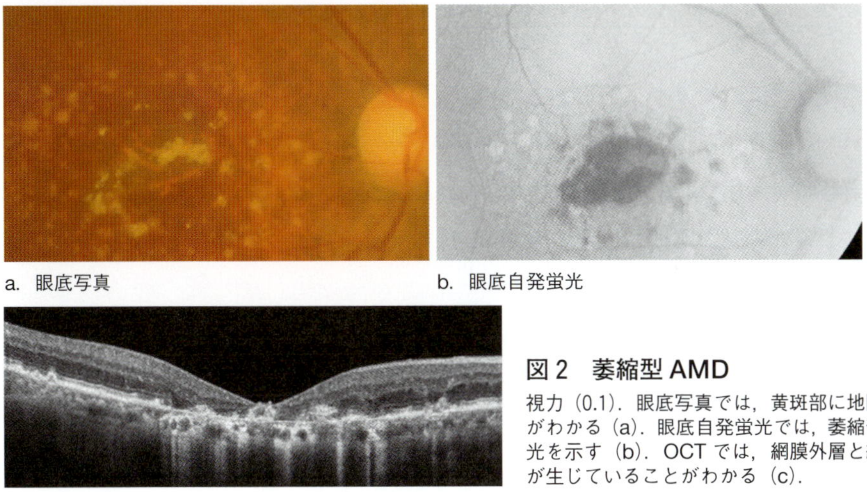

a. 眼底写真
b. 眼底自発蛍光
c. OCT 所見

図2 萎縮型 AMD

視力（0.1）．眼底写真では，黄斑部に地図状萎縮があることがわかる（a）．眼底自発蛍光では，萎縮部が境界鮮明な低蛍光を示す（b）．OCT では，網膜外層と網膜色素上皮の萎縮が生じていることがわかる（c）．

の検査として，眼底自発蛍光がある．

わが国の加齢黄斑変性の分類と診断基準（表1）

厚生労働省 網膜脈絡膜・視神経萎縮調査研究班による，わが国の実情に即した加齢黄斑変性の新しい分類と診断基準[1]に準じて診断することは重要である．それを理解したうえで OCT を用いて，診断することでより確実な診療となる．

特徴的な検査所見（1）滲出型加齢黄斑変性

Gass 分類のシェーマを示す（図3）．

Gass Type1 CNV（図4）：Gass Type1 CNV は網膜色素上皮下に存在する CNV で，フルオレセイン蛍光造影では occult CNV を呈することが多い．OCT では RPE（retinal pigment epithelium；網膜色素

*2 滲出型 AMD の特殊型は，①ポリープ状脈絡膜血管症（polypoidal choroidal vasculopathy；PCV）②網膜内血管腫状増殖（retinal angiomatous proliferation；RAP）に分類された．PCV の診断基準はポリープ状脈絡膜血管症の診断基準[2]に準じる．RAP の診断基準は Yannuzzi の RAP の原著[3]に準じるとされている．

文献は p.363 参照．

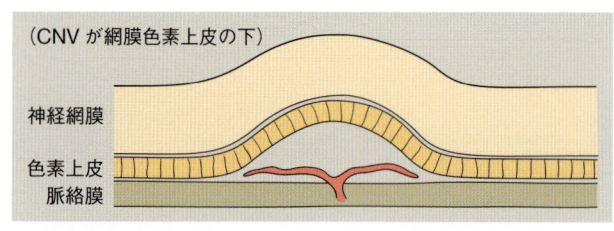

a. Type 1

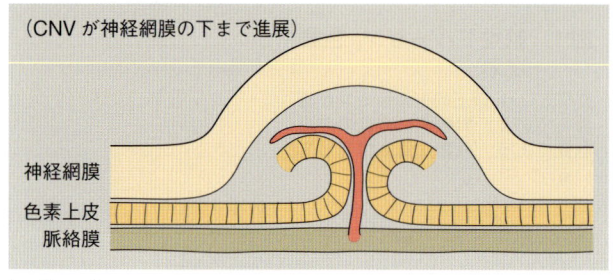

(CNVが網膜色素上皮の下)

神経網膜
色素上皮
脈絡膜

b. Type 2

(CNVが神経網膜の下まで進展)

神経網膜
色素上皮
脈絡膜

図3 Gass 分類のシェーマ
a. Gass Type1. 脈絡膜新生血管（CNV）が網膜色素上皮の下に存在する．
b. Gass Type2. 脈絡膜新生血管が網膜色素上皮を貫き網膜下に存在する．
（渡辺五郎：特徴的所見／脈絡膜新生血管．専門医のための眼科診療クオリファイ4．加齢黄斑変性：診断と治療の最先端．東京：中山書店；2011．p.16）

上皮）下の CNV（choroidal neovascularization；脈絡膜新生血管）による軽度の網膜色素上皮挙上がみられる．CNV 自体は中等度の反射を示す．二次的変化として tomographic notch sign がある[5]．CNV により網膜色素上皮剝離が生じるのを妨げられた結果生じる所見で，色素上皮下に病変が存在する PCV でも検出されることが多い（図5）．

Gass Type2 CNV（図6）：Gass Type2 CNV は網膜色素上皮の上，感覚網膜下に存在し，検眼鏡的に灰白色病巣として観察され，フルオレセイン蛍光造影では classic CNV を呈することが多い．OCT 所見は，網膜色素上皮の上の CNV 自体が中〜高反射として検出される．CNV の深部に，RPE の反射が明瞭に観察される．

特徴的な検査所見（2）ポリープ状脈絡膜血管症（PCV）（図5，7）

　PCV はポリープ病巣と異常血管網の二つの部分からなる．わが国には，日本 PCV 研究会の診断基準があり[2]，従うことが望ましい．ポリープの部位は急峻な RPE の挙上所見を示し，内部反射は RPE に接する中等度の反射を示す．異常血管網の部位は網膜色素上皮と Bruch 膜が二層に分離され，その二層の間に低〜中等度の反射がみられる所見 "double layer sign" を示す[6]．

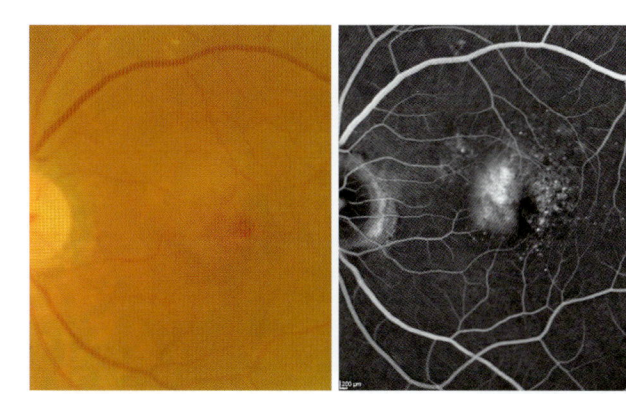

5. 網膜疾患にどの検査をどう使う？   279

a. 眼底写真　　　　　b. フルオレセイン造影後期 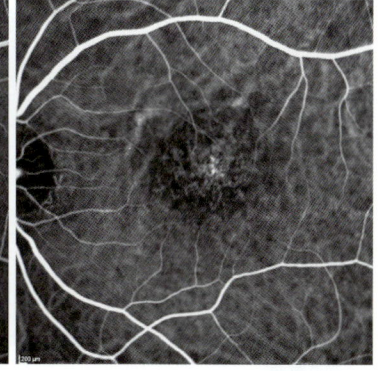　　　　　c. インドシアニングリーン造影早期

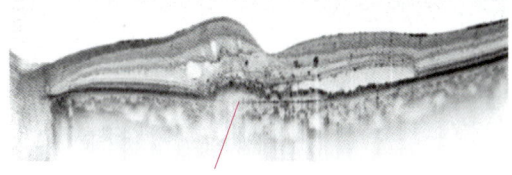

Gass Type1 CNV（網膜色素上皮下のCNV）
d. OCT所見

a. 眼底写真．漿液性網膜剥離と軽度の網膜下出血がある．
b. フルオレセイン造影後期．網膜色素上皮からの淡い蛍光漏出（occult CNV）がある．
c. インドシアニングリーン造影早期．脈絡膜新生血管が検出されている．
d. OCT．網膜色素上皮の扁平な隆起の下に中等度の反射を示すType1 CNVが検出されている．周囲に網膜浮腫，漿液性網膜剥離がある．

図4　Gass Type1 CNV

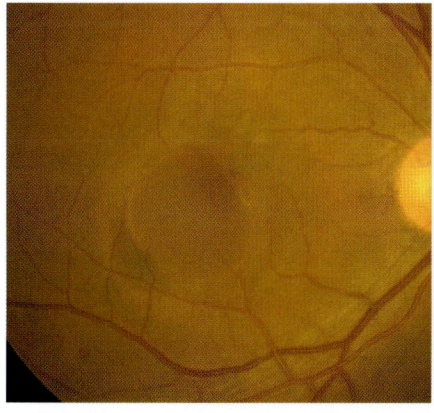

a. 眼底写真 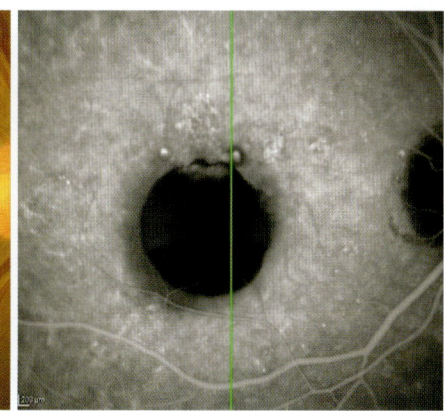　　　　　　　　　b. インドシアニングリーン造影

tomographic notch sign

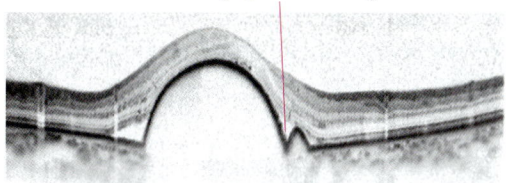

c. OCT所見

a. 眼底写真．約1乳頭径大の網膜色素上皮剥離がある．
b. インドシアニングリーン造影．網膜色素上皮剥離に接するポリープ状病巣と異常血管網が検出される．
c. OCT（bの緑線でのスキャニングによる）．漿液性網膜色素上皮剥離とポリープの間にtomographic notch signが検出されている．

図5　tomographic notch sigh（PCV症例）

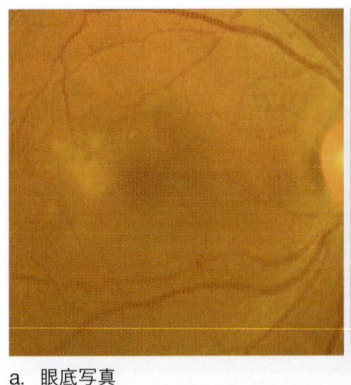

a. 眼底写真 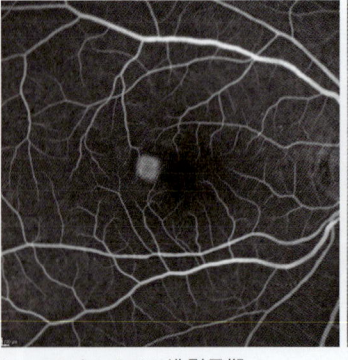　　　　　b. フルオレセイン造影早期 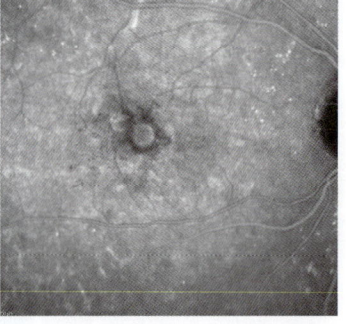　　　　　c. インドシアニングリーン造影後期

Gass Type2 CNV

網膜色素上皮

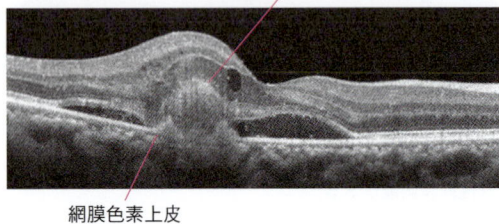

d. OCT 所見

a. 眼底写真．中心窩耳側に灰白色病巣が存在する．
b. フルオレセイン造影早期．境界鮮明な classic CNV が検出される．
c. インドシアニングリーン造影後期．CNV 周囲の低蛍光輪（dark rim）が検出される．
d. OCT．網膜色素上皮の上，網膜下に CNV 塊が検出される．周囲に漿液性網膜剥離と軽度の囊胞様黄斑浮腫がある．

図6　Gass Type2 CNV

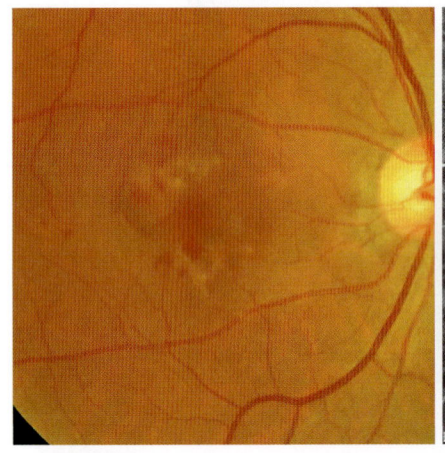

a. 眼底写真 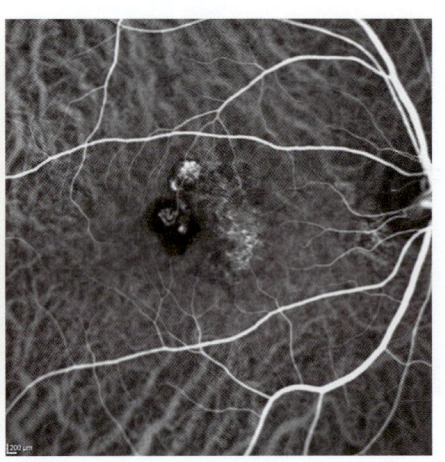　　　　　　　　　　　b. インドシアニングリーン造影

ポリープ

double layer sign
（異常血管網）

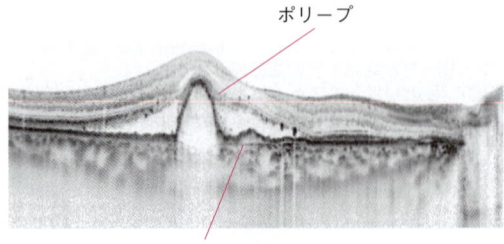

c. OCT

a. 眼底写真．橙赤色隆起病巣とその一部が灰白色病巣を示す．
b. インドシアニングリーン造影．異常血管網とその先端が複数個のポリープを検出される．
c. OCT．異常血管網の部位が double layer sign を示し，ポリープが RPE の急峻な挙上所見と示す．周囲に漿液性網膜剥離がある．

図7　ポリープ状脈絡膜血管症（PCV）

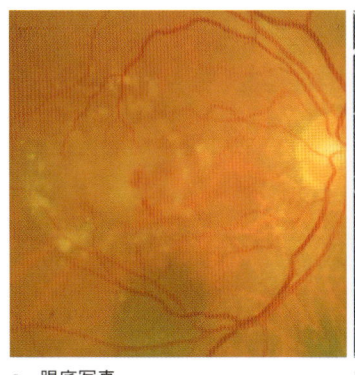

a. 眼底写真 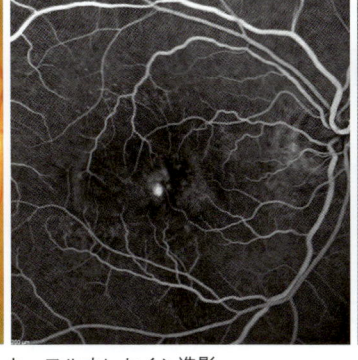
b. フルオレセイン造影 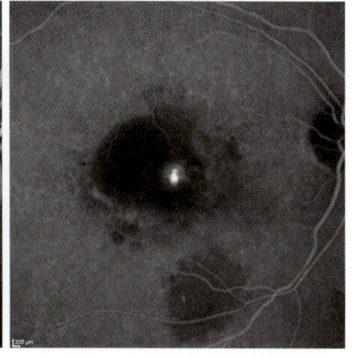
c. インドシアニングリーン造影後期

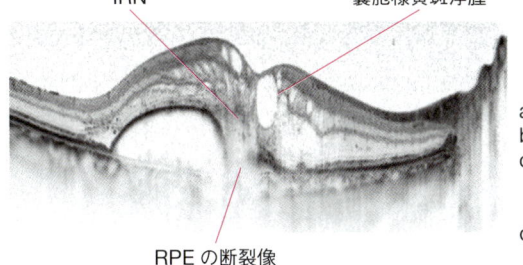

d. OCT
（ラベル：IRN、囊胞様黄斑浮腫、RPE の断裂像）

a. 眼底写真．網膜内出血と周囲の灰白色病巣がある．
b. フルオレセイン造影．傍中心窩に旺盛な漏出を示す．
c. インドシアニングリーン造影後期．網膜内新生血管からの旺盛な漏出（hot spots）がある．網膜血管との吻合もある．
d. OCT．網膜内新生血管の部位が RPE 断裂像を示し，旺盛な網膜浮腫，漿液性網膜色素上皮剝離がある．

図8　網膜血管腫状増殖（RAP）
IRN：intraretinal neovascularization（網膜内新生血管）
RPE：retinal pigment epithelium（網膜色素上皮）

特徴的な検査所見　(3) 網膜内血管腫状増殖（RAP）（図8）[*3]

RAP 早期の SD-OCT（spectral-domain OCT）による特徴として，早い段階で網膜浮腫が生じること（囊胞形成も多い），RPE のラインが多発するドルーゼンで蛇行していること，網膜内新生血管が網膜外層に高反射として検出される[7]．進展すると網膜色素上皮剝離が高頻度で生じ，その RPE のラインの断裂する所見が RAP に最も特徴的である（ほかの AMD ではほとんどみられない）．再発の発見も検眼鏡的には一見変化がないようでも，OCT では軽度の浮腫が検出されることがあり，注意を要する．

（佐藤　拓）

[*3] RAP は頻度が低いが，進行が早く両眼の可能性も高いので見逃さないことが重要である．抗 VEGF 薬によく反応するが，再発が多い．

網膜静脈閉塞と網膜動脈閉塞

発症と視力障害のメカニズム

網膜静脈閉塞（retinal vein occlusion；RVO）：篩状板での網膜中心動脈や視神経自体の圧迫，あるいは網膜血管分岐部での網膜分枝動脈による圧迫や視神経乳頭陥凹拡大による血流変化がトリガーとなると考えられている．それに伴い狭窄部位での血管内皮障害や血栓形成が起き，破綻性出血および循環障害が起こると想定されている．視力障害のメカニズムとしては，血管の透過性亢進による黄斑浮腫，および慢性の虚血状態により発生した新生血管による硝子体出血や続発緑内障が中核となる．そのため，RVOでは血流動態の把握と続発する黄斑浮腫の評価，つまりフルオレセイン蛍光眼底造影検査（fluorescein angiography；FA）と光干渉断層計（optical coherence tomography；OCT）が検査の中心となる．

網膜動脈閉塞（retinal artery occlusion；RAO）：塞栓による急性の網膜動脈の閉塞による血行の途絶が主な病因である．RAOは急性の高度の虚血による神経細胞の機能停止，壊死による視機能そのものの喪失にあるため，RAOでも血流動態の評価が重要で，加えて残された視機能の評価が中心となる．

網膜静脈閉塞症（RVO）の検査

RVOではFAで虚血・循環動態の把握を，OCTにて黄斑浮腫の程度を把握することが重要である[*1]．

眼底写真：血管の蛇行・拡張，出血量の評価，軟性白斑の有無など，初診時およびフォローアップ時にも必須となる．

FA：新鮮例では，静脈灌流時間の延長が起こる．この時期は出血によるブロックのため，詳細な血流の状態を把握できないことが多いが，出血の吸収に伴い蛇行・拡張した毛細血管や微小血管瘤からの漏出などが明らかとなる．

病変部と正常部の境界に多い側副路の形成（図1の○）や無灌流領域の有無（図1の○）およびその広さ，黄斑部の無血管領域いわ

[*1] 筆者らの検査スケジュールとしては，RVOでは，非侵襲である眼底写真とOCTは毎診察時，FAは①初診時，②出血が吸収される3か月〜6か月，③以降は病状変化時としている．

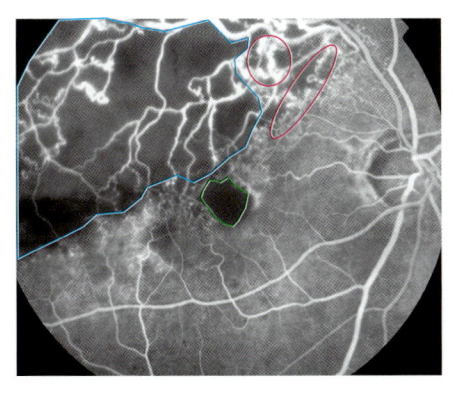

図1 網膜静脈閉塞症のFA所見
○：側副路の形成
○：無灌流領域
○：foveal avascular zone

ゆる foveal avascular zone の拡大（**図1**の○）が認められる．

網膜中心静脈閉塞症（central retinal vein occlusion；CRVO）では，炎症機序で発症する病型の場合は，視神経乳頭からの漏出も参考所見となる．CVOS*2 では無灌流領域の合計面積が15乳頭面積以上のものを虚血型としているが，発症初期で出血の多い症例では判定困難な場合も多い．そこで，無灌流領域の面積以外に，虚血型のサインとなる造影所見を以下に挙げる．

1. 静脈閉塞が高度になると動脈流入まで遅延していることがあるので，その場合は腕網膜－循環時間が15秒以上になる．
2. 網膜内循環時間は，動脈に色素の流入がみられだした時点から，静脈壁に層流がみられだす時点までと，静脈が完全に充盈されるまでの，二つの時間を評価する．前者は正常で3～5秒であるのに対し，CRVOでは5～10秒前後に遅延していることが多い．30秒以上かかるような高度閉塞例もある．そして，動脈流入から静脈完全充盈までの時間が，最も著明に遅延が認められる．正常値が10秒以内であるのに対し，遅延が高度となると20秒以上かかることがほとんどである．
3. 中心窩無血管領域の拡大が大きい．

網膜静脈分枝閉塞症（branch retinal vein occlusion；BRVO）では，6か月以上経過すると，閉塞した毛細血管網の周囲には，側副路や短絡路が形成される症例がでてくる．閉塞領域の短絡路や毛細血管瘤からの漏出が持続する症例では，浮腫のため視力低下，変視が続く．また，BVOS*3 では，5乳頭径以上の無灌流領域を有する場合は光凝固の適応としているが，無灌流領域の検討や周辺に発生する新生血管を明らかにするのにFAは有用である．

共焦点レーザー走査型眼底検査装置（Heidelberg Retina Angiograph；HRA）：蛍光眼底造影を可能にした走査レーザー顕微鏡で

*2 **CVOS**
Central Vein Occlusion Study Group[1]．

文献は p.364 参照．

*3 **BVOS**
Branch Vein Occlusion Study Group[2]．

a. 眼底写真　　　　　　　　　　　b. OCT

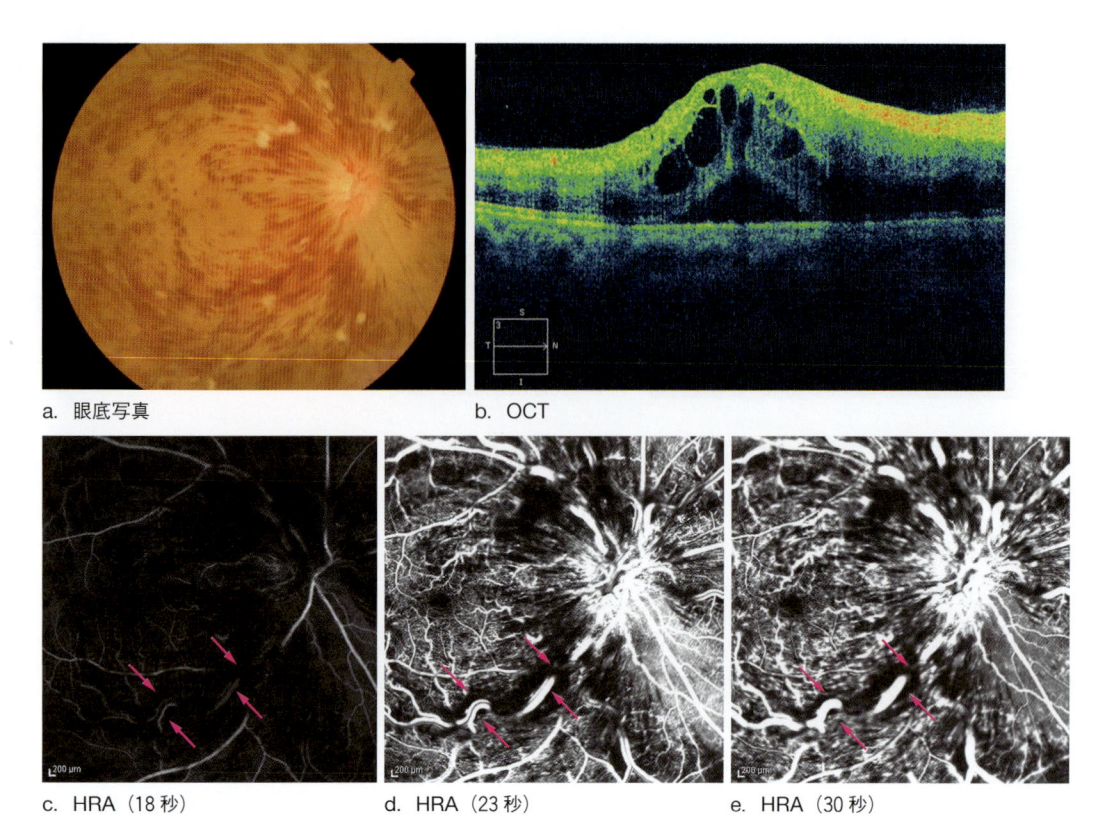

c. HRA（18秒）　　　d. HRA（23秒）　　　e. HRA（30秒）

図2　網膜中心静脈閉塞症（41歳，女性）．
1日前より右眼の視力低下を自覚し来院．来院時矯正視力は（0.15）．HRA（c～e）の矢印で示される静脈は，層流が認められてから完全に充盈されるまでに12秒を要しており，強い閉塞が疑われる．

ある．高コントラスト，高解像度であり，ハイスピード撮影が可能である．そのためRVOなどでは，特に造影初期に循環動態を把握する際に非常に有用である．筆者らは，従来の蛍光用眼底カメラに代わって積極的にHRAによる蛍光眼底造影を行い，灌流状態の評価を行っている（図2）．

OCT：黄斑浮腫の診断・評価にFA同様必須の機器であるが，OCTは非侵襲的であるためその重要性はきわめて高い．浮腫のパターンは，網膜内層の浮腫，囊胞状変化や漿液性網膜剝離などさまざまである．また硝子体の黄斑への癒着の診断にも有用であり，囊胞様浮腫の破裂による分層黄斑円孔も検知可能である．視力は黄斑浮腫量（網膜厚）と一致しないこともあるため[3]，黄斑浮腫の治療のタイミングを見きわめるうえで必要不可欠である．また，その際には同じ断面で撮影が行われているかを見きわめる必要がある．

レーザースペックルフローグラフィ（LSFG，図3）：LSFG（laser speckle flow graphy）は，2008年にLSFG-NAVIとして発売された，簡便に眼底血流を測定できる装置である[*4]．非侵襲で専用機では21°

[*4] **laser speckle flow graphy（LSFG）**
830nmのダイオードレーザーを光源とし，生体組織に照射することで，反射散乱光が干渉することにより，スペックルパターンと呼ばれる斑点模様を形成する．赤血球などの散乱粒子が移動すると，動的スペックルとなり，このパターンを検出・処理することにより二次元カラーマップとして表示することが可能となる．

a. 患眼　　　　　　　　　　　　b. 僚眼（非患眼）

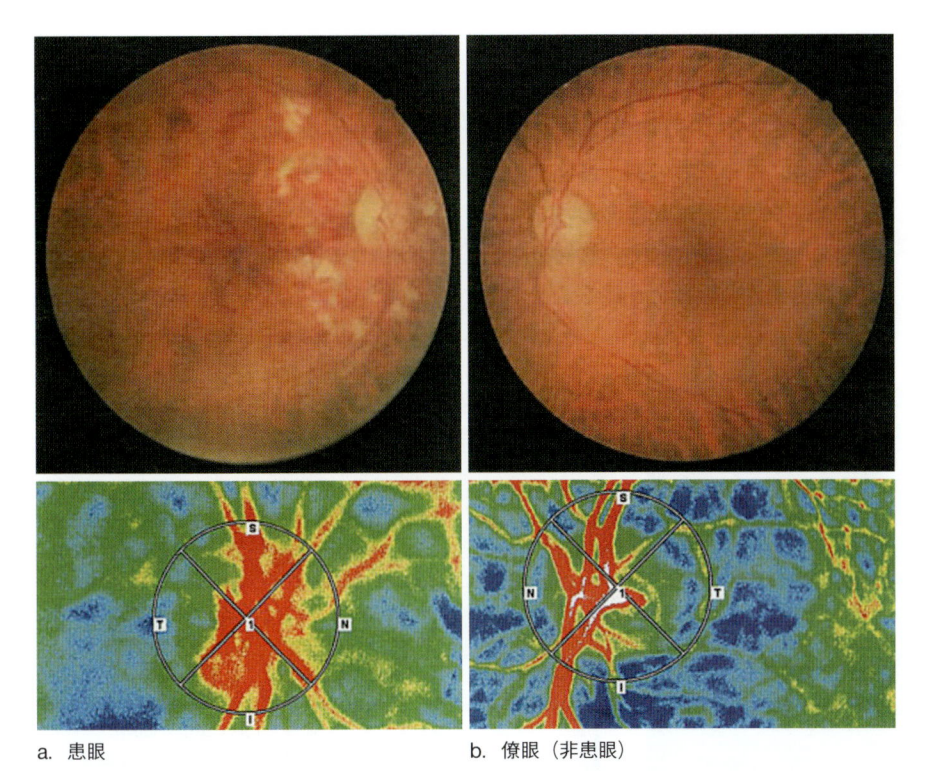

図3　網膜中心静脈閉塞症の眼底写真（上図）とLSFG（下図）の血流マップ
(山田義久ら：レーザースペックルフローグラフィーの最新の知見について教えてください．あたらしい眼科 2010；27（臨増）：160-108．)

の画角で撮影可能で，血流を"ぶれ率（mean blur rate；MBR）"として相対的に定量することも可能である．ただし，中間透光体の影響を強く受けること，診断には従来の検査（FAなど）が必要で，患者の定期フォローとしては有用であるが，患者間の比較は困難であること，単波長であることから，網膜と脈絡膜の血管の分離が困難であることが問題となる[4]．

インドシアニングリーン造影検査(IA)：出血によるブロックによりFAで十分な情報が得られない場合，IAでも比較的大きな網膜血管が造影されるため，循環時間を評価する際には有用である．

網膜電図（electroretinogram；ERG）：b波は網膜内層の機能を示すとされるが，虚血の強いCRVOの場合，b波またはb/a比が減少することがある[5]．

網膜動脈閉塞症（RAO）の検査（図4）

問診と眼底写真で容易に診断がつく場合が多いため，新鮮例に対しては機能検査より治療が優先される．新鮮例以外で必要な検査は以下の通りである．

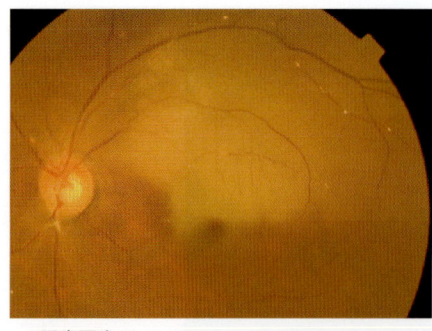

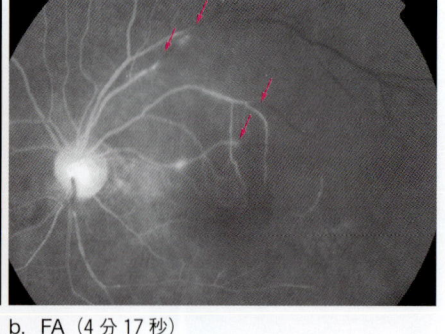

a. 眼底写真　　　　　　　　　　　b. FA（4分17秒）

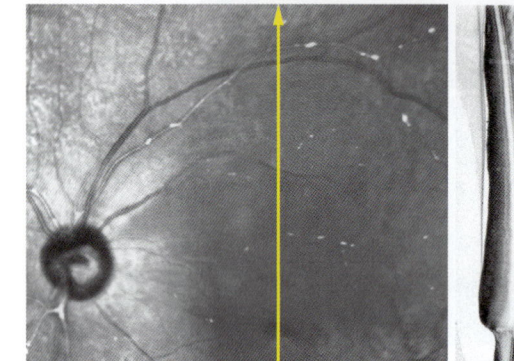

c. Spectralis® OCT

図4　網膜動脈分枝閉塞症（74歳，男性）
1日前からの左眼視力低下を主訴に来院．
a. 眼底写真．閉塞領域の網膜は白濁した色調を呈する．閉塞した動脈には塞栓物質と思われる黄白色の変化がある．
b. FA．4分17秒．網膜血管は閉塞の影響で断片的に造影される（矢印）．また，閉塞領域では充盈欠損を示す．網膜静脈も灌流されていないことがわかる．
c. Spectralis® OCT．Heidelberg Spectralis® HRA＋OCTは，共焦点レーザー走査型眼底検査装置（HRA）とspectral-domain OCT（SP-OCT）を融合させた三次元画像解析システムである．アンジオグラフィ画像とOCT画像を同時に撮影し，アンジオグラフィ観察画像上で選んだ部位と同位置（矢印）のOCT画像を同時に観察することができる．閉塞領域の網膜組織では，急性の虚血による細胞内浮腫により，網膜内層が肥厚する．

眼底写真：網膜動脈は狭細化し，閉塞領域の網膜は乳白色に混濁する．その際，黄斑部の色調は変化しないため，相対的にcherry red spotと呼ばれる．

FA：正常では10〜15秒の腕網膜循環時間に著明な延長を認める．遅延した血管は，蛍光物質が灌流不全となるため，顆粒状となり，また，動脈が栄養する領域の静脈にも充盈遅延がみられる．症例によっては，毛様網膜動脈が造影されることがある．

OCT：急激な血行の途絶のため，網膜の細胞内浮腫を来たす．そのため通常の網膜浮腫と異なり，OCTは高輝度となり，網膜血管が栄養するはずの網膜内層が肥厚する．その後，数週間かけて網膜細胞の壊死とともに網膜厚は菲薄化する．

Goldmann視野検査（Goldmann perimetry；GP）：分枝動脈だけ閉塞を来たすBRAOの際は，機能喪失した部位を明らかにする際に有用となる．

ERG：網膜血管に栄養される網膜内層の機能を示すb波の減弱を認める．

（﨑元　晋，瓶井資弘）

裂孔原性網膜剝離

検査に求められること

　裂孔原性網膜剝離（rhegmatogenous retinal detachment；RRD）治療の最終的なゴールは，裂孔を閉鎖し網膜の復位を得ることである．そして網膜剝離の診断については，検眼鏡的に裂孔を検出することが最も重要である．ただし治療技術が向上している今日では，"網膜が復位したかどうか"ではなく，"網膜が復位してどれだけ視機能が回復したか"という観点での診療水準が要求されている．そのためには術前，術後にいろいろな検査を実施し，多角的に術後の視機能の変化を検討することが，さらなる治療成績の向上に寄与するであろう．また，最近では光干渉断層計（optical coherence tomography；OCT）の解像度が飛躍的に向上しており，解剖学的な回復を経時的にとらえることが可能になってきた．期待されるような視機能改善が得られないような症例について，"なぜ改善しないのか"を考察するうえでも，とても重要であるといえる．

術前検査

　術前検査については，網膜剝離は発見されてから手術治療に至るまでの時間が短いため，術前の限られた時間に必要な検査を的確に実施しなければならない．なかでも矯正視力検査は術前，術後の改善を検討するうえで最も大事な検査であることはいうまでもない．また，術前の黄斑部剝離の有無は視力予後に大きく影響するため，眼底の状態を眼底カメラで撮影し記録する．黄斑部剝離の有無の判断が難しい症例では，OCTが有用である．網膜分離症（retinoschisis）との鑑別が難しい症例でも，OCTを用いて網膜のどの層で剝離しているかを描出できれば診断は容易である（図1）．手術の戦略を検討するにあたっては，詳細な眼底検査による裂孔の位置の同定はきわめて重要であるが，最近では一度に200°の広角な眼底写真が撮影可能な眼底カメラも開発され，全体的な病態を把握して手術戦略をたてるうえでも大変有用である（図2）．

a. 眼底写真　　　　　　　　　　　　　　　　b. OCT 像

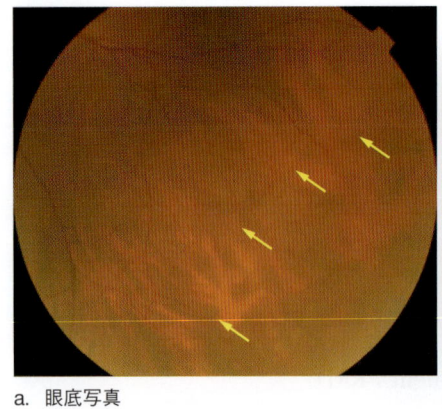

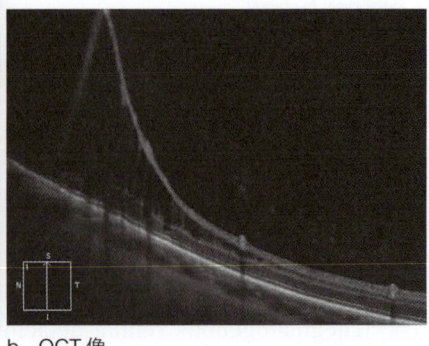

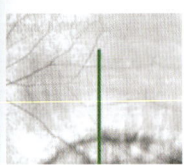

図1　網膜分離症の眼底写真（a）とOCT像（b）
a. 耳側下方に網膜剥離様の所見を認めた（矢印）.
b. OCT では，網膜内層での分離を認めたため経過観察とした．右図の緑線はスキャン部位を示す．

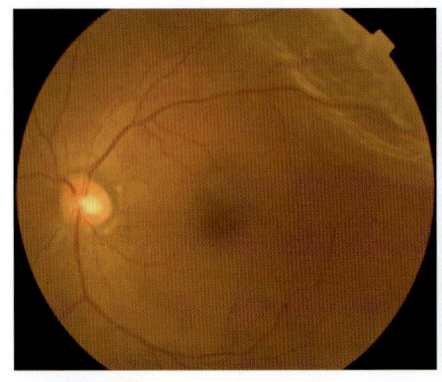

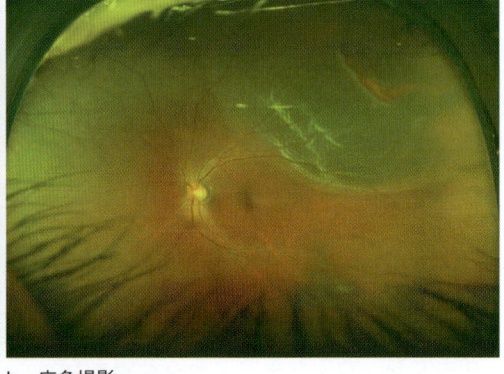

a. 後極部撮影　　　　　　　　　　　　　　　b. 広角撮影

図2　広角の眼底カメラ（Optos®）で撮影した網膜剥離
通常の眼底カメラでの後極部撮影（a）では裂孔をとらえることはできないが，同一症例をOptos®を用いて撮影すると，後極部と周辺の裂孔を同一画角にとらえることができる（b）.

　手術では水晶体の摘出を計画していない場合についても，術式の変更による眼内レンズ挿入の可能性を想定し，A-mode や IOL-master® で，眼軸長も測定しておくとよい[*1].

　網膜剥離が疑われるものの，白内障や硝子体出血など中間透光体の異常により眼底の透見が困難であれば，超音波断層検査（B-mode）によって剥離の有無を確認する．プローブの向きは少なくとも水平方向と子午線方向の二方向で記録し，膜様の組織が描出される場合，視神経と連絡がなければ後部硝子体剥離（posterior vitreous detachment；PVD）と診断できる．視神経と連絡がある場合は，B-mode に付属している A-scan 機能を用いて後極部と同等の輝線が得られれば網膜剥離である可能性が高く，低い場合は後部硝子体膜

[*1] 黄斑部に剥離が及ぶと検査データの信頼性が低くなるので，早い段階で測定しておくことが望ましい．

a. 網膜全剝離

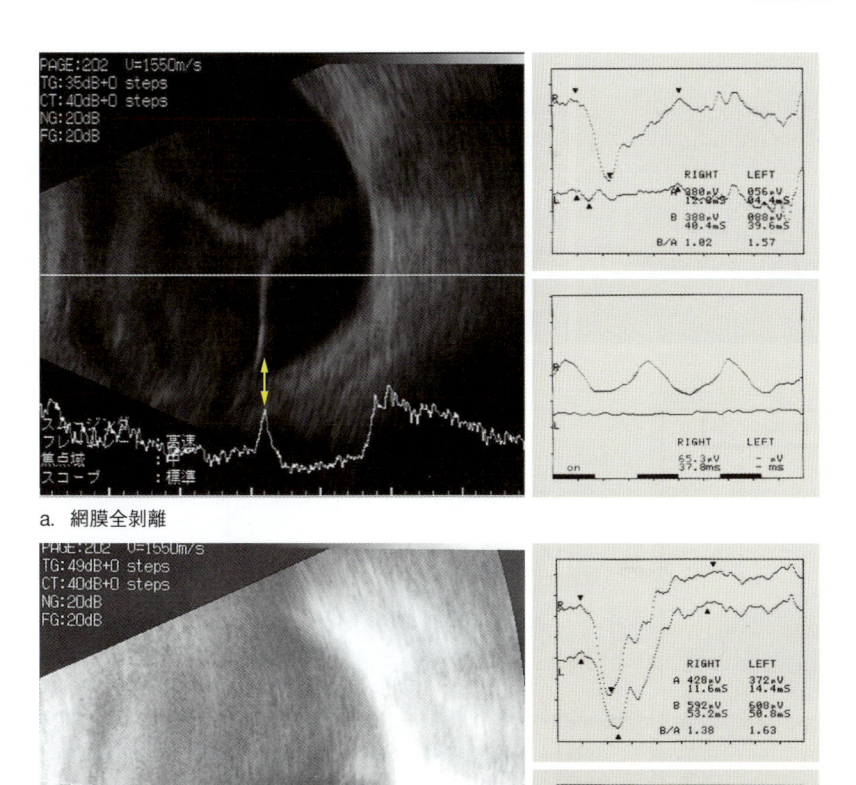

b. 硝子体出血

図3 網膜全剝離（a）と硝子体出血（b）のB-modeおよびERG所見
a. 視神経に連続する膜状組織がみられ，A-scanで高輝度を示す（矢印）．フラッシュERG，フリッカERGともに振幅の消失がみられる．
b. 視神経に連続する膜がみられるが，A-scanで低輝度（矢印）．ERGも正常である．

（posterior hyaloid membrane）である可能性が高い．また，プローブをあてたまま眼球を患者に眼球を動かしてもらい膜の動きを観察した場合，後部硝子体膜は張力がかかったような動きをするのに対して，網膜はゆっくりと波打つような動きをする傾向がある（図3）．

術後検査

矯正視力：術後においても，経過観察をするうえで矯正視力の変化が最も重要な指標である．網膜剝離の手術後では視力の回復に1年近く要する症例もあり，術後1週間，1か月，3か月，6か月，1年の時点での矯正視力を測定し記録する．また，屈折値の変化は手術

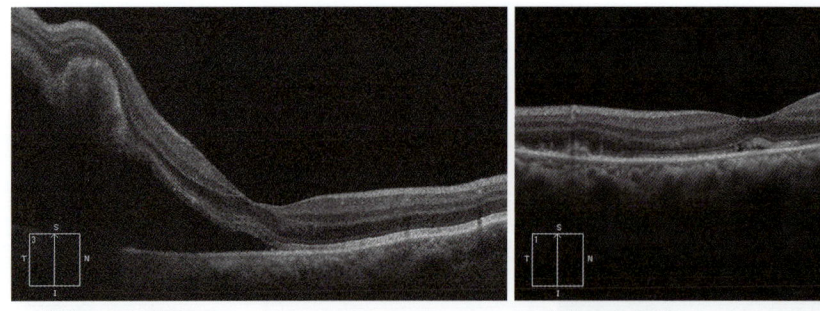

a. 術前のOCT像   b. 術後のOCT像

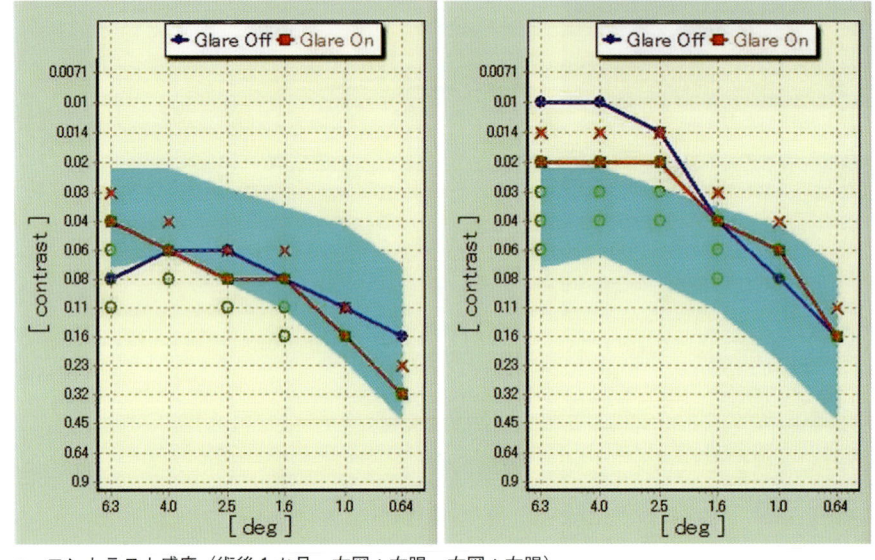

c. コントラスト感度（術後1か月，左図：右眼，右図：左眼）

図4　網膜剝離術後のコントラスト感度（70歳，女性）
a. 右眼に黄斑を含む胞状の剝離を認めた．
b. 硝子体手術後1か月でのOCT像の黄斑部にわずかに下液を認める．
c. 1か月後のコントラスト感度．右眼は眼内レンズ挿入眼で矯正視力（1.2），左眼は軽度白内障を認め矯正視力は（1.0）だが，コントラスト感度に関しては左眼に比べて手術後の右眼のほうが低い．

後の核白内障（nuclear cataract）の進行の目安にもなる．

Amslerチャート：視力もさまざまな視機能のなかの一つの側面にすぎない．黄斑部剝離を認めた症例では矯正視力は良好でも歪視を自覚することが多い．時間とともに軽減することもあるが，黄斑皺襞などの形成により悪化することもあるので，Amslerチャートを用いて経時的な変化を記録しておく．

コントラスト感度：矯正視力が同じでも，視機能は明所や暗所といった条件によって違いが出てくる．視力を測定するLandolt環はコントラストがはっきりしており，コントラストの低下を検出することは難しい．そこでコントラスト感度視力表を用いて明るさの条件なども変えてコントラスト感度を測定すれば，より高次の視機能の

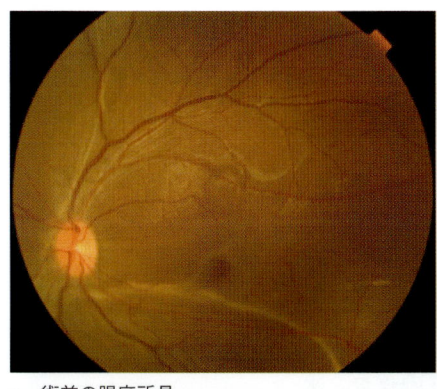

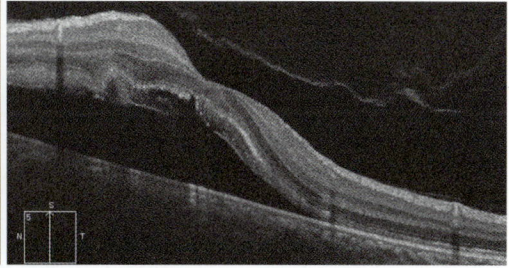

a. 術前の眼底所見　　　　　　　　b. 術前のOCT像

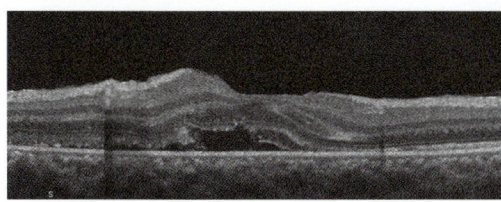

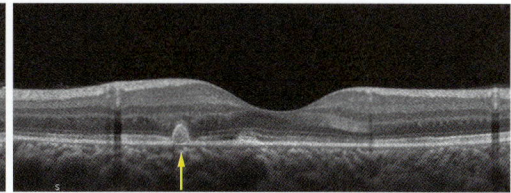

c. 術後1週間のOCT像　　　　　　d. 術後4か月のOCT像

図5　網膜剝離症例（8歳，男児）
a．b．術前．剝離発症時期は不明，OCTで黄斑部網膜の剝離を認める．矯正視力（0.15）．
c．強膜バックリング術後1週間．矯正視力0.4．黄斑部に下液が残る．IS/OS lineが不明瞭な部位を認める．
d．術後4か月，IS/OS lineや外境界膜が明瞭に描出されている．網膜下索状物（矢印）がみられるが，矯正視力（1.0）に回復している．

回復をとらえることができる（**図4**）．

光干渉断層計（OCT）

　近年の眼科診療において，OCTは網膜硝子体疾患の診断や評価の中心的な役割を担っている．最近では網膜の微細な層構造を描出できるほどまでに高画質化しており，網膜剝離術前検査に有用であるだけでなく，術後の視機能の評価を解剖学的側面からも検討することができる．検眼鏡的には網膜復位を得ている症例であってもOCTを用いれば，外境界膜や視細胞内節外節接合線（IS/OS line）の構築やごく少量の網膜下液の残存，網膜内の微細な浮腫の存在などを検出することができる．それらの経時的な変化の観察によって，回復の程度や視力予後などのより詳細な検討が可能である（**図5**）．

（川村　肇）

網膜色素変性

診断基準

網膜色素変性（retinitis pigmentosa；RP）は，進行性の夜盲，求心性の視野狭窄，視力低下を主な症状とする遺伝性の網膜変性疾患で，"視細胞と網膜色素上皮細胞の機能を原発性，びまん性に傷害する遺伝性かつ進行性の疾患群"と定義される．一般には若年期に発症して緩徐に進行し，中年ないし老年で高度な視力障害に至る疾患の総称である．厚生労働省特定疾患治療研究事業，網膜脈絡膜・視神経萎縮に関する調査研究班の定める診断基準に基づいて診断される（表1）．

診断に必要な検査

眼底検査：眼底所見は特徴的で，網膜色素上皮の粗糙化，網膜血管

表1　網膜色素変性の診断基準

自覚症状
1. 夜盲 2. 視野狭窄 3. 視力低下
臨床検査所見
1. 眼底所見（網膜血管狭小，粗糙胡麻塩状網膜，骨小体様色素沈着，白点状） 2. 網膜電図の振幅低下または消失 3. 蛍光眼底造影所見で網膜色素上皮萎縮による過蛍光
診断の判定
① 進行性の病変である ② 自覚症状で，上記のいずれか1つ以上がみられる ③ 眼底所見で，上記のいずれか2つ以上がみられる ④ 網膜電図で，上記の所見がみられる ⑤ 蛍光眼底造影で，上記の所見がみられる 　（アレルギーがあり検査不可能な場合は除外） ⑥ 炎症性または続発性でない
上記，①～⑥のすべてを満たすものを，特定疾患としての網膜色素変性（症）と診断する

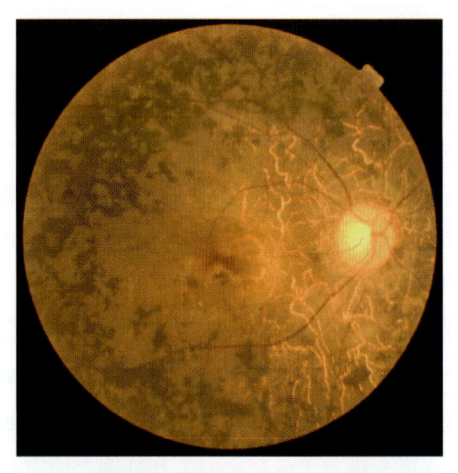

図1　定型網膜色素変性患者の眼底写真
網膜血管の狭細化と多数の色素沈着が認められる．

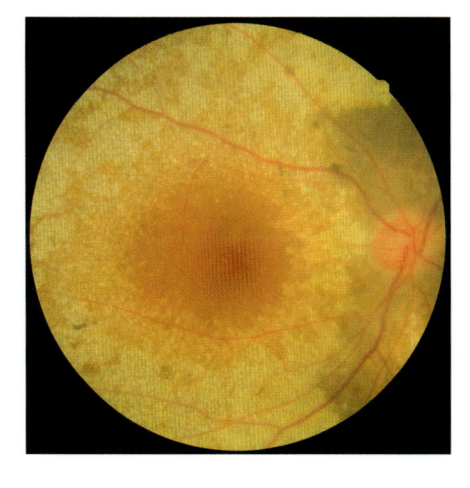

図2 非定型網膜色素変性（白点状網膜炎）患者の眼底写真
眼底に多数の白点が認められる．一部色素沈着も認める．

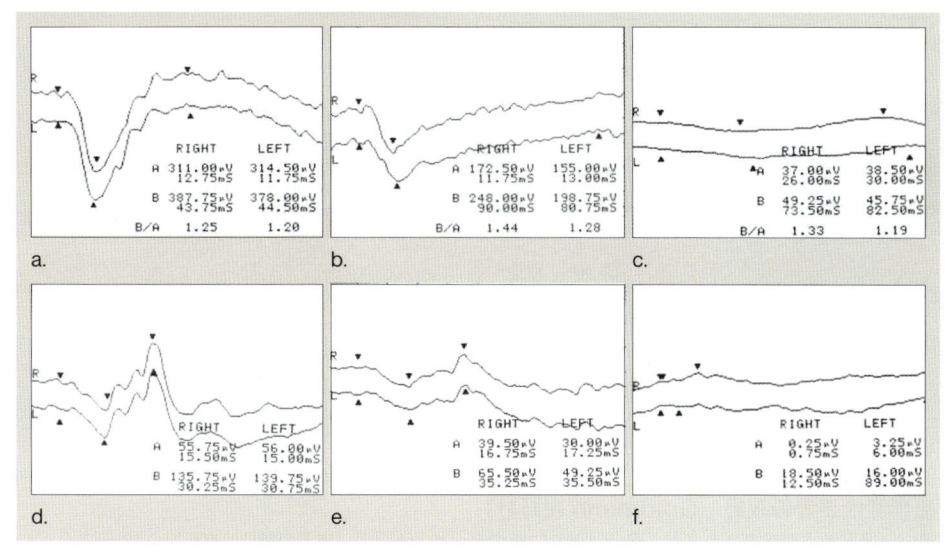

図3 網膜色素変性患者の暗順応 ERG と明順応 ERG
a〜c．暗順応 ERG（杆体応答，フラッシュ ERG）
d〜f．明順応 ERG（錐体応答，フリッカ ERG）
a, d．健常者，b, e．初期にみられる振幅の低下，c, f．6歳，女児，すでに振幅が消失している．

の狭細化，骨小体様色素沈着などが定型例では認められる（図1）．初期は，血管アーケード周囲から周辺にかけて網膜色素上皮細胞の萎縮が生じ，色素沈着が生じる．病期の進行とともに後極部と周辺部に広がる．黄斑部付近は比較的保たれていることが多いが，末期には黄斑部の網膜にも変性が生じた所見が認められる．非定型例では，無色素性や白点を呈する症例もある（図2）．

網膜電図（electroretinogram；ERG）：眼底検査において網膜にほとんど変化が認められないような初期から，暗順応 ERG（杆体応答，フラッシュ ERG）は，a 波ならびに b 波の振幅低下ないし消失

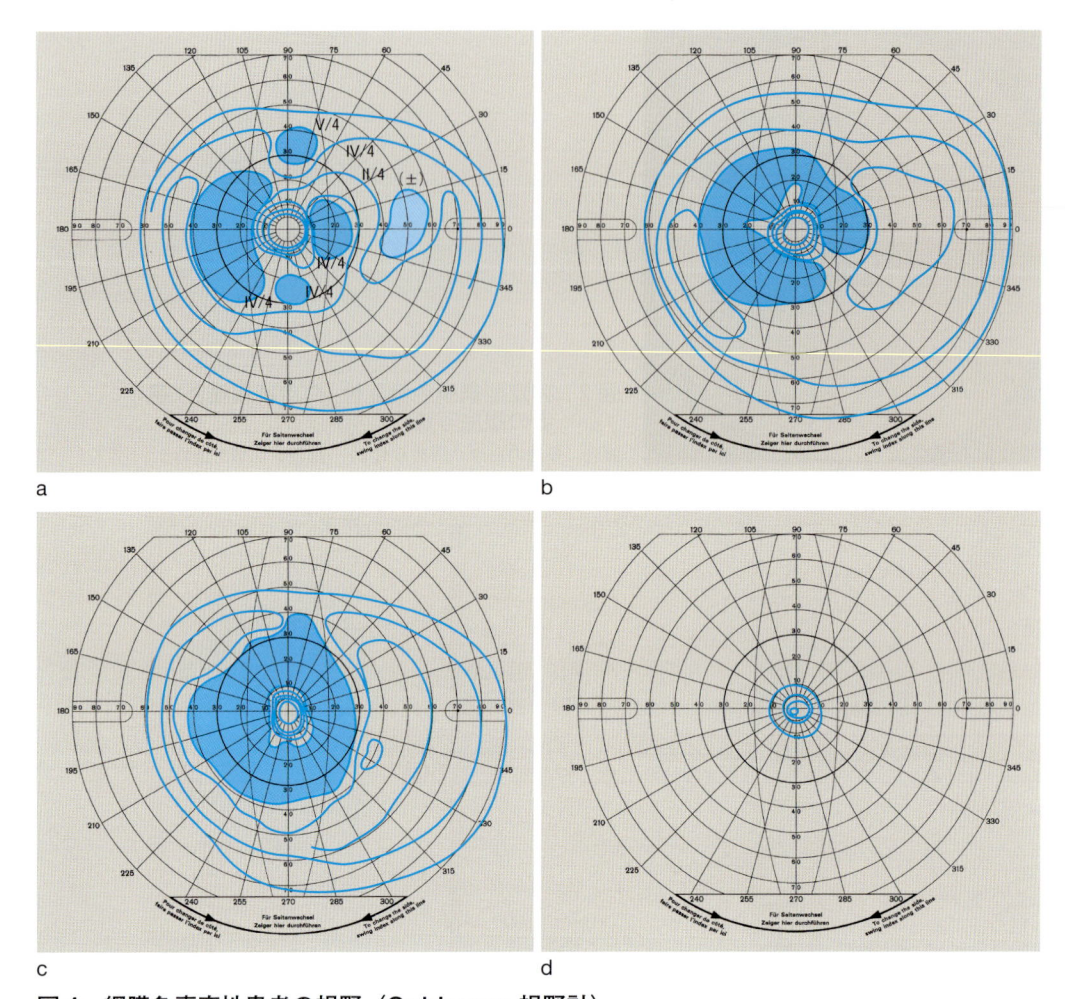

図4　網膜色素変性患者の視野（Goldmann視野計）
a, b, c. 初期は，島状暗点が散見されるが，進行とともに輪状暗点となる（同一患者の経時的変化）．
d. 最終的には，特徴的な求心性狭窄を呈する．

が認められ，診断的意義は高い（図3）．一方，明順応ERG（錐体応答，フリッカERG）は，初期から中期には保たれている症例もある．

蛍光眼底造影：フルオレセイン蛍光眼底造影（fluorescein angiography；FA）では，網膜色素上皮の萎縮のため，造影早期より病変部に一致した過蛍光が認められる（window defect）．RP患者には，嚢胞様黄斑浮腫（cystoid macular edema；CME）をしばしば合併することがあるが，その場合は造影後期に黄斑部への色素漏出が認められる．以前は診断的意義の高い検査とされていたが，後述する光干渉断層計（optical coherence tomography；OCT）の普及により，その必要性は低下している．

インドシアニングリーン蛍光眼底造影（indocyanine green angiography；IA）では，病期の進行に伴い，脈絡膜毛細血管板が閉塞するため，低蛍光となる．

定期的な経過観察に必要な検査

視力検査：視力低下の進行は一般に緩徐であるとされているが，最終的に失明に至ることもまれではなく，発症時期，進行度，予後はそれぞれの患者によって大きく異なる[*1]．

視野検査：RP 患者の視野測定には，Goldmann 視野計（Goldmann perimeter；GP）と Humphrey 視野計（Humphrey Field Analyzer；HFA）が使い分けられている．GP で全体の見え方を把握し，HFA では中心付近の視機能を評価する．

GP では，初期には島状の暗点を認め，進行するとそれらがつながって輪状暗点となる（図 4）．さらに進行すると，特徴的な求心性狭窄を呈する．

HFA では，10-2 プログラムを使用することで中心部の視機能が評価でき，経時的な検査により RP の進行速度がある程度評価可能であることが報告されている[1]．

光干渉断層計 (optical coherence tomography；OCT)：RP 患者の日常診療において最も重要な検査のひとつである．特徴的な所見として，網膜（特に外層）の菲薄化，ならびに視細胞内節外節接合部線（junction between photoreceptor inner and outer segment line；IS/OS line）の消失が認められる（図 5）．RP の視細胞変性では，まず視細胞外節が変性するため，初期から IS/OS line の不整や消失が認められる．RP 患者において，黄斑部の IS/OS line の長さは視力に相関するという報告があり，IS/OS line の消失は黄斑部機能障害を反映していると考えられている[2][*2]．

補助的な検査

眼底自発蛍光（fundus autofluorescence；FAF）：FAF は網膜色素上皮（retinal pigment epithelium；RPE）に含まれるリポフスチンなどの自発蛍光物質を観察したもので，RPE の機能を反映するとされている．RP 患者で RPE が萎縮あるいは消失している部分では低蛍光として観察され，RPE の機能が残存している部分では FAF が観察される．また，RP 患者では黄斑部周囲に輪状の過蛍光（autofluorescence ring；AF ring）が認められる場合があり，視細胞外節の変性に伴う RPE 内の異常なリポフスチンの蓄積であると考えら

[*1] 九州大学病院眼科に通院中の 60 歳以上の RP 患者 183 例 366 眼の視力分布は，(0.7) 以上が 138 眼（37.7％），(0.1) 以下が 26 眼（義眼の 2 眼を含む，34.4％）であった（未公表データ）．急激な視力低下が認められた場合，白内障や黄斑部疾患の合併を疑って検査を進める必要がある．

文献は p.364 参照．

[*2] RP には，CME や黄斑上膜（epiretinal memberne；ERM）といった黄斑部疾患の合併が多いことが知られている[3-5]．RP 患者は中心視力が比較的保たれるが，このような黄斑部合併症はその大切な中心視力低下の原因となり，大きな問題である．また，CME や ERM の場合，治療が奏効する症例も報告されているため[5-7]，早期発見，早期治療が重要である（図 6）．このような観点から，黄斑部を非侵襲的に観察できる OCT は有用な検査であり，RP 患者の日常診療において必須の検査といえる．

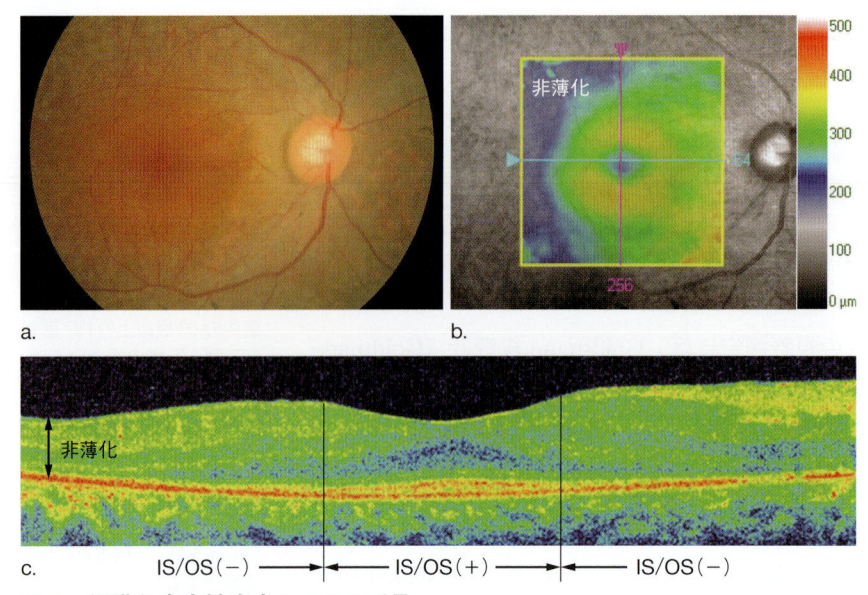

図5 網膜色素変性患者のOCT所見
a. 眼底写真．黄斑部周囲に色素上皮の粗糙化が認められる．
b, c. 同患者のOCT所見．網膜の菲薄化（b）とIS/OS lineの短縮（c）が認められる．

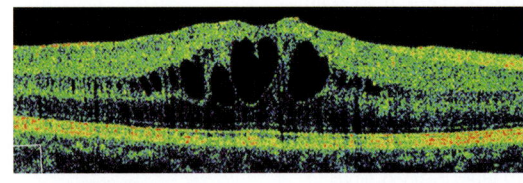

図6 囊胞様黄斑浮腫を合併した網膜色素変性
トルソプト®点眼液1.0％の使用（1日3回）により，黄斑浮腫が著明に改善した．

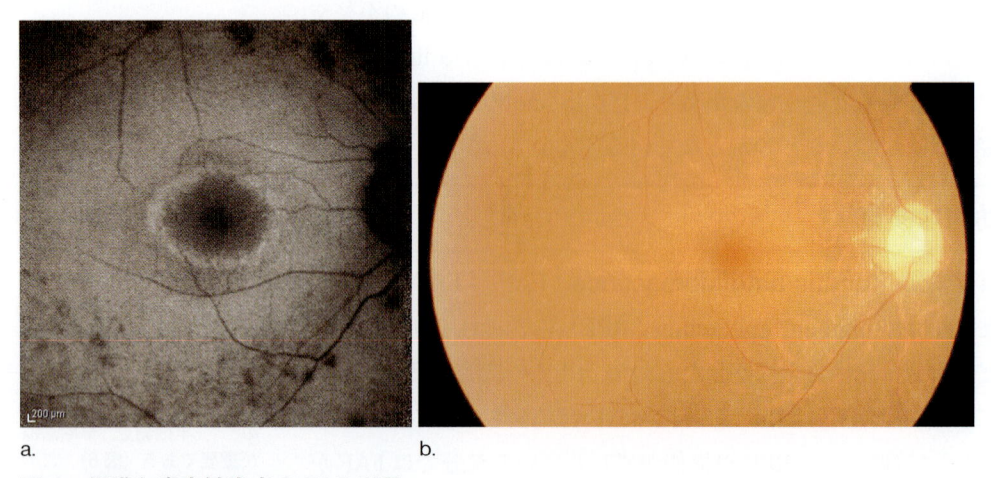

図7 網膜色素変性患者のFAF所見
a. FAF所見．黄斑部周囲にAF ringが認められ，その内側には正常なFAFが観察される．
b. 同一患者の眼底写真．
（写真提供：大阪大学医学部附属病院眼科　辻川元一先生．）

れている（図7）[8]．さらに，AF ring の内側の FAF が正常な部分は IS/OS line が保たれている部分に相当し，視機能が保たれていることを示唆する客観的な所見として有用である．

その他の検査：RP の原因遺伝子はこれまでに約 45 種類が明らかとなっているが，遺伝形式の同定や病気の進行の予測などのために，原因遺伝子の検索が必要となる場合がある．採血より得られた血液より抽出したゲノム DNA を解析する．

また，亜急性に進行する RP 患者を診察した場合，癌関連網膜症（cancer-associated retinopathy；CAR）や悪性黒色腫関連網膜症（melanoma-associated retinopathy；MAR）の鑑別が必要となる．これらの網膜症は，抗リカバリン抗体に代表される視細胞に対する自己抗体が原因であるため，患者血清中の自己抗体の探索が診断のカギとなる．さらに，MRI や PET などを用いた全身的な検索も必要になる場合がある．

（池田康博）

錐体（杆体）ジストロフィ

錐体（杆体）ジストロフィとは

　遺伝性の網膜疾患で，進行性の視力障害，羞明，昼盲，色覚異常（後天性）が主症状である．本症の主座は，網膜外層に位置する錐体細胞にあるが，二次的に杆体細胞も障害される．杆体反応と錐体系反応を分離測定できる全視野刺激網膜電図検査（full-field electroretinography；ffERG）を行い，錐体系反応が選択的に低下していることで診断する[1〜3]．経過中（進行過程のなか）多くの罹患者で杆体反応も低下してくることから，錐体ジストロフィ（cone dystrophy）と錐体杆体ジストロフィ（cone-rod dystrophy）を完全に区別することは困難である[2,3]．遺伝学的にも，同一遺伝子異常が錐体ジストロフィと錐体杆体ジストロフィを引き起こすことが報告されている[3]．錐体（杆体）ジストロフィは一種の症候群で，遺伝的異質性[*1]が証明されている[3]．すなわち，複数（20以上）の遺伝子の異常（変異）が，本症に関与していることから[3]，遺伝形式は，常染色体優性遺伝，常染色体劣性遺伝，X連鎖性劣性遺伝のいずれも起こりうる．したがって，本症の進行や病期・重症度には，個人差があり，診断できても疾患予後を推定することは難しい．臨床的には，常染色体劣性遺伝によるものが圧倒的に多いと考えられる．また，ほかの遺伝性網膜疾患，たとえば，白点状眼底[*2]に合併する場合[4]やStargardt病[*3]などの黄斑ジストロフィの進行過程[5]でもみられる．本症に対する根本治療はないが，遮光眼鏡の装用によって羞明・昼盲の症状改善が期待できる．

視力・視野・色覚・眼底所見

　本症を疑う際，両眼性進行性の視力低下を確認することが重要である．眼底所見はさまざまで，黄斑部の萎縮性病巣（図1）[6]や標的黄斑症（bull's eye maculopathy）を示すことが多いが，黄斑部所見が軽微であることもある．病初期では，網膜色素変性で特徴的な網膜血管狭小化の所見はほとんどみられない．フルオレセイン蛍光眼

文献はp.364参照．

[*1] **遺伝的異質性**
異なる遺伝子が原因で発症している疾患（群）を指す．錐体（杆体）ジストロフィや網膜色素変性は，遺伝的異質性をもつ代表疾患である．

[*2] **白点状眼底**
常染色体劣性遺伝の先天停在性夜盲に分類され，RDH5遺伝子異常が原因である．黄斑ジストロフィや錐体ジストロフィを合併する例がある．RDH5遺伝子が杆体細胞だけでなく，錐体細胞にも発現していることと関係している．

[*3] **Stargardt病**
常染色体劣性遺伝の黄斑ジストロフィの一つで，ABCA4遺伝子異常が原因である．ABCA4遺伝子異常は，錐体杆体ジストロフィの原因としても確認されている．

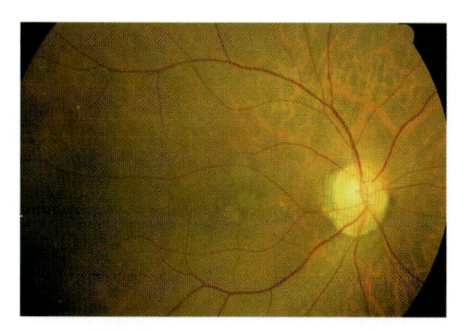

図1 錐体ジストロフィの右眼眼底（57歳, 男性）

黄斑部の萎縮性病巣がみられる.
（葛西　梢ら：先天赤緑色覚異常と錐体ジストロフィに伴う後天色覚異常の合併を遺伝子解析により診断した1例. 臨床眼科 2009；63：1809-1816.）

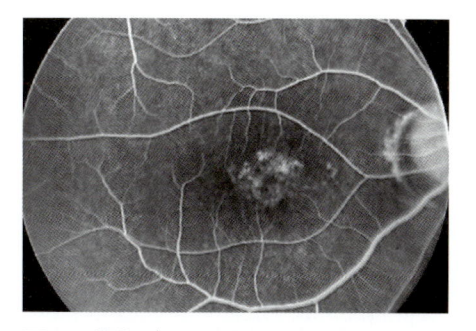

図2 錐体ジストロフィの右眼フルオレセイン蛍光眼底造影（図1と同一症例）

黄斑部の網膜・網膜色素上皮萎縮による window defect がみられる.
（葛西　梢ら：先天赤緑色覚異常と錐体ジストロフィに伴う後天色覚異常の合併を遺伝子解析により診断した1例. 臨床眼科 2009；63：1809-1816.）

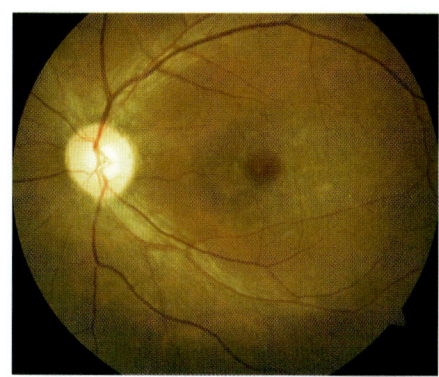

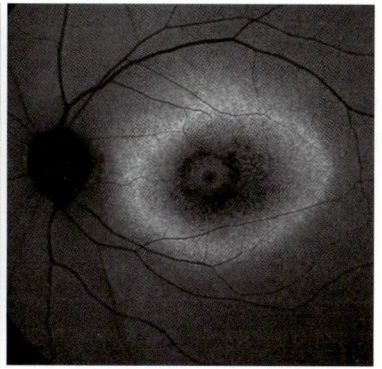

a. 眼底写真　　b. 眼底自発蛍光

図3 錐体杆体ジストロフィの左眼眼底および眼底自発蛍光（38歳, 男性）
黄斑部中心の自発蛍光リングの周囲に低蛍光リング, さらにその周囲に過蛍光リングがみられる.

底造影所見としては, 黄斑部の網膜・網膜色素上皮萎縮による window defect（**図2**）[6]が多くの症例でみられるが, 黄斑部のわずかな点状過蛍光のみを呈する場合もある. 眼底自発蛍光は, 初期には網膜色素上皮障害によるリポフスチン沈着による過蛍光, 進行期では網膜色素上皮萎縮による低蛍光が黄斑部にみられる. 錐体杆体ジストロフィでみられた標的黄斑症の眼底写真, および眼底自発蛍光所見を**図3**に示す. 黄斑部中心の自発蛍光リングの周囲に低蛍光リング, さらにその周囲に過蛍光リングがみられる.

視野検査所見として, 病初期の Goldmann 視野検査では中心暗点が検出され, Humphrey 視野検査（中心 30-2 プログラム）では中心感度の低下（**図4**）[6]を認める. 進行例では, 中心暗点の拡大や求心性視野狭窄も出現する[3]. 色覚検査では, 後天性青黄異常や混合

a. 左眼   b. 右眼

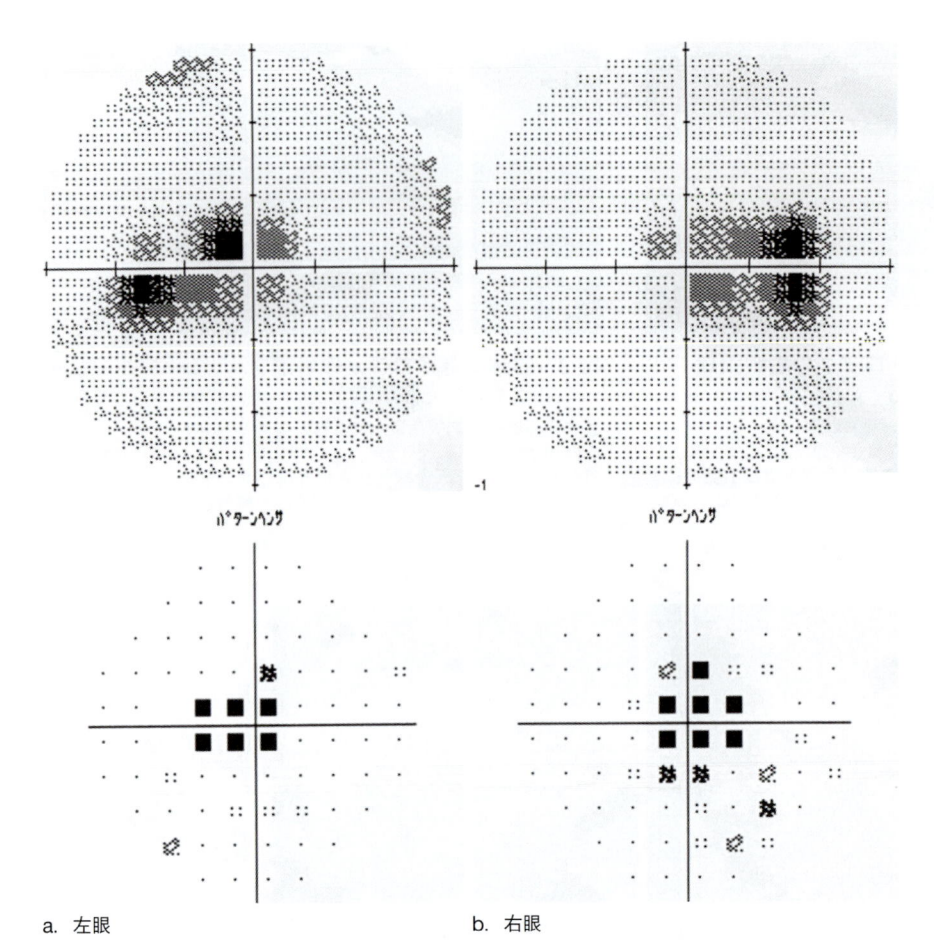

図4 Humphrey視野(図1と同一症例)
中心30-2プログラム,上段がグレースケール,下段がパターン偏差.病初期のGoldmann視野検査では中心暗点が検出され,Humphrey視野検査(中心30-2プログラム)では中心感度の低下を認める.
(葛西 梢ら:先天赤緑色覚異常と錐体ジストロフィに伴う後天色覚異常の合併を遺伝子解析により診断した1例.臨床眼科 2009;63:1809-1816.)

型が検出されるが,診断的価値は高くない.

電気生理学的所見

本症の診断にはffERGを行う.明順応下で測定する錐体反応と30-Hzフリッカ反応が(著しく)低下する(図5)[6].杆体反応および最大応答(杆体反応と錐体反応の混合)は,病期に応じて,正常範囲内から低下を示す.多局所網膜電図(multifocal electroretinography;mfERG)や黄斑部局所網膜電図(focal macular electroretinography;fmERG)では,著しい振幅低下が検出され補助診断に役立つ.網膜色素上皮の機能をみる眼球電図検査の診断的意義は高くない.本症のまれなケースとして,ffERGで錐体系反応が低下して

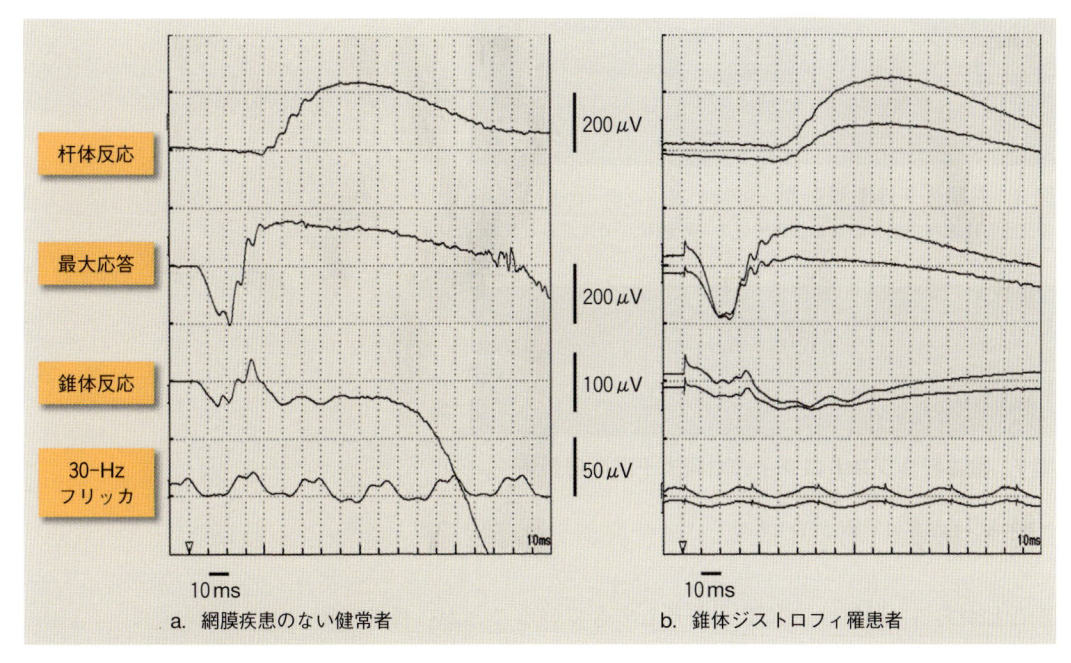

図5 全視野刺激網膜電図（図1と同一症例）
明順応下で測定する錐体反応と 30-Hz フリッカ反応が（著しく）低下する．
（葛西 梢ら：先天赤緑色覚異常と錐体ジストロフィに伴う後天色覚異常の合併を遺伝子解析により診断した1例．臨床眼科 2009；63：1809-1816．）

いるにもかかわらず，mfERG や fmERG で中心部の反応が比較的維持される周辺型錐体ジストロフィ（peripheral cone dystrophy）の報告[7]がある．また，極端に進行した（晩期の）錐体杆体ジストロフィでは，ffERG の反応が消失し，黄斑変性を合併した網膜色素変性との鑑別が困難なことがある[3]．

光干渉断層計所見

近年，光干渉断層計検査（optical coherence tomography；OCT）が普及してきており，非侵襲的に網膜厚測定や網膜外層部の所見をとらえることができるようになり，補助診断や鑑別診断に役立つ．本症では，黄斑部に高密度に存在する錐体細胞（二次的に杆体細胞）が減少しているため，黄斑部の視細胞内節外節接合部ライン[*4] の不明瞭化・消失（図6）や，外顆粒層・網膜厚の菲薄化（図7）が特徴的所見として検出される．

鑑別診断

本症は眼底所見だけでは診断ができず，特に眼底所見が乏しい場合，視神経疾患や萎縮性黄斑変性として経過観察され，診断が遅れ

[*4] **視細胞内節外節接合部ライン**
IS/OS line. 視細胞の内節と外節の接合部は，OCT で網膜色素上皮—脈絡毛細血管板を示す高反射ラインの硝子体側に細い連続した高反射ラインとして描写される．錐体杆体ジストロフィだけでなく，各種黄斑ジストロフィでも障害される．

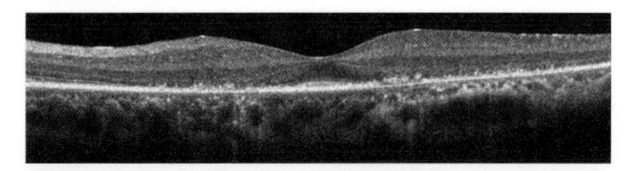

図6　左眼光干渉断層計像（水平断，図3と同一症例）
黄斑部の視細胞内節外節接合部ラインの不明瞭化・消失がみられる．

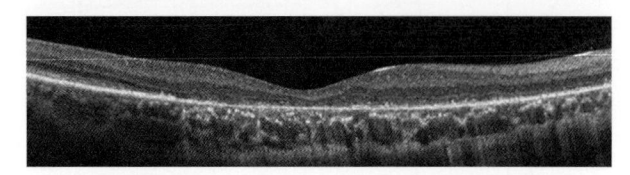

図7　錐体杆体ジストロフィの右眼光干渉断層計像
　　　（水平断，39歳，男性）
外顆粒層・網膜厚の菲薄化がみられる．

ることがある．近年は，OCTが普及してきていることから視神経疾患を除外することや，眼底自発蛍光とのコンビネーションで黄斑部異常を容易にとらえることができる．本症とは視機能予後が異なる各種黄斑ジストロフィとの鑑別は重要である．また，中高年の場合，ffERG所見が類似する先天全色盲（杆体1色覚）[8]との鑑別は難しいが，幼少時に視力良好であったことを聴取できれば本症と診断できる．晩期の網膜色素変性と鑑別困難な場合もあるが，病歴を聴取する際，本症では視力低下や昼盲が先行するのに対し，網膜色素変性では夜盲や周辺視野障害が先行することで鑑別できる場合もある．画像検査法が進歩しても，本症の確定診断には，ffERGが必要である．

　　　　　　　　　　　　　　　　　　　　　　（林　孝彰）

黄斑ジストロフィ

　黄斑ジストロフィ（macular dystrophy）とは両眼進行性の機能障害を網膜黄斑部に来たす疾患の総称であり，多くのものが遺伝性と考えられている[1-3]．臨床所見が多様なため，顕眼鏡的所見，蛍光眼底造影所見，眼底自発蛍光所見[*1]，電気生理学的所見[*2]・形態学所見（OCT）[*3] を含む機能検査を包括的に行い，臨床診断をする必要がある．遺伝形式についても多彩で，常染色体優性，常染色体劣性，X連鎖劣性，ミトコンドリア遺伝のものがある[4,5]．さまざまな疾患が黄斑ジストロフィにカテゴライズされるが，表現型のみでの臨床診断カテゴリーと遺伝子診断によるカテゴリーが異なる場合があるので注意が必要である（表1, 2）．代表疾患の分子遺伝生物学的特徴と診断に有用な検査とその所見を以下に示す．

Stargardt病

　遺伝性網膜疾患のなかで最も頻度が高く，黄斑部感覚網膜，色素上皮の萎縮病変，その周囲に散在する多発性黄色斑（fleck）を特徴とする疾患である[6]．常染色体劣性の遺伝形式をとり，原因遺伝子は *ABCA4* である．*ABCA4* は黄斑ジストロフィのほかに錐体ジストロフィ，錐体杆体ジストロフィの表現型を呈する．10歳代からの両眼の視力低下，中心暗点を訴えることが多いが，発症年齢が遅ければ視力予後が比較的よいとされる．顕眼鏡的所見で特徴となる黄斑萎縮，fleck は全例にみられるわけではなく，眼底所見はきわめて多彩である（図1）．ERG での黄斑機能の低下所見，蛍光眼底造影所見での背景低蛍光所見（dark choroid），眼底自発蛍光所見での peripapillary sparing 所見が診断に有用である．

錐体杆体ジストロフィ

　錐体・杆体細胞の機能障害を有する，進行性の視力低下，中心暗点，羞明，色覚障害を特徴とする疾患群である（図2）．本巻"錐体（杆体）ジストロフィ"の項を参照されたい．

文献は p.365 参照．

[*1] 黄斑ジストロフィの眼底自発蛍光所見で特徴となるものが，黄斑部過蛍光リングの形成であり，全例ではないものの，*GUCA1A*, *RPGR*, *RIMS1*, *KCNV2*, *RS1* などの遺伝子異常に関連した疾患において観察される．リングは内側の視細胞・色素上皮細胞のリポフスチン代謝異常を呈する領域と，外側の正常領域との境界に形成される．

[*2] 黄斑ジストロフィの電気生理学的所見は診断に不可欠であり，ISCEV Standard 全視野刺激 ERG が正常の場合もあり，黄斑部局所 ERG，多局所 ERG が診断に有効である．さらに，刺激強度を順に変えて全視野刺激 ERG を撮影する手法が KCNV2 関連網膜症の診断には重要となる．
ISCEV：the International Society for Clinical Electrophysiology of Vision.

[*3] 黄斑ジストロフィの網膜外層の構造変化をとらえるうえで，OCT において観察される，視細胞外節黄斑部における錐体細胞外節チップ（cone outer segment tip；COST）ラインの消失，視細胞内節外節接合部（photoreceptor inner segment/outer segment junction；IS/OS）ラインの不明瞭化は，特に重要な所見となる．

表1 主な黄斑ジストロフィの臨床所見と原因遺伝子

臨床診断名	遺伝形式	主な原因遺伝子	臨床像の特徴
オカルト黄斑ジストロフィ（三宅病）	AD	RP1L1	（本文にて解説）
常染色体優性黄斑ジストロフィ（パターンジストロフィ）	AD	PRPH2	20〜30歳代の発症，多様な臨床像
常染色体優性錐体杆体ジストロフィ	AD	GUGY2D	10〜20歳代の発症，強度近視，30-HzフリッカERGで潜時遅延
		CRX	重症度・進行はさまざま，錐体・杆体細胞障害
		RIM1	20〜50歳代の発症，黄斑部RPE萎縮，標的黄斑症
		PROM1	黄斑部RPE萎縮，標的黄斑症，fleck
常染色体優性錐体ジストロフィ	AD	GUCA1A	30〜50歳代発症，錐体優位の機能障害
卵黄状黄斑ジストロフィ	AD	BEST1	（本文にて解説）
常染色体優性網脈絡膜硝子体症	AD	BEST1	EOGで顕著異常，小角膜，小眼球，網膜周辺部円周性色素沈着帯
Sorsby眼底ジストロフィ	AD	TIMP3	20〜60歳代発症，黄斑部脈絡膜新生血管，RPE萎縮
Stargardt様黄斑ジストロフィ	AD	ELOVL4	黄斑部RPE萎縮，fleck
North Carolina黄斑ジストロフィ	AD	NCDR1 locus	黄斑ドルーゼン，RPE断裂，円板状瘢痕，黄斑部ぶどう腫
Stargardt病／黄色斑眼底	AR	ABCA4	（本文にて解説）
常染色体劣性ベストロフィン症	AR	BEST1	EOGで顕著異常．単発／多発性の網膜下液．びまん性RPE異常
常染色体劣性錐体杆体ジストロフィ	AR	RPGRIP	10歳代発症，錐体・杆体細胞の重度障害
杆体ERG増強を伴う錐体杆体ジストロフィ	AR	KCNV2	眼底所見は多様，最大応答ERGでb波振幅増強
錐体機能不全を伴う白点状眼底	AR	RDH5	白点状眼底，杆体系ERG消失，陰性型ERG，錐体系ERG減弱
X連鎖性若年網膜分離症	XR	RS1	（本文にて解説）
X連鎖劣性錐体杆体ジストロフィ	XR	RPGR	10歳代発症，高度近視，錐体・杆体重度細胞障害
ミトコンドリアパターンジストロフィ	ミトコンドリア		MIDDに合併．黄斑周辺のRPEの色素沈着

AD：常染色体優性
AR：常染色体劣性
EOG：眼電図
ERG：網膜電図
MIDD：mitochondorial inherited diabetes and deafness
OCT：光干渉断層計
RPE：網膜色素上皮
XR: X連鎖劣性

表2 黄斑ジストロフィ関連遺伝子とその特徴

遺伝子記号	主な臨床診断	蛋白質の局在と機能	同じ遺伝子に関連する主な他疾患
RP1L1	オカルト黄斑ジストロフィ（三宅病）	視細胞外節および内節	
PRPH2	常染色体優性黄斑ジストロフィ（パターンジストロフィ）	視細胞外節，構造蛋白	成人発症卵黄状黄斑ジストロフィ，常染色体優性錐体杆体ジストロフィ
GUGY2D	常染色体優性錐体杆体ジストロフィ	視細胞外節，光電気変換，グアニルシクラーゼ活性	常染色体劣性Leber先天黒内症
GUCA1A	常染色体優性錐体ジストロフィ	視細胞外節，光電気変換，グアニルシクラーゼ活性	常染色体優性黄斑ジストロフィ，常染色体優性錐体杆体ジストロフィ
CRX	常染色体優性錐体杆体ジストロフィ	視細胞，転写因子	常染色体優性網膜色素変性症，常染色体優性Leber先天黒内症，常染色体劣性Leber先天黒内症
RIM1	常染色体優性錐体杆体ジストロフィ	視細胞シナプス，神経伝達，神経可塑	
BEST1	卵黄状黄斑ジストロフィ	RPE基底膜，Caイオン依存性Clイオンチャネル	常染色体優性黄斑ジストロフィ，常染色体優性網脈絡膜硝子体症，常染色体劣性ベストロフィン症
BEST1	常染色体優性網脈絡膜硝子体症	不明	卵黄状黄斑ジストロフィ，常染色体劣性ベストロフィン症
BEST1	常染色体劣性ベストロフィン症	RPE基底膜，Caイオン依存性Clイオンチャネル	卵黄状黄斑ジストロフィ，常染色体劣性網膜色素変性症，常染色体優性網脈絡膜硝子体症
TIMP3	Sorsby眼底ジストロフィ	Bruch膜における細胞外マトリックス異常	加齢黄斑変性
ELOVL4	Stargardt様黄斑ジストロフィ	脂肪酸代謝異常	加齢黄斑変性
ABCA4	Stargardt病／黄色斑眼底	視細胞外節，レチナールの膜輸送	常染色体劣性錐体杆体ジストロフィ，加齢黄斑変性，常染色体劣性黄斑ジストロフィ
PROM1	常染色体優性錐体杆体ジストロフィ	視細胞外節，構造蛋白	黄斑変性を伴う常染色体劣性網膜色素変性症，常染色体優性黄斑ジストロフィ
KCNV2	杆体ERG増強を伴う錐体杆体ジストロフィ	視細胞シナプス，電位型Kイオンチャネルサブユニット	
RPGRIP	常染色体劣性錐体杆体ジストロフィ	視細胞結合線毛，細胞内蛋白輸送	常染色体劣性Leber先天黒内症
RDH5	白点状眼底	RPE細胞，11-cisレチノールデヒドロゲナーゼ	錐体機能不全を伴わない白点状眼底
RS1	X連鎖性若年網膜分離症	接着分子	
RPGR	X連鎖劣性錐体杆体ジストロフィ	視細胞結合線毛，細胞内蛋白輸送	X連鎖劣性網膜色素変性症，X連鎖劣性黄斑ジストロフィ

RPE：網膜色素上皮

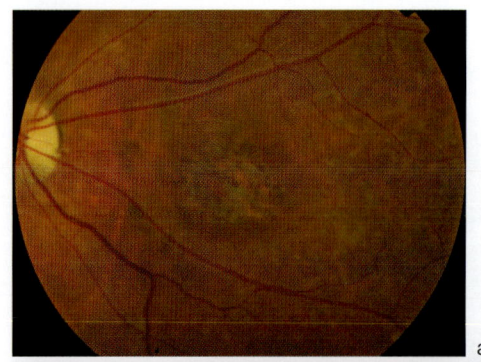

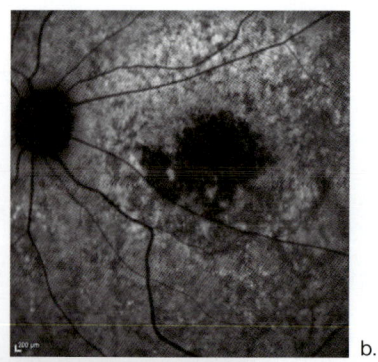

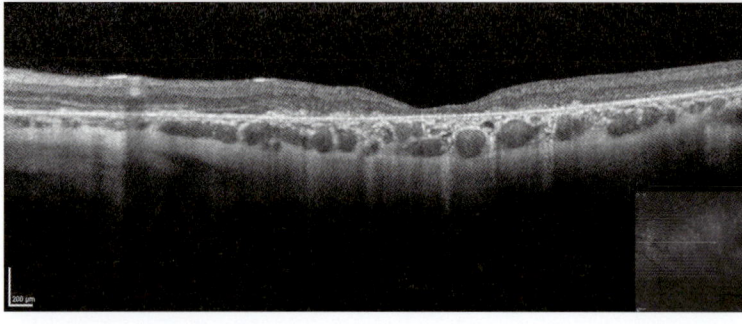

(図1～4の撮影機器)
a. 眼底写真；TRC-50IA®（TOPCON）
b, c. 眼底自発蛍光（励起光488nm／バリアフィルタ500nm）．OCT；The Spectralis HRA＋OCT with viewing module, version 5.1.2.0（Heidelberg Engineering）

図1　Stargardt病（25歳，女性．遺伝子診断；*ABCA4* p. Cys2150Tyr/unknown）
a. 眼底所見で黄斑部萎縮と周囲を囲むfleckを認める．
b. 眼底自発蛍光所見．萎縮部位に一致した低蛍光，fleckに一致した異常蛍光，背景異常蛍光，peripapillary sparingを認める．
c. OCT所見．網膜外層を中心とした黄斑部網膜萎縮が顕著である．

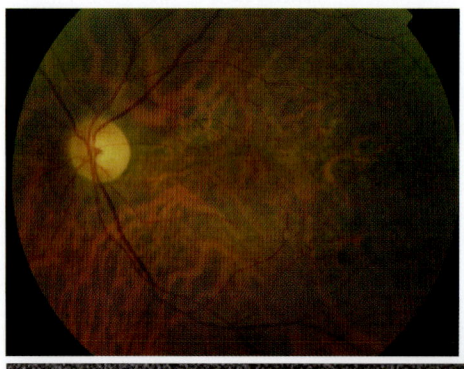

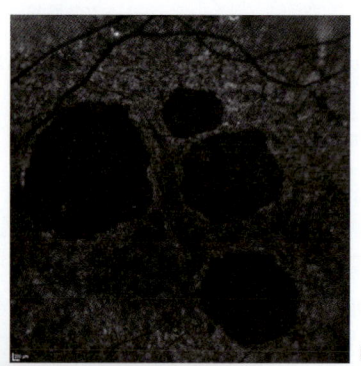

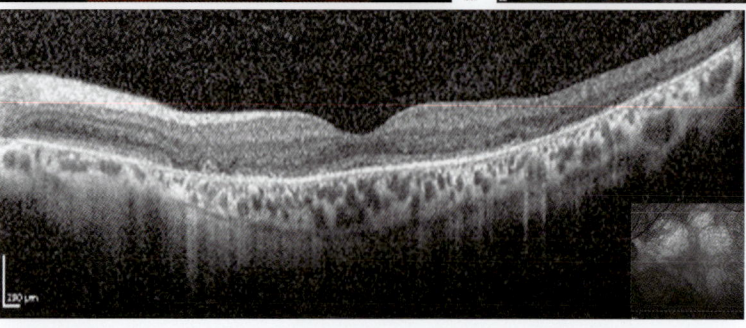

図2　錐体杆体ジストロフィ（54歳，男性．遺伝子診断；*PRPH2* p. Arg172Trp）
a. 眼底所見で黄斑部多発萎縮症変を認める．
b. 眼底自発蛍光所見．萎縮部位に一致した低蛍光，背景異常蛍光を示している．
c. OCT所見．萎縮部位と一致した部位に網膜外層を中心とした構造異常を認める．

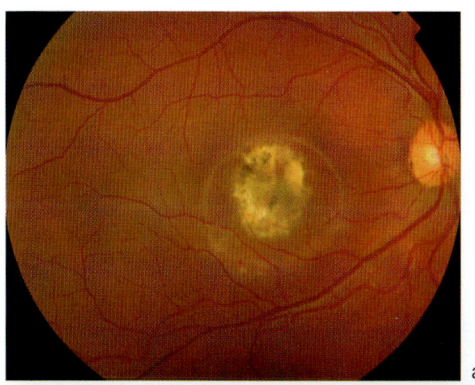

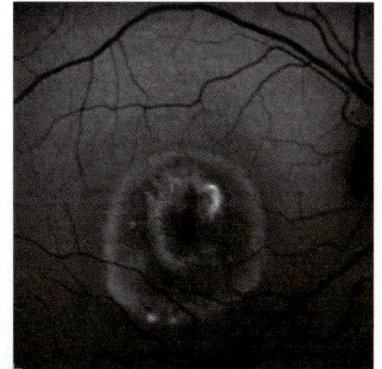

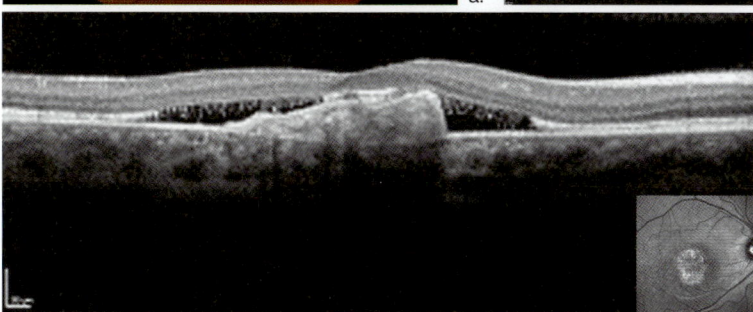

図3 卵黄状黄斑ジストロフィ（Best病）（26歳，男性．遺伝子診断；*Best1* p. Trp93Cys）

a. 眼底所見．黄斑部卵黄様黄色円形病変を認める．
b. 眼底自発蛍光所見．網膜下液の分布に一致した過蛍光を認める．
c. OCT所見．卵黄様物質が感覚網膜下，色素上皮上に沈着しており，その周囲に網膜下液がみられる．さらに視細胞層の肥厚もみられる．

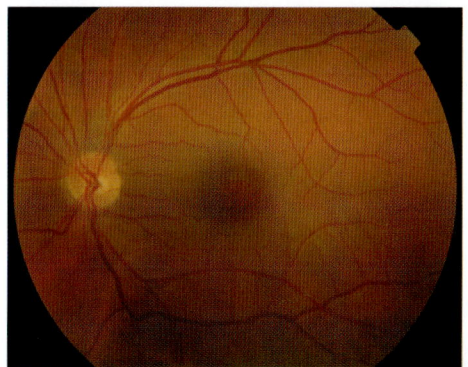

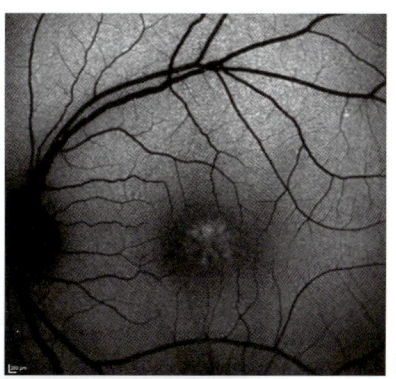

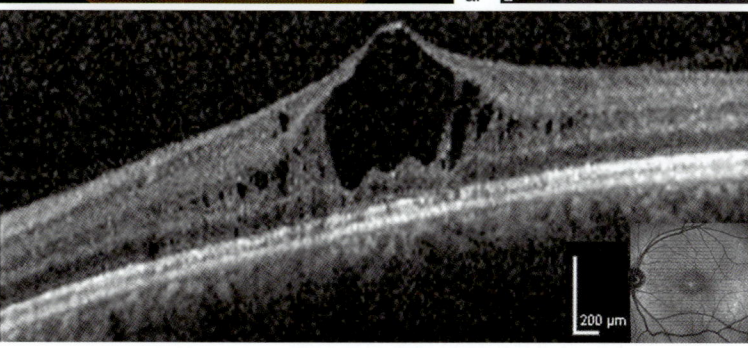

図4 X連鎖性若年網膜分離症（28歳，男性．遺伝子診断；*RS1* p. Pro192Ser）

a. 眼底所見．車軸状，囊胞様の網膜分離がみられる．
b. 眼底自発蛍光所見．網膜分離病変部に一致した過蛍光がみられる．
c. OCT所見．網膜分離が内顆粒層を中心に起こり，神経節細胞層，外網状層・外顆粒層にも囊胞様病変を呈していることがわかる．

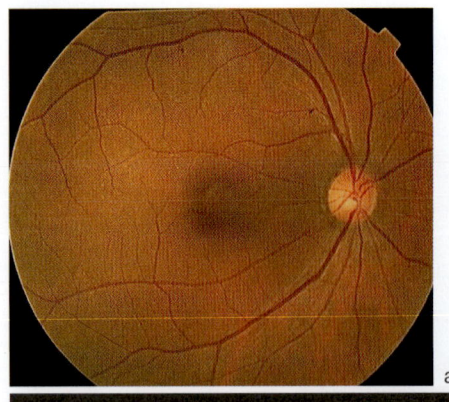

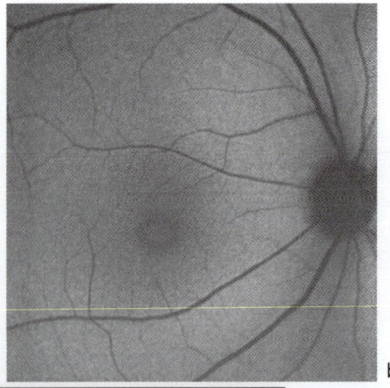

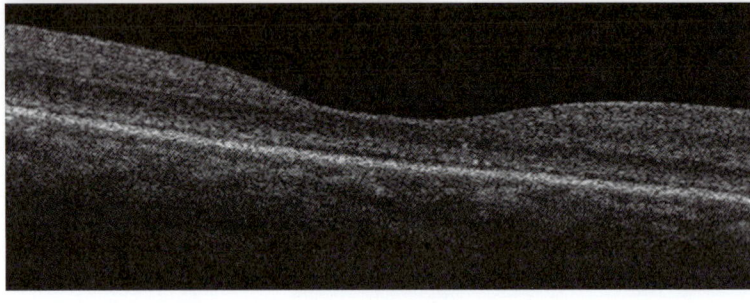

(撮影機器)
a. 眼底写真：TRC-50IA®（Topcon）
b. 眼底自発蛍光（励起光488nm／バリアフィルター500nm）；model HRA/HRA2（Heidelberg Engineering）
c. OCT：Cirrus HD-OCT®, versions 4.5（Carl Zeiss Meditec）

図5　オカルト黄斑ジストロフィ（三宅病）（69歳，女性．遺伝子診断；*RP1L1* p. Arg45Trp）
a. 眼底所見．正常．
b. 眼底自発蛍光所見．中心窩領域に淡い過蛍光部位がみられる．
c. OCT所見．COSTラインの消失，IS/OSラインの不明瞭を認める．

卵黄状黄斑ジストロフィ（Best病）

卵黄状黄斑ジストロフィ（foveomacular vitelliform dystrophy, Best病）は眼底に卵黄様と呼ばれる黄斑部黄色円形病変を呈する常染色体優性遺伝の疾患である（**図3**）．この黄色物質は経年変化を来たし，①前卵黄期，②卵黄期，③偽蓄膿期，④炒り卵期，⑤萎縮期の5期を経るとされる．学童期に視力低下を主訴に発症し，一般に全視野ERGは正常であるが，EOGでの異常が顕著にみられ，診断に有用である．原因遺伝子は*BEST1*である．

X染色体性若年網膜分離症

黄斑部に車軸状，囊胞様の網膜分離を呈するX連鎖劣性遺伝の疾患である．視力低下のために学童期前に診断されることが多い．黄斑部中心窩分離所見が特徴的で，加えて下方周辺部の網膜分離や網膜剝離を呈することもある（**図4**）．また，壮年期症例では黄斑萎縮のみを呈するものや，白点を認めるものもある．最大応答フリッカERGはほ

とんどの症例で陰性型を示し，錐体系 ERG，黄斑部局所 ERG の顕著異常も含めて診断に有用である．原因遺伝子は *RS1* である．

オカルト黄斑ジストロフィ（三宅病）

三宅らにより発見された疾患で，眼底所見，蛍光眼底造影所見が正常であるにもかかわらず黄斑部網膜機能が低下し，両眼の視力低下を徐々に来たす疾患である[7]．常染色体優性遺伝の遺伝形式をとり，最近 *RP1L1* が原因遺伝子であることが報告された[8]．発症は 10〜60 歳代までと幅広く，中心比較暗点，羞明を訴える症例も多い．眼底所見は正常であるが，網膜自発蛍光所見では，時に非特異的な淡い過蛍光が中心窩付近にみられる症例もある（図 5）[9]．全視野 ERG では，杆体系，錐体系反応ともに正常であるが，黄斑部局所 ERG あるいは多局所 ERG で黄斑部機能異常を認め，これが確定診断となる．OCT 所見では発症初期から，黄斑部における COST ラインの消失，IS/OS ラインの不明瞭化を認める．長期間経過すると，IS/OS ラインは分断され，外顆粒層は菲薄化していく．

カコモン読解　第 23 回　臨床実地問題 23

61 歳の女性．両眼の視力低下を訴えて来院した．視力は両眼ともに 0.2（矯正不能）．両眼の眼底写真と黄斑部 OCT および多局所 ERG の結果を図 A，B，C に示す．考えられるのはどれか．
a 球後視神経炎　　b 網膜色素変性　　c 加齢黄斑変性　　d オカルト黄斑ジストロフィ
e 急性帯状潜在性網膜外層症（AZOOR）

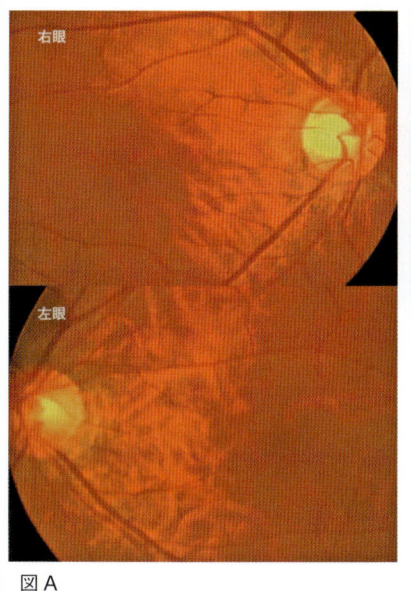

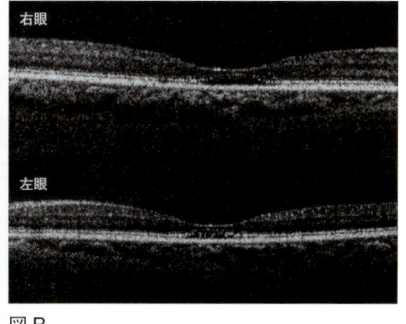

【解説】 61歳，女性，両眼の視力低下を有する症例に対し，眼底所見，黄斑部OCT所見，多局所ERG所見を評価し，鑑別疾患を考える設問である．図Aの眼底写真では，特記すべき異常なし．図BのOCTでは，両眼中心窩領域にCOSTラインの消失，IS/OSラインの不明瞭化がみられる．図Cの多局所ERGでは，両眼中心部，傍中心部領域において顕著な応答密度低下がみられる．周辺部応答密度は保たれており，中心部，傍中心部領域における網膜視細胞機能の低下が示唆される．つまり，壮年期発症の両眼性病変を認め，黄斑部に限局された網膜視細胞機能異常，構造変化を有する一方で検眼鏡的異常を呈さない所見が本症例の特徴であり，診断の鍵となる．

a．**球後視神経炎**：片眼，時には両眼の急激な視力低下，色覚異常，視野障害（中心暗点，半盲）が主な症状で，眼球運動痛，眼窩周囲痛などを伴う．一般に眼底所見，網膜機能所見の異常はない．

b．**網膜色素変性**：特徴的症状は，夜盲，視野狭窄，視力低下であり，通常杆体細胞から障害される．一般に多局所ERGでは，周辺部の応答密度低下所見が先行する．

c．**加齢黄斑変性**：滲出型では脈絡膜新生血管による黄斑部を中心に出血・滲出・増殖病変を呈し，非滲出型では色素上皮萎縮が主な所見となる．両眼性かつ顕眼鏡的異常所見を呈さない視細胞機能異常，構造異常を有するのはきわめてまれといえる．

d．**オカルト黄斑ジストロフィ**：上述したような特徴をもつ．

e．**急性帯状潜在性網膜外層症（AZOOR）**：若年女性に急激に発症し，光視症，視野欠損を伴って発症する．急性期に眼底変化をほとんど呈さないため，視野検査・多局所ERGの所見が診断に重要である．多局所ERGでは，Mariotte盲点に続く形での応答密度低下領域を認めることが多い．

【模範解答】 d

（藤波　芳）

中心性漿液性脈絡網膜症

病態

　中心性漿液性脈絡網膜症（central serous chorioretinopathy：CSC）は黄斑部を中心に漿液性網膜剝離を来たし歪視・変視などの視力障害を生じる疾患で，中年男性に好発しストレスやA型気質なども発症と関連があるとされている．さらに膠原病や手術後のステロイド治療も発症に関係していると考えられているが，現在までその原因は特定されていない．一般的には数週間から数か月で自然軽快するとされ，予後良好な疾患と考えられているが，再発率が30～40％ともいわれ，症例によっては積極的な治療が必要になる場合もある．典型例ではフルオレセイン蛍光眼底造影検査（fluorescein angiography；FA）で網膜色素上皮（retinal pigment epithelium；RPE）からの点状漏出が一か所または複数箇所あり，漏出部位を中心に漿液性網膜剝離が観察される．このことから以前はRPEの機能障害が本疾患の本態と考えられてきたが，近年のインドシアニングリーン蛍光眼底造影（indocyanine green angiography；IA）による脈絡膜血管異常が証明され，RPE障害はむしろ二次的なものと考えられるようになった．本項ではCSCの診断時に必要な検査であるFA，IAそして光干渉断層計（optical coherence tomography；OCT）および最近注目されている眼底自発蛍光（fundus autofluorescence；FAF）の所見とその解釈について述べる．

分類と各病型の所見

　CSCは前述した典型例（典型CSC，図1）だけでなく，慢性の経過をたどる慢性CSC（図2）および劇症・重症型とされるbullous retinal detachment（胞状網膜剝離，図3）に分類される．
典型CSC：片眼性で黄斑部に同心円状の漿液性網膜剝離がみられ，自然軽快する症例も多いが，症例によっては遷延化し治療を必要とすることもしばしばある．診断にはFAによる漏出部位の特定が最も重要で，剝離の丈の評価，経過観察や治療効果判定にはOCTが

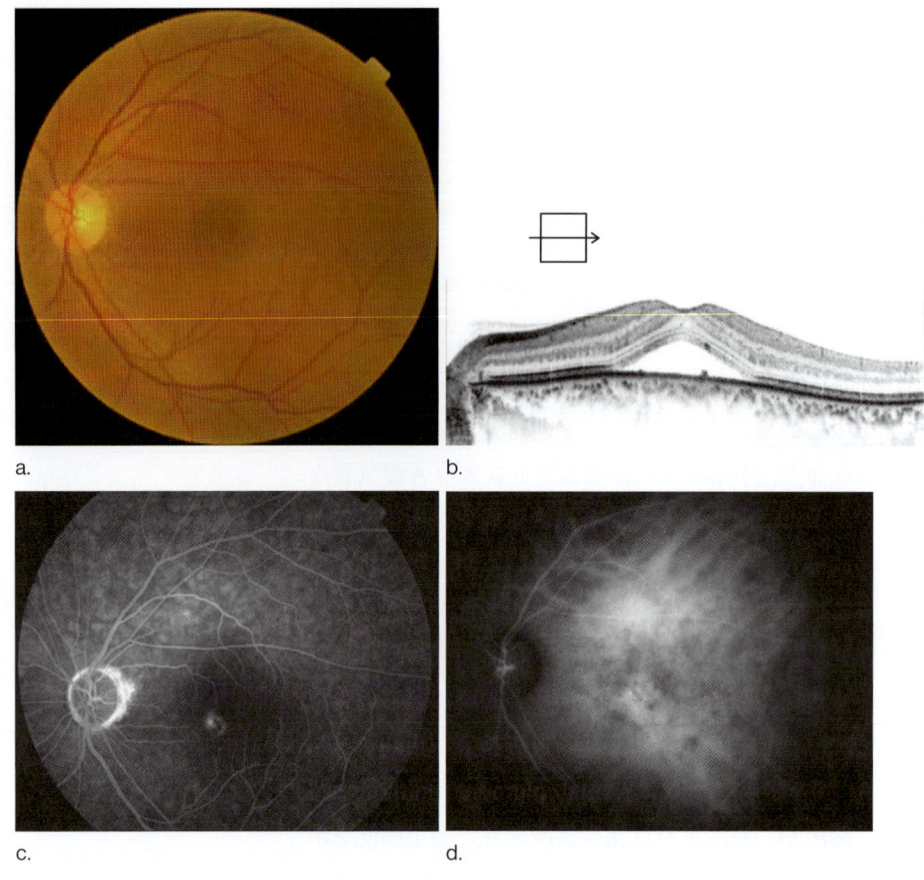

図1 典型 CSC(49歳,男性,左眼).矯正視力(1.2)
a. 眼底写真.中心窩に同心円状の漿液性網膜剥離がみられる.
b. OCT 水平断.中心窩に漿液性網膜剥離.網膜の層構造は保たれている.
c. FA.中心窩下鼻側に点状漏出がみられる.
d. IA.黄斑部を中心に脈絡膜血管透過性亢進を反映した過蛍光がみられる.

必須である.

慢性 CSC:半年以上漿液性網膜剥離が遷延していると定義されていることが一般的だが,通常典型 CSC よりも高齢者に多く,何度も再発を繰り返す.典型 CSC と比較して検眼鏡的に RPE の萎縮変性巣が多く観察されることもその特徴である.FA の詳細については後述するが,漏出部位の特定が難しいことが多く,治療に苦慮する.

bullous retinal detachment:以前からわが国で呼ばれている MPPE(multifocal posterior pigment epitheliopathy;多発性後極部色素上皮症)と同義で,両眼性に胞状の網膜剥離を来たす.FA では漏出部位が多発し,その漏出程度も強い.強い滲出のために眼底下方に網膜剥離が広がるため,裂孔原性網膜剥離と診断されることもあるので注意が必要である.

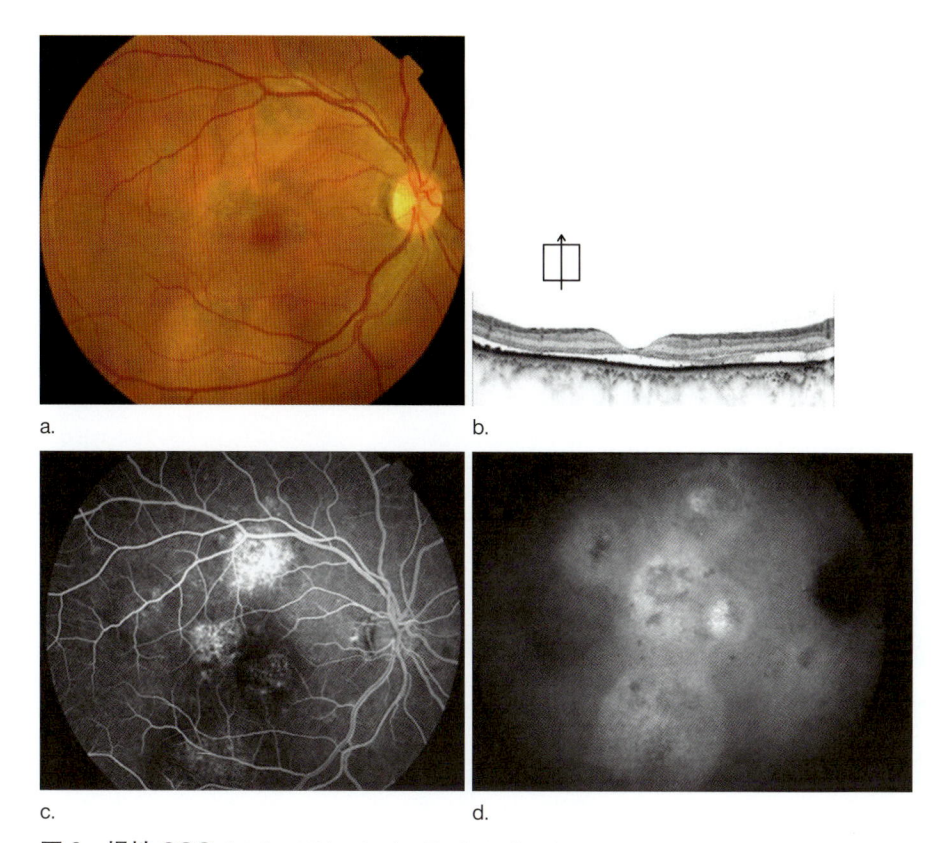

図2 慢性 CSC（49歳，男性，右眼）．矯正視力（0.15）
a. 眼底写真．黄斑部を中心に上下方にも網膜色素上皮の萎縮巣がみられる．
b. OCT 垂直断．中心窩を含む漿液性網膜剥離．網膜は菲薄化している．
c. FA．網膜色素上皮の萎縮巣に一致してびまん性の過蛍光がみられる．
d. IA．FA と同様に萎縮巣に一致した過蛍光がみられる．

検査（1）フルオレセイン蛍光眼底造影（FA）

　FA は CSC の診断に最も重要な検査で，RPE からの漏出部位が確実に特定できるほかの検査法は今のところない．

典型 CSC：一か所または複数箇所からの点状の蛍光漏出がみられ，徐々に拡大する（**図1**）．漏出が高度な場合には，フィブリン析出が著明で漏出部位をとり囲んで大きく過蛍光を呈する．その場合には特に初期像が重要で，初期変化を見逃すと真の意味での点状漏出部位がはっきりしなくなり，網膜光凝固が困難になることもある．

慢性 CSC：RPE の萎縮変性巣に一致して，初期から window defect（transmission hyperfluorescence）とはっきりとした漏出部位のないびまん性漏出が観察される（**図2**）．漏出部位は徐々に拡大するが，一か所ということはなく，特定することは困難である．

bullous retinal detachment：漏出点が多発しており（**図3**），通常

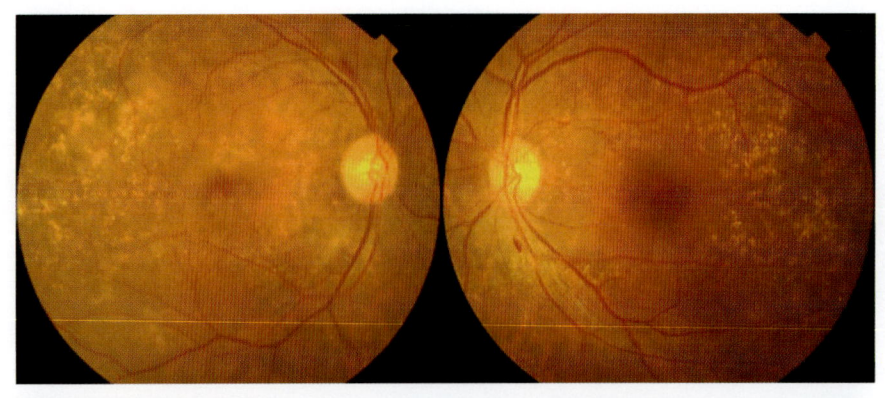

a.

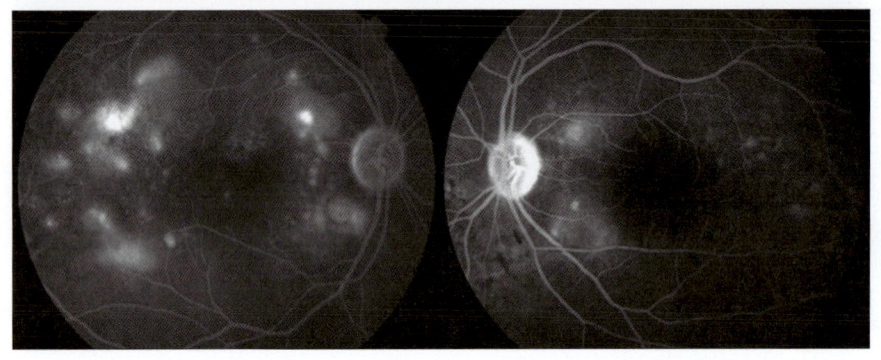

b.

図3 bullous retinal detachment （78歳，男性）．矯正視力は両眼とも（1.2）
a. 眼底写真（左図：右眼，右図：左眼）．右眼は黄斑部に，左眼は視神経乳頭耳側に漿液性網膜剥離がみられる．
b. FA（左図：右眼，右図：左眼）．右眼は黄斑部を中心に，左眼は視神経乳頭耳側を中心に多発漏出点がみられる．

の後極撮影ではとらえきれずパノラマ撮影が必要な場合もある．丈の高い網膜色素上皮剥離がしばしばみられ，同部位に一致した過蛍光として観察される．また，滲出が強いため典型CSCで述べたように漏出部位にフィブリンがみられることが多く，検査時には注意が必要である．

検査（2）インドシアニングリーン蛍光眼底造影（IA）

1990年以降のIAの普及により，CSCの病態理解が急速に進んだ[*1]．
典型CSC：漏出点を含む広い範囲で脈絡膜血管の充盈遅延，血管拡張，脈絡膜血管透過性亢進がみられ，特に脈絡膜血管透過性亢進所見は，9割の症例でみられるとも報告されている[1]．また，典型CSCは通常片眼性であるが，その他眼でも同様の所見が約6割で観察されるとも報告されている[1]．これらのことが，本疾患において脈絡膜血管異常がその病気の本態と考えられる根拠になっている．典型

[*1] 本項ではCSCを三群に分類したが，そのすべてで脈絡膜血管異常があり，これが病気の本態となりRPEのバリア機構を二次的に破綻させることが本疾患の発症機転であることから，広い意味ではこれらは同一の疾患群と考えることができる．

文献はp.365参照．

CSC に対する網膜光凝固を実施後に漿液性網膜剥離が消失しても IA での血管透過性亢進は残存するとされ，このことが治療後でも再発がないか経過観察が必要な理由である．

慢性 CSC, bullous retinal detachment：慢性 CSC においても観察される所見はほぼ同じだが，より広い範囲で観察され，ほとんどの症例で両眼性にみられる．これは bullous retinal detachment でも同様である．ただし，脈絡膜血管異常，時として CSC と同様な脈絡膜血管透過性亢進所見を来たす疾患として加齢黄斑変性の特殊型であるポリープ状脈絡膜血管症（polypoidal choroidal vasculopathy；PCV）があり，IA でのポリープ状病巣の有無を確認することは鑑別する意味で重要である．特に高齢者に多く RPE 異常が広範囲でみられる慢性 CSC との鑑別時に必須である[2]．

検査（3）光干渉断層計（OCT）

OCT はさまざまな黄斑疾患においてその病態を形態的に評価できるため，現在なくてはならない．

典型 CSC：急性期には黄斑部を含む漿液性網膜剥離が観察できる．剥離網膜の層構造は比較的保たれているが，全体としてはやや厚くなっている（図1）[3]．剥離期間が長期化してくると，剥離部位の視細胞外節の肥厚および顆粒状変化が観察されるようになる（図4）[4]．そのころにしばしば観察されるプレシピテートは，OCT では高反射として描出され，その部位は剥離網膜の裏面だけでなく，剥離網膜の内層・外層および RPE 上にも存在していることがわかっている[5]．

慢性 CSC：網膜剥離が長期化している影響から視細胞を含む網膜外層障害が起こるため，網膜の菲薄化が生じる（図2）．特に視細胞内節外節境界接合部とされる IS/OS ラインや外境界膜が不鮮明になるような場合には，視力予後不良のサインである．さらに遷延すると黄斑部の嚢胞様変化が起こることもあり，これは嚢胞様黄斑変性と呼ばれる[6]．

脈絡膜厚の観察：最近，OCT で脈絡膜を観察することがトピックとなっている．現在は，Spaide ら[7]が 2008 年に報告した市販の OCT で撮影法を工夫した enhanced depth imaging（EDI）OCT と呼ばれる方法と 1,060 nm の長波長光源を用いた高侵達 OCT を使用する方法がある．CSC では，IA で脈絡膜血管透過性亢進が証明されていることから脈絡膜の肥厚が予想されていたが，正常眼（約 250～300 μm）と比較して Imamura ら[8]はその厚みが 505 μm と肥厚して

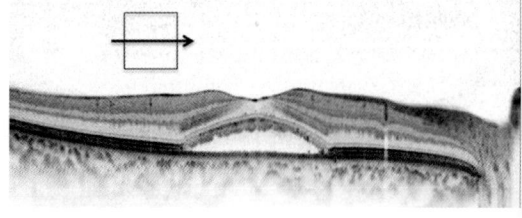

図4 OCTと眼底自発蛍光所見（38歳，男性，右眼）．矯正視力は（1.2）
a. OCT．剥離網膜裏面の顆粒状変化がみられる．
b. FAF．顆粒状変化に一致した部位に点状過蛍光がみられる．

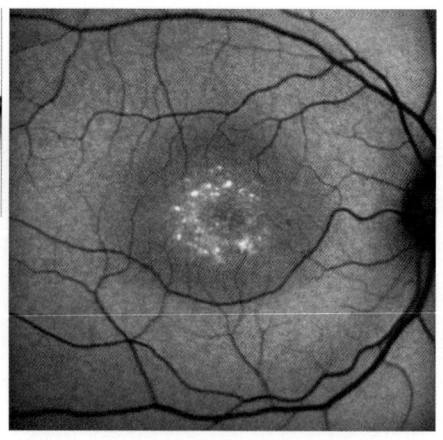

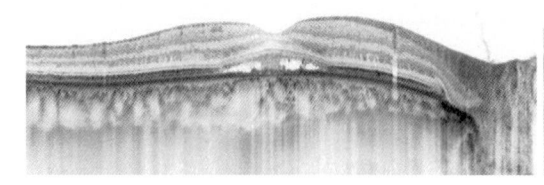

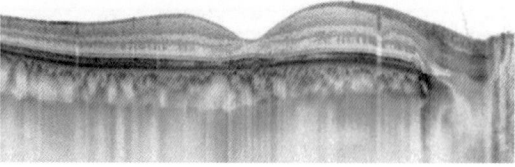

図5 光線力学的療法前後の脈絡膜厚の変化（45歳，男性，右眼）．矯正視力は（1.2）
a. PDT治療前．中心窩に漿液性網膜剥離がみられる．
b. PDT治療1か月後．漿液性網膜剥離は消失している．脈絡膜は薄くなっている．

いることを報告した．筆者らも片眼性のCSC症例66眼で中心窩下脈絡膜厚が414μmと肥厚していることを報告している[9]．IAで患眼の他眼でも脈絡膜血管透過性亢進がみられる症例が約6割程度いることが報告されているが，筆者らの症例でも約65％で血管透過性亢進が確認され，透過性亢進がみられない症例と比較して脈絡膜が厚くなっていることが証明された．このことはIAを用いなくても，OCTで脈絡膜を観察するだけで脈絡膜の血管透過性を評価できる可能性を示している．

筆者らは典型CSCに対する網膜光凝固治療と慢性CSCに対する光線力学的療法（photodynamic therapy；PDT）後の脈絡膜変化を比較してみたところ，治療前は両群とも脈絡膜の肥厚が確認されたが，網膜光凝固を実施した群では治療前後で脈絡膜がほとんど変化しなかったのに対して，PDTを実施した群では治療1か月後には脈絡膜が薄くなっていることが確認された．IAでは，PDT後には脈絡膜血管透過性亢進所見が抑制されており，PDTがCSCの病気の主座である脈絡膜に直接作用している治療であることが示されたと

同時に，OCTによる脈絡膜観察が治療後の経過観察に有用であることもあわせて証明された（図5）[10]．

検査（4）眼底自発蛍光（FAF）

FAFは非侵襲的にこれまでの検査では得られない情報を与えてくれるため，臨床研究の分野では盛んに議論がなされていたが，一般診療には普及していなかった．ただし，2012年4月の診療報酬改定に伴いFAFが保険収載されたことから，今後はさらなる進歩が期待されている．FAFの過蛍光は，RPE細胞内の視物質の代謝産物であるリポフスチン濃度を反映しているとされている．このことから，加齢によりRPEの機能が徐々に低下するとリポフスチンが増えるため蛍光輝度が増加するが，さらにRPE機能が低下すると代謝そのものが停滞するため低蛍光を示すことが知られている．CSCにおいても，漿液性網膜剝離が遷延化すればRPE機能が低下するため同様の所見が得られる．ただし，現在FAFで過蛍光を示すのはRPEのリポフスチンのみではないことがわかってきた．CSCでは，網膜剝離が長期化すると剝離部位全体がFAFで過蛍光として確認される．これはRPEのリポフスチン以外の蛍光物質の存在を示唆している．前述したように，OCTで剝離網膜の視細胞外節の肥厚や顆粒状変化が起こることが観察されるが，同部位の一部がFAFで過蛍光を示すことが報告されている（図4）[11,12]．このことから長期化した剝離網膜外層の変化が過蛍光の原因であり，現在ではマクロファージやマイクログリアによる視細胞外節の貪食の関与が指摘されている．FAFには通常青色光を用いるが，最近では緑色光や赤外光を利用して研究が進められており，進化し続けている分野で今後の発展に期待したい[13]．

まとめ

CSCは中心性網膜炎と呼ばれ網膜自体の異常と定義されていた時代から，その特徴的な所見により診断は容易であると安易に考えられてきたが，近年のIAやOCT，FAFを用いたさまざまな検証で脈絡膜血管異常がその疾患の主座であり，想像以上に複雑な病態を呈していることがわかってきた．深刻な視力低下を来たすほど悪化する症例は，それほどないとはされているが，再発率も高いことから初期の段階でしっかりと診断し，その視機能を評価することが重要と考えられる．そのためには，以上で述べたようなさまざまな検査を組み合わせて総合的に診察していくことが肝心である．

カコモン読解　第22回　臨床実地問題22

43歳の男性，3週前から右眼中心暗点と視力低下と自覚ししため来院した．視力は右0.5（矯正不能）．フルオレセイン蛍光眼底造影写真を図A，Bに示す．この患者のOCT像は図Cのどれか．

a ⓐ　　b ⓑ　　c ⓒ　　d ⓓ　　e ⓔ

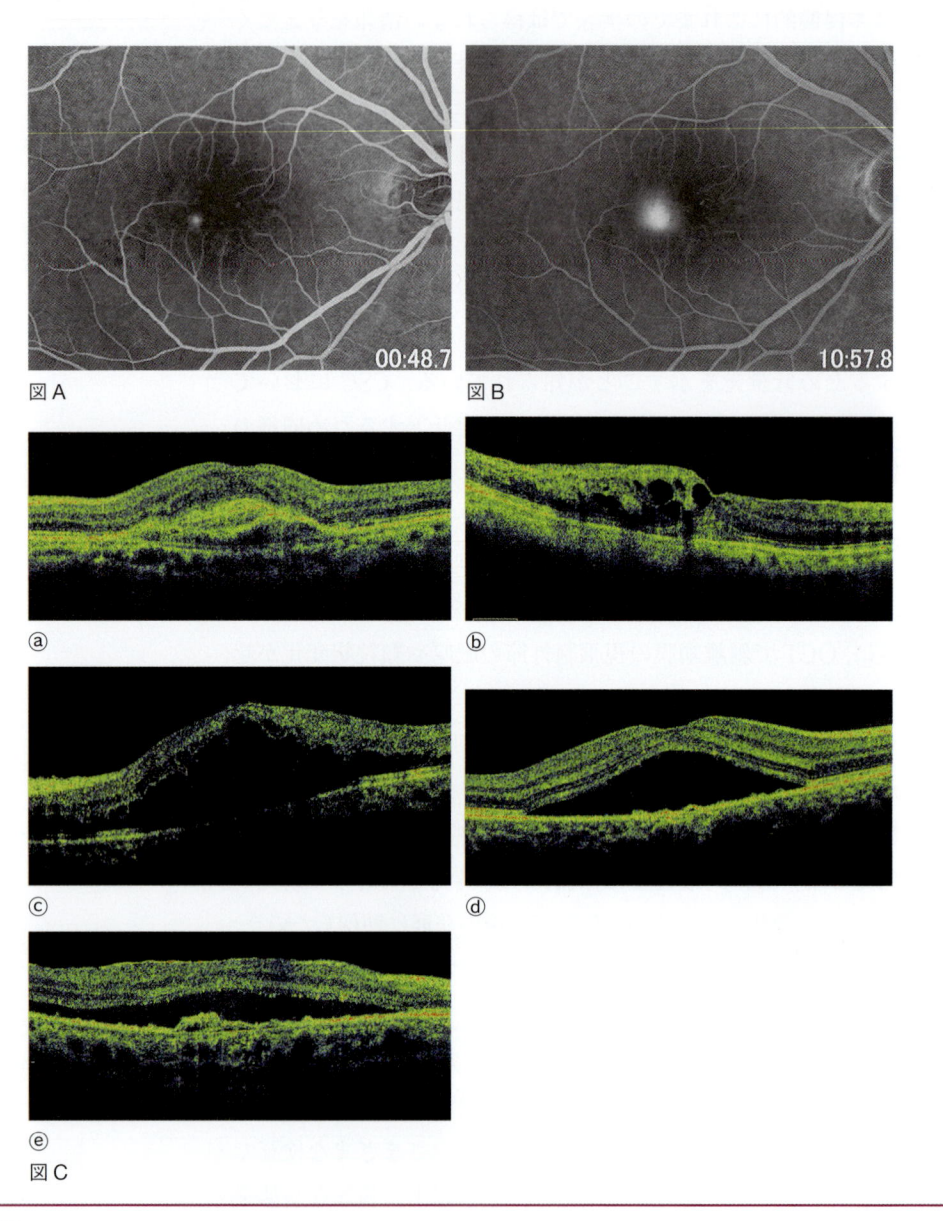

図A　　　　　　　　　　　　　図B

ⓐ　　　　　　　　　　　　　ⓑ

ⓒ　　　　　　　　　　　　　ⓓ

ⓔ
図C

解説　フルオレセイン蛍光眼底造影写真（図A初期像，図B後期像）：中心窩耳側において一か所の点状過蛍光が時間とともに拡大している．初期の過蛍光部位が非常に小さいこと，その過蛍光部位以外に網膜色素上皮の障害を示す過蛍光や低蛍光が存在しないことから，網膜色素上皮の一部の亀裂から生じた蛍光漏出であり中心性

漿液性脈絡網膜症（CSC）の典型例と考えられる．本症例のように一か所の過蛍光点が円形に大きくなる漏出は，円形増大型と呼ばれる．

OCT像（図C）：ⓐのOCT像は，網膜の層構造はある程度保たれているが，不整形の網膜色素上皮剥離とその上にフィブリン，脈絡膜新生血管様の高反射帯がみられる．OCTのみで判断するのは困難であるが，CSCの典型的なOCT像とは異なっており加齢黄斑変性が最も疑われる．

ⓑのOCT像は，網膜の内層および外層に囊胞様変化がみられる．網膜色素上皮の不整はみられないことから，網膜血管障害による網膜浮腫の可能性が高く，中心窩の中央で病変が分かれていることを考慮すると網膜静脈分枝閉塞症が最も疑われ，このOCT像は垂直断であると思われる．

ⓒのOCT像は，網膜外層にのみ囊胞様変化がみられ，それが広範囲に存在していることから網膜分離症が最も疑われる．網膜分離症ではMüller細胞と考えられる筋状の高反射がみられるが，このOCT像はやや不鮮明ではっきりしない．

ⓓのOCT像は，黄斑部の漿液性網膜剥離と考えられる．裂孔原性網膜剥離のOCT像と異なり網膜の層構造も保たれていることから，CSCの典型例が最も疑われる．網膜色素上皮の一部不整はCSCではよく観察され，その不整部位の中に漏出点と思われる網膜色素上皮の小さな断裂が確認されることもある．

ⓔのOCT像も漿液性網膜剥離であるが，網膜がやや薄くなっていることや剥離網膜の裏面に点状の顆粒状変化がみられることから，陳旧性のものである可能性が高い．網膜色素上皮の不整がⓓと比べて強いことから，慢性CSCまたは加齢黄斑変性のオカルト型などが疑われる．

以上のことからⓓが答えであることがわかる．ただし，OCTの水平断において神経線維層が視神経乳頭に近い部位で厚くなっていることを知っていると絞り込むのがより容易になる．ⓐとⓒのOCT像は神経線維層の厚い部分が左側にあることから左眼であることが示唆される．問題のフルオレセイン蛍光眼底造影写真は右眼であり，これだけをみてもⓐとⓒが適切な答えでないことがわかる．

模範解答　d

（丸子一朗）

黄斑円孔，黄斑上膜

特発性黄斑円孔

特発性黄斑円孔は中年以上の女性に多く，1/4〜1/3乳頭径の円孔が中心窩に生じ，患者は歪みや中心暗点を訴える．硝子体ポケット[*1]の後壁である薄い硝子体皮質の接線方向の牽引によって中心窩が円孔化すると考えられている．後述するStage 2以上の黄斑円孔が硝子体手術の適応となり，ほとんどの症例で円孔閉鎖が得られている．

眼底検査：基本的な検査であり細隙灯顕微鏡と前置レンズの組み合わせによって，黄斑の詳細な観察が可能である．これだけでStage 2以上の黄斑円孔は診断できることが多い．ただし，Stage 1の黄斑円孔はOCT（optical coherence tomography；光干渉断層計）がないと診断は難しい．Stage 2では囊胞前壁にスリット状の裂隙が生じる．Stage 3は円孔が完成し，円孔周囲の網膜は網膜色素上皮から少し浮いている（fluid cuff）．囊胞前壁は網膜から離れて蓋（operculum）となり，硝子体に付着したまま円孔前方に観察される．Stage 4はStage 3の円孔と同様であるが，後部硝子体剝離が完成しているので円孔前方の蓋は見えなくなる．

Watzke-Allen test：スリットランプと前置レンズを使って細いスリット光を中心窩に投影すると，黄斑円孔の場合は，自覚的に固視点でスリット光の両側がくぼんで見える（図1）．

Amslerチャート：黄斑円孔の初期では，患者にAmslerチャートを見せると，格子が中心に向かって糸巻のように縮んで見えること（pincushion distortion）がある（図2a）．黄斑円孔発症から期間がたつと，黄斑上膜と同じように格子が波打って見えるようになる（図2b）頻度が増える[1]．

OCT：OCTの解像度の向上によって黄斑円孔の形成過程が明らかとなり，現在，OCTにおけるStage分類は表1のように考えられている[2]．

特発性黄斑上膜

特発性黄斑上膜（図7）は，中高年以上の女性に多い傾向があり，

[*1] **硝子体ポケット**
黄斑前には，後部硝子体皮質前ポケットと呼ばれる液化腔が存在する．硝子体ポケットの後壁は薄い硝子体皮質からなり，通常，黄斑と接着している．

文献はp.366参照．

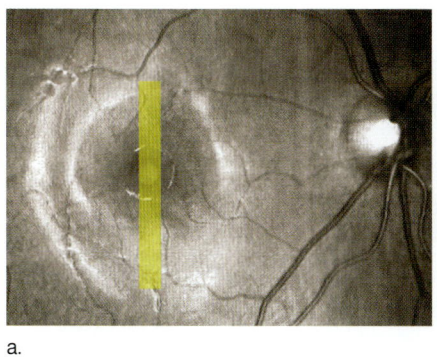

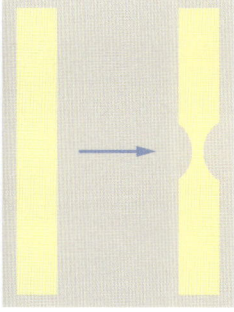

5. 網膜疾患にどの検査をどう使う？

a.   b.

図1 Watzke-Allen test
黄斑円孔の場合，スリット光を中心窩に投影すると（a），スリット光の両側がくぼんで見える（b）．

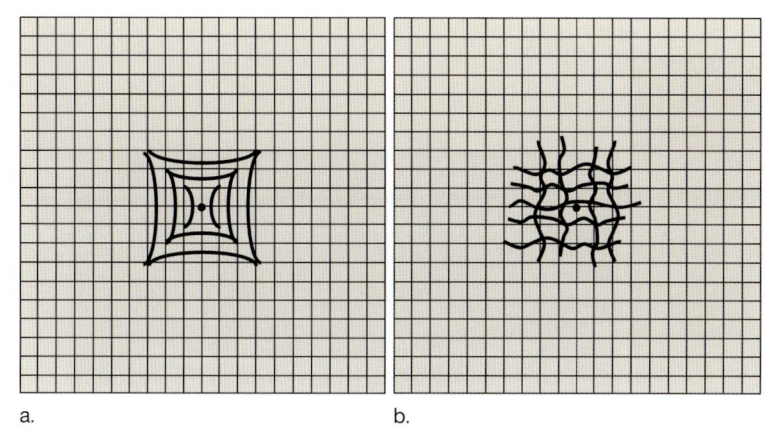

a.   b.

図2 黄斑円孔のAmslerチャート
a. 黄斑円孔の初期では，格子が中心に向かって糸巻のように縮んで見える．
b. 発症から期間がたつと，黄斑上膜と同じように格子が波打って見える．

*2 視細胞内節外節接合部（IS/OS）
junction between photoreceptor inner and outer segment. 視細胞の内節と外節の境界のことで，OCTで高反射ラインとして観察される．視細胞の外節や内節に障害があると，IS/OSの消失や不整が起こる．

表1 特発性黄斑円孔のOCT所見によるStage分類

超早期 Stage 1（図3）	中心窩周囲では硝子体皮質が網膜から剥離している（perifoveal PVD〈PVD；posterior vitreous detachment；後部硝子体剥離〉）．中心窩の網膜表面，外境界膜（external limiting membrane；ELM），視細胞内節外節接合部（IS/OS）*2 がわずかに隆起する．
Stage 1A（図4）	中心窩の層間分離（囊胞様変化），または微小網膜剥離であるが，囊胞様変化と微小網膜剥離が同時に存在することもある．ELM・IS/OSの隆起から微小網膜剥離が起こる．
Stage 1B	網膜表層にあった囊胞様変化と網膜外層の破綻が一体化する．
Stage 2（図5）	硝子体牽引によって中心窩網膜が弁状に拳上され，裂隙ができる．
Stage 3（図6）	円孔が完成するが，PVDがないため蓋は硝子体皮質に付着し，円孔の前に存在する．円孔周囲には，主に外網状層内に囊胞様変化がある．
Stage 4	後部硝子体皮質が視神経乳頭から外れてPVDが完成すると，硝子体皮質とoperculumはOCTに写らなくなる．陳旧化すると円孔が拡大する．

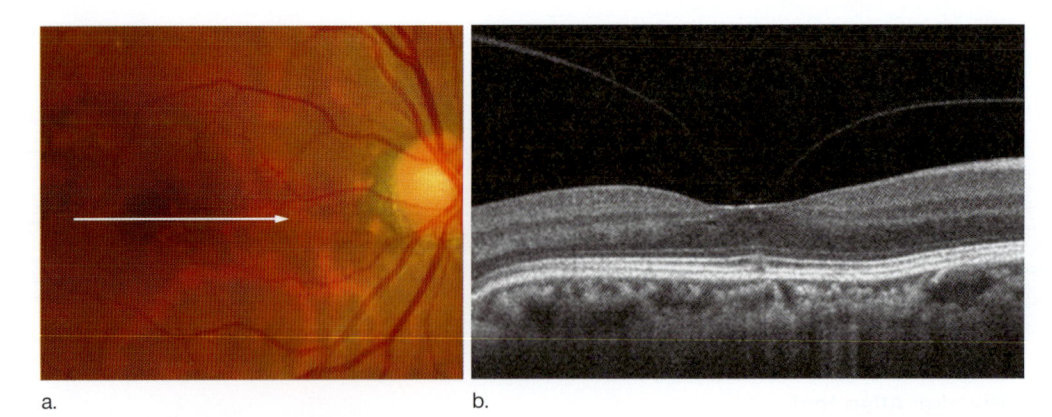

図3 超早期 Stage 1 黄斑円孔
a. カラー眼底. 異常はない（矢印は OCT のスキャンライン）. 視力は（1.0）.
b. OCT. 硝子体皮質の牽引によって中心窩の陥凹が浅くなり, 視細胞内節外節接合部がわずかに隆起している.

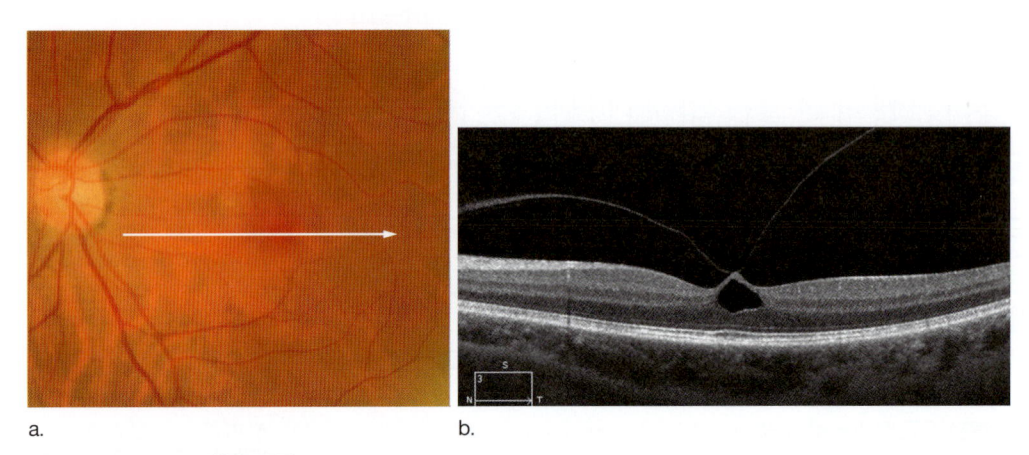

図4 Stage 1A 黄斑円孔
a. カラー眼底. 中心窩に嚢胞様所見がある（矢印は OCT のスキャンライン）. 視力は（0.7）.
b. OCT. 硝子体皮質の牽引によって中心窩に嚢胞様変化がある.

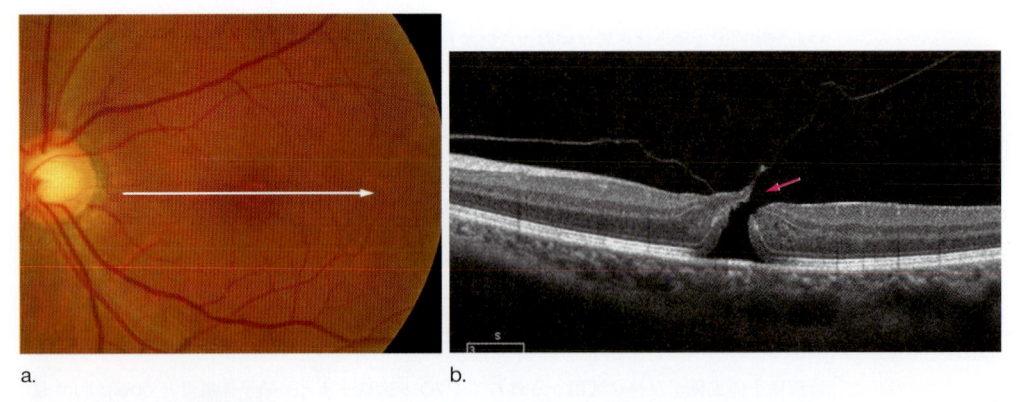

図5 Stage 2 黄斑円孔
a. カラー眼底. 中心窩に嚢胞様所見がある（矢印は OCT のスキャンライン）. 視力は（0.3）.
b. OCT. 硝子体皮質の牽引によって中心窩網膜が弁状に挙上され, 裂隙（赤矢印）ができている.

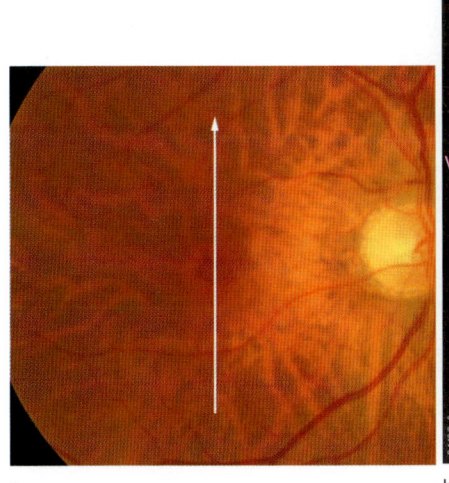

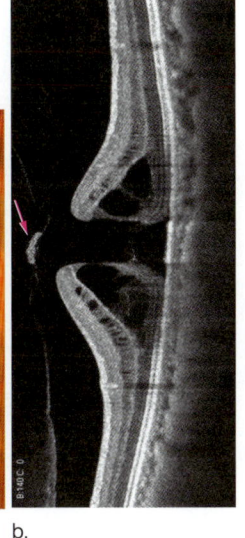

図6 Stage 3 黄斑円孔
a. カラー眼底．中心窩に円孔がある（矢印は OCT のスキャンライン）．視力は（0.2）．
b. OCT．完成した円孔と硝子体皮質に付着した蓋（赤矢印）がある．円孔周囲には囊胞様変化もある．

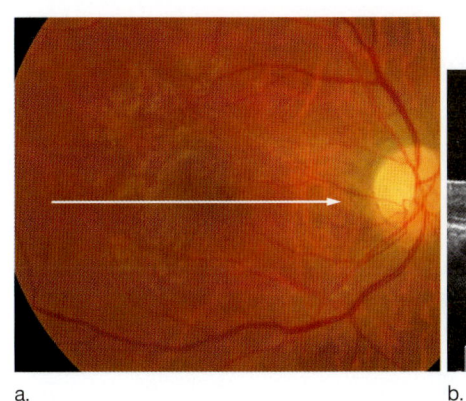

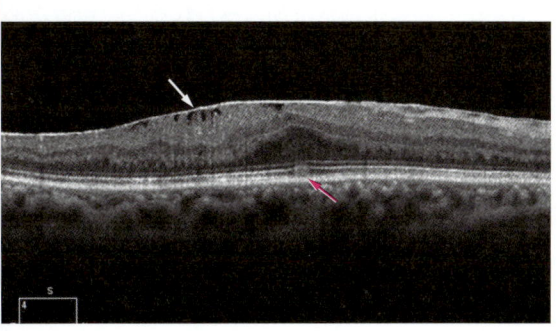

図7 黄斑上膜
a. カラー眼底．黄斑部にセロファン膜様の反射があり，網膜が波打っているように見える（矢印は OCT のスキャンライン）．視力は（0.9）．
b. OCT．網膜表面に薄い上膜が描出され，網膜表面に凹凸が生じている（白矢印）．中心窩の陥凹が消失し，中心窩の視細胞外節に"cotton ball sign"と呼ばれる高反射がみられる（赤矢印）．

視力低下や変視症を訴える．上膜は，硝子体ポケットの後壁である後部硝子体皮質が骨格となり，それにグリア細胞などの増殖が加わって形成されると考えられている．

黄斑上膜の一種である黄斑偽円孔（**図8**）は，中心窩周囲の上膜の収縮によって中心窩が急峻な陥凹となる．黄斑円孔と紛らわしいが，偽円孔は視力がよく変視も軽い．

眼底検査：黄斑の表面にセロファン膜様の反射と網膜のしわがある（図7a）．黄斑上膜に網膜血管が牽引されて，血管が蛇行することもある．
OCT：黄斑上膜は網膜表面に薄い上膜が描出され，上膜の収縮によって網膜表面に凹凸が生じる．網膜は膨化し中心窩の陥凹が消失する．

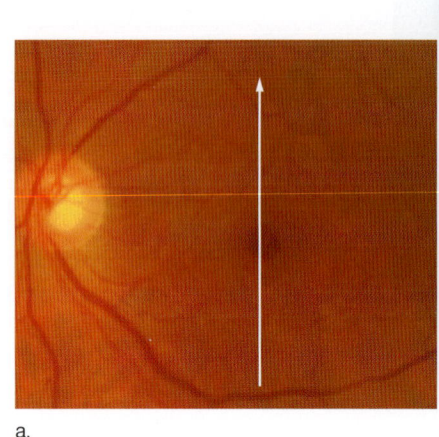

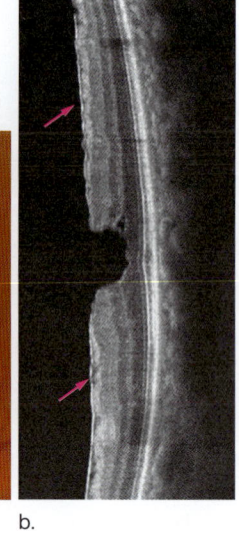

図8 黄斑偽円孔
a. カラー眼底．中心窩には黄斑円孔のような変化がある．その周囲にはセロファン膜様の反射もみられる（矢印はOCTのスキャンライン）．視力は（0.9）．
b. OCT．偽円孔周囲に上膜の反射があり（赤矢印），中心窩の陥凹は円筒状になっている．

外境界膜やIS/OSは保たれることが多いが，cotton ball signと呼ばれる高反射が中心窩の視細胞外節にみられるとの報告がある（**図7b**）[3]．

黄斑偽円孔は偽円孔周囲に上膜の反射があり，中心窩の陥凹は円筒状になる（**図8b**）．偽円孔縁にしばしば囊胞様変化が観察される．円孔底の網膜外層組織の存在が，特発性黄斑円孔とは明らかに異なる．

カコモン読解　第22回 臨床実地問題47

61歳の男性．右眼の変視を主訴に来院した．視力は右1.2（矯正不能），左1.2（矯正不能）．OCT像を図に示す．考えられるのはどれか．

a 網膜分離症　　b 加齢黄斑変性
c 特発性黄斑円孔　　d 特発性黄斑上膜
e 裂孔原性網膜剥離

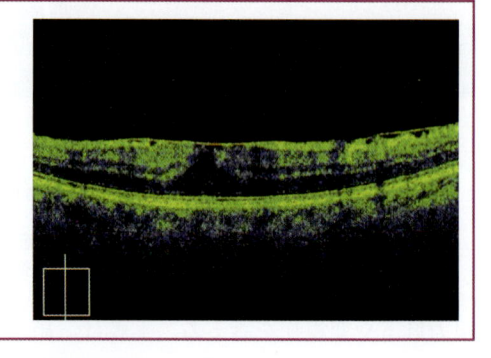

解説　OCT画像には網膜表面の薄膜が描出され，中心窩の膨化によって陥凹は消失している．典型的な黄斑上膜のOCT像である．
a. 網膜分離症：若年網膜分離では，中心窩の囊胞様変化とその周囲の内顆粒層・外網状層の囊胞様網膜分離が特徴である．
b. 加齢黄斑変性：脈絡膜新生血管を示す所見はない．
c. 特発性黄斑円孔：黄斑円孔やperifoveal PVDはない．
e. 裂孔原性網膜剥離：網膜剥離の所見はない．

模範解答　d

（大谷倫裕）

AZOOR と AZOOR complex

疾患概念

acute zonal occult outer retinopathy（AZOOR；急性帯状潜在性網膜外層症）の診断基準を**表1**にまとめる．AZOOR は，眼底所見では説明できない視野異常が生じ，網膜電図の異常を示す，原因不明の網膜外層障害を生じる症候群である[1,2]．実際には眼底に異常が出現しないことが多い（狭義 AZOOR）[2,3]．acute annular outer retinopathy（AAOR）や点状脈絡膜内層症（punctate inner choroidopathy；PIC）[*1] などの疾患は，網膜に検眼鏡的異常を示すが，AZOOR を合併することがあるので広義 AZOOR に分類される[1,3,4]．

患者背景・病因

患者の平均年齢は 36.7 歳であり，女性が 76％ を占める[2,3]．罹患眼は，米国では初期には片眼：両眼は 6：4 であったが，最終的には 1：3 と両眼性が多くなったという[2]．病因は不明である．米国では 28％ で自己免疫疾患が合併し，なかでも橋本病や多発性硬化症（multiple sclerosis；MS）などが多いこと[2]，ぶどう膜炎である pars planitis[3] や PIC[3-5] に合併した AZOOR が報告されていることから，なんらかの自己免疫／炎症の関与が示唆されている．

臨床症状，眼所見

自覚症状は，無痛性の急性の視野欠損を自覚する．しばしば光視症を伴う[2,3]．この光視症は暗点内に生じることが多く，AZOOR に特徴的な症状である．視野欠損は耳側が多いが，中心も含めさまざまな場所がありうる．対光反応では，RAPD（relative afferent pupillary defect）が陽性になることがある[3]．

前眼部に炎症所見は生じないが，前部硝子体細胞が出現することがある[2]．眼底所見は，初期に 76％ の症例で網膜にまったく異常を示さない（図1a）．しかし，網膜血管の蛇行，白鞘化，網膜動脈の狭細化，点状の瘢痕病巣などの微細な異常を伴うことがある[1,2]．ま

表1 AZOOR の診断基準

1.	若年女性の近視眼に好発
2.	一つ以上の領域に生じる急性の視野欠損，しばしば光視症を伴う
3.	視野異常が，網膜所見や蛍光眼底造影所見では説明できない
4.	網膜電図の異常（特に病変部位における多局所網膜電図の異常）
5.	光干渉断層計で病変部位の網膜外層形態の異常
6.	他疾患が否定的

（Gass らの診断基準[2]を改変．）

文献は p.366 参照．

[*1] **点状脈絡膜内層症（PIC）**
点状で黄白色の網膜下レベルの病変が，眼底後極部を中心に多発する疾患である．病変はのちに一部色素を伴った瘢痕病巣となり，前房や硝子体中に炎症所見を呈さない．病変に一致して，FA では初期から過蛍光を，後期では蛍光漏出を，IA では初期から低蛍光を示す．

た，初期に異常がなかった視野異常部位に一致して，後に網膜色素変性症様の地図状の網膜色素上皮（retinal pigment epithelium；RPE）レベルの萎縮病巣が出現することがあり，眼底自発蛍光で明瞭に観察される（図 1f）．この所見も AZOOR に特徴的であり，欧米では約 50％で生じる[2]というが，日本人では少ないようである．

検査所見

視野所見で最も多いのは Mariotte 盲点の拡大である．ほかに中心暗点（図 1c），輪状暗点，弓状暗点，孤立暗点，周辺部の視野狭窄などがみられ[2,3]，実に多彩である．フルオレセイン蛍光眼底造影（FA）では，視野異常部位の網膜に異常がないことが多いが，後に萎縮病巣が生じれば，window defect を示す．インドシアニングリーン蛍光眼底造影（IA）では，視野異常部位に低蛍光を示すことがある[3,5]．

網膜電図（ERG）

AZOOR と診断するのに最も重要な検査である．なぜなら AZOOR は網膜に異常が出ないことが多いため，ERG（electroretinogram）は診断の際，視野異常が網膜障害と証明する根拠となるからである．そのなかでも多局所 ERG は，中心視野半径 30°内の局所錐体 ERG を得ることができるので，視野障害がある部位に一致して多局所 ERG の振幅が低下していれば視野変化は網膜障害の結果であることが証明でき，視野変化に対応する網膜機能異常を明確に証明しうる．したがって，AZOOR の診断には多局所 ERG はきわめて有用であり，AZOOR を疑った場合にはぜひ施行したい．全視野 ERG でも振幅が明らかに低下していれば，それだけで AZOOR と診断できる．しかし，暗点が大きくない場合は片眼性でも左右差がなく正常として出てしまうことがある[6]．

光干渉断層計（OCT）

spectral-domain OCT（SD-OCT）では，AZOOR の病変部位に一致して視細胞内節外節接合部（IS/OS）の欠損が検出できるので[7,8]，OCT も AZOOR の診断に重要である（図 2c, d）．この所見は，視野所見の改善に伴い回復しうる．外顆粒層や網膜全層の菲薄化，網膜内層異常[9]を伴うこともある．最近では，AZOOR の初期に cone outer segment tip（COST）line の欠損が IS/OS 異常に先行する症例

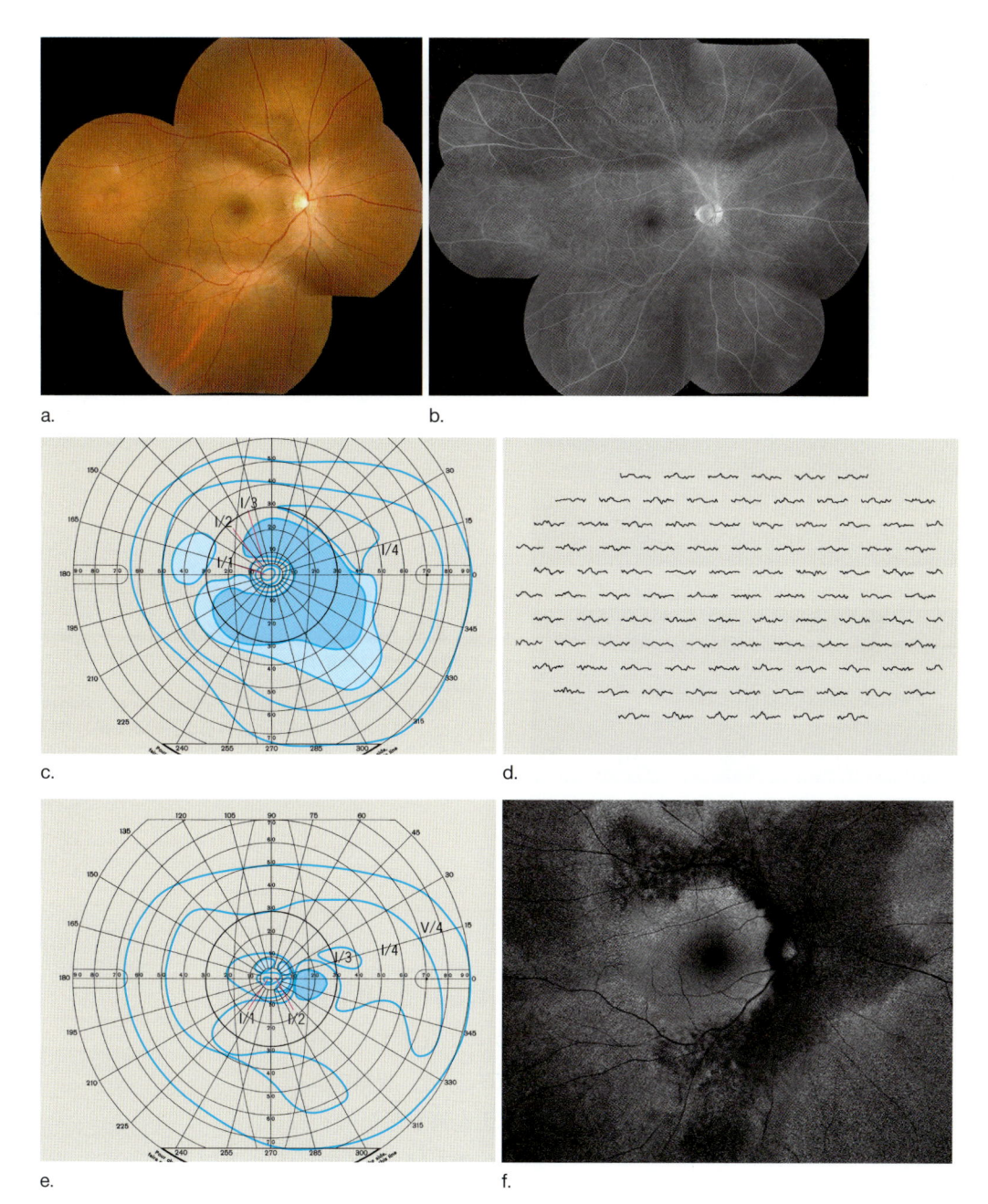

図1 右眼輪状暗点型の AZOOR 患者の眼所見

a. 網膜動脈の狭細化と網膜静脈の軽度蛇行以外に網膜に異常所見はない．矯正視力は (1.2)．
b. フルオレセイン蛍光眼底造影後期相では，軽度の網膜血管壁の組織染以外に異常はない．
c. Goldmann 視野では約 85×70° の輪状暗点を示す．
d. 多局所 ERG では，視野異常に一致して振幅が低下している．
e. ステロイドパルス療法開始 4 週後，暗点は縮小している．
f. その後，視野異常残存部位に一致して網膜色素上皮レベルの萎縮病巣が出現した．眼底自発蛍光は，同病巣に一致して低蛍光を，その周囲に軽度過蛍光を示すが，黄斑部は正常である．矯正視力は (1.5)．

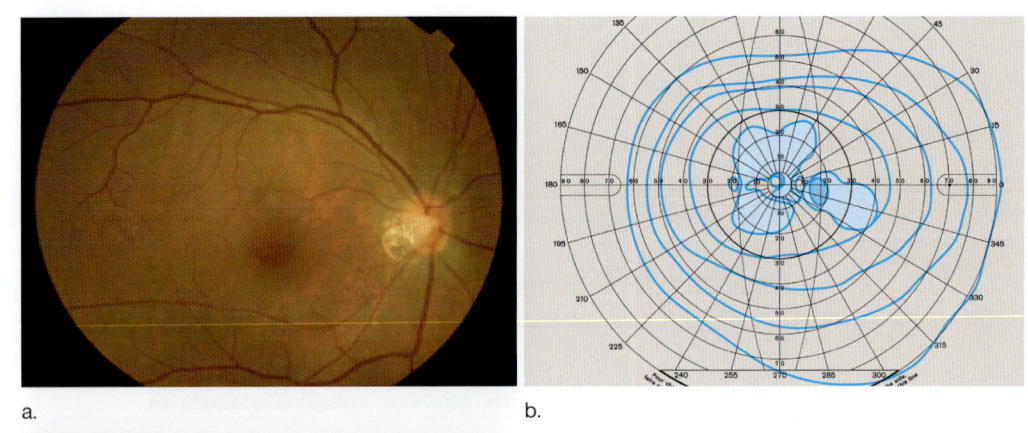

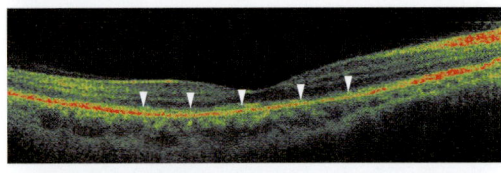

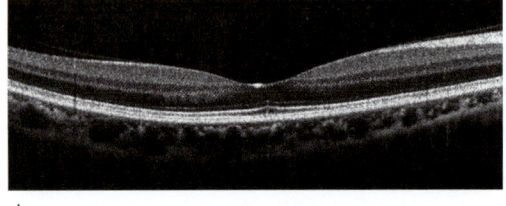

図2　右眼 AZOOR 患者の眼所見
a. 初診時，網膜に異常はない．矯正視力は（0.8）．
b. Goldmann 視野では輪状暗点を示す．
c, d. 黄斑部を通る光干渉断層計（水平断）写真．初診時（c），びまん性に視細胞内節外節接合部が欠損している（矢頭）が，視野の自然回復とともに，初診24か月後（d）では回復している．矯正視力は（1.2）．

があることがわかってきている[10]．

視力予後・治療

　AZOOR の経過は患者によりさまざまである．軽症例では視力低下はないか，あっても軽度で，視野は自然に数か月で改善する．日本人ではこのような自然回復例が多い印象である．一方，視機能低下が進行し，大きな暗点や著明な視力低下を来たす症例もあり[2,3,5]，最終的に視力予後不良となった症例も一定数存在する[2,3,5]．実際，Gass らは3年以上経過観察できた症例で，27％ が最終視力（0.1）未満であったという[2]．現在のところ，確立された治療法はない[2]．ステロイド全身投与の評価は定まっていないが，最近ではステロイド全身投与が有効であった報告が増えてきている[3,5,8,11]．北海道大学病院眼科でも，進行性の視機能低下を示す症例にはステロイドパルス療法を行い，良好な成績を得ている（図1e）．

表2 AZOORの鑑別疾患

（球後）視神経炎
癌関連網膜症
下垂体腫瘍などの頭蓋内疾患
視神経への圧迫病変などの眼窩内病変
オカルト黄斑ジストロフィ（occult macular dystrophy）
サルコイドーシスや全身性エリトマトーデスなどの網膜血管炎を呈する疾患
地図状脈絡膜炎
網膜色素変性
色素性傍静脈網脈絡膜萎縮症
心因性視力障害

表3 AZOORの亜型およびAZOOR complexを来たす疾患

acute annular outer retinopathy（AAOR）
点状脈絡膜内層症（punctate inner choroidopathy：PIC）
多発消失性白点症候群（multiple evanescent white dot syndrome；MEWDS）[*2]
acute macular neuroretinopathy（AMN）[*3]
多巣性脈絡膜炎汎ぶどう膜炎症候群（multifocal choroiditis and panuveitis）

鑑別疾患

　AZOORの鑑別疾患を表2に挙げる．視力や視野異常を生じるが，眼底には異常を生じない疾患が主な鑑別疾患となる．AZOORはRAPDが陽性となることがあるので，視神経乳頭に異常を呈さない球後視神経炎との鑑別は重要である．RAPDが陽性で中心暗点があっても，眼窩MRIで視神経に異常所見がない場合，ERGも必ず検査すべきである．癌関連網膜症は自己免疫性網膜症の一種であり，初期に眼底に異常が生じないことがある．癌年齢の患者にAZOOR様の眼所見がある患者は，全身の癌の有無や患者血清中の抗リカバリン抗体などの抗網膜抗体の有無を検査し，この疾患を否定しておく必要がある．オカルト黄斑ジストロフィ（occult macular dystrophy，三宅病）は黄斑部に異常所見がなく，全視野ERGが正常となる黄斑ジストロフィである．AZOORと同じく多局所ERGが有用であるが，発症が緩徐であり障害部位は黄斑部のみなので，黄斑部のみ多局所ERGの振幅が低下すること，OCTで初期からCOST lineが欠損する特徴がある．AZOORは発症後に網膜障害部位に一致してRPEレベルの萎縮病巣が生じる症例があるので，地図状脈絡膜炎や網膜色素変性，色素性傍静脈網脈絡膜萎縮症なども鑑別疾患となる．

[*2] **多発消失性白点症候群（MEWDS）**
multiple evanescent white dot syndrome．片眼に一過性に網膜下レベルの白点が多発する予後良好な疾患である．白点はFAで初期から後期まで過蛍光，IAで初期には異常がないが，後期で低蛍光（白点がある範囲より広範囲に多数みられる）を示すのが特徴である．一般的には，白点は約1か月で消失し，視力も回復する．

[*3] **acute macular neuroretinopathy（AMN）**
黄斑部に楔状または花弁状の暗赤色の病巣が生じる疾患である．FA，IAでは異常がないか，低蛍光を呈する．病変に一致して，走査レーザー検眼鏡で低輝度，OCTでIS/OS欠損を示す．

AZOOR complex

　AZOOR complex を生じる疾患を表3 に述べる．これらの疾患は，疾患特有の視機能低下では説明できない，著明な視力低下や大きな視野異常が生じることがある．多局所 ERG などで視野異常が網膜障害の結果であると証明できれば，AZOOR を合併すると診断できる．これら AZOOR complex を来たす疾患は，狭義 AZOOR 患者と共通の患者背景（若年女性の近視眼に好発）を示すので，Gass はこれらの疾患を同一の疾患スペクトラムであると推測している[1,2]．AAOR は，視神経周囲の網膜に不規則な環状の網膜深層レベルの帯状混濁が生じる疾患であるが[3]，環状網膜内の正常網膜部位も多局所 ERG の異常を伴う視野異常が生じることから，AZOOR の一病型であると分類されている．

カコモン読解　第23回 一般問題42

急性帯状潜在性網膜外層症（AZOOR）で正しいのはどれか．2つ選べ．
a 光視症を伴う．
b 遺伝性疾患である．
c 視細胞内節が欠損する．
d 全視野 ERG では錐体応答が消失する．
e Mariotte 盲点の拡大がみられる．

解説　a．AZOOR では急性の視野欠損を生じるが，しばしば光視症を伴う（全例ではない）．
b．原因は不明であるが，遺伝性は確認されていない．
c．OCT では，IS/OS や COST line が欠損するが，内節が欠損する証拠はない．
d．全視野 ERG では錐体応答が消失するとは限らず，一定の傾向はない．
e．AZOOR では，最も頻度の高い視野異常パターンである．

模範解答　a, e

（齋藤　航）

クリニカル・クエスチョン

視神経疾患と網膜疾患を鑑別する検査法を教えてください

Answer 視野検査などの自覚的視機能検査や眼底検査，OCT などに加え，多局所網膜電図，多局所視覚誘発電位などの他覚的機能検査を測定し病変の部位と性質を把握します．

視神経疾患に間違われやすい網膜疾患

眼底検査で眼底に異常所見を認めないか，認めにくい網膜疾患は視神経疾患との鑑別が重要である．鑑別が不十分な場合，誤った診断により治療方針を間違う結果となりかねない．たとえば，オカルト黄斑ジストロフィや AZOOR（acute zonal occult outer retinopa-

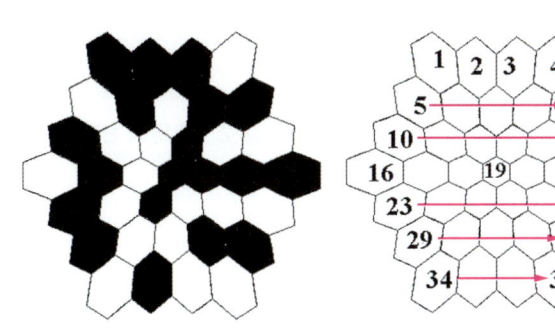

a. 多局所 ERG の視覚刺激

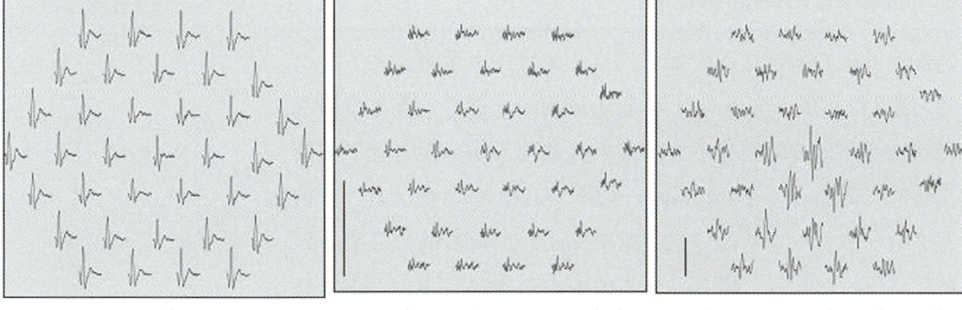

b. 多局所 ERG と多局所 VEP の同時記録例．（左図：多局所 ERG1 次核，中図：多局所 ERG2 次核，右図：多局所 VEP）

図1 多局所 ERG と多局所 VEP

a. 多局所 ERG の視覚刺激の1例（37個の六角形要素）．網膜の多数部位を同時に一定の時系列に従い刺激することにより，黄斑部を中心とした局所の網膜機能を調べることが可能である．六角形要素の面積を小さくすれば，それだけ多数部位からの反応が得られるが，信号の精度（S/N 比）は低下する．
b. 上段の37個の六角形要素からなる視覚刺激を用いた．37個の反応は，多局所 ERG はほぼ同じ振幅だが，多局所 VEP では中心から下方に大きく，上方で小さいことに注意．

thy；急性帯状潜在性網膜外層症）は眼底に異常を認めず，球後視神経炎と間違われ，視神経炎としてステロイドパルス治療を施行される場合がある．治療後の経過が視神経炎と異なることから，多局所網膜電図などの電気生理学的検査をしてはじめて網膜機能の障害が証明され診断が確定する．

　視神経疾患の診断には視力，色覚，視野などの自覚的検査だけでは不十分で，CTやMRI，OCT（optical coherence tomograph；光干渉断層計）などの画像診断のみならず，電気生理学的に網膜に異常がないことを確認する必要がある．球後視神経炎や後部虚血性視神経症は，急性期には眼底に異常を来たさず，網膜および視路の電気生理学的検査がなされていない場合，網膜疾患との鑑別が不十分である．

網膜・視神経機能検査（多局所網膜電図と多局所視覚誘発電位）

　近年，多局所網膜電図（多局所ERG〈electroretinogram〉，図1）の登場により多数部位の網膜機能を調べることが可能となり，従来は視神経疾患との鑑別が困難であったオカルト黄斑ジストロフィやAZOORの診断が容易になった．さらに多局所ERGの視覚刺激を用いて多局所視覚誘発電位（多局所VEP〈visual evoked potential〉）を測定すれば，解析方法は単純でないが網膜から後頭葉視覚領に至る視路の異常を二次元的にマッピングすることが可能となる（図1）．関電極を角膜と後頭部に設置し同時記録すれば，網膜電図と視覚誘発電位を同時に測定し，病変の層別診断が可能となる（図2）．

黄斑部網膜外層の障害の診断

　黄斑部網膜外層の障害を示す疾患には，オカルト黄斑ジストロフィがある．図3は黄斑ジストロフィのHumphrey視野検査と多局所ERGと多局所VEPの結果を示す．症例は原因不明の視力低下で紹介受診．眼底に異常なくHumphrey視野（30-2プログラム）を検査するとグレースケールでは一見正常であるが，統計的には中心の2点に異常が認められる（図3a）．この中心の異常範囲が大きければ球後視神経炎に，ごく軽度であれば詐病に間違われる可能性がある．多局所ERGと多局所VEPを測定すると（図3b），多局所ERGの1次核と2次核振幅は正常に比べ網膜中心部で振幅が低下し，さらに広い範囲で潜時の遅延が認められた．多局所VEPの異常は，軽度であった．したがって，病変は網膜中心部にあることが証明され

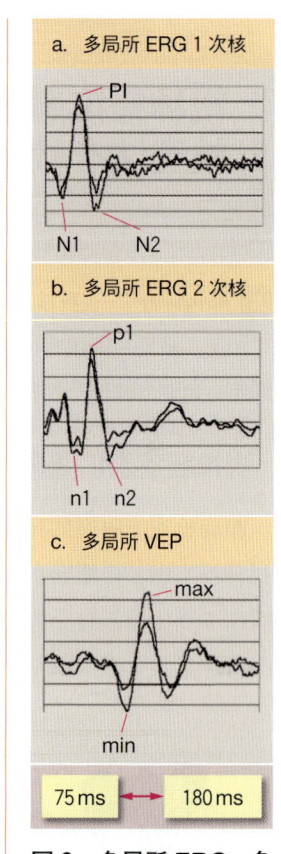

図2　多局所ERG，多局所VEPの解析
多局所視覚誘発電位の振幅は，75msと180msの区間の最大値と最小値の差としてある．

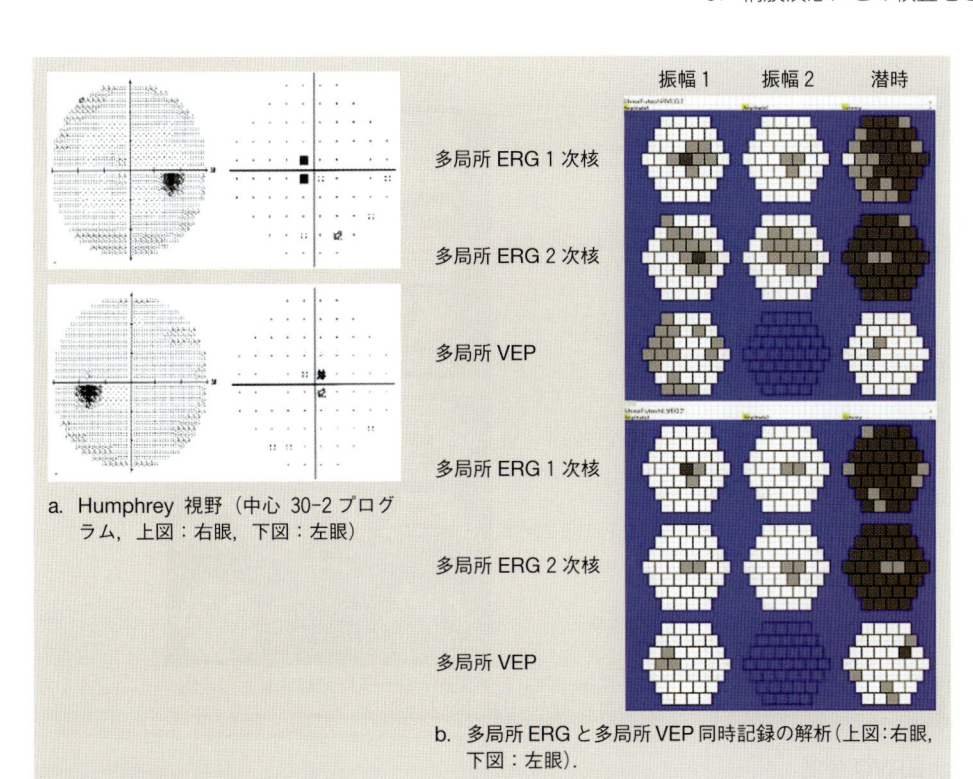

図3 黄斑ジストロフィ症例
bで黒は正常の2SD（SD＝標準偏差）を超える異常，灰色は1.5 SDを超える異常をプロットしてある．
振幅1はP1-N1（1次核），p1-n1（2次核），振幅2はP1-N2（1次核），p1-n2（2次核）である（図2参照）．

た．ほかの黄斑ジストロフィでも，病変に応じて網膜機能の低下が証明される．AZOORは原因不明の網膜外層障害を来たす疾患で，経過とともに網膜と色素上皮は萎縮するが急性期には眼底に異常を認めず，早期診断には多局所ERGが必須である．

網膜中心動静脈系の障害（網膜中内層障害）の診断

網膜中心動脈系の障害には，網膜動脈分枝閉塞症（branch retinal artery occlusion；BRAO）や糖尿病網膜症の虚血性黄斑症がある．BRAOでは，急性期には眼底・臨床所見から診断は難しくないが，陳旧性のものは病歴が不確かな場合，診断に苦慮する場合がある．糖尿病網膜症で黄斑部の虚血による場合，中心暗点を来たし視神経炎として治療されていた症例も経験している．OCTが解剖学的変化をみるのに有用であるが，多局所ERGで網膜機能の低下を証明することが重要である．これらの疾患では，網膜外層の障害と比べ多局所ERGの2次核が著明に低下する．網膜静脈分枝閉塞症（branch retinal vein occlusion；BRVO）などの中心静脈系の閉塞疾患でも同

a. Humphrey 視野（中心 30-2 プログラム，上図：右眼，下図：左眼）

b. 多局所 ERG と多局所 VEP 同時記録の解析（上図：右眼，下図：左眼）．

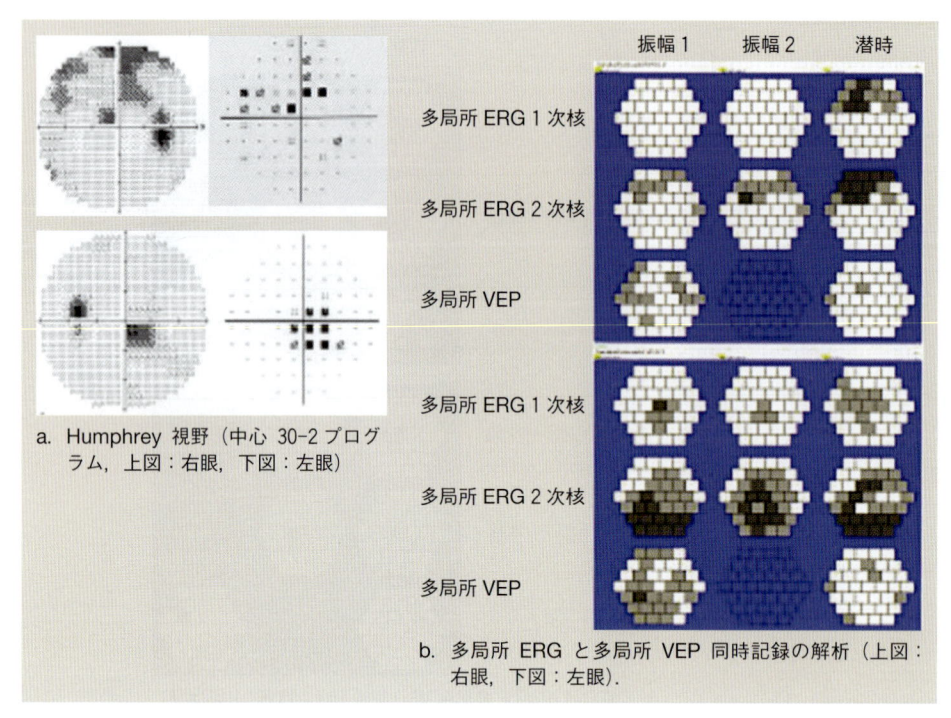

図4　両眼性 BRVO 症例
b で黒は正常の 2SD を超える異常，灰色は 1.5SD を超える異常をプロットしてある．振幅1は P1-N1（1次核），p1-n1（2次核），振幅2は P1-N2（1次核），p1-n2（2次核）である（図2参照）．2次核の振幅低下が著明である．

様の変化が認められ，1次核と2次核を比較することにより網膜の層別診断がある程度可能となる（**図4**）．

視神経障害の診断

　視神経症には視神経炎（乳頭炎，球後神経炎），緑内障，AION（anterior ischemic optic neuropathy；前部虚血性視神経症），PION（posterior ischemic optic neuropathy；後部虚血性視神経症）などがある．このうち急性期の乳頭炎，緑内障，急性期の AION は眼底検査で独特の所見を呈するので，ほかの黄斑症が合併しない限り診断は容易である．ほかの疾患（網膜症など）を合併した場合には，層別診断のため電気生理学的検査が必要となる．球後神経炎と PION は眼底に異常を呈しないため，前に述べた通り網膜機能が正常で視路に異常があることを証明する必要がある．

　視覚誘発電位（VEP）は視神経疾患の診断に重要であるが，多局所刺激を用いて VEP を測定すれば，他覚的視野検査としてのみならず，潜時の延長などから脱髄など視神経障害の病態など，重要な情報を得ることができる．多局所 VEP は多局所 ERG と異なり，部位

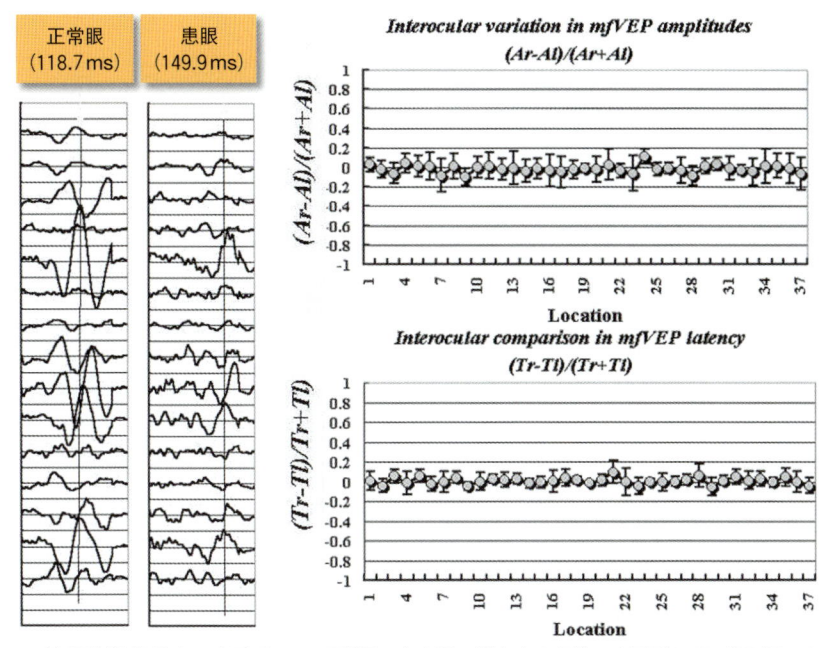

a. 片眼性視神経炎の多局所 VEP 波形.
b. 正常眼の左右眼の対応する部位の多局所 VEP（37 個の六角形要素刺激）の振幅と潜時（位相）の比較.

図5　多局所 VEP による診断例
a. 患眼で振幅の低下と潜時の遅延が認められる.
b. Ar：右眼の振幅, Al：左眼の振幅, Tr：右眼の潜時, Tl：左眼の潜時. 上図に $(Ar-Al)/(Ar+Al)$, 下図に $(Tr-Tl)/(Tr+Tl)$ の正常眼での平均と標準偏差を示す.

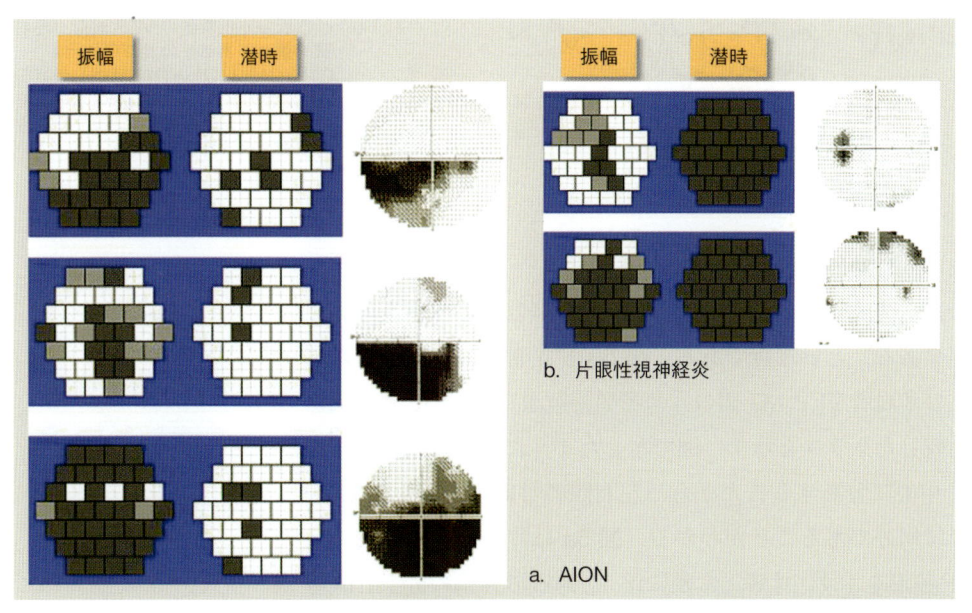

b. 片眼性視神経炎

a. AION

図6　正常の左右眼の多局所 VEP 振幅と潜時に基づいた片眼性 AION と片眼性視神経炎の多局所 VEP の異常のマッピング

Ao を患眼の振幅, An を対側正常眼の振幅, To を患眼の潜時, Tn を対側正常眼の潜時として, $(Ao-An)/(Ao+An)$ と $(To-Tn)/(To+Tn)$ の値を正常値［図5 での $(Ar-Al)/(Ar+Al)$ と $(Tr-Tl)/(Tr+Tl)$］と比較した. 図で黒は正常の 2SD を超える異常, 灰色は 1.5SD を超える異常.

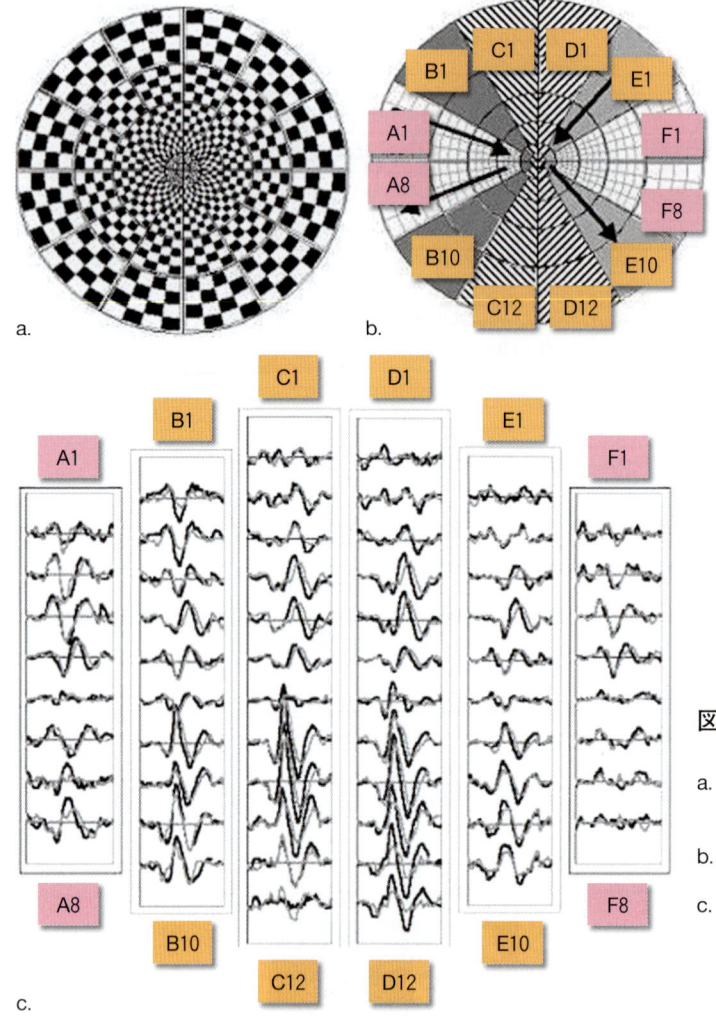

図7 ダーツボードパターンを用いた多局所 VEP 測定
a. 多局所 VEP 用ダーツボードパターン．60 個の要素からなり，周辺にいくにつれ要素の面積は大きくなる．
b. c に示した正常眼の VEP 波形（左右眼を重ねてある）の並び順を示す．
c. C1～C12 と D1～D12 は中心付近の各 12 個の波形（b の斜線の部分）を上から下に順に並べた．正常では，左右眼の波形はほぼ重なる．

により波形，振幅，位相が大きく異なる．多局所 VEP の特性として重要なのは，"左右眼の対応する部位は，視神経乳頭の部位を除いてほぼ同等である"という点である．**図 5b** に正常眼の左右眼の対応する部位の多局所 VEP（37 個の六角形要素刺激）の振幅と潜時（位相）を比較したグラフを示す．図で示したように，平均値は一部を除き 0 を中心に分布することから，左右眼の対応する部位の振幅，潜時はほぼ同等であることがわかる．**図 5a** は片眼性視神経炎の多局所 VEP 波形を示す．対側正常眼に比べ，患眼で振幅の低下と潜時の遅延が明らかである．

図 6 は片眼性の AION 3 例と片眼性視神経炎（回復期）2 例で，多局所 VEP を測定し，正常値と比較し異常値を二次元的にマッピングしたものである．**図 6a** に示した 3 例の AION では静的視野にほぼ

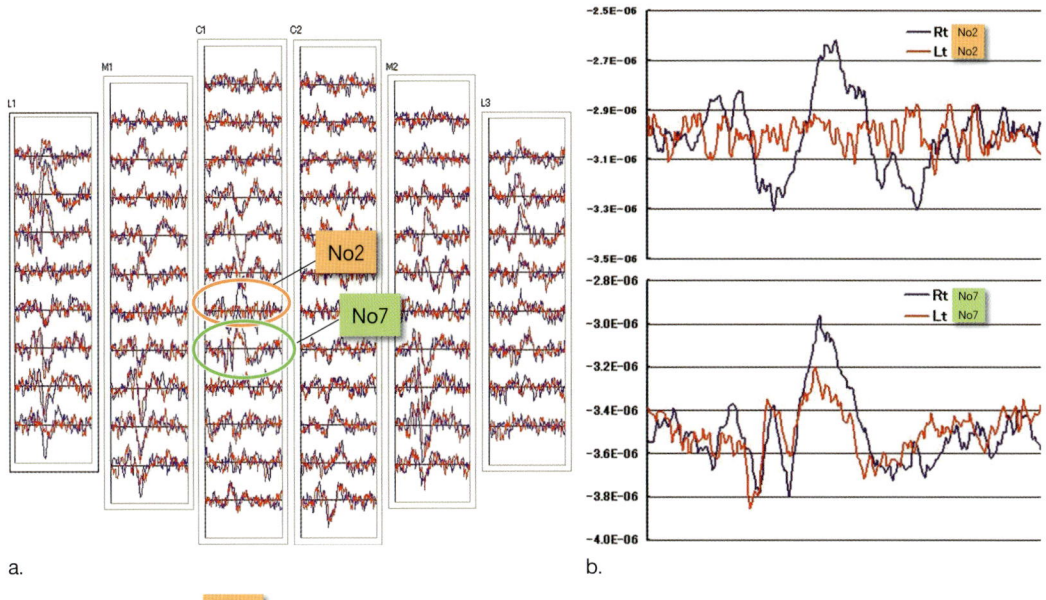

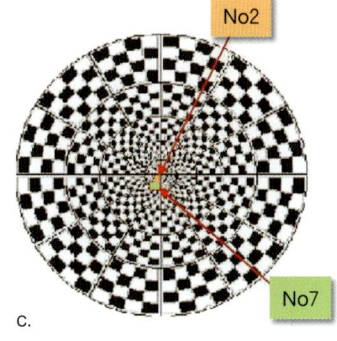

図8 微小な視神経障害の例
a. 正常眼（青）と患眼（赤）を重ねた波形．
b. 反応の低下し No.2（上図）と No.7（下図）の波形を示す．
c. 異常のあった実際の位置を示す．

一致して局所 VEP 振幅の低下を認めるが，潜時の異常は軽度である．一方，**図 6b** に示した 2 例の回復期神経炎では，静的視野はほぼ回復しているにもかかわらず，多局所 VEP 振幅の低下が視野中央部に認められる．さらに特徴的なのは，著明な潜時の遅延が全領域に認められることである．

原因不明の視力視野障害

除外診断をして最後に残るのが，この領域である．視力障害や視野障害があるものの眼底検査や OCT，CT，MRI などの形態学的異常を認めず，さらには ERG，通常の VEP にも他覚的異常を認めない場合である．

より詳細な多局所 VEP 測定には，60 個の要素からなるダーツボードパターンを用いる（**図 7**）．網膜中心部は視覚領において拡大投射しているため，網膜用の視覚刺激を用いると多局所 VEP は中心の

反応がかなり大きくなり，周辺部の反応は小さくなる．この60個の要素は中心から周辺に向かうにつれ面積が大きくなり，傍中心部からの多局所VEP反応は大きくなり，正常では左右の対応する部位の波形はほぼ重なる（図7c）．

微小な視神経障害の例（図8）：症例は片眼の中心やや下方付近の見えにくさを訴えて受診した患者で，視力・視野検査は正常であった．多局所ERGでも正常であったため，原因不明とのことでダーツボードパターンの多局所VEP検査を行った．その結果，患者の訴え通り中心付近のVEP反応低下が認められた（図8a，赤い波形．青色の波形は正常側）．

視力低下や視野障害を認めるにもかかわらず，多局所ERG，多局所VEPで異常が認められない場合，心因性視機能障害や詐病が考えられる．自覚的検査で片眼の半盲や両眼の求心性視野障害，視神経乳頭所見とあわない視野，片眼の失明などの例で，多局所VEPが正常パターンであれば器質的病変なしと診断される．

（長谷川　茂）

クリニカル・クエスチョン

小児の網膜疾患に有用な検査について教えてください

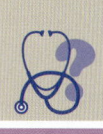

Answer 小児の網膜疾患には，先天異常，先天感染や周産期・発育異常，ジストロフィ，腫瘍など成人と異なる多種多様な疾患があり，的確な診断と管理が発達途上の患児の視機能予後を左右します．急速に進行する血管増殖病変を検出するために，時には全身麻酔下で眼底周辺部まで蛍光眼底造影検査を行う必要があります．また，疾患と予後の早期診断のため網膜電図（ERG），光干渉断層計（OCT）などの他覚的機能検査が有用です．

クエスチョンの背景

小児の網膜疾患には，先天素因や周産期異常に起因して0歳代で発症する疾患が少なくないが，乳幼児には自覚症状がなく自覚的機能検査は行えない．まず，網膜疾患を疑って散瞳下で眼底検査を行うことが重要である．小児に他覚的機能検査を施行するには，しばしば全身麻酔を要するため容易ではないが，進行性の病変が疑われる場合や，原因不明の視力障害に対しては，診断・管理に必要な他覚的機能検査を迅速にとり入れたい．

アンサーへの鍵

血管増殖病変の検出：乳幼児期の網膜疾患には，急速に進行して牽引性網膜剝離を来たす血管増殖病変を生じる疾患が少なくない．未熟児網膜症，家族性滲出性硝子体網膜症，先天網膜ひだ，PFV（persistent fetal vasculature），色素失調症，先天トキソプラズマ症などが代表的疾患である．成人の網膜疾患とは異なり，網膜血管発育不全を基盤として周辺部に血管増殖を生じることが多いため，乳幼児用の接触型広画角デジタル眼底カメラ RetCam® による蛍光眼底造影検査（FA）が有用である*1．未熟児診療では，ベッドサイドにて簡便に広範囲（画角130°）の眼底撮影を行えるため，重症網膜症の初期徴候・血管活動性をとらえ，レーザー光凝固・早期硝子体手術の適応や効果を判定する際に有用である．また，家族性滲出性硝子体網膜症など乳幼児期に血管増殖が急速に進行する疾患では，網膜

*1 **RetCam® によるFA（図1）[1]**
RetCam® のFA機能を用い，フルオレセインナトリウム0.1 mL/kgを静脈内投与（生理食塩水3.0 mLでフラッシュ）して撮影を行う．仰臥位で開瞼器を用い，ヒドロキシエチルセルロース（スコピゾル®）を十分に角膜に滴下して手持ちカメラ部を接触させ，ディスプレイの画像を見ながらフットスイッチで光量・焦点を調節して連続撮影する．フルオレセインによる重篤な副作用の報告はないが，患児の全身状態を十分に考慮し，新生児科医もしくは麻酔科医の管理のもと施行する．

文献は p.366 参照．

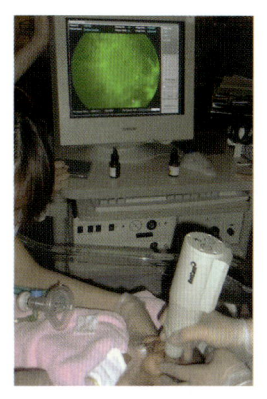

図1 RetCam® によるFA

a.　　　　　　　　　　　　　　　　　　b.

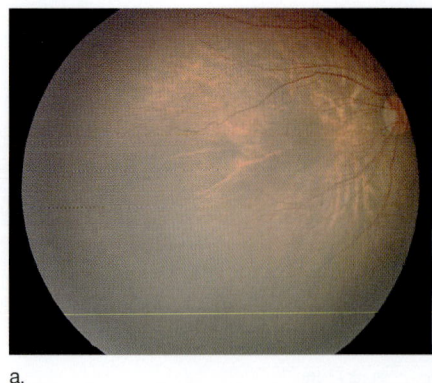

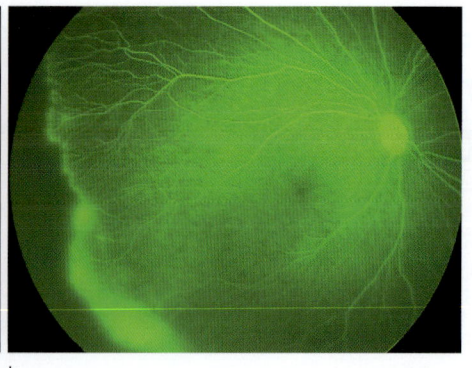

図2　家族性滲出性硝子体網膜症（2か月，男児）
a. RetCam®による右眼眼底所見．
b. FA所見．周辺部の網膜血管途絶・多分枝・異常吻合が明瞭に描出され，新生血管からの蛍光漏出が検出された．

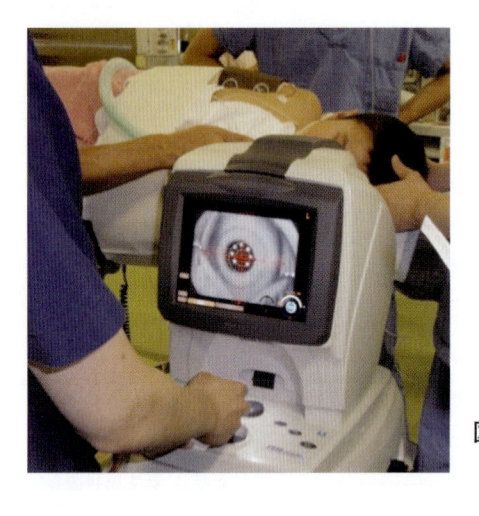

図3　全身麻酔下による，側臥位OCT検査

剝離を来たしてしまうと，手術を行っても視力予後はきわめて不良となる．躊躇せず全身麻酔下でFAを施行し，早期に光凝固を行うことが肝要である（図2）．

網膜疾患の早期診断：乳幼児に視反応の遅れ，眼振，羞明，斜視がみられる場合，小児の行動から夜盲や視野狭窄が疑われる場合，原因不明の弱視や強度屈折異常がある場合には，検眼鏡的に異常がなくても網膜疾患の可能性を念頭に置くべきである．しばしば全身麻酔を要するが，ERG，OCTは多種多様な小児の網膜疾患の早期診断に有用である．小児に適した仕様や電極を準備して効率よく検査を行う必要がある[*2]．進行性の有無，合併症の検出，さらに黄斑機能の解析によって視力予後もある程度判定できるため，感受性の高い小児期における治療・訓練・ロービジョンケアの導入に役立ち，保有視機能の発達を促すために有益である（図4, 5）．

[*2] **全身麻酔下検査**（図3）
他覚的機能検査を効率よく行うため，国立成育医療研究センター眼科では以下の手順で実施する．

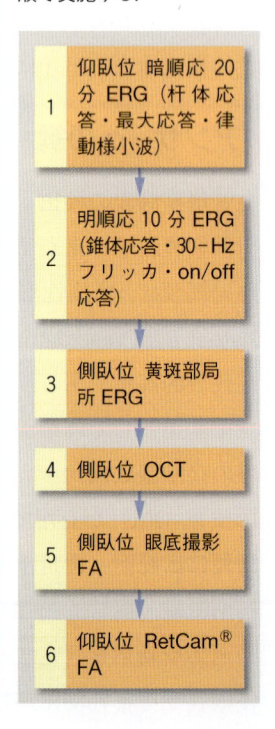

1. 仰臥位　暗順応20分　ERG（杆体応答・最大応答・律動様小波）
2. 明順応10分　ERG（錐体応答・30-Hzフリッカ・on/off応答）
3. 側臥位　黄斑部局所ERG
4. 側臥位　OCT
5. 側臥位　眼底撮影　FA
6. 仰臥位　RetCam®　FA

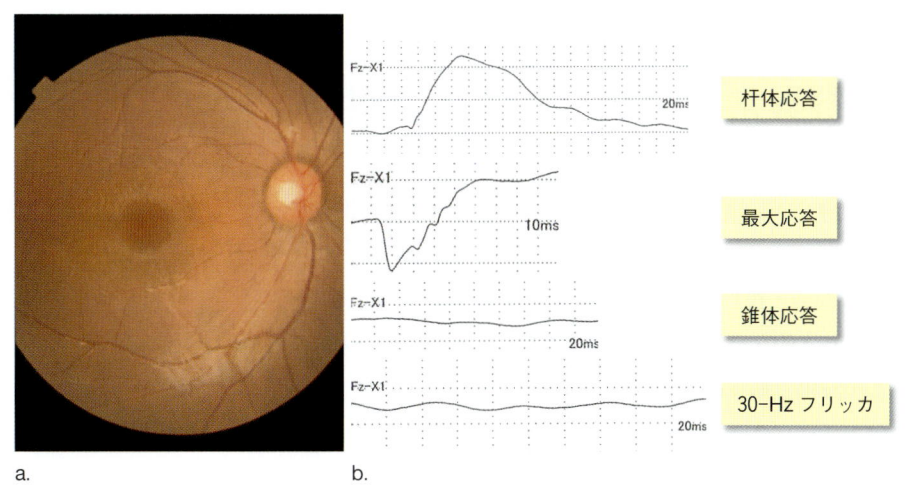

図4 著明な羞明と眼振を来たした症例（8か月，男児）
a. 眼底所見．異常なし．
b. ERG 所見．杆体応答は正常だが錐体応答は消失．先天錐体機能不全（杆体1色覚）と診断された．

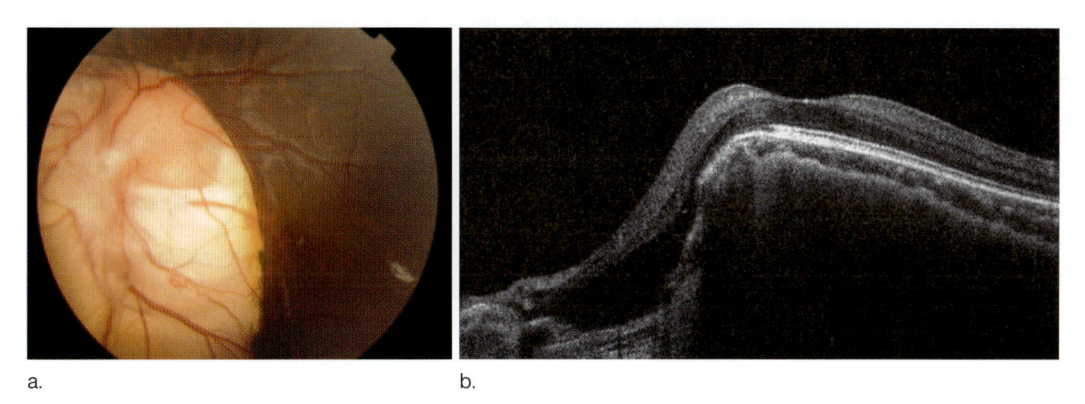

図5 CHARGE 症候群（3歳，女児）
a. 左眼の眼底所見．視神経を含む広汎な網脈絡膜コロボーマ．
b. OCT 所見．黄斑部が部分的に形成されている．屈折矯正眼鏡と健眼遮閉治療によって視力（0.4）へ向上した．
（Nishina S, et al：Ophthalmic features of CHARGE syndrome with CHD7 mutations. Am J Med Genet A 2012；158A：514–518.）

アンサーからの一歩

　網膜の他覚的機能検査は急速に進歩しているが，小児の眼科診療に日常的にとり入れることは難しい．小児のさまざまな網膜疾患の病態を解析し，よりよい治療を行うために，小児に適した簡便な検査法の開発が望まれる．

（仁科幸子）

クリニカル・クエスチョン

視力・視野異常の原因が不明のときはどう検査を進めたらよいでしょう？

Answer その視力・視野異常の原因がどこにあるのかを考える際には，まずは問診と基本的な検査で異常部位を予想して，決め手になる検査をオーダーして証拠を得ることがポイントです．異常部位の見当がまったくつかないときは，角膜から頭蓋内まで順番に鑑別を行っていくことになります．

十分な問診が基本

原因が不明の場合，まずは時間をかけて十分な問診を行う．患者の訴える視力・視野異常の発症はいつごろか[*1]，症状は進行しているのか停止しているのか，片眼性か両眼性か，見にくい部分は中心か周辺か全体か，ほかにどのような症状を伴っているのか（羞明，夜盲，眼痛など）を詳しく聴取する．さらに既往歴として，全身を含めてこれまでに罹患した疾患はないか[*2]を詳しく問診する．また，遺伝性疾患の可能性を考えて，家系内に同様の症状の者はいないか，両親は近親婚ではないか，なども確認しておく．

次に，基本的検査から異常部位を推定

問診が終わったら，基本的な検査の結果を評価する．視力低下と屈折異常はどの程度で，それが片眼性か両眼性かを確認する．視野検査では，できれば動的視野検査と静的視野検査の両方が施行してあることが望ましい．症状は片眼でも，必ず両眼の視野を行う．これで頭蓋内疾患がわかることもある．中心の狭い範囲の視野異常であれば，静的視野検査の範囲を10°以内（Humphrey視野計では，10-2プログラム）にしてオーダーするとよい．

散瞳する前に，瞳孔の対光反射（RAPD〈relative afferent pupillary defect〉の有無も）を必ず確認しておく．

その後に細隙灯検査で，前眼部（角膜，前房，水晶体，硝子体）を観察し，視力・視野異常の原因となるものがないかどうかを観察する．そして眼底検査を行う．眼底検査は双眼倒像鏡による網膜全体の観察に続いて，前置レンズまたは接触レンズを用いた詳細な黄

[*1] たとえば視神経炎やAZOOR（acute zonal occult outer retinopathy；急性帯状潜在性網膜外層症）などは急激に発症する．一方で，遺伝性の網膜・黄斑ジストロフィや初期の円錐角膜，白内障などでは，発症はいつごろか特定できないことが多い．

[*2] 特に高齢者では，癌の既往がないかを確認しておく．癌関連網膜症は，見逃されやすい網膜疾患の一つである．

[*3] 最近はOCTの精度が高くなり，前置レンズや接触レンズを用いた詳細な黄斑部の観察がおろそかになっているが，自分の眼で黄斑部を直接観察する訓練は大切である．

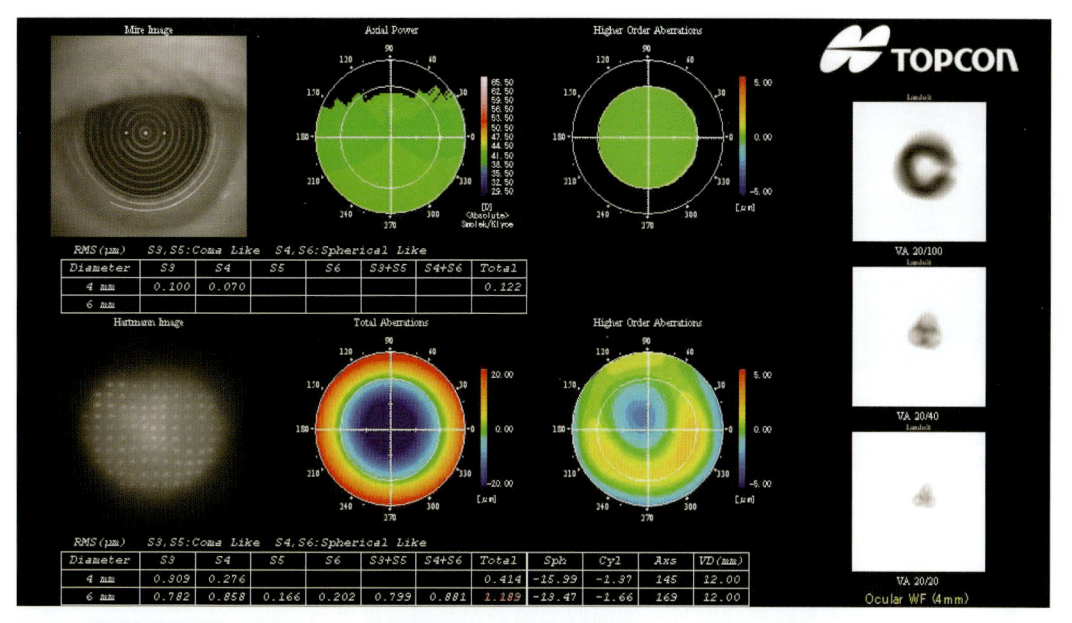

図1 波面収差解析が有用であった軽度の核白内障の症例
右端はさまざまな視角の Landolt 環の網膜像シュミレーションであり，患者が訴える単眼複視の症状が理解できる．

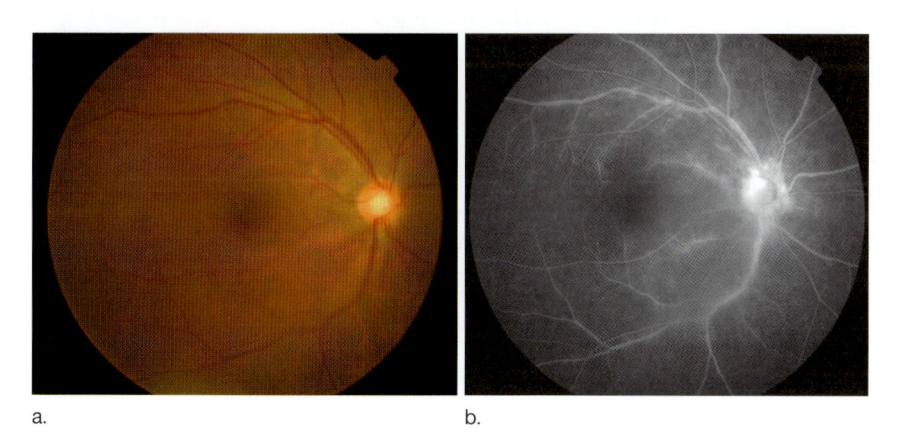

図2 フルオレセイン蛍光眼底造影が診断のきっかけとなった症例
原因不明の視力障害で受診した42歳の男性で，軽度の硝子体混濁がみられた（a）．フルオレセイン蛍光眼底造影（b）で視神経乳頭と網膜静脈から漏出がみられ，全身検査で梅毒性ぶどう膜炎と診断された．

斑部の観察*3 を施行するとよい．

その後はやはり，OCT（optical coherence tomography；光干渉断層計）がよい．まず黄斑部の形態に異常がないかを断面図とマップで確認し，その後に網膜神経線維層（retinal nerve fiver layer；RNFL）の厚みや ganglion cell-complex*4 の解析結果を評価して，視神経の萎縮や緑内障の傾向がないか確認する．

その後に特殊な検査をオーダー

以上の問診と基本的検査を終えたら，診断につながる特殊な検査

*3 は p.342 参照．

*4 ganglion cell-complex
緑内障や視神経萎縮の際に，特に減少する網膜の層（網膜神経線維層＋神経節細胞層）の厚みを健常者と比較して表示することができるプログラムであり，最近の OCT のほとんどの装置に採用されている．

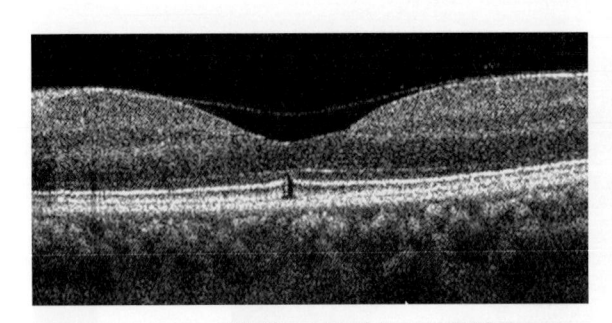

図3 SD-OCT が診断に有用であった症例
急激に左眼の視力が（0.2）に低下した36歳の男性で、スペクトラルドメイン OCT（SD-OCT）により、IS/OS 境界線に断裂が生じていることがわかった．

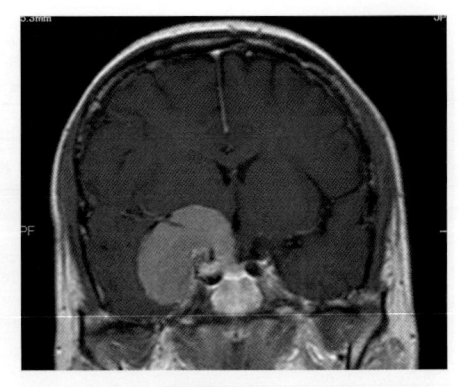

図4 MRI が有用であった症例
35歳の男性で、右眼の視力低下と視野欠損の原因は右眼の緑内障といわれていたが、造影 MRI で髄膜腫が右眼の視神経を圧迫していることがわかった．

をオーダーする．角膜・水晶体に起因する視力低下の可能性が高いと考えた場合には、角膜形状解析や波面収差解析が診断に役立つ（図1）．角膜や水晶体が原因の場合、視力は低下しているのに視野検査は正常というパターンが多く、HCL（ハードコンタクトレンズ）やピンホールで視力が向上することが多い．ドライアイも視力低下の原因になりうる．

前房・硝子体または網脈絡膜に炎症の所見がみられる場合には、炎症性疾患の可能性を考え、蛍光眼底造影検査（図2）に加え、ぶどう膜炎の診断に必要な種々の全身検査や他科依頼を進める．

網脈絡膜疾患の可能性が高いと考えた場合には、眼底自発蛍光、蛍光眼底造影検査、さらに網膜電図（electroretinogram；ERG）を施行する．ERG は、全視野 ERG と局所 ERG の両方が施行してあれば完璧である．OCT の結果も、もう一度確認する．

視神経・頭蓋内疾患が疑われる場合には、基本的な瞳孔検査や限界フリッカ値の確認に加え、MRI（造影も必ず）や視覚誘発電位（visual evoked potential；VEP）をオーダーするとよい．

器質的な異常がないと判断された場合、トリック検査や動的・静的視野検査の結果を確認して、心因性視力障害や詐盲を疑う所見がないかチェックする．

まったく見当がつかない場合は、表1の検査項目をチェックして糸口を見つけるとよい．

（近藤峰生）

表1 原因不明の視力・視野異常の検査項目チェックポイント

瞳孔反応は正常か？ RAPD はないか？
視野検査は動的・静的で両眼にしてあるか？
角膜形状解析・波面収差解析はしてあるか？
OCT で網膜外層のライン（ELM, IS/OS, COST）は正常か（図3）？
OCT で網膜神経線維（RNFL）の厚みは正常か？
乳頭の色調と形状は正常か？
網膜の造影検査（FA+IA）は施行したか？ 自発蛍光は？
ERG は施行したか？ 全視野 ERG と局所 ERG の両方？
頭蓋内検査（MRI は造影まで）は施行したか（図4）？

RAPD：relative afferent pupillary defect
ELM：外境界膜
IS/OS：視細胞内節外節接合部
COST：錐体外節先端
FA：フルオレセイン蛍光造影
IA：インドシアニングリーン蛍光造影

クリニカル・クエスチョン

癌関連網膜症を疑うべき所見について教えてください

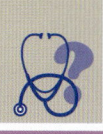

Answer 壮年者あるいは老年者で，家族性のない網膜色素変性所見を診たら強く疑うべきです．また，癌関連網膜症の ERG 所見は，a 波および b 波ともに障害がみられるのに対し，悪性黒色腫関連網膜症では，a 波はほぼ正常で b 波は著明な低下を示します．

文献は p.367 参照．

発症機序と分類

腫瘍随伴症候群（paraneoplastic neuropathy）は，悪性腫瘍患者の一部に腫瘍の直接浸潤や転移がないにもかかわらず，自己免疫機序により種々の中枢神経症状を呈するものである（表1）．同様の機序で網膜変性を来たすものが癌関連網膜症である．本症では，腫瘍組織に網膜特異的な抗原が異所性に発現することにより，血清中に

表1 悪性腫瘍随伴症候群の関連癌と関連抗体

悪性腫瘍随伴症候群	関連癌	関連抗体
癌関連網膜症（CAR）	肺小細胞癌，胃癌，産婦人科領域癌，その他の癌	抗リカバリン抗体，抗 hsc70 抗体，抗エノラーゼ抗体，抗神経フィラメント抗体
悪性黒色腫関連網膜症（MAR）	皮膚悪性黒色腫	抗網膜双極細胞抗体
皮質性小脳変性症	肺小細胞癌，乳癌，産婦人科領域癌，Hodgkin 病	抗 YO 抗体（抗 Purkinje 細胞抗体）
脳脊髄炎／純粋感覚性ニューロパチー	肺小細胞癌，Hodgkin 病	抗 Hu 抗体（ANNA-1）
進行性感覚運動性ニューロパチー	肺小細胞癌，乳癌，その他の癌	
Guillain-Barré 症候群	Hodgkin 病	
再発-寛解型ニューロパチー	肺癌，乳癌，リンパ腫，黒色腫	
皮下運動性ニューロパチー	リンパ腫	
オプソクローヌス・ミオクローヌス症候群	神経芽細胞種，肺癌，乳癌	抗 Ri 抗体（ANNA-2）
Lumbert-Eaton 症候群	肺小細胞癌，乳癌，消化器癌	抗電位関門型カルシウムチャネル抗体
炎症性筋疾患	乳癌，肺癌，卵巣癌，胃癌	

CAR：cancer-associated retinopathy
MAR：melanoma-associated retinopathy

表2 CARとMARの臨床症状の比較

	癌関連網膜症（CAR）	悪性黒色腫関連網膜症（MAR）
病巣	視細胞	双極細胞
夜盲	＋	＋
羞明	＋	＋
暗順応障害	＋	＋
視野	輪状暗点	中心暗点
網膜電図の異常	a波およびb波	b波
網膜血管炎	＋	－
関連癌	肺小細胞癌，胃癌，産婦人科領域癌，その他の癌	皮膚悪性黒色腫
関連抗体	抗リカバリン抗体，抗hsc70抗体，抗エノラーゼ抗体，抗神経フィラメント抗体	抗網膜双極細胞抗体
癌の予後	比較的良好	比較的良好

自己抗体が産生され，これが網膜視細胞を傷害する．これには上皮由来の悪性腫瘍に随伴する癌関連網膜症（cancer-associated retinopathy；CAR）と悪性黒色腫関連網膜症（melanoma-associated retinopathy；MAR）がある（**表2**）．

臨床所見と診断

癌関連網膜症（CAR）：臨床像は網膜色素変性に類似し，夜盲や光過敏症，視野狭窄や輪状暗点などの視野障害，視力低下などを呈する．眼科検査上，網膜中心動脈の狭細化や網膜電図（electroretinogram；ERG）のa波およびb波の障害がみられる．CARでは原発腫瘍の発見より先に網膜症を発症することが多いため，壮年者あるいは老年者で，家族性のない網膜色素変性様のケースではCARを強く疑う必要がある．原発巣の特定には内科と連携し，血清腫瘍マーカーや画像診断などを含む全身検索が必要である．CARの原因腫瘍としては肺癌，特に小細胞癌が最も多く，消化器系癌，婦人科系癌がこれに次ぐ．CARでは，原発癌の生命予後は比較的良好なことが多く，これは網膜抗原に特異的な細胞障害性T細胞が，癌細胞に異所性発現した網膜抗原を認識し，癌細胞の排除に働いているためと考えられている．CARの確定診断には，血清中の抗リカバリン抗体などの網膜組織に対する自己抗体の検出が必須である．

悪性黒色腫関連網膜症（MAR）：臨床像は，夜盲や光過敏症はCARと共通だが，視野では中心暗点を呈し，ERGではnegative ERG[*1]を示す．また，原発巣の悪性黒色腫の発見が網膜症の発症に先行することが多い．MARでは血清中に抗網膜双極細胞抗体の存在がみられれば，診断が確定する．欧米では十数例の報告があるが，わが国でも最近，数例の報告がある．

CARの治療

CARに対する治療としては，免疫抑制として副腎皮質ステロイドの全身投与や免疫グロブリンの大量投与，アザチオプリン，アレムツズマブの投与や，血清中の自己抗体除去として血漿交換などの有効例の報告はあるが，抵抗性のものもあり，確立した治療法はない．

[*1] **negative ERG**
健常者のERGとは逆に，b波の振幅がa波に比べて小さくなるERGのことを指す．

カコモン読解　第21回　一般問題45

癌関連網膜症で正しいのはどれか．3つ選べ．
a 夜盲を呈する．
b 視野は正常である．
c ERGは減弱または消失する．
d 血清抗リカバリン抗体が陽性である．
e 副腎皮質ステロイド薬パルス療法が著効する．

解説　癌関連網膜症の臨床所見は，網膜色素変性と類似するため，夜盲，輪状暗点や視野狭窄，ERGの減弱または消失がみられる．血清中に抗リカバリン抗体などの網膜組織に対する自己抗体の存在が確定診断となる．治療はステロイドやほかの免疫抑制薬などが用いられるが，それらに抵抗性のものもあり，決定的な治療法は確立していない．

模範解答　a，c，d

（大黒　浩）

クリニカル・クエスチョン

心因性視力障害が疑われるときは、どうしたらよいでしょうか

Answer 本症の受診契機の多くは視力低下ですが，そのほかに視野障害，色覚障害，光覚障害（夜盲），両眼視障害など，さまざまな症状がみられます．本症が疑われるときは，視力，視野，眼底検査，電気生理検査などのさまざまな自覚および他覚的検査の結果をあわせて鑑別を行う必要がありますが，まずは視機能障害の原因となる器質的病変を十分に否定することが大前提となります．

検査の進め方

1．視力・屈折検査：初めにオートレフラクトメータの他覚的屈折値を参考に字ひとつ視力表を用い，通常の自覚的矯正視力検査を行う．検査中に本症が疑われるときは，レンズ打ち消し法[*1]を用い，検査を進めていく．単純な打ち消し法（**表1**）やplaneレンズを装用するだけで良好な視力を得られることもあるが，反応しにくいことのほうがほとんどである．本症が疑われる症例のなかには，心因性による調節障害を起こしているケースもあり，また小児の場合には屈折性弱視を否定する必要があるため，調節麻痺薬を用いた他覚的屈折検査は必須である．

　本症が疑われる小児の視力検査の留意点として，検査中の様子（**表2**）[1)]を観察し，声を掛けたりしながら，患児の緊張感をほぐし話しやすい雰囲気を心掛け，よりよい信頼関係を築くことが必要である．

2．視野検査：Goldmann視野計による動的視野測定では，心因性の場合，求心性視野障害やらせん状視野が古くから特徴的とされている．しかし，実際には正常視野を呈することも多く，本症のすべてに視野障害が検出されるわけではない．本症での視野測定は，"網膜の感度分布"として測定しているのではなく，視野検査という方法に対する反応を記録しているのにすぎないといえる[2)]．理論と矛盾する所見がみられることが本症の特徴である．そのため本症と疑って測定するのではなく，一般的な症例と同じように測定し，検査結果を検討することが大切である．静的自動視野計では，瞬目過多や固視不良で信頼係数が低下しやすいのが特徴で，その検査結果は花環

[*1] **レンズ打ち消し法**
凹レンズと凸レンズの組み合わせで，0D（ジオプトリー）になるようにして検査する方法．

文献はp.367参照．

表1 レンズ打ち消し法

屈折異常がない場合
RV＝0.1
(0.1×S+1.50D)
(0.2×S+1.50D◯S−0.50D)
(0.4×S+1.50D◯S−1.00D)
(1.2×S+1.50D◯S−1.50D)

表2 本症が疑われる小児の検査室での行動や反応

急な視力低下でも行動はスムーズ.
表情が乏しい，暗い.
応答に時間がかかる.
応答の代わりに首をかしげる.
すぐに「わかりません」と言う.
Landolt環で正答と逆の方向を指す.
一定の視力値からぱったり答えなくなる.
検眼枠にレンズが入っているか確かめて答える.

(越後貫滋子：心因性視力障害の測定方法．松本富美子ら編．理解を深めよう視力検査屈折検査．東京：金原出版；2009. p.81-83.)

状視野や水玉様視野欠損などを示す．

3．色覚検査：石原色覚検査表やSPP-2（Standard Pseudoisochromatic Plate Part2）などの仮性同色表やパネルD-15の結果は，分類不可能な異常を示し，ばらつきがあり再現性がみられないことが多い．

4．立体視検査：立体視検査は，どちらの眼の検査をしているのか意識させないで行うことができるため，補助的な検査として非常に有用である．片眼のみの視力低下例や左右眼で視力値の差が大きく，本来ならば両眼視機能がないだろうと思われる症例でも，立体視検査（Titmus stereo tests）を行うと測定できる場合もある．

5．対光反射：他覚的検査のうち，簡便で最も有用な検査に"対光反射検査"が挙げられる．対光反応は光の入力量とほぼ比例し反応するため，特別な器械がなくともペンライトがあれば左右差を半定量的にとらえることができる．中心視力が障害される視神経症や黄斑疾患などの大半で，対光反射の減弱がみられ相対的瞳孔求心路障害（relative afferent pupillary defect；RAPD）がみられるのに対し，心因性視力障害や詐盲などの非器質的視力障害では正常反応である．

6．電気生理学的検査：視神経疾患の検査として臨床応用されている視覚誘発電位（visual evoked potential；VEP）は，視神経を含む視路の器質的疾患を否定するために画像診断検査とともに有用であることが多い．VEPにおける刺激方法のうち，パターンを刺激に用いる"パターンVEP"は刺激パターンの大きさで定量でき，通常，視力とよく相関するため，本症の診断において重要な役割をもつ．心因性視力障害の場合には，視力は悪いがVEPの結果は正常を示す

ことが多い[3].

　また，網膜機能を評価する網膜電図（electroretinogram；ERG）は，網膜疾患との鑑別に有用である．特に眼底が正常と思われる場合でも，全視野 ERG や多局所 ERG（VERIS™）で異常が検出されることがあり，器質的疾患を見逃さないためには電気生理学的検査は不可欠であるといえる．

本症との鑑別の必要な器質的疾患

　本症との鑑別の必要な眼疾患として Leber 遺伝性視神経症，外傷性視神経障害，球後視神経炎，常染色体優性遺伝性視神経萎縮，網膜疾患では Stargardt 病，錐体ジストロフィ，若年網膜分離症，オカルト黄斑ジストロフィ（三宅病），急性帯状潜在性網膜外層症（acute zonal occult outer retinopathy；AZOOR）とその関連疾患，癌関連網膜症（cancer-associated retinopathy；CAR），黄斑部微小裂孔などが挙げられる．検眼鏡的所見は正常であるにもかかわらず，なかなか視力が回復しない場合には，器質的疾患の可能性もあることを疑いながら，注意深く経過観察してくことが大切である．

診断と治療

　心因性と診断するには明確な心因が必要になるが，実際には一定の心因を特定できなかったり，多因子の複合と考えられる症例も多い．最近は"心因性視力障害"ではなく，もう少し概念を広げ，非器質的視力障害という用語が使われる[4]．心因性視力障害の本態はいまだはっきりせず明確な診断がつきにくい症例も多々みられるが，心因性は詐盲とは異なり，器質的な障害はなくとも真の疾患である．患者は本当に視力低下し困っていることを十分に理解し，支持的にそれを受け止めることが改善のための基本となる．小児における本症の心因として，学校での人間関係や母子関係などが多いとされるが，子どもが何を必要としているのか，家庭での子どもへの適切な接し方をアドバイスすることで，症状の回復につながることもある．長期にわたり視力が出ない難治例は，器質的疾患を否定したうえで，精神科や心療内科による心身医学的アプローチも要請し，総合的に治療する必要がある．

（南雲　幹）

クリニカル・クエスチョン

詐盲が疑われるときは，どうすればよいでしょうか

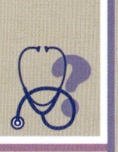

Answer 本症が疑われる場合には，心因性視力障害と同様に器質性疾患を除外したうえでの鑑別を要しますが，「見えにくい」，「見えない」と訴える患者の社会的背景，精神心理的要因など多方面からの情報をあわせたうえで，慎重に判断することが必要とされます．

詐盲とは

詐病は，経済的利得や法的責任の回避などが自分に有利に運ぶために偽って病気を装うことである．このうち視力・視野に障害がないか軽度であるにもかかわらず，重度の視機能障害を装うものを詐盲と称する．精神医学的には，虚偽性障害の一部に属する．

詐盲を疑ったら（1）受診の目的

まずは，最初の問診時に患者の訴えや受診目的をよく聴くことが大切である[1,2]．そして自覚症状と他覚的な所見が一致しない場合には，再度，訴え・既往歴を時間をかけて聴き取り，受診目的の背景になんらかの疾病利得がからんでいなか，客観的に検討する．

詐盲を疑ったら（2）検査の進め方

通常通りに矯正視力，眼圧，スリット，瞳孔反応，視野検査，眼底検査，OCT（optical coherence tomography；光干渉断層計）など基本的な検査を行い，その結果と患者の訴えに乖離がないか評価する．初めから"詐盲である"と先入観をもたず，順序立って可及的に他覚的検査をとり入れて，器質的疾患を否定する事実を積み上げることが大切である（図1）[2]．

1. 自覚的検査（視力・視野）：視力・視野検査など自覚的応答を要する検査は，患者の協力なしでは信頼できる結果は得られない．本症の場合，諸検査に対し非協力的であることが多く，実際の所見に比べ，自覚的検査結果は重度な視機能低下を示す．視力検査は通常通りに行うが，必要に応じて視力検査は距離を変えて行ったり，また，レンズ打ち消し法や偏光フィルタを用いて行うこともある．動

文献は p.367 参照．

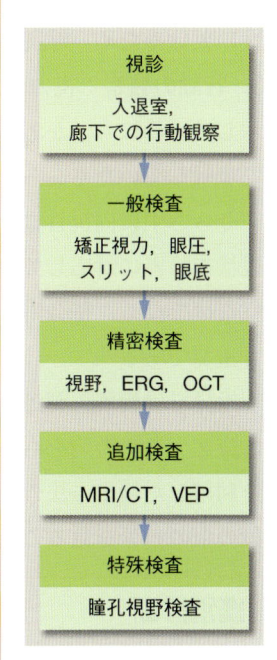

図1 検査のフローチャート

視診 → 入退室，廊下での行動観察

一般検査 → 矯正視力，眼圧，スリット，眼底

精密検査 → 視野，ERG，OCT

追加検査 → MRI/CT，VEP

特殊検査 → 瞳孔視野検査

（松下賢治：心の病〈心因性疾患と詐盲〉の視野異常．あたらしい眼科 2009；26：1634-1641．）

的視野検査の結果は，求心性視野狭窄や中心暗点などを示すことが多い．自覚的検査である視力や視野検査だけでは，本症と診断することはできない．

2. 他覚的検査：対光反射の有無は客観的検査として，最も簡便で有用である．中心視力が障害される視神経症や黄斑疾患などでは，対光反射の減弱がみられ相対的瞳孔求心路障害（relative afferent pupillary defect；RAPD）がみられるのに対し，心因性視力障害や詐盲などの非器質的視力障害では正常反応である．また，両眼の視力が数値にならないほどの低下がみられたとき，視運動性眼振が誘発されるかどうかも診断のポイントとなる．非器質的であることの証明には，眼底検査のほかOCTにより網膜疾患の有無を確かめる．さらに電気生理検査（VEP〈visual evoked potential；視覚誘発電位〉，ERG〈electroretinogram；網膜電図〉）や頭蓋内疾患を否定するために，MRIやCTなどの画像診断も行う必要がある．

特殊な検査方法としては瞳孔視野計が挙げられる[2]．この視野計の原理は，視標の呈示によって起こる瞳孔反応を記録することによって，視野上の一定の場所に特徴として視野を患者の応答に頼らずに他覚的に評価できる．本症の場合，自覚的視野検査の結果が信頼性に欠けるため，瞳孔視野計は客観的に評価するのに有用である．

3. 行動の観察：視力が左右眼ともに光覚弁で重度な視機能障害を示しているにもかかわらず，待合室や検査室内ではスムーズに単独で歩行していたり，あるいはGoldmann視野検査時に視線をまったくそらさずに固視目標を注視できていたりと，その検査中の様子が視機能障害に対応していないことが参考になるケースもある．診察室だけでなく，待合室，検査中における患者の行動を観察することも重要である[3]．

近見では輻湊，調節，縮瞳の生理的反応が生じるが，患者の眼前に突然大きめの鏡をもってきて反応をみる鏡（ミラー）法は，それを利用した検出方法のひとつである．患者の視機能が正常であれば鏡の中の自分を見ることになり，一瞬，近見反応が生じる．

鑑別診断

詐盲は，本人が見えていることを自覚しながら「見えない」，「見えにくい」と装うため，眼科領域の医学的根拠だけで虚偽であることを鑑別するのは困難をきわめる．非器質的疾患が詐盲あるいは心因性であるというところに帰着するわけではなく，現段階の医学的

表1　虚偽性障害の診断基準（DSM-IV-TRによる）

1. 身体的または心理的徴候または症状を意図的に産出，またはねつ造している．
2. その行動の動機は，病者の役割を演じることである．
3. 経済的利益や法的責任の回避などの，行動の外的動機が欠如している．

DSM-IV-TR：Diagnostic and Statistical Manual of Mental Disorders, Fourth Edition, Text Revision

方法では明確に検出，証明できないことがほとんどである．医療側はあくまでも鑑定人ではないことを頭に置き，眼科での診療の結果を客観的に評価する[3,4]．

診断書や賠償請求など明らかに疾病利得の目的があり，詐盲の傾向があると思う場合でも，心因性か詐盲の判別は医学的方法では可能なものでなく，医療側にはその任はない．したがって主訴や検査結果を順次記載し，"この症状を支持する客観的な所見はみられない"という客観的な事実のみを診断書の最後に付け加え，最終的認定者に委ねるのが妥当である．

詐病と虚偽性障害

詐病と似ている疾病に，現実的利得を目的とせず，同情など精神的利益を目的として病人であることを演ずる虚偽性障害（factitious disorder）のMünchhausen（ミュンヒハウゼン）症候群がある[4]．周囲の人からの同情や関心を引きつけるという精神的な利得を得たい欲求が強く，詐盲とは異なり経済的利得，法的利得目的を欠いている点が特徴である[5]．診察や検査には非常に協力的であり，病院を遍歴している例が多いとされている．訴える症状は，視力，視野ともに重度のことが多い．DSM-IV-TR（Diagnostic and Statistical Manual of Mental Disorders, Forth Edition Text Revision）では診断基準（**表1**）を設けており，詐盲を疑う場合には，Münchhausen症候群も念頭に置く必要がある．

（南雲　幹）

文献

項目起始頁	文献番号	文献
		■ 緩徐な視力低下
20	1	Kondo M, et al：Foveal thickness in occult macular dystrophy. Am J Ophthalmol 2003；135：725-728.
20	2	Park SJ, et al：Morphologic photoreceptor abnormality in occult macular dystrophy on spectral-domain optical coherence tomography. Invest Ophthalmol Vis Sci 2010；51：3673-3679.
20	3	von Rückmann A, et al：In vivo fundus autofluorescence in macular dystrophies. Arch Ophthalmol 1997；115：609-615.
20	4	Aizawa S, et al：Changes of fundus autofluorescence, photoreceptor inner and outer segment junction line, and visual function in patients with retinitis pigmentosa. Clin Experiment Ophthalmol 2010；38：597-604.
20	5	Srinivasan VJ, et al：Characterization of outer retinal morphology with high-speed, ultrahigh-resolution optical coherence tomography. Invest Ophthalmol Vis Sci 2008；49：1571-1579.
		■ 夜盲
29	1	Marmor MF, et al：ISCEV standard for full-field clinical electroretinography (2008 update). Doc Ophthalmol 2009；118：69-77.
29	2	Miyake Y, et al：Congenital stationary night blindness with negative electroretinogram. A new classification. Arch Ophthalmol 1986；104：1013-1020.
29	3	Miyake Y, et al：On- and off-responses in photopic electroretinogram in complete and incomplete types of congenital stationary night blindness. Jpn J Ophthalmol 1987；31：81-87.
29	4	小口忠太：夜盲症ノ一種ニ就テ．日本眼科学会雑誌 1907；11：123-134.
29	5	Miyake Y, et al：Fundus albipunctatus associated with cone dystrophy. Br J Ophthalmol 1992；76：375-379.
		■ 昼盲（羞明）
37	1	Miyake Y：Rod-Cone Interactions in Full-Field ERGs. In：Electrodiagnosis of Retinal Diseases：72-86. Tokyo：Springer-Verlag；2006. p.16-19.
		■ 変視症
43	1	Arimura E, et al：Quantiflcation of metamorphopsia in a macular hole patient using M-CHARTS™. Invest Ophothalmol Vis Sci 2011；52：128-135.
43	2	Amsler M：Earliest symptoms of diseases of the macula. Br J Ophthalmol 1953；37：521-537.
43	3	Matsumoto C, et al：Quantification of metamorphopsia in patients with epiretinal membranes. Invest Ophthalmol Vis Sci 2003；44：4012-4016.
43	4	Arimura E, et al：Retinal contraction and metamorphopsia scores in eyes with idiopathic epiretinal membrane. Invest Ophthalmol Vis Sci 2005；46：2961-2966.
43	5	Arimura E, et al：Quantification of metamorphopsia in a macular hole patient using M-CHARTS™. Acta Ophthalmologica Scandinavica 2007；85：55-59.

文献番号：アラビア数字（1, 2, 3…）は本文中に参照位置のある文献，ローマ数字（i, ii, iii…）は項目全体についての参考文献であることを示します．

項目起始頁	文献番号	文献
		■ 色覚異常
47	1	Koellner H：Die Storungen des Farbensinnes, Ihre Klinische Bedeutung und Ihre Diagnose. Berlin：Karger；1912.
47	2	Verriest G：Further studies on acquired deficiency of color discrimination. J Opt Soc Am 1963；53：185-195.
47	3	北原健二ら：Farnsworth-Munsell 100-Hue Test の解析 青黄異常の判定基準. 日本眼科学会雑誌 1986；90：229-232.
47	4	北原健二ら：Farnsworth-Munsell 100-Hue Test の解析 赤緑異常の判定基準. 日本眼科学会雑誌 1985；89：1151-1155.
47	5	Smith VC, et al：Color matching and Stiles-Crawford effect in central serous choroidopathy. Mod Prob Ophthalmol 1978；19：284-295.
		■ 動的視野検査
54	1	Scott GI：Traquair's clinical perimetry. London：Henry Kimpton；1957.
54	2	高橋政代：網膜色素変性. あたらしい眼科 2010；27：185-190.
54	3	國吉一樹：疾患別にみた視野異常の特徴 1. 網膜色素変性症. 理解を深めよう視野検査. 東京：金原出版；2009. p.46-52.
54	4	Gass JD：Acute zonal occult outer retinopathy. J Clin Neuro-ophthalmol 1993；13：79-97.
54	5	Li D, et al：Loss of photoreceptor outer segment in acute zonal occult outer retinopathy. Arch Ophthalmol 2007；125：1194-1200.
54	6	Monson DM, et al：Acute zonal occult outer retinopathy. Surv Ophthalmol 2011；56：23-35.
54	7	橋本茂樹ら：Octopus 101 kinetic program の使用経験. 日本眼科紀要 2003；54：200-204.
		■ 静的視野検査
63	1	Barsam A, et al：Visual fields in patients who have undergone vitrectomy for complications of diabetic retinopathy. A prospective study. BMC Ophthalmology 2006；6：5.
63	2	Federman JL, et al：Automated static perimetry to evaluate diabetic retinopathy. Tr Am Ophth Soc 1984；82：358-370.
63	3	Bengtsson B, et al：Test-retest variability for standard automated perimetry and short-wavelength automated perimetry in diabetic patients. Acta Ophthalmol 2008；86：170-176.
63	4	Esterman B：Grid for scoring visual fields. II. Perimeter. Arch Ophthalmol 1968；79：400-406.
63	5	飯島裕幸：網膜疾患と自動視野計. 眼科 2007；49：493-1502.
63	6	井上正則ら：糖尿病性網膜症無血管野の網膜感度. 臨床眼科 1987；41：1049-1052.
63	7	飯島裕幸：黄斑変性症. ハンフリーフィールドアナライザー HFA II 実例集. 飯島裕幸ら編. 東京：カールツァイスメディテック；2002.
63	8	Afrashi F, et al：Comparison of achromatic and blue-on-yellow perimetry in patients with resolved central serous chorioretinopathy. Ophthalmologica 2005；219：202-205.
63	9	前野貴俊ら：特発性黄斑円孔硝子体手術における視機能変化. 日本眼科学会雑誌 1996；100：40-45.
63	10	鈴村弘隆：網膜・硝子体疾患，視野測定-網膜感度測定. 臨床眼科 1998；52：221-224.

項目起始頁	文献番号	文献
		■ MP-1®
78	1	佐柳香織：マイクロペリメーター（MP-1®）による微小視野検査．専門医のための眼科診療クオリファイ4．加齢黄斑変性：診断と治療の最先端．東京：中山書店；2011．p.77-79．
78	2	Carpineto P, et al：Fixation patterns evaluation by means of MP-1 microperimeter in microstrabismic children treated for unilateral amblyopia. Eur J Ophthalmol 2007；17：885-890.
78	3	Tarita-Nistor L, et al：Plasticity of fixation in patients with central vision loss. Vis Neurosci 2009；26：487-494.
		■ コントラスト感度
88	1	Okamoto F, et al：Vision-related quality of life and visual function following vitrectomy for proliferative diabetic retinopathy. Am J Ophthalmol 2008；145：1031-1036.
88	2	Okamoto F, et al：Vision-related quality of life and visual function after retinal detachment surgery. Am J Ophthalmol 2008；146：85-90.
88	3	Okamoto F, et al：Effect of vitrectomy for epiretinal membrane on visual function and vision-related quality of life. Am J Ophthalmol 2009；147：869-874.
88	4	Fukuda S, et al：Vision-related quality of life and visual function in patients undergoing vitrectomy, gas tamponade and cataract surgery for macular hole. Br J Ophthalmol 2009；93：1595-1599.
88	5	Okamoto F, et al：Vision-related quality of life and visual function after vitrectomy for various vitreoretinal disorders. Invest Ophthalmol Vis Sci 2010；51：744-751.
88	6	Kappel PJ, et al：Contrast sensitivity among patients with birdshot chorioretinopathy. Am J Ophthalmol 2009；147：351-356.
88	7	Sugawara T, et al：Relationship between peripheral visual field loss and vision-related quality of life in patients with retinitis pigmentosa. Eye（Lond）2010；24：535-539.
88	8	Hyman LG, et al：Treatment and vision-related quality of life in the early manifest glaucoma trial. Ophthalmology 2005；112：1505-1513.
88	9	Okamoto Y, et al：Vision-related quality of life in patients with pituitary adenoma. Am J Ophthalmol 2008；146：318-322.
		■ Amsler チャート
95	1	Amsler M：Earliest symptoms of diseases of the macula. Br J Ophthalmol 1953；37：521-537.
		■ M-CHARTS®
99	1	Matsumoto C, et al：Quantification of metamorphopsia in patients with epiretinal membranes. Invest Ophothalmol Vis Sci 2003；44：4012-4016.
99	2	Arimura E, et al：Retinal contraction and metamorphopsia scores in eyes with idiopathic. epiretinal membrane. Invest Ophothalmol Vis Sci 2005；46：2961-2966.
99	3	Arimura E, et al：Quantification of metamorphopsia in a macular hole patient using M-CHARTS. Acta Ophthalmol Scand 2007；85：55-59.
99	4	Fukuda S, et al：Vision-related quality of life and visual function in patients undergoing vitrectomy, gas tamponade and cataract surgery for macular hole. Br J Ophthalmol 2009；93：1595-1599.
99	5	Arimura E, et al：Correlations between M-CHARTS and PHP findings and subjective perception of metamorphopsia in patients with macular diseases. Invest Ophthalmol Vis Sci 2011；52：128-135.

項目起始頁	文献番号	文献
		■ 色覚検査の方法と原理
104	― i	太田安雄ら：色覚と色覚異常．東京：金原出版；1990．
		■ 色覚異常に対する検査の実際
115	― 1	Judd DB：Facts of color-blindness. J Opt Soc Am 1943；33：294-307.
115	― 2	中村かおる：色覚検査．眼科　2006；48：75-83．
115	― 3	Nakamura K, et al：New color vision tests to evaluate faulty color recognition. Jpn J Ophthalmol 2002；46：601-606.
115	― 4	Terasaki H, et al：Japanese family with blue cone monochromatism. Jpn J Ophthalmol 1992；36：132-141.
115	― 5	Terasaki H, et al：Association of acquired color vision defects in blue cone monochromatism. Jpn J Ophthalmol 1995；39：55-59.
		■ 光覚と暗順応検査
123	― 1	Miyake Y, et al：Congenital stationary night blindness with negative electroretinogram. A new classification. Arch Ophthalmol 1986；104：1013-1020.
123	― i	大庭紀雄：光覚・暗順応検査．遺伝性眼底疾患．東京：金原出版；1987．p.55-67．
123	― ii	飯島裕幸：光覚．眼科学大系1 眼科診断学・眼機能．東京：中山書店；1996．p.334-344．
123	― iii	Alexander KR, et al：Prolonged dark adaptation in retinitis pigmentosa. Br J Ophthalmol 1984；68：561-569.
		■ ロドプシン代謝による暗順応のしくみについて教えてください
128	― i	Palcewski K, et al：Identification of residues that are phosphorylated within a receptor. In Benovic JL, editor. Regulation of G-protein coupled receptor function and expression. New York：Wiley-Liss；1999. p.69-91.
128	― ii	Ohguro H, et al：Biological and pathological aspects of rhodopsin phosphorylation and dephosphorylation in mammalian retinal photoreceptors. Current Topics in Biochemical Research 2008；10：23-31.
128	― iii	Ohguro H, et al：Rhodopsin phosphorylation and dephosphorylation in vivo. J Biol Chem 1995；270：14259-14262.
		■ Watzke-Allen テスト
131	― 1	松本長太：V．黄斑機能の理解　2．変視症の定量．樋田哲夫編．眼科プラクティス2．黄斑疾患の病態理解と治療．東京：文光堂；2005．p.168-173．
131	― 2	Watzke RC, et al：Subjective slitbeam sign for macular disease. Am J Ophthalmol 1969；68：449-453.
131	― 3	Gass JDM：Reappraisal of biomicroscopic classification of stages of development of a macular hole. Am J Ophthalmol 1995；119：752-759.
131	― 4	Tanner V, et al：Watzke-Allen slit beam test in macular holes confirmed by optical coherence tomography. Arch Ophthalmol 2000；118：1059-1063.
131	― 5	Masuyama K, et al：Posturing time after macular hole surgery modified by optical coherence tomography images：a pilot study. Am J Ophthalmol 2009；147：481-488.
131	― 6	Yamakiri K, et al：Early diagnosis of macular hole closure of a gas-filled eye with Watzke-Allen slit beam test and spectral domain optical coherence tomography. Retina 2011 Nov 16. ［Epub ahead of print］.

項目起始頁	文献番号	文献
		■ 全視野 ERG：記録方法と正常波形
136 — i		Miyake Y：Full-Field Electroretinograms. In：Electrodiagnosis of Retinal Diseases. Tokyo：Springer-Verlag；2006. p.2-19.
136 — ii		新井三樹：どうとる？ 山本修一ら編．どうとる？ どう読む？ ERG．東京：メジカルビュー社；2005．p.36-56．
136 — iii		Marmor MF, et al：International Society for Clinical Electrophysiology of Vision. ISCEV Standard for full-field clinical electroretinography (2008 update). Doc Ophthalmol 2009；118：69-77．
		■ 全視野 ERG：さまざまな網膜疾患における ERG
143 — 1		渡辺郁緒ら：ERG・EOG の臨床．東京：医学書院；1984．p.1-4．
143 — 2		國吉一樹：ERG の実際と読み方．田野保雄ら：眼科外来シリーズ 6. 網膜外来．東京：メジカルビュー社；2002．p.82-87．
143 — 3		Marmor MF, et al：ISCEV standard for full-field clinical electroretinography (2008 update). Doc Ophthalmol 2009；118：69-77．
143 — 4		前田政徳ら：蜂による眼外傷の 2 例．日本眼科紀要 2001；52：514-518．
		■ 黄斑部局所 ERG
156 — 1		Miyake Y, et al：Subjective scotometry and recording of local electroretinogram and visual evoked response. System with television monitor of the fundus. Jpn J Ophthalmol 1981；25：439-448．
156 — 2		Miyake Y：Studies of local macular ERG. Acta Soc Ophthalmol Jpn 1988；92：1419-1449．
156 — 3		Viswanathan S, et al：The photopic negative response of the macaque electroretinogram：reduction by experimental glaucoma. Invest Ophthalmol Vis Sci 1999；40：1124-1136．
156 — 4		Gass JDM：Acute zonal occult outer retinopathy. J Clinc Neuroophthalmol 1993；13：79-97．
156 — 5		Miyake Y, et al：Occult macular dystrophy. Am J Ophthalmol 1996；122：6446-6453．
156 — 6		Miyake Y, et al：Congenital stationary night blindness with negative electroretinogram：a new classification. Arch Ophthalmol 1986；104：1013-1020．
156 — 7		Miyake Y, et al：On-and off-responses in photopic electroretinogram in complete and incomplete types of congenital stationary night blindness. Jpn J Ophthalmol 1987；31：81-87．
		■ 多局所 ERG
167 — 1		Sutter EE, et al：The field topography of ERG components in man-I The photopic luminance response. Vision Res 1992；32：433-446．
167 — 2		島田佳明：綜説―多局所 ERG．眼科 2010；52：1191-1200．
167 — 3		Shimada Y, et al：Stray light-induced multifocal electroretinograms. Invest Ophthalmol Vis Sci 2003；44：1245-1251．
167 — 4		島田佳明ら：多局所入力のメカニズムと諸問題―VERIS™ と RETIscan™―．日本眼科紀要 2001；52：781-789．
167 — 5		Shimada Y, et al：Case of acute zonal occult outer retinopathy with altitudinal hemianopsia. Br J Ophthalmol 2003；87：1300．
167 — 6		Piao CH, et al：Multifocal electroretinogram in occult macular dystrophy. Invest Ophthalmol Vis Sci 2000；41：513-517．

項目起始頁	文献番号	文献
		■ 眼球電図
181	1	Marmor MF, et al：ISCEV standard for clinical electro-oculography（2010 update）. Doc Ophthalmol 2011；122：1-7.
181	2	Gass JD：Best's disease. Stereoscopic atlas of macular disease. Diagnosis and treatment（Gass JD）. St Louis：CV Mosby；1987. p.236-245.
181	3	Yardley J, et al：Mutations of VMD2 splicing regulators cause nanophthalmos and autosomal dominant vitreoretinochoroidopathy（ADVIRC）. Invest Ophthalmol Vis Sci 2004；45：3683-3689.
181	4	Burgess R, et al：Biallelic mutation of BEST1 causes a distinct retinopathy in humans. Am J Hum Genet 2008；82：19-31.
		■ MRIによる視機能評価
190	1	Sereno MI, et al：Borders of multiple visual areas in humans revealed by functional magnetic resonance imaging. Science 1995；268：889-893.
190	2	Miki A, et al：Functional magnetic resonance imaging and its clinical utility in patients with visual disturbances. Surv Ophthalmol 2002；47：562-579.
		■ 瞳孔反応
197	1	Berson DM, et al：Phototransduction by retinal ganglion cells that set the circadian clock. Science 2002；295：1070-1073.
		■ 網膜疾患と視神経疾患の瞳孔反応の違いについて，研究的知見を含めて教えてください
202	1	Lam BL, et al：A unilateral cataract produces a relative afferent pupillary defect in the contralateral eye. Ophthalmology 1990；97：334-338.
202	2	Hwang JM, et al：Relative afferent pupillary defect in patients with asymmetric cataracts. J cataract Refract Surg 2004；30：132-136.
202	3	Forman S, et al：Relative afferent pupillary defect with normal visual function. Arch Ophthalmol 1990；108：1074-1075.
202	4	Johnson RE, et al：Relative afferent pupillary defect in a lesion of the pretectal afferent pupillary pathway. Can J Ophthalmol 1987；22：282-284.
202	5	Wakakura M, et al：Evidence for preserved direct pupillary light response in Leber's hereditary optic neuropathy. Br J Ophthalmol 1995；79：442-446.
202	6	Berson DM, et al：Phototransduction by retinal ganglion cells that set the circadian clock. Science 2002；295：1070-1073.
202	7	Young RSL, et al：Pupillary correlates of light-evoked melanopsin activity in humans. Vision Research 2008；48：862-871.
202	8	Kardon R, et al：Chromatic pupil responses-preferential activation of the melanopsin-mediated versus outer photoreceptor-mediated pupil light reflex. Ophthalmology 2009；116：1564-1573.
		■ functional OCTの進歩
215	1	Maheswari RU, et al：Implementation of optical coherence tomography（OCT）in visualization of functional structures of cat visual cortex. Opt. Comm 2002；202：47-54.
215	2	Maheswari RU, et al：Novel functional imaging technique from brain surface with optical coherence tomography enabling visualization of depth resolved functional structure in vivo. J Neurosci Methods 2003；124：83-92.

項目起始頁	文献番号	文献
215 – 3		Cohen L：Changes in neuron structure during action potential propagation and synaptic transmission. Physiol Rev 1973；53：373-418.
215 – 4		Harary H, et al：Rapid light-induced changes in near infrared transmission of rods in Bufo marinus. Science 1978：202：1083-1085.
215 – 5		Grinvald A, et al：Functional architecture of cortex revealed by optical imaging of intrinsic signals. Nature 1986；324：361-364.
215 – 6		Tsunoda K, et al：Mapping Cone-and Rod-Induced Retinal Responsiveness in Macaque Retina by Optical Imaging. Invest Ophthalmol Vis Sci 2004；45：3820-3826.
215 – 7		Hanazono G, et al：Intrinsic signal imaging in Macaque's retina reveals different types of flash-induced light reflectance changes of different origins. Invest Ophthalmol Vis Sci 2007；48：2903-2912.
215 – 8		Bizheva K, et al：Optophysiology：depth-resolved probing of retinal physiology with functional ultrahigh-resolution optical coherence tomography. Proc Natl Acad Sci USA 2006；103：5066-5071.
215 – 9		Srinivasan VJ, et al：In vivo measurement of retinal physiology with high-speed ultrahigh-resolution optical coherence tomography. Opt Lett 2006；31：2308-2310.

■ OCT検査の際に陥りやすい落とし穴について教えてください

221 – 1		Otani T, et al：Improved visualization of Henle fiber layer by changing the measurement beam angle on optical coherence tomography. Retina 2011；31：497-501.

■ 眼底自発蛍光

233 – 1		Delori FC, et al：Age-related accumulation and spatial distribution of lipfuscin in RPE of normal subjects. Invest Ophthalmol Vis Sci 2001；42：1855-1866.
233 – 2		Keilhauer CN, et al：Near-infrared autofluorescence imaging of the fundus visualization fo ocular melanin. Invest Ophthalmol Vis Sci 2006；47：3556-3564.
233 – 3		Spaide RF, et al：Fundus autofluorescence and central serous chorioretinopathy. Ophthalmology 2005；112：825-833.
233 – 4		Holz FG, et al：Patterns of increased in vivo fundus autofluorescence in the junctional zone of geographic atrophy of the retinal pigment epithelium associated with age-related macular degeneration. Graefes Arch Clin Exp Ophthalmol 1999；237：145-152.
233 – 5		Spaide RF：Fundus autofluorescence and age-related macular degeneration. Ophthalmology 2003；110：392-399.
233 – 6		白木邦彦：網膜病変の最近の考え方と新しい治験．眼底自発蛍光の臨床応用．臨床眼科 2008；62：113-121.

■ 眼底自発蛍光での網膜機能評価の実際

244 – 1		Alpern M, et al：The density and photosensitivity of human rhodopsin in the living retina. J Physiol 1974；237：341-370.
244 – 2		Rushton WA, et al：Measurement of rhodopsin in the living human eye. Nature 1954；174：1096-1097.
244 – 3		van Norren D, et al：Imaging retinal densitometry with a confocal Scanning Laser Ophthalmoscope. Vision Res 1989；29：1825-1830.

■ 共焦点レーザー眼底観察装置（F-10®）

247 – 1		Webb RH, et al：Flying spot TV ophthalmoscope. Appl Opt 1980；19：2991-2997.

項目起始頁	文献番号	文献
247 - 2		Mainster MA, et al：Scanning laser ophthalmoscopy. Clinical applications. Ophthalmology 1982；89：852-857.
247 - 3		Hartnett ME, et al：Characteristics of exudative age-related macular degeneration in vivo with confocal and indirect infrared imaging. Ophthalmology 1996；103：58-71.
247 - 4		Ishiko S, et al：Indirect imaging of branch retinal vein occlusion using a scanning laser ophthalmoscope. Jpn J Ophthalmol 2011；55：307-309.
247 - 5		Tanaka Y, et al：Retromode retinal imaging of macular retinoschisis in highly myopic eyes. Am J Ophthalmol 2010；149：635-640.
■ 網膜循環測定装置		
252 - 1		Yoshida A, et al：Reproducibility and clinical application of a newly developed stabilized retinal laser Doppler instrument. Am J Ophthalmol 2003；135：356-361.
252 - 2		Nagaoka T, et al：Effect of aging on retinal circulation in normotensive healthy subjects. Exp Eye Res 2009；89：887-891.
252 - 3		Nagahara M, et al：In vivo measurement of blood velocity in human major retinal vessels using the laser speckle method. Invest Ophthalmol Vis Sci 2011；52：87-92.
252 - 4		Konduru RK, et al：Reproducibility of retinal blood flow measurements derived from semi-automated Doppler OCT analysis. Ophthalmic Surg Lasers Imaging 2012；43：25-31.
252 - 5		Riva CE, et al：Blue field entoptic phenomenon and blood velocity in the retinal capillaries. J Opt Soc Am 1980；70：1234-1238.
252 - 6		Uji A, et al：The source of moving particles in parafoveal capillaries detected by adaptive optics scanning laser ophthalmoscopy. Invest Ophthalmol Vis Sci 2012；53：171-178.
252 - 7		Izhaky D, et al：Functional imaging using the retinal function imager：direct imaging of blood velocity, achieving fluorescein angiography-like images without any contrast agent, qualitative oximetry, and functional metabolic signals. Jpn J Ophthalmol 2009；53：345-351.
252 - 8		Grunwald JE, et al：Laser Doppler velocimetry study of retinal circulation in diabetes mellitus. Arch Ophthalmol 1986；104：991-996.
252 - 9		Feke GT, et al：Retinal circulatory abnormalities in type 1 diabetes. Invest Ophthalmol Vis Sci 1994；35：2968-2975.
252 - 10		Konno S, et al：Retinal blood flow changes in type I diabetes. A long-term follow-up study. Invest Ophthalmol Vis Sci 1996；37：1140-1148.
252 - 11		Nagaoka T, et al：Impaired retinal circulation in patients with type 2 diabetes mellitus：retinal laser Doppler velocimetry study. Invest Ophthalmol Vis Sci 2010；51：6729-6734.
252 - 12		Burgansky-Eliash Z, et al：Increased retinal blood flow velocity in patients with early diabetes mellitus. Retina 2012；32：112-119.
252 - 13		Burgansky-Eliash Z, et al：Reduced retinal blood flow velocity in diabetic retinopathy. Retina 2010；30：765-773.
■ 脈絡膜循環測定装置		
256 - 1		新家　眞ら：眼内循環 レーザースペックル法による生体眼循環測定―装置と眼科研究への応用．日本眼科学会雑誌 1999；103：871-909.
256 - 2		Riva CE, et al：Choroidal blood flow in the foveal region of the human ocular fundus. Invest Ophthalmol Vis Sci 1994；35：4273-4281.
256 - 3		Michelson G, et al：Clinical investigation of the combination of a scanning laser ophthalmoscope and laser Doppler flowmetry. Ger J Ophthalmol 1995；4：342-349.

項目起始頁	文献番号	文献
256	4	Silver DM, et al：Estimation of pulsatile ocular blood flow from intraocular pressure. Acta Ophthalmol 1989；191：25-29.
256	5	加藤　聡：超音波カラー Doppler 法を用いた網脈絡膜疾患血流動態解析．あたらしい眼科 2007；24：47-50.
256	6	Yazdanfar S, et al：In vivo imaging of human retinal flow dynamics by color Doppler optical coherence tomography. Arch Ophthalmol 2003；121：235-239.

■ 補償光学による視細胞の観察

260	1	Ooto S, et al：High-resolution imaging of resolved central serous chorioretinopathy using adaptive optics scanning laser ophthalmoscopy. Ophthalmology 2010；117：1800-1809.
260	2	Ooto S, et al：High-resolution imaging of the photoreceptor layer in epiretinal membrane using adaptive optics scanning laser ophthalmoscopy. Ophthalmology 2011；118：873-881.
260	3	Ooto S, et al：High-resolution photoreceptor imaging in idiopathic macular telangiectasia type 2 using adaptive optics scanning laser ophthalmoscopy. Invest Ophthalmol Vis Sci 2011；52：5541-5550.

■ Retinal Function Imager

264	1	Nelson DA, et al：Special report：Noninvasive multi-parameter functional optical imaging of the eye. Ophthalmic Surg Lasers Imaging 2005；36：57-66.
264	2	Izhaky D, et al：Functional imaging using the retinal function imager：direct imaging of blood velocity, achieving fluorescein angiography-like images without any contrast agent, qualitative oximetry, and functional metabolic signals. Jpn J Ophthalmol 2009；53：345-351.
264	3	野崎実穂：Retinal Function Imager について教えてください（Q&A／特集）．眼科の新しい検査法 網膜疾患．あたらしい眼科 2010；27(増刊号)：138-140.
264	4	Nelson DA, et al：High-resolution wide-field imaging of perfused capillaries without the use of contrast agent. Clin Ophthalmol 2011；5：1095-1106.
264	5	Burgansky-Eliash Z, et al：Reduced retinal blood flow velocity in diabetic retinopathy. Retina 2010；30：765-773.

■ 糖尿病網膜症

270	1	大谷倫裕ら：黄斑浮腫の経過と網膜断層像．臨床眼科 1998；52：1483-1488.
270	2	大谷倫裕：網膜症の検査法．光干渉断層計．荒木栄一編．糖尿病網膜症のすべて．東京：中山書店；2012．p.92-97.
270	3	Shirao Y, et al：Electical responses from diabetic retina. Prog Retin Eye Res 1998；17：59-76.
270	4	安田俊介：網膜症の検査法．網膜電図．荒木栄一編．糖尿病網膜症のすべて．東京：中山書店；2012．p.98-101.
270	5	Konno A, et al：Retinal blood flow changesin type 1 diabetes. A long-trem, follow-up study. Invest Ophthalmol Vis Sci 1996；37：1140-1148.

■ 加齢黄斑変性

276	1	高橋寛二ら：厚生労働省網膜脈絡膜・視神経萎縮症調査研究班加齢黄斑変性診断基準作成ワーキンググループ．加齢黄斑変性の分類と診断基準．日本眼科学会雑誌 2008；112：1076-1084.
276	2	日本ポリープ状脈絡膜血管症研究会：ポリープ状脈絡膜血管症の診断基準．日本眼科学会雑誌 2005；109：417-427.
276	3	Yannuzzi LA, et al：Retinal angiomatous proliferation in age-related macular degeneration. Retina 2001；21：416-434.

項目起始頁	文献番号	文献
276 - 4		Holz FG, et al：Fundus autofluorescence and development of geographic atrophy in age-related macular degeneration. Invest Ophthalmol Vis Sci 2001；42：1051-1056.
276 - 5		Sato T, et al：Correlation of optical coherence tomography with angiography in retinal pigment epithelial detachment associated with age-related macular degeneration. Retina 2004；24：910-914.
276 - 6		Sato T, et al：Tomographic features of branching vascular networks in polypoidal choroidal vasculopathy. Retina 2007；27：589-594.
276 - 7		Matsumoto H, et al：Tomographic features of intraretinal neovascularization in retinal angiomatous proliferation. Retina 2010；30：425-430.

■ 網膜静脈閉塞と網膜動脈閉塞

282 - 1		The Central Vein Occlusion Study Group：A randomized clinical trial of early panretinal photocoagulation for ischemic central vein occlusion. N report. Ophthalmology 1995；102：1434-1444.
282 - 2		Branch Vein Occlusion Study Group：Argon laser scatter photocoagulation for prevention of neovascularization and vitreous hemorrhage in branch vein occlusion：a randomized clinical trial. Arch Ophthalmol 1986；104：34-41.
282 - 3		Shroff D, et al：Natural history of macular status in recent—onset branch retinal vein occlusion：an optical coherence tomography study. Int Ophthalmol 2008；28：261-268.
282 - 4		山田義久ら：レーザースペックルフローグラフィーの最新の知見について教えてください．あたらしい眼科 2010；27（臨増）：106-108.
282 - 5		Matsui Y, et al：Electroretinogram b/a wave ratio improvement in central retinal vein obstruction. Br J Ophthalmol 1994；78：191-198.

■ 網膜色素変性

292 - 1		Hirakawa H, et al：Progression of defects in the central 10-degree visual field of patients with retinitis pigmentosa and choroideremia. Am J Ophthalmol 1999；172：436-442.
292 - 2		Aizawa S, et al：Correlation between visual function and photoreceptor inner/outer segment junction in patients with retinitis pigmentosa. Eye（Lond）2009；23：304-308.
292 - 3		Hirakawa H, et al：Optical coherence tomography of cystoid macular edema associated with retinitis pigmentosa. Am J Ophthalmol 1999；128：185-191.
292 - 4		Hajali M, et al：The prevalence of cystoid macular oedema in retinitis pigmentosa patients determined by optical coherence tomography. Br J Ophthalmol 2008；92：1065-1068.
292 - 5		Hagiwara A, et al：Macular abnormalities in patients with retinitis pigmentosa：prevalence on OCT examination and outcomes of vitreoretinal surgery. Acta Ophthalmol 2011；89：e122-125.
292 - 6		Grover S, et al：Topical dorzolamide for the treatment of cystoid macular edema in patients with retinitis pigmentosa. Am J Ophthalmol 2006；141：850-858.
292 - 7		Ikeda Y, et al：The clinical efficacy of a topical dorzolamide in the management of cystoid macular edema in patients with retinitis pigmentosa. Graefes Arch Clin Exp Ophthalmol 2012；250：809-814.
292 - 8		Wakabayashi T, et al：Correlation of fundus autofluorescence with photoreceptor morphology and functional changes in eyes with retinitis pigmentosa. Acta Ophthalmol 2010；88：e177-183.

■ 錐体（杆体）ジストロフィ

298 - 1		三宅養三：黄斑ジストロフィ．日本眼科学会雑誌 2003；107：229-241.

項目起始頁	文献番号	文献
298 - 2		Miyake Y：Cone dystrophy. In：Miyake Y, editor. Electrodiagnosis of retinal diseases. Tokyo：Springer-Verlag；2006. p.123-125.
298 - 3		中澤　満：錐体（杆体）ジストロフィ．あたらしい眼科 2011；28：913-919.
298 - 4		中村　誠：先天停在性夜盲の分子遺伝学的検討．日本眼科学会雑誌 2004；108：665-673.
298 - 5		藤波　芳ら：黄斑ジストロフィの遺伝子異常．眼科 2011；53：239-255.
298 - 6		葛西　梢ら：先天赤緑色覚異常と錐体ジストロフィに伴う後天色覚異常の合併を遺伝子解析により診断した1例．臨床眼科 2009；63：1809-1816.
298 - 7		Kondo M, et al：Peripheral cone dystrophy：a variant of cone dystrophy with predominant dysfunction in the peripheral cone system. Ophthalmology 2004；111：732-739.
298 - 8		林　孝彰：全色盲．あたらしい眼科 2011；28：969-973.

■ 黄斑ジストロフィ

303 - 1		三宅養三：黄斑ジストロフィー．日本眼科学会雑誌 2002；107：229-241.
303 - 2		近藤峰生：黄斑ジストロフィの診断．あたらしい眼科 2005；22：573-580.
303 - 3		藤波　芳ら：黄斑ジストロフィの遺伝子異常．眼科 2011；53：239-255.
303 - 4		Michaelides M, et al：The genetics of inherited macular dystrophies. J Med Genet 2003；40：641-650.
303 - 5		Berger W, et al：The molecular basis of human retinal and vitreoretinal diseases. Prog Retin Eye Res 2010；29：335-375.
303 - 6		藤波　芳．Stargardt 病．あたらしい眼科 2011；28：10.
303 - 7		Miyake Y, et al：Hereditary macular dystrophy without visible fundus abnormality. Am J Ophthalmol 1989；108：292-299.
303 - 8		Akahori M, et al：Dominant mutations in RP1L1 are responsible for occult macular dystrophy. Am J Hum Genet 2011；87：424-429.
303 - 9		Fujinami K, et al：Fundus autofluorescence in autosomal dominant occult macular dystrophy. Arch Ophthalmol 2011；129：597-602.

■ 中心性漿液性脈絡網膜症

311 - 1		Iida T, et al：Persistent and bilateral choroidal vascular abnormalities in central serous chorioretinopathy. Retina 1999；19：508-512.
311 - 2		Yannuzzi LA, et al：Polypoidal choroidal vasculopathy masquerading as central serous chorioretinopathy. Ophthalmology 2000；107：767-777.
311 - 3		Iida T, et al：Evaluation of central serous chorioretinopathy with optical coherence tomography. Am J Ophthalmol 2000；129：16-20.
311 - 4		Matsumoto H, et al：Elongation of photoreceptor outer segment in central serous chorioretinopathy. Am J Ophthalmol 2008；145：162-168.
311 - 5		Kon Y, et al：Optical coherence tomography-ophthalmoscope of central serous chorioretinopathy with precipitates. Retina 2008；28：864-869.
311 - 6		Iida T, et al：Cystoid macular degeneration in chronic central serous chorioretinopathy. Retina 2003；23：1-237.
311 - 7		Spaide RF, et al：Enhanced depth imaging spectral-domain optical coherence tomography. Am J Ophthalmol 2008；146：496-500.
311 - 8		Imamura Y, et al：Enhanced depth imaging optical coherence tomography of the choroid in central serous chorioretinopathy. Retina 2009；29：1469-1473.

項目起始頁	文献番号	文献
311 - 9		Maruko I, et al：Subfoveal choroidal thickness in fellow eyes of patients with central serous chorioretinopathy. Retina 2011；31：1603-1608.
311 - 10		Maruko I, et al：Subfoveal choroidal thickness after treatment of central serous chorioretinopathy. Ophthalmology 2010；117：1792-1799.
311 - 11		Spaide RF, et al：Fundus autofluorescence and central serous chorioretinopathy. Ophthalmology 2005；112：825-833.
311 - 12		Maruko I, et al：Subretinal dot-like precipitates and yellow material in central serous chorioretinopathy. Retina 2011；31：759-765.
311 - 13		Sekiryu T, et al：Infrared fundus autofluorescence and central serous chorioretinopathy. Invest Ophthalmol Vis Sci 2010；51：4956-4962.
	■ 黄斑円孔，黄斑上膜	
320 - 1		Saito Y, et al：The visual performance and metamorphopsia of patients with macular holes. Arch Ophthalmol 2000；118：41-46.
320 - 2		岸　章治編：OCT 診断学　第 2 版．東京：エルゼビアジャパン；2010.
320 - 3		Tsunoda K, et al：Highly reflective foveal region in optical coherence tomography in eyes with vitreomacular traction or epiretinal membrane. Ophthalmology 2012；119：581-587.
	■ AZOOR と AZOOR complex	
325 - 1		Gass JDM：Acute zonal occult outer retinopathy. Donders lecture：The Netherlands Ophthalmological Society, Maastricht, Holland, June 19, 1992. J Clin Neuro Ophthalmol 1993；13：79-97.
325 - 2		Gass JDM, et al：Acute zonal occult outer retinopathy：a long-term follow-up study. Am J Ophthalmol 2002；134：329-339.
325 - 3		Monson DM, et al：Acute zonal occult outer retinopathy. Surv Ophthalmol 2011；56：23-35.
325 - 4		齋藤　航：特集　網膜病変の最近の考え方と新しい知見．Acute zonal occult outer retinopathy（AZOOR）と AZOOR complex. 臨床眼科 2008；62：122-129.
325 - 5		Saito A, et al：Indocyanine green angiography in a case of punctate inner choroidopathy associated with acute zonal occult outer retinopathy. Jpn J Ophthalmol 2007；51：295-300.
325 - 6		近藤峰生：多局所 ERG が診断に役立つ網膜疾患．臨床眼科 2005；59：9-16.
325 - 7		Li D, et al：Loss of photoreceptor outer segment in acute zonal occult outer retinopathy. Arch Ophthalmol 2007；125：1194-1200.
325 - 8		Spaide RF, et al：Photoreceptor outer segment abnormalities as a cause of blind spot enlargement in acute zonal occult outer retinopathy-complex diseases. Am J Ophthalmol 2008；146：111-120.
325 - 9		Fujiwara T, et al：Fundus autofluorescence and optical coherence tomographic findings in acute zonal occult outer retinopathy. Retina 2010；30：1206-1216.
325 - 10		Tsunoda K, et al：Selective abnormality of cone outer segment tip line in acute zonal occult outer retinopathy as observed by spectral-domain optical coherence tomography. Arch Ophthalmol 2011；129：1099-1101.
325 - 11		Kitakawa T, et al：Improvement of central visual function following steroid pulse therapy in acute zonal occult outer retinopathy. Doc Ophthalmol 2012；124：249-254.
	■ 小児の網膜疾患に有用な検査について教えてください	
339 - 1		仁科幸子：未熟児網膜症診療——最近の考え方，蛍光眼底造影による病態解析．あたらしい眼科 2009；26：455-460.

項目起始頁	文献番号	文献
339 – 2		Nishina S, et al：Ophthalmic features of CHARGE syndrome with CHD7 mutations. Am J Med Genet A 2012；158A：514-518.
		■ 癌関連網膜症を疑うべき所見について教えてください
345 – i		Ohguro H, et al：Pathological roles of recoverin in Cancer-associated retinopathy. In：K palczewski, et al, editors. Photoreceptor and calcium. Georgetown：Landes Bioscience；2002. p.109-124.
345 – ii		大黒浩ら．悪性腫瘍随伴網膜症．日本眼科学会雑誌 1997；101：283-287.
		■ 心因性視力障害が疑われるときは，どうしたらよいでしょうか
348 – 1		越後貫滋子：心因性視力障害の測定方法．松本富美子ら編．理解を深めよう視力検査屈折検査．東京：金原出版；2009．p.81-83.
348 – 2		鈴木弘子：心因性視力障害．若山暁美ら編．理解を深めよう視野検査．東京：金原出版；2009．p.117-122.
348 – 3		小口芳久：心因性視力障害．日本眼科学会雑誌 2000；104：61-67.
348 – 4		若倉雅登：神経症，心身症，心因性視覚障害．臨床眼科 2007；61(増刊号)：332-335.
		■ 詐盲が疑われるときは，どうすればよいでしょうか
351 – 1		田淵昭雄：詐病．八子恵子ら編．心因性視覚障害．東京：中山書店；1998．p.86-91.
351 – 2		松下賢治：心の病（心因性疾患と詐盲）の視野異常．あたらしい眼科 2009；26：1634-1641.
351 – 3		野田航介ら：心因性視力障害と詐病．神経眼科 2004；21：391-399.
351 – 4		若倉雅登：詐病．臨床眼科 2007；61(増刊号)：336-338.
351 – 5		氏家由里ら：虚偽性障害．若倉雅登ら編．解決！目と視覚の不定愁訴・不明愁訴．東京：金原出版；2006．p.181-183.

索引

あ行

アーチファクト	218, 221, 222
アイセフ	6
青錐体	104
青錐体強調症候群	149
赤錐体	104
悪性黒色腫関連網膜症	148, 297, 346
アザチオプリン	347
アノマロスコープ	49, 50, 51, 109, 111, 115, 117, 119, 122
アポトーシス	235
アマクリン細胞	144, 159, 164
アムスラー名刺®	97
アレスチン	32, 155
アレムツズマブ	347
暗極小	182
暗順応	128, 181
暗順応 ERG	293
暗順応曲線	34, 125
暗順応検査	29, 123
暗所視型	49
石原色覚検査表	9, 109, 115, 349
萎縮型加齢黄斑変性	238, 276
萎縮期	308
異常読	115
イソプタ	21, 54
一過性黒内障	19
炒り卵期	308
色立体	105
陰性型 ERG	5, 29, 124, 138, 143, 153, 155, 179, 180
インドシアニングリーン（蛍光眼底造影）	224, 233, 243, 251, 285, 294, 311, 314
エラスチン	235
円形増大型	319
黄視症	108
黄色素	153, 154
黄色素眼底	237, 304
嘔吐	225
黄斑円孔	19, 43, 45, 72, 93, 131, 134, 145, 213, 320, 322
黄斑偽円孔	323
黄斑ジストロフィ	298
黄斑硝子体牽引症候群	272
黄斑上膜	43, 44, 93, 95, 101, 165, 213, 261, 262, 295, 320, 323
黄斑低形成	39

か行

黄斑部過蛍光リング	303
黄斑部局所 ERG	7, 8, 145, 156
黄斑部局所網膜電図	300
黄斑浮腫	87, 232
黄斑部微小裂孔	350
黄斑部変性症	69
黄斑部脈絡膜新生血管	17
黄斑分離	36, 213
黄斑変性症	95
オールトランス型レチナール	235
オカルト黄斑ジストロフィ	3, 20, 175, 308, 309, 310, 329, 331, 332, 350
小口病	2, 29, 32, 34, 124, 125, 153
悪心	225
オプソクローヌス・ミオクローヌス症候群	345
外顆粒層	160, 208
外境界膜	22, 160, 209, 273, 321
概日リズム	197
外節	273
外側膝状体	198
外網状層	208, 223, 273
火炎状出血	271
鏡法	352
花環状視野	348
拡散格子縞刺激	193
核白内障	290
角膜混濁	37
過蛍光	227, 229, 295
過蛍光輪	240
過蛍光リング	303
加算平均法	178
過熟白内障	202
下垂体腫瘍	26, 93
仮性同色表	29, 50, 109, 115, 349
家族性滲出性硝子体網膜症	339
顆粒状角膜変性症	38
加齢黄斑変性	43, 85, 97, 103, 145, 156, 204, 230, 231, 237, 240, 256, 276, 310, 319
カロテノイド	243
眼位動揺	173
眼外傷	147
癌関連網膜症	2, 11, 28, 124, 148, 297, 345, 346, 350
眼球鉄錆症	143
眼球電図	141, 144, 154, 181
眼球癆	138
眼金属症	143
眼瞼下垂	75
還元型ヘモグロビン	190
眼瞼けいれん	40
眼振	341
間接反応	197
完全型 CSNB	163
杆体	123, 128, 136, 197, 217
杆体1色覚	21, 37, 118, 124, 127, 147, 302
杆体応答	23, 293, 341
杆体-錐体混合反応	138, 139
杆体-錐体相互作用	38
杆体反応	138, 139, 298
ガンツドーム	182
眼底カメラ	236
眼底自発蛍光	225, 233, 244, 295, 299, 303, 311, 317, 344
眼底微小視野検査	85
関電極	157
眼銅症	143
眼動脈閉塞（症）	138, 145
顔面蒼白	224
キサントフィル	225, 243, 244
偽蓄膿期	308
偽塔効果	172
キヌレニン	235
機能的磁気共鳴画像法	190
球後視神経炎	2, 95, 175, 310
球後神経炎	334
弓状暗点	326
求心性視野狭窄	57
求心性瞳孔反応欠損	19
求心性の視野狭窄	292
急性帯状潜在性網膜外層症	3, 40, 56, 57, 60, 148, 152, 160, 172, 175, 310, 325, 331, 342, 350
急性緑内障発作	41
狭義先天停在性夜盲	30
狭義 AZOOR	325
共焦点絞り	250
共焦点走査型ダイオードレーザ検眼鏡	247
共焦点走査レーザー検眼鏡	234, 236
共焦点レーザー走査型眼底検査装置	283
胸内苦悶	224
強膜	208
強膜バックリング術	291

虚偽性障害	353	骨小体	30	四半盲症例	195
局所 ERG	274	骨小体様色素沈着	292	絞り	248
虚血型網膜中心静脈閉塞症	145	コラーゲン	235, 243	縞視標コントラスト感度	90, 91
筋緊張性ジストロフィ	138	孤立暗点	326	視野回転角	194
近視性脈絡膜新生血管	80	コレステロール	235	斜筋麻痺	83
近赤外光	225	コロイデレミア	124	弱度先天色覚異常	115
金箔様の眼底反射	33	コンタクトレンズ電極	136, 157, 158, 179, 185	若年網膜分離症	5, 138, 149, 150, 154
金箔様反射	32			視野欠損	25
銀箔様反射	151, 155	混同色理論	115	車軸状黄斑変性	150, 155
近見反応	201	コントラスト感度	88, 290	視野子午線境界	194
空間周波数特性	88	**さ** 行		斜視弱視	83
空気眼圧計	258			視野障害	73
楔状回転格子縞刺激	193	最大応答	341	視野の島	54
くびれ	132	細隙光	134	視野配列	170
グループ波形	171	細胞外電流	142	視野偏心性	193
グレア	92	詐盲	351	充盈欠損	229, 230
グレア光	88, 93	酸化ヘモグロビン	190	充盈遅延	229, 230
グレースケール	207	酸化メラニン	235	縦横比	223
クロロキン	21, 152	三叉神経痛	40	重症ぜんそく	224
クロロキン網膜症	24	散瞳	37	周辺型錐体ジストロフィ	301
蛍光眼底造影検査	344	散乱光	173	周辺視野障害	302
蛍光遮断	229, 230	視蓋前域	198	周辺部網膜分離	150, 155
血圧低下	224	視蓋前域オリーブ核	198	羞明	37, 341
血管新生黄斑症	32, 145	色覚(の)異常	21, 47, 105	縮瞳率	200
血流速度	264, 265	視覚誘発応答	144	出血	221
抗 hsc70 抗体	345	視覚誘発電位	20, 140, 187, 334, 344, 349, 352	樹氷状網膜血管炎	145
抗 Hu 抗体	345			腫瘍随伴症候群	345
抗 Purkinje 細胞抗体	345			漿液性網膜剥離	271, 276, 312, 319
抗 Ri 抗体	345	視覚領	195	松果体	197
抗 YO 抗体	345	色視症	49	硝子体混濁	14, 16
抗エノラーゼ抗体	345	色相混同軸	47, 50	硝子体出血	14
光覚	123	色相配列検査	50, 109	硝子体ポケット	208, 320, 323
光学濃度	50	色素失調症	339	消失型	144
高血圧性網膜症	27	色素性傍静脈網脈絡膜萎縮症	329	常染色体劣性ベストロフィン症	304
後交連	198	色素貯留	227, 229, 271	小児の ERG	185
交互点滅対光反射試験	19	色素漏出	227, 229	小葉構造	227
国際照明委員会	106	ジギタリス	21, 39	白子症	37, 39
虹彩毛様体炎	38, 42	ジギタリス中毒	152	シリコーンオイル留置眼	145
高次収差	55	色度図	106, 108	視力障害	73
光視(症)	37, 40, 41, 175	軸索	273	視力低下	14, 20, 292, 302
虹視(症)	37, 40, 41	刺激エレメント	168	心因性色覚異常	49
混色目盛	112	視交叉	198	心因性視力障害	348
抗神経フィラメント抗体	345	視交叉上核	197	神経線維層	273
硬性白斑	221, 272	視興奮	128	進行性錐体杆体ジストロフィ	147
光線力学的治療	63	自己免疫網膜症	151	滲出型加齢黄斑変性	17, 276, 277
光線力学的療法	232, 316	視細胞	128, 260	滲出性網膜剥離	156
後天色覚異常	49, 108, 119	視細胞外節	233	新生血管黄斑症	95
後天性青黄異常	299	視細胞核	273	身体障害者手帳	73
後部虚血性視神経症	334	視細胞錐体外節端	22	じんま疹	225
後部硝子体剥離	208, 288, 321	視細胞層外節	217	錐体	123, 136, 197, 217
後部硝子体膜	288	視細胞層内節	217	錐体系反応	298
後部ぶどう腫	211, 238	視細胞内節外節接合	22, 58, 160, 208, 246, 262, 273, 291, 295, 301, 321, 326	錐体応答	23, 293, 341
抗網膜双極細胞抗体	345			錐体外節先端	208, 214
抗リカバリン抗体	151, 152, 297, 329, 345, 347			錐体杆体ジストロフィ	298, 306
		視索	198	錐体機能不全症候群	147
交流ノイズ	157	篩状板	282	錐体機能不全を伴う白点状眼底	304
虹輪視	37, 40	視神経	198	錐体(視)細胞外節末端	160, 262
呼吸困難	224	視神経萎縮	165	錐体ジストロフィ	21, 37, 42, 48, 51, 71, 124, 127, 175, 298
国際臨床視覚電気生理学会	29, 138, 143, 180, 182	視神経炎	334		
		神経節細胞層	208	錐体反応	138, 139
固視点投映器	56	視神経線維層	208	水平半盲	26
		視能率	75		

索引

スコピゾル®	137, 339
ステロイドパルス療法	327
スペクトラルドメイン	205
スペクトラルドメイン OCT	3, 19
スペクトラルドメイン光干渉断層計	253
スペックルパターン	256, 275, 284
スリット光	134
スレオニン	129
ゼアキサンチン	243
青黄異常	49
正弦波格子縞	89
青視症	108
星状硝子体症	42
成人型卵状黄斑ジストロフィ	237
静的視野検査	63
赤外線電子瞳孔計	199
赤核	198
赤視症	108
赤緑異常	49
セグメンテーション	210
セグメンテーションエラー	212
接触型広画角デジタル眼底カメラ	339
絶対閾値	124
接地電極	176
セリン	129
閃輝暗点	37, 41
全色盲	127, 147, 204
全視野 ERG	22, 136, 143
全視野刺激網膜電図検査	298
全視野フラッシュ ERG	143
全身麻酔	186
全身麻酔下検査	340
先天色覚異常	49, 105
先天色覚異常の方のための色の確認表	119
先天赤緑色覚異常	115
先天全色盲	302
先天停在性夜盲	2, 5, 20, 30, 33, 124, 127, 138, 163, 179, 180
先天トキソプラズマ症	339
先天無虹彩症	37
先天網膜ひだ	339
前部虚血性視神経症	204, 334
前卵黄期	308
造影後期	227
早期視細胞電位	144
双極細胞	144
相互参照	169
走査レーザー検眼鏡	102, 244, 247, 258
桑実状黄斑変性	150, 155
増殖糖尿病網膜症	14, 93, 145
相対的瞳孔求心路障害	199, 202, 349, 352
層流	227
ゾーン法	64
側臥位 OCT	340
側頭後頭連合野	201
側頭骨	190
側副路	282

組織染	229, 271

た行

ダイオード	157
ダイオードレーザー	284
対光反射	18, 197, 342, 349
対光反射の三相	203
大視症	101
第一次曲線	125
第二次曲線	125
大脳脚	198
ダイポール	188
タイムドメイン	205
高安病	138
多局所 ERG	7, 9, 22, 58, 331, 332
多局所 VEP	332
多局所視覚誘発電位	332
多局所網膜電図	167, 274, 300, 332
ダークフィールドモード	249
タクロリムス	151
多巣性脈絡膜炎汎ぶどう膜炎症候群	329
脱分極型	162
脱分極型双極細胞	141
縦方向の引き伸ばし	205
多発消失性白点症候群	40, 329, 330
多発性黄斑	303
多発性硬化症	325
多発性後極部色素上皮症	84, 312
短後毛様体動脈	225
単色目盛	112
短波長感受性錐体	47, 104
短毛様体神経	198
地図状脈絡膜炎	329
中心暗点	25, 32, 95, 326
中心窩無血管領域	283
中心性漿液性脈絡網膜症（網脈絡膜症）	43, 70, 93, 95, 211, 229, 231, 241, 246, 261, 262, 311, 318
中心フリッカ値	184
中脳水道	198
中波長感受性錐体	104
昼盲	21, 37, 302
超音波カラードプラ法	258
鳥距溝	194, 196
超広角走査レーザー検眼鏡	231
長後毛様体動脈	225
長波長感受性錐体	104
重複障害認定	73
直接反応	197
低蛍光	229, 230
低蛍光輪	280
定型網膜色素変性	154
低コントラスト視力	90
低コントラスト視力チャート	92
手持ちの OCT 装置	219
てんかん	41
典型 CSC	311
点状表層角膜症	37, 38
点状脈絡膜内層症	325, 329

動眼神経	198
等感度曲線	54
東京医大式色覚検査表	109
瞳孔括約筋	197
瞳孔径	55
瞳孔視野計	200
瞳孔不同	199
糖尿病	255
糖尿病黄斑症	165, 271
糖尿病黄斑浮腫	93, 213
糖尿病網膜症	67, 138, 153, 231, 232, 254, 270
同名半盲	26
同名半盲性視野欠損	75
とぎれ	132
特発性黄斑円孔	95, 97, 102, 223, 320
特発性黄斑上膜	320
特発性脈絡膜新生血管	17
トノペン®	219
トポグラフィ	187, 215
ドライアイ	37
トリプトファン	235
ドルーゼン	103, 234, 235, 249, 276
トルソプト®	296

な行

内因性信号計測	215
内顆粒層	160, 208
内眼炎	14
内節	273
内網状層	208, 273
軟性白斑	79, 270, 282
乳頭炎	334
乳頭黄斑神経線維束	208
ねじれ	132
脳梗塞	41
囊胞様黄斑浮腫	155, 223, 249, 281, 293, 296
囊胞様黄斑変性	315
囊胞様変化	271

は行

バイアグラ®	39
肺気腫	224
背景輝度	55
背景低蛍光所見	21, 303
梅毒性ぶどう膜炎	343
ハイパスフィルタ 0.3Hz	140
白鞘化	325
白色閃光	141
白色閃光刺激	136
白色フラッシュ光	216
白点状眼底	2, 29, 35, 124, 127, 298
白点状網膜炎	124, 293
白点状網膜症	175
白内障	38, 93, 248
薄暮時コントラスト感度検査	92
波形一覧	170
パターン VEP	349

パネル D-15	9, 29, 48, 50, 109, 110, 115, 349	
ハム	157	
波面収差解析	343	
波面センサー	260	
波面補正素子	260	
バリアフィルタ	236	
ハロゲン光	216	
半盲	26	
汎網膜光凝固	70, 273	
被殻	195	
光干渉断層計	131, 205, 215, 221, 248, 282, 291, 315, 326	
比視感度	47, 104	
皮質拡大率	193	
ビタミン A	235	
ビタミン A 欠乏（症）	2, 124, 127	
非定型網膜色素変性	293	
皮膚電極	7, 176, 186	
皮膚電極 ERG	179	
飛蚊症	41	
標準色覚検査表	109	
標準色覚検査表第 2 部後天異常用	50	
標の黄斑症	298	
標の病巣	24	
フィブリン析出	313	
風疹網膜症	32	
フェニルアラニン	235	
不関電極	157, 176	
不規則性視野狭窄	75	
副作用	224	
複視	93	
副腎皮質ステロイド	347	
不全型 CSNB	163, 164	
ぶどう膜炎	30, 325	
フラッシュ ERG	6, 29, 293	
フラッシュ最大応答	5, 23	
フリッカ ERG	29, 145, 293	
フリッカ応答	7	
フルオレセイン（蛍光眼底造影）	224, 233, 234, 251, 270, 282, 293, 299, 311, 313	
ブルーフィールド血流計	254	
ぶれ率	256, 285	
プロテオグリカン	243	
ベストロフィン	181, 183	
ベノキシール®	137	
ベバシズマブ	80, 87	
ヘモグロビン	236, 239	
偏光フィルタ	351	
変視	311	
変視症	43, 95, 99	
変視量	101	
偏心視訓練	82	
片頭痛	40, 41	
変性近視	174	
胞状網膜剝離	311	
傍中心暗点	95	
補償光学	260	
補償光学適用眼底走査型レーザー検眼鏡	254, 260	
ホスホジエステラーゼ	129	
ボリコナゾール	39	
ポリープ状脈絡膜血管症	70, 86, 229, 231, 278, 280, 315	

ま行

マイクロペリメーター	78	
マイクロペリメトリー	274	
マクロファージ	317	
マススペクトロメトリー	129	
慢性 CSC	311, 319	
未熟児網膜症	339	
水尾・中村現象	33	
緑錐体	104	
脈拍異常	224	
脈絡膜	208, 217	
脈絡膜間質期	229	
脈絡膜循環障害	145	
脈絡膜循環測定装置	256	
脈絡膜静脈期	229	
脈絡膜新生血管	80, 156, 213, 242, 257, 278	
脈絡膜造影期	227	
脈絡膜動脈期	229	
脈絡膜の高反射	222	
脈絡毛細管板	227	
三宅病	3, 172, 174, 175, 308, 309, 329, 350	
ミュンヒハウゼン症候群	353	
ミラー法	352	
無灌流領域	266, 282	
無血管領域	232	
無色素性網膜色素変性	2	
明極大	182	
明順応	128	
明順応 ERG	293	
メラニン	233, 235, 242, 251	
メラノプシン含有網膜神経節細胞	197, 203	
メラノリソソーム	235	
メラノリポフスチン	235	
免疫抑制薬	151	
毛細血管描出	265	
網膜下出血	239	
網膜下線維膜	242	
網膜血管腫状増殖	281	
網膜血管内血流測定	252	
網膜色素上皮	21, 22, 103, 160, 208, 239, 277, 281, 295, 311, 326	
網膜色素上皮細胞	273	
網膜色素上皮層	214	
網膜色素上皮剝離	18, 225, 239	
網膜色素上皮裂孔	239	
網膜色素線条症	17	
網膜色素変性	24, 27, 28, 30, 31, 36, 38, 57, 66, 70, 124, 125, 138, 154, 159, 175, 197, 204, 237, 240, 292, 310, 329	
網膜循環障害	145	
網膜症	255	
網膜上膜	145, 250, 262	
網膜静脈期	227	
網膜静脈分枝閉塞症	14, 65, 93, 231, 240, 250, 266, 283, 319	
網膜静脈閉塞症	87, 221, 232, 282	
網膜神経線維層	343	
網膜神経線維層厚	165	
網膜全剝離	138	
網膜中心静脈閉塞症	16, 283, 284, 285	
網膜中心動脈閉塞症	5, 145	
網膜電図	5, 20, 29, 39, 58, 136, 144, 156, 167, 176, 183, 274, 285, 344, 346, 352	
網膜動脈分枝閉塞症	67, 79, 286, 333	
網膜動脈閉塞症	26, 282	
網膜内血管腫状増殖	229, 231	
網膜内細小血管異常	270	
網膜内新生血管	281	
網膜内層循環障害	138	
網膜配列	170	
網膜剝離	72, 93, 103, 145, 213, 287, 290	
網膜光凝固治療	316	
網膜部位反応マップ	167	
網膜部位表現	193	
網膜浮腫	213	
網膜分離症	213, 287, 288	
網膜膨化	271	
網膜脈絡膜の血管	225	
網膜毛細血管血流測定	254	
毛様体神経節	198	
文字コントラスト感度	90	
文字コントラスト感度チャート	92	
問診のポイント	2	

や行

夜盲	2, 20, 292, 302
夜盲性疾患	147

ら行

ライトプロジェクションテスト	123
卵黄期	308
卵黄状（様）黄斑ジストロフィ	154, 175, 183, 222, 237, 307, 308
ランタンテスト	109, 111
ランドルト環	93
リカバリン	151, 152, 297, 329, 345, 347
リソソーム	235
立体視検査	349
律動様小波	6, 137, 138, 139, 141, 144, 146, 153, 159, 164, 179, 274
リポフスチン	4, 233, 235, 243, 244, 251, 295, 299, 303
両耳側半盲	26
両鼻側半盲	26
緑内障	26, 41, 93, 204, 334
輪状暗点	27, 56, 74, 326
ルテイン	243

励起フィルタ	236
レーザースペックルフローグラフィ	253, 256, 284
レーザードプラ血流計	258
レーザードプラ速度計	252
レチナール	128
レチノトピー	193
裂孔原性硝子体出血	14
裂孔原性網膜剥離	287, 312
レトロモード	249
レンズ打ち消し法	348
ローカットフィルタ	140
ローパスフィルタ 300 Hz	140
六角形要素	331
ロドプシン	123, 128, 235, 245
ロドプシンキナーゼ	32, 129
ロドプシンサイクル	128
ロドプシン退色中間体	129

わ行

歪視	311
腕-網膜循環時間	227

数字

1色覚	118
2型黄斑部毛細血管拡張症	263
2Dプロット	172
3-ゾーン法	64
3Dプロット	167, 171, 172
4-ゾーン法	64
30-Hzフリッカ	11, 23, 138, 139, 180, 300, 341
100-hue test	29, 48, 50, 110, 120

ギリシャ文字

β-リポプロテイン	225, 243

A－E

a波	6, 144, 179, 274
A2E	233, 235
AAOR	325, 329
ABCA4	175, 298, 303
acute annular outer retinopathy	325, 329
acute idiopathic blind spot enlargement	148
acute macular neuroretinopathy	329, 330
acute zonal occult outer retinopathy	2, 40, 56, 148, 152, 160, 172, 325, 331, 342, 350
adaptive optics	260
adaptive optics scanning laser ophthalmoscopes	254
Adie 症候群	37
adult-onset vitteliform macular dystrophy	237
advanced glycation end-product	235
ADVIRC	184
AFD	245
afferent papillary defect	19
AF ring	295
AGE	235
age-related macular degeneration	230, 276
AIBSE	148
AION	204, 334
albinism	39
all-trans-retinal	235
AMD	230, 231, 276
AMN	329, 330
Amsler チャート	8, 43, 95, 131, 290, 320
anisocoria	199
ANNA-1	345
ANNA-2	345
anterior ischemic optic neuropathy	204, 334
AO	260
AO-SLO	254, 260
ARB	184
Arden 比	142, 154
Arden ratio	183
arrestin	32
arterial spin labeling 法	191
ASL 法	191
autofluorescence densitometry	245
autofluorescence ring	295
autosomal dominant vitreorctinochoroidopathy	183
autosomal recessive bestrophinopathy	184
Average threshold	87
AZOOR	2, 40, 56, 57, 60, 148, 152, 160, 161, 172, 175, 310, 325, 331, 342, 350
AZOOR complex	40, 330
b波	6, 144, 179, 274, 285
b/a比	274, 285
B/Y	65
Band-Pass 型	88
band-pass filter	140
Basedow 病	93
Best 病	154, 183, 308
BEST1	308
Best disease	237
Birdshot retinopathy	93
Bjerrum 暗点	27
block	229, 230
blood oxygen level dependent	190
blue-on-yellow perimetry	65
blur rate	256
BOLD 法	190
branch retinal artery occlusion	67, 333
branch retinal vein occlusion	65, 232, 283
Branch Vein Occlusion Study Group	283
BRAO	67, 333
broken	132
Bruch 膜	278
BRVO	65, 232, 283, 334
bullous retinal detachment	311
bull's eye maculopathy	24, 298
Burian-Allen 電極	158
cancer-associated retinopathy	11, 28, 148, 297, 346, 350
CAR	11, 28, 148, 297, 346, 350
CAT-2000®	93
central retinal artery occlusion	26
central retinal vein occlusion	232, 283
central serous chorioretinitis	70
central serous chorioretinopathy	229, 311
Central Vein Occlusion Study Group	283
cGMP	39, 129
CGT-1000®	93
CHARGE 症候群	341
cherry red spot	286
choriocapillaris	227
choroidal flush	227
choroidal neovascularization	278
choroideremia	124
choroid mode	209
CIE	106
classic CNV	278
classic type	17
CME	293
CNV	278
Coats 病	153
combined rod-cone response	138
Commission Internationale de Eclairage	106
cone dystrophy	298
cone outer segment tip line	326
cone outer segment tip(s)	21, 22, 160, 208, 214, 262
cone response	138
cone-rod dystrophy	298
confocal scanning laser ophthalmoscopy	234
congenital stationary night blindness	30, 33, 127, 163
COST	21, 22, 160, 208, 214, 262
COST line	326, 329
cotton ball sign	323
cpd	89
cross-correlation	169
CRVO	232, 283
CSC	70, 230, 231, 311, 319
cSLO	234
CSNB	33, 127, 163
CSV-1000®	90, 92
CSV-1000® E	91
CSV-1000® LV	92
CT	190

CVOS	283
cycles/degree	89
cystoidmacular edema	293
dark adaptation	181
dark adaptation test	123
dark choroid	21, 153, 154, 303
dark rim	280
dark trough	182
day blindness	37
deoxyhemoglobin	190
DEUTAN	113, 118
diabetic maculopathy	271
diabetic retinopathy	67, 232, 270
Diagnostic and Statistical Manual of Mental Disorders, Forth Edition Text Revision	353
Differential Map	78, 80
Digital Ophthalmoscope	247
dihydro-A2PE	235
disability	64
Doppler optical coherence tomography	259
double layer sign	278, 280
DR	67, 232, 270
DSM-IV-TR	353
dynamic strategy	64
early receptor potential	144
EDI	209, 315
Edinger-Westphal 核	197
electro-oculogram	141, 144, 154, 181
electroretinogram	5, 20, 29, 58, 136, 144, 156, 167, 176, 183, 274, 285, 326, 332, 344, 346, 350, 352
ELM	22, 160, 209, 273, 321
enhanced depth imaging	209, 315
EOG	141, 144, 154, 181
epimacular membrane	101
epiretinal membrane	262
ER-80®	8
ERG	5, 20, 22, 29, 39, 136, 143, 144, 156, 167, 176, 183, 274, 285, 286, 326, 344, 346, 350, 352
ERM	262
ERP	144
ETDRS チャート	90
ETDRS grid	210
evoked response	215
E-W 核	197
Expert Exam	86
external limiting membrane	22, 160, 209, 321

F-J

F-10®	247
FA	224, 233, 251, 270, 282, 293, 311, 313
factitious disorder	353
FAD	235
FAF	4, 225, 295, 311, 317
Farnsworth dichotomous test for color blindness Panel D-15	50
Farnsworth dichotomous test panel D-15	109, 115
Farnsworth-Munsell 100-hue test	50, 110, 120
Fastpac	64
fenestration	227
ffERG	298, 300
field of view	66
field view	170
filling defect	229, 230
filling delay	229, 230
Fixation stability	87
flash ERG	29, 143
flavin adenine dinucleotide	235
fleck(s)	153, 154, 303
flicker ERG	29, 145
flow	258
fluid cuff	103, 320
fluorescein angiography	224, 233, 251, 270, 282, 293, 311
Flying Spot TV-Ophthalmoscope	247
fmERG	300
fMRI	190, 195
focal electroretinogram	274
focal macular electroretinography	300
Follow-up	81, 86
FOV	66
foveomacular vitelliform dystrophy	308
full-field electroretinography	298
full-field ERG	22
full-threshold 法	64
functional MRI	190
functional OCT	215
fundus autofluorescence	4, 225, 295, 311
G 結合蛋白	129
ganglion cell-complex	343
Ganzfeld 刺激装置	136
Gass Type1 CNV	277
Gass Type2 CNV	278, 280
Goldmann 三面鏡	133
Goldmann 視野計	54, 295, 348
Goldmann 視野検査	286
Goldmann perimeter	295
Goldmann perimetry	286
Goldmann-Weekers 型暗順応計	123
GP	286, 295
GRK1	36
GUCA1A	303
Guillain-Barré 症候群	345
Haab 瞳孔計	199
Haag-Streit	61
halo	40
Heidelberg Retina Angiograph	224, 244, 248, 283
Heidelberg retina flowmetry	258
Heidelberg Spectralis® HRA	286
Heinsius 診断基準	118
hemeralopia	37
hemi CRAO	26
Henle 線維	222
HFA	64, 295
hot spots	281
HRA	248, 283
HRA2	244
Humphrey 視野（計）	79, 295, 332
Humphrey Field Analyzer	64, 295
hyper acuity	101
hyperfluorescence	227, 229
hypofluorescence	229, 230
I-4	21
IA	224, 233, 251, 285, 294, 311, 314
icare®	219
ICG	224
impending macular holes	26
indocyanine green angiography	224, 233, 251, 294, 311
INL	160
inner nuclear layer	160
inner segment/outer segment	208
International Society for Clinical Electrophysiology of Vision	6, 29, 180, 303
intraretinal microvascular abnormalities	270
intraretinal neovascularization	281
IRMA	270
IRN	281
IS/OS	21, 22, 58, 160, 208, 262, 273, 321, 326
IS/OS line	291, 295
ISCEV	6, 29, 143, 180
ISCEV Standard	303
isopter	54
iStand®	220
i-Vue 100®	219

K-O

KCNV2	303
kinked	132
Koellner の法則	47
Kohlrausch の屈曲点	125
L-錐体	104
L/D 比	142, 154, 183
laminar flow	227
Landolt 環	290, 343
laser Doppler flowmetry	258
laser Doppler velocimetry	252, 275
laser speckle flow graphy	253, 256, 284
laser speckle velocimetry	275
lateral inhibition	89
LDV	252
LE-4100	167
leakage	227, 229
Leber 病	20, 202
LED 内蔵コンタクトレンズ電極	136
light peak	182

light perception	123	
light sense	123	
lobular pattern	227	
Low-Pass 型	88	
LSFG	253, 284	
Lumbert-Eaton 症候群	345	
M-錐体	104	
macropsia	101	
macular degeneration	69	
macular dystrophy	303	
Macular integrity	87	
macular vitreous traction syndrome	272	
maia™	3, 4, 85	
MAR	148, 297, 346	
Marcus Gunn 瞳孔	199	
Mariotte 盲点	56, 60, 79, 160, 310, 326	
maximal response	5	
Mayo 電極	158	
MBR	256, 285	
M-CHARTS®	8, 43, 99, 131	
MCT-8000®	93	
mean blur rate	256, 285	
megalopsia	101	
melanoma-associated retinopathy	148, 297, 346	
Mesotest II®	92, 93	
metamorophosia score for vertical line	44	
metamorphopsia	99	
metamorphopsia score for horizontal line	44	
MEWDS	40, 329, 330	
mfERG	167, 274, 300	
MH	44, 101	
microfold	261	
microperimetry	85	
mixed rod and cone response	5	
modulation transfer function	88	
MP-1®	3, 78	
MPPE	312	
mRGC	197, 203	
MRI	190, 344	
MS	325	
MTF	88	
multifocal choroiditis and panuveitis	329	
multifocal electroretinogram	167, 274	
multifocal electroretinography	300	
multifocal ERG	22	
multifocal posterior pigment epitheliopathy	312	
multiple evanescent white dot syndrome	40, 329, 330	
multiple sclerosis	325	
MV	44, 101	
Müller 細胞	140, 144, 319	
Münchhausen 症候群	353	
NAD	235	
Nagel 暗順応計	123	
nCPM	265	
ND フィルタ	140	
near-infrared autofluorescence	233	
negative (型)	29, 153, 155	
negative ERG	5, 143, 145, 347	
neutral density filter	140	
NIA	233	
nicotinamid adecine dinucleotide	235	
non-detectable ERG	5	
non-recordable ERG	143	
North Carolina 黄斑ジストロフィ	304	
nuclear cataract	290	
occult CNV	277, 279	
occult macular dystrophy	20, 22, 160, 172, 174, 329	
Octopus®	64	
Octopus 101/900 GKP™	61	
off 応答	159, 164	
off 型双極細胞	12	
off 経路	163	
olivary pretectal nucleus	198	
OMD	160	
on 応答	159, 164	
on (型) 双極細胞	11, 31, 39	
on 経路	163	
ONL	160	
operculum	320	
OPN	198	
OP(s)	137, 138, 141, 159, 164, 274	
optical density	50	
optical imaging	215	
Optos®	248, 288	
Optos® 200Tx	231	
oscillatory potential	141, 164, 274	
outer limiting membrane	273	
outer nuclear layer	160	
oxy/deoxy 比	191	
oxyhemoglobin	190	

P-T

panretinal photocoagulation	70, 273	
papillomacular nerve fiber bundle	208	
paradoxical RAPD	202	
paraneoplastic neuropathy	345	
pars planitis	325	
PCV	70, 229, 231, 278, 280, 315	
PDT	63, 232, 316	
perifoveal PVD	321, 324	
peripapillary sparing	303	
peripheral cone dystrophy	301	
persistent fetal vasculature	339	
PFV	339	
PhNR	140, 159, 165	
photodynamic therapy	63, 232, 316	
photophobia	37	
photopic ERG	33	
photopic hill	153	
photopic negative response	140, 159, 165	
photopsia	40	
PIC	325, 329	
pincushion distortion	320	
PION	334	
plane レンズ	348	
polypoidal choroidal vasculopathy	70, 229, 315	
pooling	227, 229, 271	
posterior hyaloid membrane	288	
posterior ischemic optic neuropathy	334	
posterior vitreous detachment	288, 321	
PRP	70, 273	
pseudo-color	207	
pseudoprotanomaly	49	
pulsatile ocular blood flow	258	
pulsatility index	259	
punctate inner choroidopathy	325, 329	
PVD	288, 321	
QOV	88	
quality of vision	88	
RAO	282	
RAP	229, 231	
RAPD	15, 199, 201, 202, 325, 342, 349, 352	
Rayleigh 均等	50, 121	
Rayleigh 等色	117, 121	
RDH5	298	
relative afferent pupillary defect	15, 199, 202, 325, 342, 349, 352	
resistivity index	259	
RetCam®	339	
retinal angiomatous proliferation	229	
retinal area response mapping	167	
retinal artery occlusion	282	
retinal densitometry	246	
retinal detachment	287	
Retinal Function Imager	254, 264	
retinal nerve fiver layer	343	
retinal pigment epithelium	21, 22, 103, 160, 208, 239, 277, 281, 295, 311, 326	
retinal vein occlusion	282	
retinal view	170	
retinitis pigmentosa	38, 159, 292	
retinoschisis	287	
RFI	254, 264	
rhegmatogenous retinal detachment	287	
rhodopsin	123	
rhodopsin kinase	129	
RIMS1	303	
RK	129	
RNFL	343	
rod-cone break	125	
rod-cone interaction	38	
rod response	138	
RP	38, 159, 292	
RP1L1	309	
RPE	21, 22, 103, 160, 208, 214, 239, 281, 295, 311, 326	
RPGR	303	

RRD	287	
RS1	303	
RS-3000 Advanc®	206	
RT Vue-100®	219	
RVO	282	
S-錐体	47, 65, 104	
S-錐体1色覚	119	
S/N 比	251	
SAG	36	
scanning laser ophthalmoscope	102, 225, 244, 247, 258	
Schubert-Bornschein 型	30	
scintillating scotoma	41	
scotopic	119	
scotopic threshold response	140	
SD-OCT	3, 159, 253, 262, 344	
serous chorioretinopathy	271	
serous retinal detachment	276	
signal to noise ratio	251	
single-flash ERG	140	
SITA-fast	64	
SITA-standard	64, 65	
Sjögren 症候群	38	
slit beam sign	131	
SLO	102, 225, 244, 246, 247	
Sorsby 眼底ジストロフィ	304	
spectral-domain OCT	3, 19, 159, 205, 253, 262	
Spectralis® OCT	206, 219, 257, 286	
SPP	109	
SPP-2	109, 349	
SPP-3	109	
SPP PART II	50	
staining	229	
Standard Pseudoisochromatic Plate Part2	109, 349	
Stargardt-黄色斑眼底	175	
Stargardt 病	5, 21, 153, 154, 237, 244, 298, 304, 306	
static perimetry	63	
ST-OCT	19	
STR	140	
strategy	64	
subclinical な異常	212	
subnormal ERG	143	
supernormal ERG	143	
swinging flashlight test	19, 199, 201	
T1 強調	193	
tendency oriented perimetry	64	
thinned	132	
time-domain	205	
tissue staining	271	
Titmus stereo tests	349	
tomographic notch sign	278	
TOP	64	
transmission hyperfluorescence	313	
Traquair	54	
tritan	118	

V—X

V/deg²	171
V-4	21
vascular endothelial growth factor	231
VEGF	231
velocity	258
VEP	20, 140, 187, 334, 344, 349, 352
VER	144
VERIS™	167, 169, 350
Verriest の分類	47
visual evoked potential	20, 140, 187, 332, 344, 349, 352
visual evoked response	144
visual evoked response imaging system	167
visual field defect	25
visual island	54
vitelliform dystrophy	183
volume	258
W/W	65
Watzke-Allen スリット・ビームテスト	24
Watzke-Allen テスト	131, 320
W cell	202
white-on-white perimetry	65
Willis ring	26
window defect	227, 293, 299, 313, 326
X 連鎖性（若年）網膜分離症	150, 307, 308
xanthophyll	225
X-linked retinoschisis	150
XLRS1	154

専門医のための眼科診療クオリファイ　14
網膜機能検査 A to Z

2012年9月25日　初版第1刷発行©〔検印省略〕

シリーズ総編集	大鹿哲郎
	大橋裕一
編集	近藤峰生
発行者	平田　直
発行所	株式会社 中山書店
	〒113-8666　東京都文京区白山1-25-14
	TEL 03-3813-1100（代表）　振替 00130-5-196565
	http://www.nakayamashoten.co.jp/
本文デザイン・装丁	藤岡雅史（プロジェクト・エス）
印刷・製本	中央印刷株式会社

ISBN 978-4-521-73472-9
Published by Nakayama Shoten Co., Ltd.　　　　Printed in Japan
落丁・乱丁の場合はお取り替えいたします

・本書の複製権・上映権・譲渡権・公衆送信権（送信可能化権を含む）は株式会社中山書店が保有します.

・JCOPY　＜(社)出版者著作権管理機構　委託出版物＞
本書の無断複写は著作権法上での例外を除き禁じられています．複写される場合は，そのつど事前に，（株）日本著作出版権管理システム（電話 03-3817-5670, FAX 03-3815-8199, e-mail: info@jcls.co.jp）の許諾を得てください．

本書をスキャン・デジタルデータ化するなどの複製を無許諾で行う行為は，著作権法上での限られた例外（「私的使用のための複製」など）を除き著作権法違反となります．なお，大学・病院・企業などにおいて，内部的に業務上使用する目的で上記の行為を行うことは，私的使用には該当せず違法です．また私的使用のためであっても，代行業者等の第三者に依頼して使用する本人以外の者が上記の行為を行うことは違法です．

HEIDELBERG ENGINEERING

Heidelberg Advanced Technology
ハイデルベルグ スペクトラリス

―治療法の進歩にはテクノロジーの進歩が不可欠です―

新しい治療法が臨床上で確立されるには、早期発見・診断・予後管理のための最高レベルのテクノロジーが求められます。

ハイデルベルグ スペクトラリスは、マルチモダリティの高性能画像、TruTrack™ アクティブ アイトラッキングの精細さ、およびBluePeak™ 代謝マッピングを兼ね備えていますので、現在の治療法に加え新しい選択肢にも一層上手く適応することができます。

今日のテクノロジーの実力をさらに高め、明日の治療法に応えます。

■TruTrack™ アクティブ アイトラッキングシステム
　SLO画像の血管照合により眼球の動きを追尾、OCTスキャン位置を常に同一位置へ自動補正します。
■BluePeak™
　ブルーレーザによる自発蛍光マップは、網膜からの自発蛍光をとらえる非侵襲の診断モダリティです。

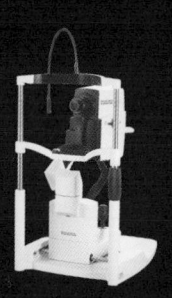

■HRA+OCT
■HRA

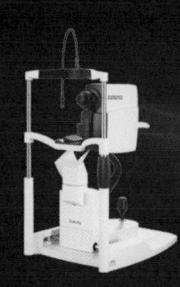

■OCT+
　BluePeak

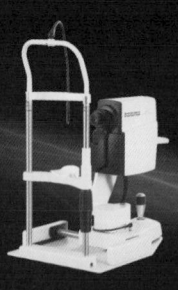

■OCT Compact
　+BluePeak

医療機器認証番号 220AIBZX00005000

10W1

製造販売元
JFC® ジャパン フォーカス株式会社
本社／〒113-0033 東京都文京区本郷 4-37-18（IROHA-JFCビル）　☎03(3815)2611
大阪／〒541-0053 大阪市中央区本町 4-6-7（本町スクウェアビル）　☎06(6262)1099
URL：http://www.japanfocus.co.jp

総発売元
株式会社 JFCセールスプラン
本社／〒113-0033 東京都文京区本郷 4-3-4（明治安田生命本郷ビル）　☎03(5684)8531（代）
大阪 ☎06(6271)3341　名古屋 ☎052(261)1931　福岡 ☎092(414)7360
URL：http://www.jfcsp.co.jp

製造元 Heidelberg Engineering Gmbh, Heidelberg Germany

■東京都眼科医会監修■
インフォームドコンセント支援システム

iCeye
アイシーアイ

白内障・緑内障・加齢黄斑変性

標準価格 ¥79,800
WindowsXP/Vista/7対応

「何度も同じ説明をするのが大変」
「いくら説明してもわかってもらえない」

病気説明の負担を軽減する3つのツール

病気解説ツール
患者様の待ち時間を利用して
病気を知っていただく解説動画

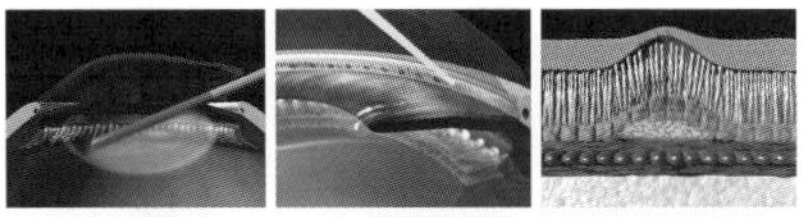

超音波乳化吸引術　レーザー線維柱帯形成術　滲出型加齢黄斑変性

眼球描画ツール
患部説明の書き込みが可能な
3次元CG眼球模型

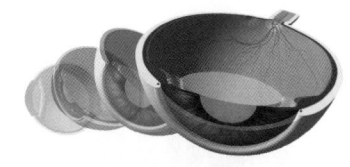

CG描画ツール
書き込み可能なCG動画で
資料作成の時間短縮

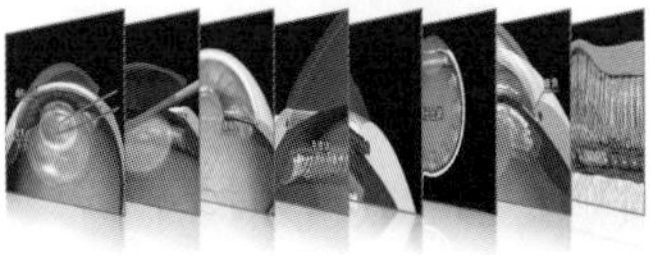

ご注文
お問合せ

Mimir Sun-Bow
有限会社ミミル山房

TEL 042-577-3299
（平日 10:00～20:00）

FAX　　042-577-3705
E-mail　iceye@mimir.ne.jp
Web　　http://iceye.mimir.ne.jp

〒186-0004
東京都国立市中1-9-4国立ビル506

iCeyeはミミル山房の登録商標です。

詳細はWebで　http://iceye.mimir.ne.jp　　デモ版無料貸出　※製品の全内容をご確認の上ご購入いただけます

Kowa
Technology for Life Science

局所ERGで黄斑部の機能を診る！

視覚誘発反応刺激装置　コーワ **ER-80** VISUAL STIMULATOR

眼底を観察しながら特定部位を正確に狙って刺激するため、
固視に依存せず確実な局所ERG検査を行うことができます。

ER-80と誘発反応記録装置 PuREC
（メイヨー社製）との組み合わせで、
ハムノイズを除去した純粋な反応と
刺激部位の眼底画像を
同時に記録できます。

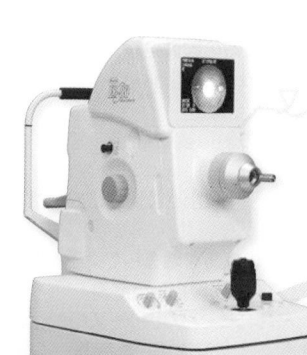

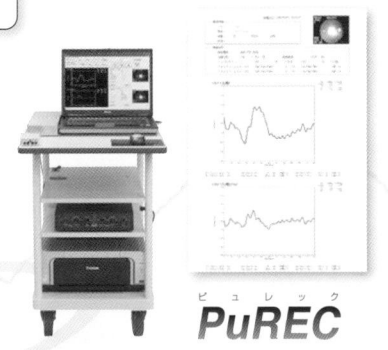

PuREC
ピュレック

※ PuRECは愛知県立大学の戸田尚宏教授が開発した、ACノイズ除去エンジン
PURE (PUlse REference power line noise reduction) を搭載しています。

販売名：誘発反応記録装置 ピュレック PuREC
認証番号：221AGBZX00232000　特定保守管理医療機器
製造販売業者 有限会社メイヨー

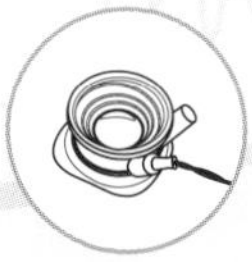

ER-80 VISUAL STIMULATOR

電極

Kowa　**興和株式會社** ライフサイエンス事業部

東京 TEL (03) 3279-7334　・仙台・名古屋・大阪・福岡

URL:http://www.kowa.co.jp

販売名：コーワ ER-80　認証番号：220AGBZX00042000　特定保守管理医療機器

**起きてからでは間に合わない！
"万一"のための戦略集！**

動画DVD付

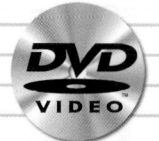

白内障
術中トラブルとリカバリーの基本

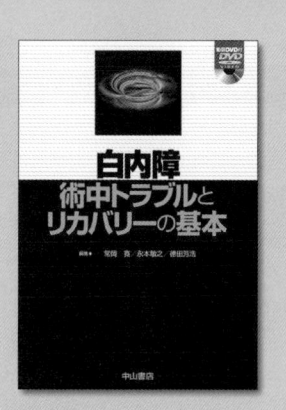

編集●**常岡　寛**（東京慈恵会医科大学眼科学講座）
　　　永本敏之（杏林大学医学部眼科学）
　　　徳田芳浩（井上眼科病院）

白内障手術に関わる医師必携．もしも！が起こる前に必読の一冊．白内障手術でのトラブルや合併症などのリカバリー法を図，写真，動画などで分かりやすく解説．各項の座談会では，現場での対応法や手技についての率直な意見も収載．

B5判／並製／200頁／DVD（約130分）／定価12,600円（本体12,000円+税）　ISBN978-4-521-73120-9

CONTENTS
- 疼痛制御でのトラブル
- 切開時のトラブル
- CCC作製時のトラブル
- チン小帯脆弱例でのトラブル
- hydrodissection時のトラブル
- 核処理時のトラブル
- 後嚢のトラブル
- 核落下のトラブル
- IOLのトラブル
- IOL縫着時のトラブル

付属DVD収録項目（74症例より抜粋）
- 一面目の強角膜半層切開で早期穿孔をした場合の対処法
- 虹彩スピンデクトミー
- CCCが周辺に流れてしまったとき
- CTRを挿入しても水晶体偏位がなおせない症例
- インジェクターを使用したCTRの挿入
- 縫着リングによる対処法
- ICCEへのコンバートによる対処法
- CCCに亀裂が発生したとき
- hydrodissectionで後嚢破損が疑われたとき
- 後嚢破損時の破嚢処理
- エピヌクレウス処理中に後嚢破損した症例
- 核片除去後に後嚢破損に気づいた症例
- 皮質吸引中に小さく後嚢破損した症例
- 後嚢上の皮質を除去しているときに小さく後嚢破損した症例
- アクリソフシングルピースのロケット発射で後嚢破損した症例
- 核落下したら―水晶体摘出法

中山書店　〒113-8666　東京都文京区白山1-25-14　TEL 03-3813-1100　FAX 03-3816-1015
http://www.nakayamashoten.co.jp/

眼科診療のコツと落とし穴

創意にみちたクリニカルガイド

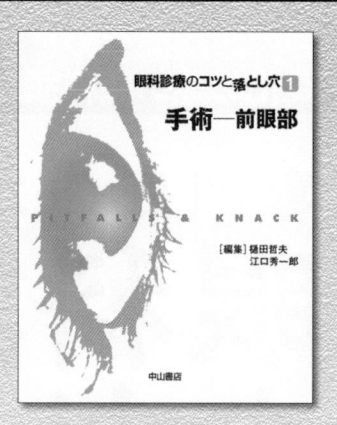

AB判／並製／平均240頁

編集●樋田哲夫（杏林大学前教授） 江口秀一郎（江口眼科病院院長）

眼科臨床の最前線で活躍する医師らが，
めざましく進歩する診療技術を日常臨床のなかでいかに取り入れ，
どのように工夫しているか，そのコツと落とし穴を開示．

① 手術—前眼部

CONTENTS
- 1章 手術器具・材料
- 2章 眼瞼
- 3章 結膜・角膜・強膜
- 4章 白内障
- 5章 緑内障
- 6章 屈折

AB判／並製／236頁
定価 **10,500**円（本体10,000円＋税） ISBN978-4-521-73053-0

③ 検査・診断

CONTENTS
- 1章 眼瞼
- 2章 結膜・角膜・強膜
- 3章 虹彩・毛様体
- 4章 白内障
- 5章 緑内障
- 6章 網膜・脈絡膜・硝子体
- 7章 眼腫瘍・眼窩・外傷
- 8章 斜視・弱視
- 9章 神経眼科
- 10章 遺伝性疾患
- 11章 屈折
- 12章 その他

AB判／並製／280頁
定価 **11,550**円（本体11,000円＋税） ISBN978-4-521-73069-1

② 手術—後眼部・眼窩・付属器

CONTENTS
- 1章 手術器具・材料
- 2章 網膜・硝子体
- 3章 レーザー
- 4章 眼窩
- 5章 付属器（斜視）
- 6章 付属器（涙道）
- 7章 その他

AB判／並製／236頁
定価 **10,500**円（本体10,000円＋税） ISBN978-4-521-73068-4

④ 薬物療法

CONTENTS
- 1章 結膜・角膜・強膜疾患
- 2章 白内障
- 3章 緑内障
- 4章 ぶどう膜疾患
- 5章 網膜・脈絡膜・硝子体疾患
- 6章 眼精疲労
- 7章 その他

AB判／並製／184頁
定価 **9,450**円（本体9,000円＋税） ISBN978-4-521-73062-2

中山書店　〒113-8666　東京都文京区白山1-25-14　TEL 03-3813-1100　FAX 03-3816-1015
http://www.nakayamashoten.co.jp/

専門医認定をめざす, 専門医の資格を更新する眼科医必携!
変化の速い眼科領域の知見をプラクティカルに解説

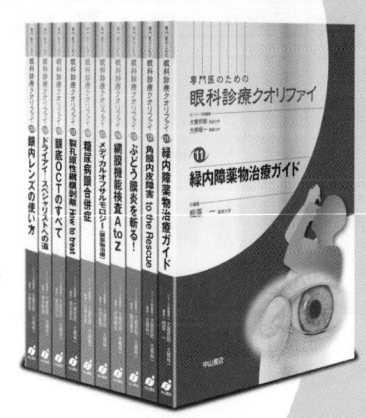

専門医のための眼科診療クオリファイ

● B5判／各巻約250頁／並製

第Ⅱ期（全10冊）好評刊行中!!

● シリーズ総編集
大鹿哲郎（筑波大学）
大橋裕一（愛媛大学）

● 編集陣（五十音順）
相原 一（東京大学）
飯田知弘（東京女子医科大学）
瓶井資弘（大阪大学）
近藤峰生（三重大学）
白神史雄（香川大学）
園田康平（山口大学）
村田敏規（信州大学）
横井則彦（京都府立医科大学）

■ 本シリーズの特色

眼科医が日常臨床において頻繁に遭遇する疾患・検査・治療などのテーマを取りあげ、写真・図表を多用し、ビジュアルな誌面で解説. 生涯学習にも最適!

日本眼科学会による第18回（2006年）以降の専門医認定試験の過去問題から, その分野の内容にあった問題を抽出し, 解説する "**カコモン読解**" を掲載.（各巻平均30問掲載）

診断や治療を進めていくうえでの疑問や悩みについて, 解決や決断に至るまでの考え方, アドバイスを解説する "**クリニカル・クエスチョン**" を掲載.

関連する大規模臨床試験について, これまでの経過や最新の結果報告を解説する "**エビデンスの扉**" を掲載.

● 各巻の構成と編集

⑪	緑内障薬物治療ガイド	相原 一（東京大学）	定価（本体 14,000 円＋税）
⑫	角膜内皮障害 to the Rescue	大橋裕一（愛媛大学）	定価（本体 14,500 円＋税）
⑬	ぶどう膜炎を斬る!	園田康平（山口大学）	定価（本体 14,500 円＋税）
⑭	網膜機能検査 A to Z	近藤峰生（三重大学）	定価（本体 14,500 円＋税）
15	メディカルオフサルモロジー（眼薬物治療）	村田敏規（信州大学）	本体予価 13,500 円
16	糖尿病眼合併症	白神史雄（香川大学）	本体予価 13,500 円
17	裂孔原性網膜剝離—How to treat	瓶井資弘（大阪大学）	本体予価 13,500 円
18	眼底OCTのすべて	飯田知弘（東京女子医科大学）	本体予価 13,500 円
19	ドライアイ―スペシャリストへの道	横井則彦（京都府立医科大学）	本体予価 13,500 円
20	眼内レンズの使い方	大鹿哲郎（筑波大学）	本体予価 13,500 円

パンフレットございます！

前金制
お得で確実な定期購読を!!

第Ⅱ期（全10冊）合計
~~138,500円＋税~~

18,500円おトク!!

定期購読料金
→ **120,000円＋税**

※送料サービス
※お申し込みはお出入りの書店または直接中山書店までお願いします

※配本順, タイトルなど諸事情により変更する場合がございます.
※白抜き数字は既刊.

中山書店 〒113-8666 東京都文京区白山1-25-14 TEL 03-3813-1100 FAX 03-3816-1015
http://www.nakayamashoten.co.jp/